"十二五"职业教育国家规划教材

经全国职业教育教材审定委员会审定

供护理、助产专业使用

外 科 护 理

（第3版）

主　编　唐少兰　杨建芬

副主编　林　坚　黄　聪　张　德　周　茜

编　者　（按姓氏汉语拼音排序）

黄　聪　（河源市卫生学校）

黄湄景　（百色市民族卫生学校）

林　坚　（红河卫生职业学院）

刘爱芸　（石河子卫生学校）

刘雪萍　（广东省新兴中药学校）

李　晖　（惠州卫生职业技术学院）

马海龙　（桂林市卫生学校）

米可热依·哈斯木　（新疆巴音郭楞蒙古自治州卫生学校）

区美琼　（云浮市人民医院）

隋丽荣　（黑龙江省林业卫生学校）

唐少兰　（广东省新兴中药学校）

魏雪峰　（朝阳市卫生学校）

吴慧琼　（新疆伊宁卫生学校）

杨建芬　（桐乡市卫生学校）

张　德　（四川护理职业学院）

周　茜　（宁夏平罗县职业教育中心）

编写秘书　刘爱芸

科 学 出 版 社

北　京

内 容 简 介

本教材是"十二五"职业教育国家规划教材之一。全书共23章,包括外科护理总论、普通外科护理,以及颅脑、胸部、泌尿和骨关节等系统疾病的护理。教材本着"必需、够用"的原则,突出内容的精练性、实用性和创新性,突出职业能力培养。每章节以"情境案例"引领,以"情境问题"为导向,围绕问题进行学习、分析,培养学生的临床思维和分析能力;对重点疾病将"护理工作过程、护患对话"编进教材,使教学更贴近临床,更利于学生理论联系实际和人文素质的培养;贴近学生,融入职业标准,通过知识拓展、考点提示、护考链接等方式,使教材在拓展学生知识的同时,与护士执业资格考试无缝衔接,为学生的资格考试奠定基础。课后配有自测题与实训指导供学生自学和课后检测,配套的PPT课件及自测题参考答案供教师课堂教学选用。

本教材适用于中等卫生职业院校护理、助产专业使用。

图书在版编目 (CIP) 数据

外科护理／唐少兰,杨建芬主编 . —3 版 . —北京:科学出版社,2015.6
"十二五"职业教育国家规划教材
ISBN 978-7-03-044667-1

Ⅰ. 外⋯　Ⅱ. ①唐⋯ ②杨⋯　Ⅲ. 外科学-护理学-职业教育-教材
Ⅳ. R473. 6

中国版本图书馆 CIP 数据核字(2015)第 124522 号

责任编辑:丁海燕　张　茵 ／ 责任校对:张怡君
责任印制:赵　博 ／ 封面设计:范璧合

科学出版社 出版
北京东黄城根北街 16 号
邮政编码:100717
http://www.sciencep.com

安泰印刷厂 印刷
科学出版社发行　各地新华书店经销
*
2007 年 9 月第　一　版　　开本:787×1092　1/16
2015 年 6 月第　三　版　　印张:22
2017 年 6 月第十七次印刷　字数:526 000
定价:49. 90 元
(如有印装质量问题,我社负责调换)

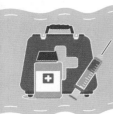

前　言

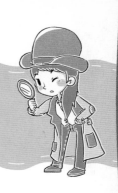

　　本教材在承袭前两版教材精华的基础上，以教育部新颁发的《中等职业学校专业教学标准》(试行)医药卫生类三年制护理专业教学标准为依据，进行了修订。全书共23章，包括外科护理总论，普通外科护理，颅脑、胸部、泌尿、骨关节等疾病的护理，以及常用的外科护理操作技术、手术室护理技术等内容。本教材适用于中职护理、助产专业使用，具有以下特点。

　　1. 突出"以就业为导向、以能力为本位、以岗位需求为标准"的职业教育理念，遵循"必需、够用"原则，强调知识的实用性和能力培养；教材编写以护理程序为主线，注重运用护理程序进行整体护理能力的培养。

　　2. 用"情境案例"引领，以"情境问题"为导向，围绕问题进行学习、分析，培养学生的临床思维和分析解决问题的能力，达到"教、学、做"理实一体化。

　　3. 突出与护理工作过程接轨，贴近学生，服务岗位，对重点疾病附有"护理工作过程、临床护患对话"，使教学更贴近临床工作，更利于学生理论联系实际和人文素质的培养。

　　4. 注重融入职业标准，按教学大纲和护士执业考试大纲要求编写内容，每章有考点提示、护考链接与点评等，实现与护士执业资格考试无缝衔接。

　　5. 强化质量意识、精品意识。编写时汲取了国内外最新的资料及编者丰富的教学与临床经验，力求教材内容的科学性、实用性和创新性。

　　6. 寓教于乐，教材图文并茂，版式设计新颖、活泼，并融入知识拓展、考点提示、护考链接等知识，符合中职学生的认知规律及特点，有利于提高学生的学习兴趣和拓宽知识面。

　　7. 课后配有自测题和实训指导供学生自学和课后检测，配套的PPT课件及自测题参考答案供教师课堂教学选用。

　　本教材在编写过程中，得到了科学出版社、各位编者及其相关单位领导、同行的关心和支持，同时教材编写与插图参考了国内各种版本的《外科学》和《外科护理学》教材及专著书籍，在此一并表示衷心的感谢！由于时间仓促、编者水平有限，在教材编写的内容和编排上难免有不妥和疏漏之处，祈盼广大师生和临床护理工作者不吝指正。

唐少兰　杨建芬

2015 年 2 月

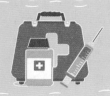
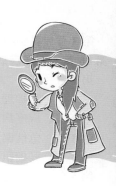

目　　录

第1章　绪论 …………………………………（1）

第2章　体液代谢失衡病人的护理 …………（4）

　第1节　正常体液平衡 ………………………（4）

　第2节　水和钠代谢失衡病人的护理 ………（6）

　第3节　钾代谢失衡病人的护理 ……………（9）

　第4节　酸碱代谢失衡病人的护理 ………（12）

第3章　外科休克病人的护理 ………………（17）

第4章　麻醉病人的护理 ……………………（24）

　第1节　概述 ………………………………（24）

　第2节　麻醉病人的护理 …………………（27）

第5章　多器官功能障碍综合征病人的
　　　　护理 ………………………………（34）

　第1节　概述 ………………………………（34）

　第2节　急性呼吸窘迫综合征病人的
　　　　　护理 ………………………………（35）

　第3节　急性肾衰竭病人的护理 …………（37）

第6章　心肺脑复苏病人的护理 ……………（42）

　第1节　概述 ………………………………（42）

　第2节　心肺脑复苏 ………………………（43）

　第3节　心肺脑复苏病人的护理 …………（47）

第7章　外科围手术期病人的护理 …………（50）

　第1节　手术前病人的护理 ………………（50）

　第2节　手术室护理工作 …………………（56）

　第3节　手术后病人的护理 ………………（70）

第8章　外科病人营养支持的护理 …………（76）

　第1节　概述 ………………………………（76）

　第2节　外科病人营养支持的护理 ………（78）

第9章　外科感染病人的护理 ………………（83）

　第1节　概述 ………………………………（83）

　第2节　浅部软组织化脓性感染病人的
　　　　　护理 ………………………………（84）

　第3节　全身化脓性感染病人的
　　　　　护理 ………………………………（88）

　第4节　特异性感染病人的护理 …………（90）

第10章　损伤病人的护理 …………………（95）

　第1节　创伤病人的护理 …………………（95）

　第2节　烧伤病人的护理 …………………（99）

　第3节　毒蛇咬伤病人的护理 …………（105）

　第4节　伤口护理 ………………………（107）

第11章　肿瘤病人的护理 ………………（110）

第12章　颅脑疾病病人的护理 …………（117）

　第1节　颅内压增高病人的护理 ………（117）

　第2节　头皮损伤病人的护理 …………（122）

　第3节　颅骨骨折病人的护理 …………（124）

　第4节　脑损伤病人的护理 ……………（126）

　第5节　颅内肿瘤病人的护理 …………（132）

第13章　颈部疾病病人的护理 …………（136）

　第1节　甲状腺功能亢进症病人的
　　　　　护理 ……………………………（136）

　第2节　甲状腺肿瘤病人的护理 ………（140）

第14章　乳房疾病病人的护理 …………（144）

　第1节　急性乳腺炎病人的护理 ………（144）

　第2节　乳腺癌病人的护理 ……………（146）

　第3节　其他常见乳房良性肿块病人的
　　　　　护理 ……………………………（152）

第15章　胸部疾病病人的护理 …………（154）

　第1节　胸部损伤病人的护理 …………（154）

　第2节　脓胸病人的护理 ………………（161）

　第3节　胸部肿瘤病人护理 ……………（163）

　第4节　胸腔闭式引流的护理 …………（170）

第16章　腹外疝病人的护理 ……………（173）

　第1节　概述 ……………………………（173）

　第2节　常见腹外疝病人的护理 ………（174）

第17章　急性化脓性腹膜炎与腹部损伤
　　　　　病人的护理 ……………………（180）

　第1节　急性化脓性腹膜炎病人的
　　　　　护理 ……………………………（180）

　第2节　腹部损伤病人的护理 …………（185）

第3节　胃肠减压术护理 …………（189）
第18章　胃肠疾病病人的护理 ………（191）
　第1节　胃十二指肠溃疡的外科治疗
　　　　 及护理 …………………（191）
　第2节　胃癌病人的护理 …………（196）
　第3节　急性阑尾炎病人的护理 ……（198）
　第4节　肠梗阻病人的护理 …………（203）
　第5节　大肠癌病人的护理 …………（208）
　第6节　常见直肠肛管良性疾病病人
　　　　 护理 …………………（212）
第19章　肝胆胰疾病病人的护理 ………（221）
　第1节　门静脉高压症病人的护理 …（221）
　第2节　肝脓肿病人的护理 …………（224）
　第3节　原发性肝癌病人护理 ………（227）
　第4节　胆道疾病病人的护理 ………（231）
　第5节　胰腺疾病病人的护理 ………（236）
第20章　外科急腹症病人的护理 ………（243）
第21章　周围血管疾病病人的护理 ……（249）
　第1节　原发性下肢静脉曲张病人的
　　　　 护理 …………………（249）
　第2节　血栓闭塞性脉管炎病人的
　　　　 护理 …………………（252）
第22章　泌尿及男性生殖系统疾病
　　　　 病人的护理 …………………（256）
　第1节　常见症状及诊疗操作的
　　　　 护理 …………………（256）
　第2节　泌尿系统损伤病人的护理 …（259）
　第3节　泌尿系统结石病人的护理 …（265）
　第4节　良性前列腺增生症病人的
　　　　 护理 …………………（270）
　第5节　泌尿系统肿瘤病人的护理 …（273）
第23章　骨与关节疾病病人的护理 ……（279）
　第1节　骨折病人的护理 …………（279）
　第2节　骨科病人的一般护理 ………（285）
　第3节　常见骨折 …………………（291）
　第4节　脊椎骨折及脊髓损伤病人的

　　　　 护理 …………………（295）
　第5节　关节脱位病人的护理 ………（299）
　第6节　常见关节脱位 ……………（302）
　第7节　急性血源性骨髓炎病人的
　　　　 护理 …………………（303）
　第8节　骨关节结核病人的护理 ……（305）
　第9节　颈肩痛和腰腿痛病人的
　　　　 护理 …………………（307）
　第10节　骨肿瘤病人的护理 ………（312）
实训指导 ………………………………（316）
　实训1　外科体液代谢失衡病人的
　　　　 护理 …………………（316）
　实训2　外科休克病人的护理 ………（316）
　实训3　心肺复苏术 ………………（317）
　实训4　病人手术区皮肤准备 ……（318）
　实训5　常用手术器械物品的使用 …（319）
　实训6　手术人员的无菌准备 ………（320）
　实训7　手术体位的安置 …………（321）
　实训8　无菌器械台管理和手术
　　　　 配合 …………………（322）
　实训9　外科感染病人的护理 ………（323）
　实训10　清创术与换药 ……………（323）
　实训11　颅脑损伤病人的护理 ……（324）
　实训12　乳房疾病病人的护理 ……（325）
　实训13　胸膜腔闭式引流病人的
　　　　 护理 …………………（326）
　实训14　胃肠减压术护理和腹腔引流
　　　　 护理 …………………（327）
　实训15　结肠造口病人的护理 ……（328）
　实训16　肝胆胰疾病病人的护理 ……（329）
　实训17　密闭式膀胱冲洗病人的
　　　　 护理 …………………（330）
　实训18　骨折病人的一般护理 ……（331）
参考文献 ………………………………（332）
外科护理教学大纲（参考） …………（333）
自测题参考答案 ……………………（346）

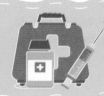

第1章
绪 论

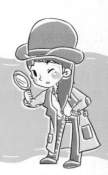

外科护理是护理专业的一门专业核心课程,其内容包括外科护理总论,普通外科护理,颅脑、胸部、泌尿、骨关节等系统疾病的护理,以及常用的外科护理操作技术和手术室护理技术,是针对外科疾病向病人进行整体护理的科学。护士应明确学习目的,掌握外科护理必备的理论知识和技能,更好地为人类的健康服务。

一、外科护理的范畴与发展

(一) 外科护理的范畴

外科护理是阐述和研究对外科病人进行整体护理的一门临床护理学科,是基于医学科学的整体发展而形成的。它包含了医学基础理论、外科学基础理论、专科护理学基础理论及技术,还包括护理心理学、护理伦理学和社会学等人文科学知识。外科护理是护理学的一个重要组成部分,它以创伤、感染、肿瘤、畸形、梗阻、功能障碍等外科疾病病人为研究对象。在现代医学模式和护理观的指导下,以人的健康为中心,根据不同病人的身体状况、社会、家庭、文化等方面的需求,运用护理程序为病人提供整体护理。同时,随着人们对健康需求的日益重视,外科护理社会化的趋势越来越明显,并扩大了外科护士的工作范畴,护理的任务由治病向预防、保健扩展,工作场所也由医院向社区、家庭延伸。

(二) 外科护理的发展

外科护理是护理学的一个分支,它与护理学一样经历了漫长、艰苦的历程。自有人类以来就有了护理,护理是人们谋求生存的本能和需要。远古人在与自然的搏斗中,经受了猛兽的伤害和恶劣自然环境的摧残,自我保护成为第一需要,如损伤后局部止血、肢体休息、使用热沙外敷疮面消除疼痛等。当人类社会发展至母系氏族时代,由于内部分工不同,妇女负责管理氏族内部事务,采集野生植物,照顾老、弱、幼、病、残者,所以家庭的雏形由此产生。护理象征着母爱,初始的家庭或自我护理意识成为抚育生命成长的摇篮,它伴随着人类的存在和人类对自然的认识而发展。

外科护理的发展是在外科学和现代外科学的指导下,逐步发展和完善的过程,它与外科学的发展是分不开的。现代外科学创建于19世纪40年代,与此同时,佛罗伦斯·南丁格尔在军队看护伤病员的过程中,注重清洁、消毒、换药、包扎伤口、改善营养和伤员环境等措施,使伤病员死亡率从42%下降至2.2%。充分证明了护理工作在外科疾病病人治疗过程中的独立地位和意义。1860年,南丁格尔在英国圣托马斯医院创办了世界上第一所护士学校,为近代科学护理事业打下了理论和实践基础,使护理成为科学的专业,同时使护理走上了正规、专业发展的道路,并推动了全世界护理学的发展。因此,现代护理学是以外科护理为先驱问世的。

我国外科护理的发展与外科学的发展是相辅相成、密不可分的。新中国成立以来,我国的医疗卫生事业取得了伟大的成就。外科学及外科护理水平有了很大提高。1958年首例大面积烧伤病人抢救成功,20世纪60年代初器官移植的实施,1963年世界首例断指再植在上海的成功等,既体现了外科学的发展,也是外科护理发展的结果。

现代外科学在原有的基础上拓展了新的领域,如心血管外科、微创技术、机器人等。人工材料与脏器(如组织工程材料、人工关节、人工心脏瓣膜等)的应用为外科学的发展提供了新的条件,救治了许多以前无法治疗或治愈的病人。微创手术、内镜手术、介入疗法等方面的快速发展,将传统手术操

作的创伤降到最低程度,这些成绩的取得离不开精湛的护理技术。

在现代外科学广度和深度得到快速发展的同时,现代护理观也随之迅猛发展。如整体护理即是以现代护理观为指导,以护理程序为核心,将临床护理和护理管理的各个环节系统化的新兴护理工作模式。此外,现代外科学的发展,新的医学模式和现代护理观的确立,将使外科护理不断发展和日益完善。

二、外科护士的素质要求

医学的发展,科学技术的进步,现代护理理念的更新,各学科知识的相互渗透和交叉,极大地丰富了外科护理的内涵。外科疾病复杂多变,病情演变急、危重,对外科护士的综合素质提出了更高的要求。

(一) 高尚的职业道德素质

外科护士应具备高尚的职业道德、正确的人生观和价值观。要热爱护理工作,有强烈的社会责任感和自尊感,充分认识护理工作的重要性,治病救人,维持和保护生命,促进人类健康;要有高尚的道德情操和美好的精神境界,尊重病人、热爱病人;要有高度的责任心、严谨慎独的作风和无私的奉献精神,全心全意为人类的健康服务。

(二) 扎实的业务素质

外科护士要刻苦钻研业务技术,具有扎实的基础知识、基本理论和基本技能。技术上做到精益求精,特别要有严格的无菌观念、细致敏锐的观察能力、综合分析能力、准确的判断力和应急处理能力。学会运用护理程序对护理对象提供整体护理。通过护理评估,能及时发现病人现有的和潜在的问题,并协同医生进行有效处理,为病人解决身心方面的健康问题。

(三) 良好的身体和心理素质

外科护理工作有急诊多、工作量大、病人病情急且变化快、突发事件应变多等特点,要求外科护士必须具备健康的体魄和饱满的精神状态,才能胜任紧张而繁忙的护理工作。同时要有健康的心理,乐观开朗的性格,要设身处地为病人着想,善于向病人和家属做好思想工作,以自己沉着冷静、处事不惊的心理素质使病人产生安全感,减轻其思想负担,增强战胜疾病和恢复健康的信心。

(四) 突出的人文素质

"以人为本、人文关怀"成为现代护理的主题。在护理工作中应坚持"以人为本"的核心理念,尊重、关心和理解病人,让病人感受到人文关怀、触摸到医务人员全心全意为病人服务的诚意。因此,要求外科护士举止端庄稳重,仪表文雅大方,衣着整洁美观,话语亲切真诚,动作轻盈敏捷,对病人具有爱心、耐心、细心、责任心和同情心,在护理工作中时刻关注病人的健康问题和对护理的需求,加强沟通,真正做到"以人为本",使护士成为病人心目中名副其实的白衣天使。

三、学习外科护理的方法

(一) 明确学习目的

学习外科护理的目的是为了掌握外科护理的基本理论知识和技能,更好地为人类健康服务。只有明确学习目的,学习才有动力,才会全身心地投入学习,才能产生强烈而持久的求知欲,自强不息地提高业务水平。因此,学习外科护理必须热爱自己的专业,端正学习态度,明确学习目的,在实践中运用知识,奉献爱心,学好本领,全心全意地为人类健康服务。

(二) 理论联系实践

外科护理是一门实践性很强的学科。要想学好外科护理,必须自觉地将理论与实践相结合,不仅要学习医学基础知识和外科护理的知识,还应将书本知识与外科护理临床实践有机结合。外科病人危急者居多、病情变化快,加之手术后,解剖关系和生理功能发生了变化,术前、术后的护理问题也随

之发生改变,这必然要求护理工作者有一定的理论知识和敏锐的观察能力,及时发现问题,及早处理,以达到预防并发症发生、促进病人早日康复的目的。

(三) 以现代护理观指导学习

新的医学模式拓宽了护士的职能,护士不仅要帮助和护理病人,还需提供健康教育和指导服务。护士的角色已由照顾者扩大到管理者、决策者、沟通者、健康教育者和研究者;护理的服务对象由病人扩大至健康人群;护理服务的场所由医院扩大至家庭、社区和社会;护理的服务期限从胎儿、新生儿、幼儿、儿童、青年、中年、老年直至临终,涵盖了人生命的全过程。护理是护士与病人之间的互动过程,护理的目的是增强病人的应对和适应能力,满足病人对健康的各种需要,使之达到最佳的健康状态。外科护士在护理实践中,应始终以人为本,以系统论和现代护理观为指导,运用护理程序对人实施整体护理,帮助人们解决健康问题。

随着医学科学技术的不断发展,新方法、新技术不断出现在外科护理工作领域中,这就要求外科护士必须与时俱进,不断学习,更新知识,才能紧跟时代发展的步伐和满足现代外科护理发展的需要。

小结

外科护理是阐述和研究如何对外科病人进行整体护理的一门临床护理学科。本章主要简述了外科护理的范畴与简要发展史,外科护士应具备的素质:职业道德素质、业务素质、身体心理素质和人文素质,以及学习外科护理的方法:明确学习目的、理论联系实践和以现代护理观指导学习。

(唐少兰)

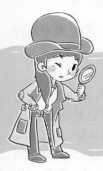

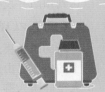

第2章
体液代谢失衡病人的护理

体液代谢包括水、电解质和酸碱代谢。临床上经常会遇到不同性质、不同程度的水、电解质及酸碱平衡失调的病人,任何一种水、电解质及酸碱平衡失调都可导致病情的恶化甚至死亡。许多外科疾病,如肠梗阻、严重的感染、损伤等,都可能出现体液平衡失调的现象,病人的内环境紊乱还严重影响其手术的耐受力或手术预后。因此,在外科病人的治疗和护理中,体液代谢失衡的护理尤为重要,护士应正确认识和加以重视。

第1节 正常体液平衡

情境案例 2-1

张大爷因腹泻,24小时内从肠道丢失水分约1000ml,24小时排出尿量1500ml,护士小王评估该病人24小时的失水量是2500ml。

问题:护士小王对张大爷的失水量评估正确吗? 失水量评估还应考虑哪些因素?

机体含有大量的水分,这些水和溶解在水里的各种物质统称为体液。体液是人体组成的主要部分,它是机体维持内环境稳定的基础。正常情况下,体液比例相对恒定,各部分之间又不断地进行交换,保持动态平衡,维持内环境的稳定,保证人体生理功能。正常体液平衡包括水、电解质和酸碱三大平衡。

一、水的平衡

1. **体液的组成与分布** 正常成人男性体液含量约占体重的60%(女性55%),婴幼儿占70%~80%,14岁以后,儿童体液量占体重的比例已近似于成人。体液中细胞内液男性占体重的40%,女性占35%;细胞外液占体重的20%。细胞外液中组织间液占体重的15%,血浆占体重的5%。

2. **24小时体液出入量的平衡** 正常成人每天水分出入的总量为2000~2500ml,人体每日水分的摄入与排出保持着动态平衡(表2-1)。肾脏是调节人体水分的最主要的器官,其主要是通过排尿调节水的出入。成人24小时尿量一般是1000~1500ml,每天至少排尿500ml才能排出全部代谢废物,但尿的比重越高,肾脏的负担越重。另外,呼吸蒸发和皮肤表面蒸发为不显性失水,亦称无形失水,即使在机体缺水、不进水、不活动情况下,无形失水也照常进行。

表2-1 正常成人24小时水分出入量

每日摄入水量(ml)		每日排出水量(ml)	
饮水	1000~1500	尿	1000~1500
食物水	700	粪	150
内生水(代谢水)	300	无形失水 呼吸蒸发	350
		皮肤蒸发	500
总入量	2000~2500	总出量	2000~2500

考点:无形失水、内生水的量

护士小王对病人的失水量评估不正确,护士只考虑了显性失水。失水量评估既要考虑显性失水,还应考虑不显性失水(呼吸和皮肤蒸发的水分为 850ml)。因此,张大爷 24 小时的失水量应是 3350ml。

二、电解质平衡

(一) 钠的平衡

Na^+ 是细胞外液的主要阳离子,在维持细胞外液渗透压和容量中起决定性作用。血清 Na^+ 正常值为 $135 \sim 145mmol/L$,平均值为 $142mmol/L$。正常成人每日需氯化钠 $5 \sim 9g$,主要来源于饮食,尤其是食盐。钠主要由尿排出,少部分通过汗液排泄。钠的代谢特点是"多进多排、少进少排、不进几乎不排"。

(二) 钾的平衡

K^+ 是细胞内液的主要阳离子,细胞外液中 K^+ 含量较少,血清 K^+ 正常值仅为 $3.5 \sim 5.5mmol/L$。钾在维持神经-肌肉兴奋性、细胞代谢等方面起着很重要的生理作用。成人每日需钾 $2 \sim 3g$,相当于 10% 氯化钾 $20 \sim 30ml$,主要由饮食中摄取。钾主要通过尿液排出体外。钾的代谢特点是"多进多排、少进少排、不进也排",故临床易见低钾血症病人。

考点:血钠、血钾的分布特点和正常值

三、酸 碱 平 衡

人体在代谢过程中,不断产生酸性物质和碱性物质,使体液内 H^+ 浓度经常发生变动。然而,机体具有维持酸碱平衡的功能,能通过缓冲系统、肺的呼吸和肾的调节作用,使血液内 H^+ 浓度仅在较小范围内变动,维持血液的 pH 正常,为 $7.35 \sim 7.45$。

(一) 血液缓冲系统

血浆中最重要的缓冲对是 HCO_3^-/H_2CO_3,其比值决定血浆 pH,当 HCO_3^-/H_2CO_3 的比值为 $20:1$ 时,血浆 pH 保持在 7.4。血液缓冲系统作用快,能迅速缓解酸碱失衡,但缓冲能力有限,机体酸碱平衡的调节主要还是通过肺的呼吸和肾的排尿来实现。

考点:机体调节酸碱平衡的机制

(二) 肺的呼吸作用

肺是排出体内挥发性酸(碳酸)的主要器官,对酸碱平衡的调节作用主要是通过将 CO_2 排出调节酸碱平衡。当血液 pH 降低或 $[H_2CO_3]$ 增高时,呼吸加深、加快,CO_2 排出增多;反之,当血液 pH 增高或 $[H_2CO_3]$ 下降时,呼吸变浅、变慢,CO_2 排出减少。这样使血液 $[H_2CO_3]$ 能维持在稳定的水平范围内,起到了调节血液 pH 的作用。

(三) 肾的调节作用

肾在酸碱平衡调节系统中起最重要的作用,能排出固定性酸和过多的碱。调节机制是通过肾内 Na^+-H^+ 交换,主要是排出 H^+、重吸收 Na^+ 和 HCO_3^-;同时分泌 NH_3,与 H^+ 结合成 NH_4^+ 排出体外。

此外,细胞本身在酸碱平衡调节中也起一定的缓冲作用。细胞内每进入 1 个 H^+ 和 2 个 Na^+,可将 3 个 K^+ 替换出。当细胞外液 H^+ 增多(酸中毒)时,H^+ 进入细胞内,使 K^+ 排出,故酸中毒时伴有高钾血症;相反,当细胞外液 H^+ 减少(碱中毒)时,细胞内 H^+ 排出,与细胞外 K^+ 进行交换,故碱中毒时伴有低钾血症。

第2节 水和钠代谢失衡病人的护理

情境案例 2-2

38岁的吴先生既往有十二指肠溃疡病史,近日来出现呕吐,常于晚间或下午发生,量大,多为宿食,有酸臭味,不含胆汁。查体:上腹膨隆,可见胃形及蠕动波,振水音(+)。X线钡餐检查可见胃扩张,24小时后仍有钡剂存留。临床考虑瘢痕性幽门梗阻。

问题:该病人可能出现哪种类型的水、钠代谢失衡?

在细胞外液中,水和钠的关系非常密切,故一旦发生代谢紊乱,缺水和缺钠常同时存在。不同原因引起的水和钠的代谢紊乱,在缺水和缺钠的程度上会有所不同,既可水和钠按比例丧失,也可失水少于失钠或多于失钠。这些不同缺失的形式所引起的病理生理变化及临床表现也不尽相同。

根据水、钠缺失的比例不同,其可分为:①高渗性脱水,又称为原发性脱水,指水、钠同时缺失,但缺水大于缺钠,血清钠高于150mmol/L,细胞外液呈高渗状态,细胞内液向细胞外液转移,细胞内、外液均减少。②低渗性脱水,又称为慢性脱水或继发性脱水,指水、钠同时缺失,但缺水小于缺钠,血清钠低于135mmol/L,细胞外液呈低渗状态,细胞外液向细胞内液转移,细胞内液增加而细胞外液进一步减少。③等渗性缺水,又称为急性脱水或混合性脱水,在外科临床上最为常见。水、钠成比例丧失,血清钠为135~145mmol/L,细胞外液渗透压保持正常,细胞外液迅速减少。

知识拓展

汗液是什么?

汗液是由汗腺分泌的液体,由于外界气温升高或体内产热增加及精神紧张等刺激引起。汗液的主要成分是水,所含的电解质有钠、钾、氯、尿素等,其中含钠值为10~40mmol/L,相对正常人体细胞外液来说为低渗液。大量出汗可致高渗性脱水。

考点:三种类型脱水的含义及最常见的脱水类型

一、护理评估

(一)健康史

了解病人有无导致缺水、缺钠的病因、病史。

1. **高渗性脱水** 多见于:①水摄入不足,见于因病情不能摄入(如食管癌晚期吞咽困难)、禁止摄入(如腹腔内手术后,胃肠蠕动功能未恢复而又未及时补液)。②水分丢失过多,如大量出汗、大面积开放性损伤经创面蒸发大量水分等。

2. **低渗性脱水** 多见于:①氯化钠摄取不足。②胃肠液的持续丧失,如反复呕吐、长期胃肠减压、肠瘘等。③稀释性低血钠,如高渗性脱水只补水未补钠、等渗性脱水补水过多补钠不足等。

3. **等渗性脱水** 多见于各种原因导致的体液急性丢失,如大量呕吐、急性腹泻、急性肠梗阻、大面积烧伤早期、急性腹膜炎等。

情境案例 2-2:问题分析

该病人大量呕吐,属体液急性丢失,呕吐液中含有大量的水分和钠离子,可致等渗性脱水。假如病人能够喝水(水分可通过胃吸收)或通过其他途径仅补充了水分,则易转化为低渗性脱水。

(二)身心状况

1. **躯体表现**

(1)高渗性脱水:根据缺水程度、症状轻重分为三度,各度的临床表现见表2-2。

表 2-2　脱水程度的评估

脱水程度	临床表现	失水量（占体重%）
轻度	口渴为主	2~4
中度	严重口渴、尿少、尿比重高、皮肤弹性差、口唇干燥、眼眶凹陷、四肢无力、烦躁或精神委靡	4~6
重度	除上述症状外，出现狂躁、幻觉、谵妄、昏迷、血压下降，甚至休克	6 以上

考点：高渗性脱水最早出现的临床表现

（2）低渗性脱水：根据缺钠程度、症状轻重分为三度（表 2-3）。

表 2-3　缺钠程度的评估

缺钠程度	临床表现	血清钠值（mmol/L）	缺 NaCl（g/kg 体重）
轻度	疲乏、头晕、手足麻木、厌食、尿量正常或增多，尿比重低，尿中 Na^+、Cl^- 减少	130~135	0.5
中度	除上述症状外，有恶心、呕吐、直立性晕倒、尿量减少，尿中几乎不含 Na^+、Cl^-	120~130	0.5~0.75
重度	上述表现加重，少尿，并有休克，或出现抽搐、昏迷等	<120	0.75~1.25

（3）等渗性脱水：病人既有缺水的表现，又有缺钠的表现，具体表现叙述如下。①缺水：舌干燥、皮肤弹性差、眼窝内陷、尿少等。②缺钠：恶心、厌食、乏力等。③血容量下降：若短时间内体液丧失达体重的 5%，即可出现脉搏细速、肢端湿冷、血压不稳或下降，导致休克。

考点：三种类型脱水与缺钠的表现及程度判定

三种类型脱水特征比较见表 2-4。

表 2-4　三种类型脱水特征比较

缺水类型	丢失水分	临床表现	实验室检查
高渗性	失水大于失钠	口渴	血钠↑
低渗性	失钠大于失水	神志差、不渴	血钠↓
等渗性	等比丢失钠和水	舌干、不渴	血浓缩、血钠正常

2. 心理-社会状况　病人及家属针对病情，会出现不同程度的紧张、焦虑或恐惧等心理反应。应评估其心理承受能力和对治疗、预后的了解程度。

（三）辅助检查

1. 血常规检查　红细胞计数、血红蛋白值、血细胞比容均增高。

2. 血清钠测定　高渗性脱水 >145mmol/L；低渗性脱水 <135mmol/L；等渗性脱水 135~145mmol/L。

3. 尿液检查　高渗性脱水尿比重高，尿钠增高；低渗性脱水尿比重低，尿钠减少；等渗性脱水尿比重增高，尿钠一般无明显降低。

（四）治疗要点与反应

无论哪种类型的缺水、缺钠，均应积极治疗原发病，同时合理补液。

1. 高渗性脱水　轻度者饮水即可。不能饮水或中度以上者应首先静脉滴注 5% 葡萄糖溶液。为防止继发低渗性脱水，高渗状态缓解后应及时补给适量含钠液。

2. 低渗性脱水　针对细胞外液缺钠多于缺水和血容量不足的情况，采用含钠溶液或高渗盐水静脉滴注，以纠正体液的低渗状态和补充血容量。①轻、中度缺钠的病人，补给等渗含钠液。②重度缺

钠的病人,如已出现休克,应首先补充血容量,静脉滴注晶体液,如平衡盐溶液和胶体液(血浆、中分子右旋糖酐等)。接着应用高渗盐水(一般为3% NaCl溶液),尽快纠正血钠过低,进一步恢复细胞外液量,以根据病情变化,决定是否需再补给高渗盐水或等渗盐水。

3. 等渗性脱水　针对细胞外液量的减少,一般用平衡盐溶液或等渗盐水尽快补充血容量。

考点: 纠正三种类型脱水选择液体的要求

二、护理诊断与合作性问题

1. 体液不足　与水、钠摄入不足或丢失过多有关。
2. 有受伤的危险　与意识障碍、血压下降有关。

三、护理目标

病人维持正常体液平衡、血容量充足;病人照顾周到,无出现受伤情况。

四、护理措施

1. 一般护理　根据病情,注意指导病人休息和活动,避免受伤;对能进食的病人,根据其脱水类型指导其正确饮食;做好其口腔及皮肤护理。

2. 病情观察

(1)观察出入液量:准确记录24小时出、入液量,以供调整输液方案时参考。

(2)观察输液情况:保持输液通畅,观察局部有无肿胀、疼痛,按要求控制输液速度。

(3)观察治疗反应:①尿量,为主要观察指标,尿量在30ml/h以上,说明血容量基本得到补充。尿量宜维持在40～50ml/h。②生命体征是否平稳。③精神状态有无好转。④脱水征象是否改善。⑤中心静脉压(CVP),正常值为5～10cmH₂O。CVP<5cmH₂O提示血容量不足,应快速扩容;CVP>15cmH₂O且血压低,提示心功能不全,应减慢或停止输液,进行强心治疗。⑥注意复查血液、尿液,看检查结果是否恢复正常。⑦注意观察有无输液反应。大量输入生理盐水可引起高氯性酸中毒。

(4)监测心肺功能:若病人心率增快、颈静脉怒张、呼吸急促、咳粉红色泡沫样痰、两肺有湿啰音等,提示有心肺功能不全,应立即减慢或停止输液,并及时报告医生。

3. 配合治疗护理

(1)配合医生积极处理原发病。

(2)维持充足的液体量:鼓励病人饮水或遵医嘱及时、正确补液。补液应坚持"缺多少、补多少、缺什么、补什么"的基本原则。

1)补液量包括生理需要液体量、已丧失液体量和继续丧失液体量三部分。生理需要液体量即日需量,成人为2000～2500ml;已丧失液体量,指从发病到入院累计丢失的体液量;继续丧失液体量,指治疗过程中继续丢失的体液量。如高热、出汗、气管切开、呕吐、腹泻、体液引流等。另外,特殊情况,如体温每升高1℃,每日每公斤体重皮肤蒸发水分需另增加3～5ml;出汗湿透一身衬衣裤,约相当于丢失体液1000ml;气管切开的病人从呼吸道蒸发的水分比正常多2～3倍,每日为700～1000ml。

2)液体种类根据脱水类型及电解质情况对症选择。如高渗性脱水以补充水为主(5%葡萄糖溶液);低渗性脱水以补充钠盐为主,轻、中度用等渗盐溶液(0.9%氯化钠溶液、5%葡萄糖氯化钠溶液、平衡盐溶液等),重度可先少量应用高渗盐溶液(3%氯化钠溶液);等渗性脱水以补充等渗盐溶液为主。补液应遵循"先盐后糖、先晶后胶、先快后慢、液种交替、尿畅补钾"的原则。尿畅是指尿量达每小时30～40ml或每天500ml以上。

3)临床常用液体:包括水、晶体液和胶体液(表2-5)。

表2-5 临床常用液体及用途

分类		名称	渗透压	用途
晶体液	水	5%葡萄糖溶液	高渗	供给生理需要、为脱水病人补充水分
	(非电解质)	10%葡萄糖溶液	高渗	
	电解质液	生理盐水	等渗	供给生理需要、为脱水病人补充水分和电解质
		5%葡萄糖盐水溶液	高渗	
		林格溶液	等渗	
		3%~5%氯化钠溶液	高渗	治疗严重的低渗性脱水
		5%碳酸氢钠溶液	高渗	纠正酸中毒
胶体液	右旋糖酐	中分子右旋糖酐	等渗	提高血浆胶体渗透压、扩充血容量
		低分子右旋糖酐	等渗	降低血液黏稠度、改善微循环
	代血浆	羟乙基淀粉(706)	等渗	
		氧化聚明胶	等渗	增加血浆胶体渗透压和循环血量
		聚维酮	等渗	
	其他	浓缩白蛋白注射液	等渗	提高胶体渗透压、补充蛋白质、减轻组织消肿
		水解蛋白注射液	等渗	补充蛋白质、纠正低蛋白血症、促进组织修复

4. 心理护理 护士对病人出现的焦虑、恐惧等各种情绪应表示理解,帮助病人缓解压力,给予鼓励和支持,增强其战胜疾病的信心。

5. 健康指导

(1) 对存在导致脱水、缺钠的因素和原发病,应及早诊治。

(2) 对高温环境作业者、进行高强度体育活动者,出汗较多,要告之及时补充水分,最好饮用含盐饮料。

五、护理评价

病人是否维持正常体液平衡,血容量是否充足;病人照顾是否周到,有无受伤情况。

第3节 钾代谢失衡病人的护理

一、低钾血症

正常血清钾(K^+)浓度3.5~5.5mmol/L,平均4.2mmol/L。通常血清钾<3.5mmol/L时称低血钾。但是,血清钾降低,并不一定表示体内缺钾,只能表示细胞外液中钾的浓度降低,而全身缺钾时,血清钾不一定降低。故临床上应结合病史和临床表现分析判断。

(一) 护理评估

1. 健康史 了解病人有无引起低钾血症的病因。引起低钾血症的常见原因如下所述。

(1) 钾摄入不足:长期进食不足或静脉中钾盐补充不足。

(2) 钾排出过多:如呕吐、腹泻、胃肠道引流、醛固酮增多症、急性肾衰竭多尿期、应用排钾利尿剂等。

(3) 细胞外钾向细胞内转移:见于大量输入葡萄糖和胰岛素、代谢性碱中毒等。

2. 身心状况

(1) 躯体表现:大多与神经、肌肉兴奋性降低,骨骼肌、平滑肌、心肌失去正常的收缩能力有关。

1) 神经系统:病人表情淡漠、嗜睡甚至神志不清。

2) 运动系统:肌无力为最早表现,一般先是四肢软弱无力,继而延及躯干和呼吸肌。严重者可致软瘫、腱反射减弱或消失。

3）消化系统:病人可有口苦、恶心、呕吐、腹胀和肠麻痹等。

4）循环系统:病人主要表现为传导阻滞和节律异常。低钾可使心肌应激性降低,并出现各种心律失常和传导阻滞,轻症者有窦性心动过速,房性或室性期前收缩,房室传导阻滞;重症者发生阵发性房性或室性心动过速,甚至心室颤动。

5）泌尿系统:严重低钾血症的病人有时可发生多尿,其原因是缺钾能阻碍抗利尿激素的作用,使肾脏失去尿浓缩的功能。长期低钾可使肾小管受损而引起缺钾性肾病,肾小管浓缩,氨合成,泌氢和氯离子的重吸收功能均可减退或增强,钠排泄功能或重吸收钠的功能也可减退,结果导致代谢性低钾,低氯性碱中毒。

6）代谢性碱中毒:血清钾过低时,K^+由细胞内移出,与细胞外 Na^+、H^+交换增加,细胞外 H^+浓度降低;而远曲肾小管排 K^+减少、排 H^+增多。结果发生碱中毒,病人出现碱中毒的症状和反常性酸性尿。

（2）心理-社会状况:病人及家属针对病情,会出现不同程度的紧张、焦虑或恐惧等心理反应。应评估其心理承受能力和对治疗、预后的了解程度。

3. 辅助检查

（1）实验室检查:血清钾浓度低于 3.5mmol/L。

（2）心电图检查:典型的心电图改变为早期出现 T 波降低、变宽、双向或倒置,随后出现 ST 段降低、Q-T 间期延长和 U 波。

4. 治疗要点与反应　积极处理造成低钾血症的病因,减少或终止钾的继续丧失,同时补钾。临床常用 10%氯化钾经静脉补给。

（二）护理诊断与合作性问题

1. 活动无耐力　与低钾血症致肌无力有关。

2. 有受伤的危险　与肌无力、意识障碍有关。

（三）护理目标

病人舒适度改善;病人无意外受伤发生。

（四）护理措施

1. 一般护理　病人卧床休息;鼓励其进食含钾高的食物,如新鲜水果、蔬菜、蛋、奶、肉类等,同时增加营养。

2. 病情观察　严密观察病人呼吸、脉搏、血压、尿量,及时做血清钾测定和心电图检查,尤其应注意防止其循环功能衰竭或心室颤动的发生。

3. 配合治疗护理

（1）控制病因:如止吐、止泻,防止钾的继续丢失。在病情允许时,尽早恢复病人饮食。

（2）及时补钾:病人补钾盐,以口服最安全,常选用 10%氯化钾溶液,每次 10ml,每日 3 次。不能口服者可经静脉滴注,静脉补钾必须遵循如下原则。①浓度不过高:静脉滴注的液体中,氯化钾液体浓度不可超过 0.3%。即 10%葡萄糖溶液 1000ml 加入 10%氯化钾溶液不能超过 30ml。②滴速不过快:成人静脉滴注钾盐液体速度一般不超过 60 滴/分,输入钾量应控制在 20mmol/h 以下。③总量控制:补钾量可根据血钾浓度降低的程度来计算,一般禁食病人无其他额外损失时,每天补充 10%氯化钾溶液 30ml 为宜。严重缺钾者(血钾多在 3mmol/L 以下),每日补氯化钾总量不宜超过 8g。④尿少不补钾:尿量达到 30ml/h 以上或 500ml/d 以上时,方可补钾。⑤禁止静脉注射:严禁直接经静脉注射,以免引起血钾突然升高,导致心搏骤停。

4. 心理护理　加强与病人的沟通,缓解其心理压力,减轻其焦虑情绪,增强其战胜疾病的信心。

5. 健康指导

（1）长时间禁食、胃肠减压、反复呕吐、腹泻的病人,应及时补钾。

（2）对因疾病需用利尿剂的病人,指导其正确使用利尿剂,最好排钾利尿剂与潴钾利尿剂联合应用,单纯应用排钾利尿剂时注意补钾。

（五）护理评价

病人舒适度是否得到改善;病人是否发生意外受伤。

二、高钾血症

血钾高于 5.5mmol/L 称为高钾血症,大于 7.0mmol/L 则为严重高钾血症。高钾血症有急性与慢性两类,急性发生者为急症,应及时抢救,否则可能导致心搏骤停。

（一）护理评估

1. 健康史　了解病人有无高钾血症的病因。导致高钾血症的常见原因如下所述。

（1）钾排出减少:见于急性肾衰竭、应用保钾利尿剂(氨苯蝶啶、螺内酯)等。

（2）钾摄入过多:如口服或静脉输入过多钾、使用含钾药物或输入大量库存血等。

（3）细胞内钾移出细胞外:见于溶血、严重组织损伤、休克、代谢性酸中毒等。另,注射高渗盐水及甘露醇后,由于细胞内脱水,改变细胞膜的渗透性或细胞代谢,可使细胞内钾移出。

2. 身心状况

（1）躯体表现:①手足麻木,四肢极度疲乏,软弱无力,腱反射消失,严重者出现软瘫及呼吸困难。多有神志淡漠或恍惚。②血钾过高的刺激作用使微循环血管收缩,皮肤苍白、湿冷,血压发生变化(早期可升高,晚期下降)。③心搏徐缓和心律不齐,甚至发生舒张期心搏骤停。

（2）心理-社会状况:由于病人疲乏无力,生活不能自理,有孤独无助感;因心动过缓或心律不齐而有恐惧感。

3. 辅助检查

（1）实验室检查:血清钾浓度高于 5.5mmol/L。

（2）心电图检查:典型的心电图改变为早期出现 T 波高尖、Q-T 间期延长,随后出现 QRS 波增宽、P-R 间期延长。

4. 治疗要点与反应　积极处理造成高钾血症的病因,同时降低血清钾浓度。

（二）护理诊断与合作性问题

1. 活动无耐力　与低钾血症致肌无力有关。

2. 潜在的并发症:心律不齐、心搏骤停。

（三）护理目标

病人舒适度改善;病人未发生并发症,或发生并发症时能得到及时处理。

（四）护理措施

1. 一般护理　病人卧床休息,禁食含钾量多的食物。

2. 病情观察　严密观察病人的呼吸、脉搏、血压、尿量、神志,监测心电图变化,防止发生心律失常、心搏骤停等。

3. 配合治疗护理

（1）积极配合医生处理原发病。

（2）降低血清钾浓度:①禁钾。停用一切含钾药物,如青霉素钾盐。不输库存血。②转钾。可采用碱化细胞外液,促使糖原、蛋白质合成等措施将钾转入细胞内。③排钾。可应用阳离子交换树脂或透析疗法(腹膜透析或血液透析)。

（3）抗心律失常:用 10% 葡萄糖酸钙 20ml 加等量 5% 葡萄糖溶液,稀释后缓慢静脉注射,Ca^{2+} 可以拮抗 K^+ 对心肌的抑制作用。

4. 心理护理　加强与病人沟通,缓解其心理压力,减轻其焦虑情绪,增强其战胜疾病的信心。

5. 健康教育　严重损伤、大量输入库存血、肾功能不全或长期应用保钾利尿剂的病人,应注意监测血清钾浓度,防止高钾血症的发生。不输入血型不符合已发生溶血的血液。

（五）护理评价

病人舒适度是否得到改善;病人是否发生并发症,或发生并发症时能否得到及时处理。

第4节　酸碱代谢失衡病人的护理

当病人机体内酸、碱物质超过负荷,或是其机体调节酸碱平衡功能发生障碍时,则酸碱平衡状态遭到破坏,引起不同形式的酸碱失调。pH<7.35 称为酸中毒,pH>7.45 称为碱中毒。pH、HCO_3^- 及 $PaCO_2$是反映机体酸碱平衡的 3 个基本因素。其中 HCO_3^-反映代谢因素,HCO_3^-原发性减少或增加,可引起代谢性酸中毒和代谢性碱中毒。$PaCO_2$反映呼吸性因素,$PaCO_2$原发性增加或减少可引起呼吸性酸中毒和呼吸性碱中毒。有时可同时存在两种以上的原发性酸碱失调,即为混合性酸碱平衡失调。临床以代谢性酸中毒最常见。

考点:临床上最常见酸碱平衡失调的类型

一、代谢性酸中毒

代谢性酸中毒是最常见的一种酸碱平衡紊乱,是细胞外液 H^+增加或 HCO_3^- 丢失而引起的原发性 HCO_3^-降低(<21mmol/L)和 pH 降低(<7.35)。在代谢性酸中毒的临床判断中,阴离子间隙(AG)有重要的临床价值。按不同的 AG 可分为高 AG 正常氯型酸中毒及正常 AG 高氯型代谢性酸中毒。

（一）护理评估

1. 健康史　了解病人有无引起代谢性酸中毒的病因。引起代谢性酸中毒的主要原因如下所述。

（1）代谢产生的酸性物质过多:休克、严重感染、损伤、发热等机体产酸增加。

（2）碱性物质丢失过多:见于腹泻、胆瘘、胰瘘、肠瘘等引起碱性消化液的丢失,造成 HCO_3^-排出过多。

（3）H^+排出减少:见于肾功能不全。

（4）酸性物质摄入过多:为某些治疗需要,应用氯化铵、盐酸等。

2. 身心状况

（1）躯体表现:轻者可无明显症状,重者可有乏力、眩晕、嗜睡甚至昏迷。最典型的表现是呼吸加深、加快,呼吸的频率可达每分钟 40~50 次;呼出的气体可有酮味;病人面色潮红、口唇樱红色。心率加快,血压常偏低。

考点:代谢性酸中毒的典型表现

（2）心理-社会状况:病人及家属常有焦虑和恐惧。护士应评估病人及家属对病情的认知度、心理反应度和承受能力,做好相应指导和护理。

3. 辅助检查

（1）动脉血气分析:血液 pH 和［HCO_3^-］明显下降(正常值为 22~27mmol/L),$PaCO_2$正常或降低(正常值为 35~45mmol/L)。

（2）血清 K^+的测定:有助于判断病情。

考点:纠正代谢性酸中毒的首选药物

4. 治疗要点与反应

（1）消除引起代谢性酸中毒的病因为首要措施。

（2）纠正代谢性酸中毒:首选的碱性药物是 5% 碳酸氢钠溶液,也可用 11.2% 的乳酸钠,但对缺氧或肝功能不全者不宜应用。

（二）护理诊断与合作性问题

1. 口腔黏膜受损　与代谢性酸中毒致呼吸深快有关。
2. 有受伤的危险　与代谢性酸中毒致意识障碍有关。
3. 潜在并发症：高钾血症。

（三）护理目标

病人口腔黏膜完整无损；病人无发生意外受伤；病人未发生并发症，或并发症能及时发现与处理。

（四）护理措施

1. 一般护理　协助病人采取适当的体位，移去环境中的危险品，减少意外伤害的可能。做好口腔护理，指导病人经常漱口清洁口腔，避免口腔黏膜干燥、损伤。

2. 病情观察　密切观察水、电解质、酸碱失衡的动态变化，注意心血管功能及脑功能的改变。及时做血气分析。

3. 配合治疗护理

（1）消除或控制导致代谢性酸中毒的危险因素：如纠正病人高热、腹泻、脱水、休克，积极改善其肾功能；保证其足够热量供应，减少脂肪分解而生成过多酮体。

（2）及时补液：代谢性酸中毒常有脱水表现。轻度代谢性酸中毒（HCO_3^-在 16mmol/L 以上）经补液纠正脱水后，酸中毒多可好转。

（3）使用碱性溶液：对病情较重者，需遵医嘱及时补充碱性溶液。最常用的是 5% 碳酸氢钠溶液。$NaHCO_3$ 离解为 Na^+ 和 HCO_3^-，输入人体后，HCO_3^- 直接中和体内的 H^+，使酸中毒得以改善。静脉滴注时应注意：①5% 碳酸氢钠溶液宜单独缓慢滴入，不加入其他药物，首次用量一般宜在 2~4 小时滴完。②补给 5% 碳酸氢钠溶液时，应从病人补液总量中扣除等量等渗盐水，以免补钠过多。③酸中毒时血 Ca^{2+} 增多，血 K^+ 亦趋增多，故常掩盖低钙血症或低钾血症。在补充碳酸氢钠后应注意观察病人，以免其发生缺钙或缺钾症状。

考点：静脉滴注碳酸氢钠的注意事项

4. 心理护理　加强与病人沟通，缓解其心理压力，减轻其焦虑情绪，增强战胜疾病的信心。
5. 健康指导　高度重视易导致代谢性酸中毒的原发疾病的治疗。病人发生腹泻、高热等，应及时就诊。

（五）护理评价

病人口腔黏膜是否完整无损；病人是否发生意外受伤；病人是否发生并发症，或并发症是否及时发现与处理。

二、代谢性碱中毒

代谢性碱中毒是指体内酸丢失过多或者从体外进入碱过多的临床情况，主要生化表现为血 HCO_3^- 过高（>27mmol/L），$PaCO_2$ 增高。pH>7.45，但按代偿情况而异，可以明显过高；也可以仅轻度升高甚至正常。本病临床上常伴有血钾过低。

（一）护理评估

1. 健康史　评估病人有无导致代谢性碱中毒的因素。常见病因如下所述。

（1）酸性物质丢失过多：如幽门梗阻、急性胃扩张、持续胃肠减压等，使胃液大量丢失。同时因 Cl^- 丢失，使细胞外液另一阴离子 HCO_3^- 增高，形成低氯性碱中毒。

（2）碱性物质摄入过多：常因补碱过量，使酸中毒转变成更难处理的碱中毒。

（3）低钾血症：细胞外液缺 K^+ 时，细胞内 K^+ 与细胞外 H^+ 的互换转移及肾的 H^+-Na^+ 交换加强，可导致低钾性碱中毒。

2. 身心状况

（1）躯体表现：①碱中毒抑制呼吸中枢，病人呼吸浅而慢。②病人可伴低钾血症表现。③碱中毒使血离子化钙（Ca^{2+}）减少，病人可表现手足抽搐，腱反射亢进。④脑细胞代谢活动障碍，病人可有头晕、嗜睡、谵妄或昏迷。⑤缺钾性碱中毒时因肾 H^+-Na^+ 交换占优势，病人可出现反常性酸性尿。

（2）心理-社会状况：病人容易激动，烦躁不安。

3. 辅助检查　血 pH 和 HCO_3^- 增高，因呼吸抑制而代偿性 $PaCO_2$ 稍上升。血清钾浓度可下降。

4. 治疗要点与反应　去除病因，严重者用稀释的盐酸溶液或盐酸精氨酸溶液纠正碱中毒。

（二）护理诊断与合作性问题

1. 低效性呼吸型态　与呼吸效力降低有关。

2. 潜在并发症：低钾血症。

（三）护理目标

病人的呼吸功能恢复正常；病人未发生并发症，或并发症能及时发现与处理。

（四）护理措施

1. 一般护理　鼓励病人进食含钾和含钙丰富的食物；对于手足抽搐造成生活自理困难者，适当给予协助；同时加强病人呼吸道的护理。

2. 病情观察　观察病人意识方面的异常表现、抽搐情况。监测血气分析及血清电解质浓度改变，尤其是血清钾和血清钙。

3. 配合治疗护理

（1）去除病因：积极配合医生消除引起病人代谢性碱中毒的因素。

（2）遵医嘱及时纠正代谢性碱中毒：对病情较轻的病人，一般补 0.9% 氯化钠溶液和适量氯化钾后，病情多可改善。因为生理盐水中 Cl^- 含量较多，有利于纠正低氯性碱中毒；补钾后有利于纠正缺钾性碱中毒。对病情较重的病人（HCO_3^- 45~50mmol/L，pH>7.65），可口服氯化铵 1~2g，每日 3 次。不能口服者可给 0.1~0.2mmol/L 的稀盐酸溶液，缓慢中心静脉滴注。

（3）对症处理：有手足抽搐者，遵医嘱给 10% 葡萄糖酸钙溶液 20ml，缓慢静脉推注。

4. 心理护理　护士应理解病人的紧张、烦躁情绪，并予以鼓励，让病人说出内心的感受，增强其对护士的信任和战胜疾病的信心。

5. 健康教育　高度重视易导致代谢性碱中毒原发疾病的治疗。

（五）护理评价

病人的呼吸功能是否恢复正常；病人是否发生并发症，或并发症能否及时发现与处理。

三、呼吸性酸中毒

呼吸性酸中毒指病人肺泡通气及换气功能减弱，不能充分排出体内生成的 CO_2，以致血液的 $PaCO_2$ 增高而引起的高碳酸血症。

（一）病因分类

呼吸性酸中毒根据病因可分为两类：第一类为急性、暂时性高碳酸血症，见于全麻过深、镇静剂过量、喉痉挛、支气管痉挛、心搏骤停、气胸、急性肺水肿、呼吸机使用不当等；第二类为慢性持久性高碳酸血症，见于慢性阻塞性肺部疾病。

（二）临床表现

呼吸性酸中毒病人可有胸闷、气促、呼吸困难、头痛、发绀，随着酸中毒的加重，可出现血压下降、谵妄甚至昏迷等。血气分析显示：急性呼吸性酸中毒时，血液 pH 明显下降，$PaCO_2$ 增高，[HCO_3^-] 可正常。慢性呼吸性酸中毒，血液 pH 下降不明显，$PaCO_2$ 增高，[HCO_3^-] 也有增高。

（三）护理要点

处理原发病和改善通气功能。实施气管插管或气管切开并使用呼吸机。如因呼吸机使用不当引起的呼吸性酸中毒,应及时调整呼吸机的频率、压力或容量。对第二类呼吸性酸中毒的病人,一般可采用控制感染、扩张小支气管、促进排痰等措施。

四、呼吸性碱中毒

呼吸性碱中毒指肺泡通气过度,体内生成的 CO_2 排出过多,以致血 $PaCO_2$ 降低而引起的低碳酸血症。

（一）病因

引起呼吸性碱中毒的原因很多,凡是引起过度换气的因素均可导致,如癔症、高热、中枢神经系统疾病、创伤、感染、低氧血症、呼吸机辅助通气过度等。

（二）临床表现

由于 $PaCO_2$ 降低,呼吸中枢受抑制,大多数呼吸性碱中毒病人呼吸由深快转为浅慢或不规则;因缺氧可有头痛、头晕及精神症状;因血清钙降低可出现手足及口周麻木、肌肉震颤、抽搐。实验室检查血液 pH 升高, $PaCO_2$ 和 $[HCO_3^-]$ 降低。

（三）护理要点

积极配合医生处理原发病;指导病人用纸袋、长纸筒罩住口鼻呼吸,以增加呼吸道无效腔,减少 CO_2 的排出,也可给病人吸入含 5% CO_2 的氧气,提高血 $PaCO_2$;对因呼吸机使用不当造成的过度换气,应调整呼吸机的频率、压力或容量;手足麻木者注意给其补钙。

小结

体液失衡包括水钠失衡、钾代谢失衡和酸碱代谢失衡。水钠失衡分为等渗性脱水、高渗性脱水和低渗性脱水,以等渗性脱水最为常见。其表现既有缺水的表现,又有缺钠的表现。钾代谢失衡包括低钾血症和高钾血症两类,以前者多见。补钾时要严格遵循口服最安全、静脉补钾浓度不过高、速度不过快、总量控制、见尿补钾、禁忌静脉注射的原则。酸碱代谢失衡包括代谢性酸中毒、呼吸性酸碱中毒和混合性酸碱中毒。临床上以代谢性酸中毒最为常见,治疗时首选 5% 碳酸氢钠溶液。对体液失衡的病人均应制订正确的补液计划,明确其补液总量、液体种类、补液方法,并注意随时观察病情变化,以便及时发现和纠正。

（米可热依·哈斯木）

自　测　题

A$_1$ 型题

1. 下列关于正常成人 24 小时液体平衡的叙述**错误**的是
   - A. 总入量 2000~2500ml
   - B. 总出量 2000~2500ml
   - C. 总尿量 1000~1500ml
   - D. 皮肤蒸发 500ml
   - E. 呼吸排出 500ml
2. 细胞外液中主要的阳离子是
   - A. 钠离子
   - B. 钾离子
   - C. 钙离子
   - D. 镁离子
   - E. 铁离子
3. 低渗性脱水的病理生理改变**错误**的是
   - A. 缺钠多于缺水
   - B. 细胞外液低渗
   - C. 细胞外液丢失为主
   - D. 细胞水肿
   - E. 细胞脱水
4. 下列导致低血钾的病因中**除外**的是
   - A. 禁食
   - B. 持续胃肠减压
   - C. 呕吐
   - D. 大量输入葡萄糖溶液
   - E. 代谢性酸中毒
5. 纠正代谢性酸中毒首选的是
   - A. 5% 葡萄糖溶液

B. 0.9%氯化钠溶液

C. 林格溶液

D. 5%碳酸氢钠溶液

E. 平衡盐溶液

6. 代谢性酸中毒病人的呼吸为

A. 浅快呼吸　　　　　B. 蝉鸣样呼吸

C. 鼾声呼吸　　　　　D. 叹息样呼吸

E. 深而规则的大呼吸

A_2型题

7. 病人,女性,22岁。因反复呕吐来院治疗。化验:血清钠浓度为 125mmol/L。初步考虑为

A. 轻度缺钠　　　　　B. 中度缺钠

C. 重度缺钠　　　　　D. 高渗性脱水

E. 等渗性脱水

8. 病人,男性,25岁。患急性肠梗阻,表现口渴、尿少、皮肤弹性差、眼窝内陷、脉搏细速。评估其脱水性质及程度为

A. 轻度/低渗性脱水

B. 中度/低渗性脱水

C. 中度/高渗性脱水

D. 中度/等渗性脱水

E. 重度/高渗性脱水

9. 李先生,56岁,下肢严重挤压伤后发生急性肾衰竭,少尿期不可能出现的是

A. 尿比重低　　　　　B. 低钾血症

C. 低钠血症　　　　　D. 代谢性酸中毒

E. 氮质血症

10. 某病人体重 60kg,体温持续 39℃,晚间用退热药后,大汗淋漓,渗透全身衬衣裤,估计以上两项额外失水量为

A. 500ml　　　　　　B. 800ml

C. 1000ml　　　　　D. 1600ml

E. 2000ml

11. 病人,女性,58岁,因急性腹泻出现口渴、尿少、血压偏低,应首先输入的液体是

A. 5%葡萄糖溶液

B. 10%葡萄糖溶液

C. 5%葡萄糖氯化钠溶液

D. 低分子右旋糖酐

E. 5%碳酸氢钠溶液

12. 病人,女性,28岁。因创伤大出血入院,检查:血 pH 7.30,血清[HCO_3^-]为 18mmol/L。提示存在

A. 代谢性酸中毒　　　B. 代谢性碱中毒

C. 呼吸性酸中毒　　　D. 呼吸性碱中毒

E. 混合性酸碱平衡失调

13. 病人,男性,60岁,因腹泻收入院治疗。医生给予静脉补钾,静脉补钾时浓度一般不超过

A. 0.3‰　　　　　　B. 0.3%

C. 3%　　　　　　　D. 2‰

E. 2%

A_3/A_4型题

(14、15 题共用题干)

病人,女性,19岁。因频繁呕吐、腹泻而出现口渴、尿少、头晕、乏力。查体:呼吸深而快,30 次/分,BP 90/60mmHg(1mmHg = 0.133kPa),P 100 次/分。表情淡漠,口唇黏膜干燥、樱桃红色,眼窝下陷,皮肤弹性差。实验室检查:血清钠浓度 140mmol/L,血清钾浓度 3.3mmol/L,血 pH 7.30,血清[HCO_3^-]为 15mmol/L。心电图:T 波低平,出现 U 波。

14. 考虑该病人可能出现的液体紊乱是

A. 低钾血症+等渗性脱水+代谢性碱中毒

B. 低钾血症+等渗性脱水+代谢性酸中毒

C. 低钾血症+高渗性脱水+代谢性酸中毒

D. 低钾血症+低渗性脱水+呼吸性酸中毒

E. 低钾血症+低渗性脱水+代谢性酸中毒

15. 该病人的护理措施是

A. 应补给葡萄糖溶液

B. 应补给生理盐水

C. 应先纠正脱水,再给予碳酸氢钠溶液和氯化钾溶液

D. 应给予葡萄糖溶液、碳酸氢钠溶液及氯化钾溶液

E. 应给予葡萄糖溶液、生理盐水和葡萄糖酸钙

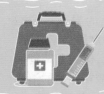

第3章
外科休克病人的护理

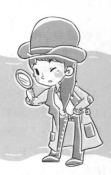

在生活中,很多突发损伤或疾病都可引发休克。休克发病急骤,进展迅速,并发症严重,若未能及时发现及治疗,细胞损害广泛扩散时,可导致多器官功能障碍综合征或多系统器官衰竭,发展为不可逆性休克死亡。护士应充分认识休克不同阶段的病理生理特点,正确认识休克,掌握休克的急救措施和护理知识,以提高抢救的成功率。

情境案例 3-1

28岁的张女士因车祸倒在地上痛苦呻吟、面色苍白、精神紧张。检查见左大腿变形,不能动弹,并有一伤口、流血不止,未见骨端外露。

问题:

1. 病人发生了什么状况?
2. 如果你路过,作为护生的你应怎样进行现场救助?

一、概　述

休克是指机体受到强烈致病因素侵袭后,导致有效循环血量锐减、组织灌注不足引起的以微循环障碍、代谢障碍和细胞受损为特征的病理性综合征,是严重的全身性应激反应。

(一)病因与分类

休克可以根据病因分为以下五类:①低血容量性休克(包括创伤性休克、失血性休克和失液性休克);②感染性休克;③心源性休克;④神经源性休克;⑤过敏性休克。外科休克多为大量失血失液、严重创伤和感染所致,故外科临床工作中以低血容量性休克和感染性休克最为常见。

考点:休克的分类

(二)病理生理

休克的病理变化主要为微循环障碍、组织细胞和重要脏器功能损害。

1. 微循环障碍　根据休克发展不同阶段的病理生理特点可将微循环障碍分为3期。

(1)微循环收缩期:由于有效循环血量急剧减少,引起交感-肾上腺髓质系统兴奋,释放大量儿茶酚胺,外周微动脉和毛细血管前括约肌强烈收缩,血液经动静脉短路和直接通路回流心脏,代偿性增加生命器官的供血,微循环处于"少进少出"的低灌注状态,真毛细血管网血流减少,压力降低,血管外液进入血管,部分程度补充了循环血量,故此期称为休克代偿期。

(2)微循环扩张期:由于组织细胞长时间缺氧,无氧代谢致乳酸增多,微动脉和毛细血管前括约肌麻痹扩张,而微静脉和后括约肌对缺氧耐受力强,仍处于收缩状态。微循环处于"多进少出"的再灌注状态,真毛细血管网淤血,静脉压增高,血浆外渗、血液浓缩,血流缓慢,回心血量进一步减少,血压下降,重要器官灌注不足,休克进入抑制期。

(3)微循环衰竭期:随着血流缓慢和酸中毒加重,毛细血管内血液黏稠度不断增加,血细胞和血小板凝集,微血栓形成,微循环处于"不进不出"的停滞状态,形成弥散性血管内凝血(DIC)。凝血过程消耗了大量凝血因子,激活了纤维蛋白溶解系统,机体出现广泛出血表现。由于组织缺少血液灌注,细胞缺氧更加严重,加之酸性代谢产物和内毒素的作用,使细胞内溶酶

体膜破裂,释放多种水解酶,造成组织细胞自溶、死亡,引起广泛的组织损害,甚至多器官功能受损,此期称为休克失代偿期。

2. 代谢障碍　在组织灌注不足和细胞缺氧时,葡萄糖以无氧酵解供能。产生的腺苷三磷酸(ATP)大大少于有氧代谢时,休克时儿茶酚胺的大量释放能促进胰高血糖素生成及抑制胰岛素分泌,以加速肝糖原和肌糖原分解,以及刺激垂体分泌促肾上腺皮质激素,使血糖水平升高。体内葡萄糖的无氧酵解使丙酮酸和乳酸产生过多。但因肝灌流量减少,处理乳酸的能力减弱,使乳酸在体内的清除率降低及血液内乳酸量增多,致体液酸碱平衡失调,出现代谢性酸中毒。休克时蛋白质分解加速,可使血尿素氮、肌酐、尿酸含量增加。代谢性酸中毒影响细胞各种膜的屏障功能,造成细胞外液减少及细胞过度肿胀、变性、死亡。

3. 重要脏器的继发损害

(1)心:休克时由于心率过快,舒张期过短或舒张压降低,冠状动脉血流量的80%来源于舒张期,冠状动脉灌流量减少,心肌因缺血而受损,一旦心肌微循环内血栓形成,可引起局灶性心肌坏死和心力衰竭。此外,休克时酸中毒、高血钾等均可加重心肌功能的损害。

(2)肺:休克早期因肺内动静脉短路开放,肺动脉分支血流未经氧合即回流左心,休克中期肺毛细血管淤血引起肺间质水肿、肺不张、透明膜形成,造成肺泡通气与肺毛细血管灌流失衡,出现进行性呼吸困难和缺氧,称急性呼吸窘迫综合征(ARDS)。其常发生于休克期或稳定后48~72小时。

(3)肾:正常生理状况下,85%的肾血流供应肾皮质单位。休克时随着儿茶酚胺、抗利尿激素、醛固酮分泌的增加,使肾血流量显著减少,肾小球滤过率降低,水、钠潴留,尿量减少。肾小管上皮细胞大量坏死,引起急性肾衰竭,表现为少尿(每日少于400ml)或无尿(每日少于100ml)。

(4)脑:休克晚期,持续性血压下降,使脑灌注压和血流量下降,出现脑缺氧。脑缺氧和酸中毒时,毛细血管周围胶质细胞肿胀,血管壁通透性升高,血浆外渗,继发脑水肿和颅内压增高。

(5)胃肠道:当有效循环血量不足和血压降低时,胃肠等内脏和皮肤、骨骼肌等外周血管先收缩,以保证重要器官的灌注,胃肠道黏膜缺血、缺氧可使正常黏膜上皮细胞屏障功能受损。并发急性胃黏膜糜烂或应激性溃疡时,临床上表现为上消化道大出血。

(6)肝:肝细胞缺血、缺氧,肝血窦及中央静脉内微血栓形成,肝小叶中心区坏死。肝灌流障碍使单核-吞噬细胞受损,肝的解毒及代谢能力减弱,易发生内毒素血症,加重代谢紊乱及酸中毒。临床上可出现黄疸、转氨酶升高,严重时出现肝昏迷。

心、肺、肾衰竭是造成休克死亡的三大原因。

二、外科休克病人的护理

(一) 护理评估

1. 健康史

(1) 了解病人有无外伤大出血病史,有无肠梗阻、严重腹泻、大面积烧伤渗液等大量失液病史;是否存在严重的局部感染或脓毒症;发病后是否已经进行补液等治疗。

(2) 病人既往身体状况如何,是否伴有糖尿病、严重低蛋白血症及慢性肝肾疾病等。

2. 身心状况

(1) 躯体表现:根据休克的病理和临床特征及病人的身体状况,临床上一般将休克分为两期,即休克代偿期和休克抑制期;三度,即轻、中、重三度。轻度为休克代偿期,中、重度为休克抑制期(表3-1)。

表 3-1 休克不同时期的临床表现

分期	程度	神志	皮肤黏膜		脉搏	血压	体温	尿量	估计失血量
			色泽	温度					
休克代偿期	轻度	神志清楚,表情痛苦	开始苍白	正常,发凉	100 次/分以下,尚有力	收缩压正常或稍升高,舒张压升高,脉压缩小	正常	正常	20% 以下(800ml 以下)
休克抑制期	中度	神志尚清楚,表情淡漠	苍白	发冷	100~200 次/分	收缩压为 70~90mmHg,脉压小	偏低(感染性休克可升高)	尿少	20%~40%(800~1600ml)
	重度	意识模糊,甚至昏迷	显著苍白,肢端青紫	厥冷(肢端更明显)	速而细弱,或摸不清	收缩压在 70mmHg 以下或测不到	偏低(感染性休克可升高)	尿少或无尿	40% 以上(1600ml 以上)

考点:休克代偿期最典型的表现

护考链接

病人,女性,50 岁。因创伤导致失血 700ml,表现为精神兴奋、烦躁、脸色苍白,BP 100/80mmHg,P 100 次/分。该病人处于休克的哪一期? A. 轻度休克 B. 中度休克 C. 重度休克 D. 休克抑制期 E. 休克晚期

点评:据病人创伤出血量 700ml(<800ml) 及临床表现,诊断为休克代偿期,即轻度休克。

情境案例 3-1:问题 1 分析

该病人主要考虑为左大腿开放性损伤、左股骨骨折、低血容量性休克。依据:①左大腿开放性损伤。车祸史,左大腿有一伤口、流血不止。②左股骨骨折。大腿变形,不能动弹。③低血容量性休克。包括失血性休克和创伤性休克,病人已有面色苍白、精神紧张等休克早期的症状。

(2)心理-社会状况:取决于病人及家属对疾病的情绪反应、心理承受能力及对治疗和预后的了解程度。休克病人起病急、进展快,抢救时使用的监测治疗仪器较多,易使病人及家属产生病情危重和面临死亡的感受,出现不同程度的紧张、焦虑或恐惧心理。

3. 辅助检查

(1)血、尿和粪常规检查:红细胞计数、血红蛋白值可提示失血情况;血细胞比容增高表示血浆丢失;白细胞计数和中性粒细胞比例增高提示感染存在。尿比重增高常提示血容量不足。黑便或大便隐血试验阳性表明消化道出血。

(2)动脉血气分析:有助于了解有无酸碱失衡。动脉血二氧化碳分压($PaCO_2$)正常值为 36~44mmHg。休克时,肺过度换气可致 $PaCO_2$ 低于正常,换气不足则 $PaCO_2$ 明显升高。若超过 55mmHg 而通气良好,提示严重肺功能不全。$PaCO_2$ 高于 60mmHg,吸入纯氧后仍无改善,应考虑有急性呼吸窘迫综合征(ARDS)存在。

(3)血生化检查:包括肝、肾功能检查,血糖,电解质等。了解病人是否合并 MODS,以及细胞缺氧、酸碱平衡失调的程度等。

(4)凝血功能:包括血小板计数、凝血酶原时间测定等,血小板<80×10^9/L、血浆纤维蛋白原<1.5g/L 或呈进行性下降,凝血酶原时间较正常延长 3 秒以上时,应考虑 DIC。

(5)中心静脉压(CVP):代表右心房或胸腔段静脉内的压力,其变化可反映血容量和右心功能,正常值为 5~12cmH₂O。CVP 2~5cmH₂O 表示右心室充盈不佳或血容量不足;CVP 15~20cmH₂O 提示心功能不全;CVP>20cmH₂O 提示存在充血性心力衰竭。

（6）肺毛细血管楔压（PCWP）：反映肺静脉、左心房和左心室的功能状态，正常值为 6～15mmHg。低于正常提示血容量不足，高于正常提示左心压力增高，>30mmHg 提示有肺水肿。

考点：中心静脉压的正常值和检查意义

知识拓展

中心静脉压的测定方法

穿刺部位常规消毒、铺巾、局部麻醉，经锁骨下静脉或股静脉穿刺后插入静脉导管，导管尖端应达胸腔处。扭动三通开关使测压管与静脉导管相通后，测压管内液体迅速下降，当液体降至一定水平不再下降时，液平面在量尺上的读数即为中心静脉压。不测压时，扭动三通开关使输液瓶与静脉导管相通，保持静脉导管补液通畅（图 3-1）。

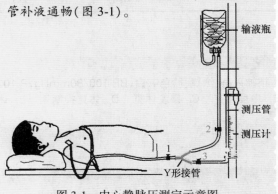

图 3-1　中心静脉压测定示意图

4. 治疗要点与反应　休克的治疗应针对导致休克的原因和不同的发展阶段采取相应的治疗措施。其治疗要点主要包括：尽快恢复有效循环血量；积极处理原发疾病；纠正酸碱代谢紊乱；保护重要脏器功能，预防 MODS 等。

（二）护理诊断与合作性问题

1. 体液不足　与大量失血、失液有关。

2. 气体交换受损　与有效循环血量锐减、缺氧和呼吸改变有关。

3. 体温过低或过高　与体表灌注减少或细菌感染有关。

4. 潜在并发症：损伤、感染、压疮、MODS 等。

（三）护理目标

病人能维持充足的血容量，维持体液平衡，生命体征平稳；病人呼吸道通畅，气体交换正常；病人体温恢复正常；病人无并发症发生，或发生并发症时得到及时发现和处理。

（四）护理措施

1. 急救护理

（1）保持呼吸道通畅：解开领扣，解除气道压迫，使头部仰伸，清除呼吸道分泌物或异物。用鼻导管或面罩给氧，必要时行气管插管或气管切开，给予呼吸机辅助呼吸。

（2）安置体位：休克病人宜取平卧位或休克体位，即将头和躯干抬高 20°～30°，下肢抬高 15°～20°的中凹位，有利于增加回心血量及减轻呼吸困难。

（3）快速扩充血容量：休克病人应快速建立两条静脉通道，一条通过大静脉插管快速输液，同时可兼做中心静脉压测定；另一条从周围浅静脉输入药物，如血管活性药物等。

（4）处理创伤、出血：对创伤的病人，应做好包扎、固定、制动和止血。常用的止血方法为局部压迫法和止血带结扎止血法；必要时使用抗休克裤止血，在控制腹部和下肢出血的同时，还可促使血液回流，改善重要脏器的血供。

（5）其他措施：如镇静、止痛、保暖等。

情境案例 3-1：问题 2 分析

现场急救措施：①求救，拨打 120 急救电话；②保持呼吸道通畅；③置病人于平卧位或休克位；④立即判断伤情，包扎止血，临时固定骨折部位；⑤保暖；⑥给予病人心理支持，让她镇静，等救护车一到，协助医护人员给伤者吸氧、快速补液，并迅速送到医院救治。

2. 一般护理

（1）体位：取平卧位或中凹位，休克体位首选中凹位。

考点：休克病人的卧位

（2）做好基础护理：病情许可时，定时为病人翻身、拍背，按摩受压部位的皮肤，及时更换床单和

衣物,保持皮肤干燥,预防压疮发生。

（3）保持呼吸道通畅和吸氧:及时清除气道分泌物,保持呼吸道通畅,同时也可防止肺部感染的发生;昏迷病人头应偏向一侧或置入通气管,以免舌后坠或呕吐物误吸。为改善细胞缺氧,病人应常规吸氧,氧流量为 6~8L/min。

（4）维持正常体温:休克时病人体温降低,应予以保暖,室温以 20℃ 左右为宜。保暖时禁忌使用热水袋、电热毯等直接进行体表加温,以防皮肤血管扩张和增加局部组织的耗氧量使休克加重,同时可避免烫伤病人。感染性休克病人高热时应予以物理降温,也可用 4℃ 等渗盐水灌肠,必要时结合药物降温。

考点:休克时禁忌使用热水袋保暖

（5）防止损伤和感染:休克时病人的检查、治疗和护理操作繁多,如穿刺、插管、导尿等而增加了损伤和感染的机会,故须严格执行无菌技术操作原则,操作要轻柔,减少损伤和感染的可能,可遵医嘱合理、正确应用有效抗生素。对烦躁或神志不清的病人,应加床旁护栏以防坠床,必要时以约束带适当固定肢体。

3. 病情观察

（1）神志:反映脑组织血液灌注和全身循环状况。休克病人神志由兴奋转为抑制状态,表示脑缺氧加重,病情恶化。经治疗病人神志转清、反应灵敏、对答自如,提示脑的血循环改善。

（2）生命体征:每 15~30 分钟测体温、脉搏、呼吸、血压 1 次,随时观察病人病情的变化。

1）血压:若病人收缩压<90mmHg、脉压<20mmHg,是休克存在的表现;脉压缩小,是休克最早出现的体征之一;血压回升、脉压增大是休克好转的征兆。

2）脉率:其变化常先于血压的变化。休克早期脉率增快;休克加重时脉搏细弱,甚至摸不到。当血压还较低,但脉率已恢复且肢体温暖时,常表示休克趋向好转。可用脉率÷收缩压（mmHg）测算休克指数,指数为 0.5 多提示未发生休克,休克指数>1.0 提示有休克,休克指数>2.0 为重度休克。

3）呼吸:包括观察呼吸的频率、节律、深度及氧疗效果。呼吸浅快不规则、咳嗽及咳血性泡沫痰,需警惕心力衰竭、肺水肿的发生。呼吸高于 30 次/分或低于 8 次/分提示病情危重。

4）体温:休克病人常体温偏低,感染性休克病人可有高热。若体温突然升高至 40℃ 以上或突然降到 36℃ 以下提示病情危重。

（3）皮肤色泽和温度:反映末梢循环血液灌流情况。休克病人皮肤黏膜由苍白转为发绀,表示休克加重;发绀并出现皮下瘀点、瘀斑,则提示可能发生 DIC;若发绀程度减轻,逐渐转为红润,肢体皮肤干燥温暖,说明末梢循环改善。

（4）尿量及尿比重:是反映肾血流灌注情况的重要指标之一,间接提示全身血容量充足与否,是观察休克病情变化最简便有效的指标。在排除高渗利尿、尿崩、尿路损伤等情况后,尿量大于 30ml/h 时,表明休克好转;若尿量持续少于 25ml/h,尿比重增高,表明肾血管收缩或血容量不足;若尿量小于 17ml/h、尿比重低而固定,表明发生急性肾衰竭。

考点:观察休克病情变化最简便有效的指标

（5）动态监测血常规、尿常规、便常规、血电解质、肝肾功能、血气分析、CVP、PCWP 等,了解休克状态和治疗效果。

4. 配合治疗护理

（1）扩充血容量的护理

1）扩充血容量:是治疗休克的最基本措施,首选平衡盐溶液,因其既有扩充血容量、降低血液黏稠度的作用,又能缓解酸中毒。不宜用乳酸钠林格溶液,以免加重体内乳酸的蓄积。先快速输入平衡盐溶液、等渗盐水等晶体液以增加回心血量和每搏输出量,然后输入全血、血浆、白蛋白等胶体液以减少晶体液渗出血管外。

考点:抗休克的最基本措施,首选液体的种类

2）合理补液:根据血压及 CVP 监测情况调整输液速度（表3-2）。

表 3-2 中心静脉压与补液的关系

CVP	BP	原因	处理原则
低	低	血容量严重不足	充分补液
低	正常	血容量不足	适当补液
高	低	心功能不全或血容量相对过多	给强心药,纠正酸中毒,舒张血管
高	正常	容量血管过度收缩	舒张血管
正常	低	心功能不全或血容量不足	补液试验*

﹡补液试验:取等渗盐水 250ml,于 5~10 分钟内静脉滴注。如即升高而 CVP 不变,提示血容量不足;如 BP 不变而 CVP 升高 $3~5cmH_2O$,则表示心功能不全。

考点:CVP 与输液的关系

3)记录出入量:准确记录输入液体的种类、数量、时间、速度等,并详细记录 24 小时出入量,作为后续治疗的依据。

(2)应用血管活性药物的护理:休克病人常用血管活性药物缓解周围血管舒缩功能的紊乱,改善组织灌注,维持重要脏器的血供。护士应遵照医嘱给药并注意以下几点。

1)血管扩张药:必须在补足血容量的基础上使用,否则可使有效循环血量减少,血压进一步下降。

2)血管收缩药:静脉滴注时切忌漏到皮下,防止造成局部组织坏死。若不慎致药液外漏应立即拔针,并迅速用普鲁卡因或扩血管药局部封闭以解除血管痉挛。

3)强心药:心功能不全者,遵医嘱给予毛花苷 C 等强心药物。用药时注意观察心律变化及药物的不良反应,并注意监测血压的变化,及时调整输液速度。

(3)纠正代谢紊乱的护理:病人休克时由于微循环严重灌流不足,组织无氧代谢产生较多酸性物质而发生代谢性酸中毒。纠正酸中毒的首选药物为 5% 碳酸氢钠溶液。首次可于 1 小时内静脉滴注 100~200ml,以后随时参照 pH 及动脉血气分析结果,决定是否继续应用。用药时宜单独滴入,溶液不必稀释,不加进其他药物,注意滴速要缓慢。

(4)维护重要脏器功能的护理

1)应用糖皮质激素和能量合剂:糖皮质激素一般用于感染性休克和严重休克,可控制休克病人的应激反应,一般与制酸剂联合应用,以预防应激性溃疡的发生。可选用氢化可的松 200~500mg/d 或地塞米松 30~60mg/d,疗程 1~3 日为宜。可选用腺苷三磷酸、辅酶 A、细胞色素 C 等组成能量合剂,增加细胞能量供应、恢复细胞功能,有利于保护重要脏器功能。

2)抗凝血药物:可防止弥散性血管内凝血,常用肝素抗凝,但需避免过量使用,以防发生自发性出血。

3)利尿剂:有利于维护肾功能,适用于休克伴尿少的病人,常用呋塞米、依他尼酸等。

(5)配合医生处理原发疾病:处理原发疾病为抗休克的根本措施。应针对休克病因,积极配合医生采取有效措施处理原发疾病。如对大出血引起的休克,应在积极抗休克的同时迅速准备手术止血。对严重感染引起的休克,则应尽快恢复有效循环血量,当休克好转后,迅速处理原发感染灶等。

考点:抗休克的根本措施

5. 心理护理 护士应保持镇静,充分理解病人焦虑不安的心情,关心、安慰病人,给予耐心细致的护理,以减轻病人及家属的焦虑。病情严重者,各项操作应轻柔,尽量减少病人的痛苦。

6. 健康指导

(1)加强休克的预防:对容易发生休克的疾病,应采取有效措施防止休克的发生。如对创伤病人要及时止痛、止血及包扎固定;对失血、失液较多者宜尽早扩充血容量;对严重感染者,按医嘱应用抗生素并尽快控制感染等。

(2)积极处理休克:对已发生休克者,应积极配合医生做好各种抢救措施,加强监测与护理,使休

克得以及时纠正。

（五）护理评价

病人是否维持充足的血容量；生命体征是否平稳；病人呼吸是否通畅，气体交换是否正常；病人体温是否恢复正常；病人有无并发症发生，或发生并发症时是否得到及时发现和处理。

小结

休克是指机体受到强烈致病因素侵袭后，导致有效循环血量锐减、组织灌注不足引起的以微循环障碍、代谢障碍和细胞受损为特征的病理性综合征。各类休克共同的病理生理基础是有效循环血量锐减和组织灌注不足，以及由此导致的微循环、代谢的改变及内脏器官的继发损害。外科临床中以低血容量性休克和感染性休克最常见。主要临床表现为神志烦躁或淡漠、脸色苍白或发绀、四肢湿冷、脉搏减弱、血压下降、尿量减少，以及发生酸中毒和电解质紊乱等症状，严重者可发生 DIC 和 MODS。在护理休克病人时主要采取快速恢复有效循环血量、维护重要脏器功能、配合医生处理原发疾病、防治并发症、密切观察病情变化，以及做好一般护理和心理护理等措施。

（黄湄景）

自 测 题

A_1 型题

1. 观察休克病情变化最简便有效的指标是

　A. 生命体征　　　　　B. 神志

　C. 尿量　　　　　　　D. 皮肤色泽

　E. 中心静脉压

2. 纠正休克引起的严重酸中毒，首选药物是

　A. 11.2% 乳酸钠溶液　　B. 5% 碳酸氢钠溶液

　C. 1.25% 碳酸氢钠溶液　D. 稀盐酸

　E. 平衡盐液

3. 为感染性休克病人迅速纠正血容量不足时，首选的液体是

　A. 以平衡盐溶液为主，配合适量血浆和全血

　B. 以胶体溶液为主

　C. 等张生理盐水加代血浆

　D. 葡萄糖溶液加代血浆

　E. 全血配合葡萄糖

A_2 型题

4. 病人，女性，45 岁。遭车祸时左季肋部撞伤，脾破裂。神志清楚，表情淡漠，口渴，面色苍白，血压 80/60mmHg，脉搏 120 次/分。估计出血量达

　A. 400～500ml　　　　B. 600～700ml

　C. 800～1600ml　　　 D. 1700～2400ml

　E. >2400ml

5. 病人，男性，40 岁，腹痛、发热 48 小时。神志清楚，面色苍白，四肢湿冷，全腹肌紧张，肠鸣音消失，血压 80/60mmHg。考虑为

　A. 低血容量性休克　　B. 感染性休克

　C. 神经源性休克　　　D. 心源性休克

　E. 过敏性休克

6. 病人，男性，42 岁，感染性休克，监测 CVP 18cmH$_2$O，BP 80/60mmHg，尿量 20ml/h，应如何处理

　A. 按原速输液，加利尿剂

　B. 减慢输液

　C. 加速输液

　D. 减慢输液，给强心剂

　E. 维持原状

7. 病人，女性，85 岁，因大量呕血、黑便送来急诊。既往有冠心病、肾动脉硬化。立即给予输血、补液及相应的止血措施。对此病人指导液体入量及输入速度最有意义的参考指标是

　A. 中心静脉压　　　　B. 肘静脉压

　C. 血压　　　　　　　D. 心率

　E. 尿量

A_3/A_4 型题

（8、9 题共用题干）

病人，男性，30 岁，胸腹背部大面积烧伤 8 小时。查体：BP 68/50mmHg，P 121 次/分，CVP 2.5cmH$_2$O，尿量 15ml/h，诊断为烧伤并发休克。

8. 应立即为病人采取的治疗措施是

　A. 扩充血容量　　　　B. 应用强心药

　C. 纠正酸中毒　　　　D. 给予糖皮质激素

　E. 使用血管活性药物

9. 对该病人的护理措施**不正确**的是

　A. 快速补液　　　　　B. 安置半卧位

　C. 观察生命体征　　　D. 记录尿量

　E. 适当保暖

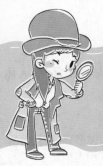

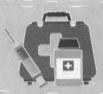

第4章
麻醉病人的护理

1846年10月16日,美国医生Morton在麻省总医院进行了世界上第一例乙醚麻醉的演示并获得了成功,这揭开了现代麻醉学的辉煌开端。麻醉的药物和方法对机体的生理功能有不同程度的影响,甚至危及生命。护士要认真做好麻醉前准备、麻醉中观察和麻醉后护理,才能确保病人的安全和取得满意的麻醉效果。

第1节 概 述

情境案例4-1

某一车祸现场致3人受伤。1人颅骨骨折、颅内血肿,需进行开颅手术;1人小腿划伤,有一5cm长的伤口,需要进行清创缝合;1人小肠破裂,需要开腹手术。

问题:

1. 开颅手术选择什么麻醉?

2. 下腹部开腹手术选择什么麻醉?

3. 小腿伤口缝合选择什么麻醉?

麻醉是指用药物或其他方法使病人的整体或局部暂时失去感觉,以达到无痛的目的,为手术治疗或其他医疗检查治疗提供条件的方法。其基本任务是消除病人手术过程中的疼痛和不适感,使其局部肌肉松弛。理想的麻醉要求做到安全、无痛、精神安定和适当的肌肉松弛。根据麻醉作用部位和所用药物的不同,临床上将麻醉主要分为全身麻醉、椎管内麻醉、局部麻醉三大类。

一、全 身 麻 醉

麻醉药经呼吸、静脉或肌肉进入血循环,使中枢神经产生暂时性、可逆性抑制的麻醉方法,称为全身麻醉。全身麻醉时意识消失、镇痛完善、肌肉松弛、无时间限制,能满足不同病人、不同部位的手术需要。全身麻醉过程复杂、设备技术条件要求高、并发症多且严重,临床上主要用于操作时间长、病情严重或其他麻醉不能完成的手术。

(一) 吸入麻醉

1. 概念及特点 把气体或挥发性液体麻醉药经呼吸道吸入而产生全身麻醉作用的方法,称为吸入全麻。由于在麻醉过程中能较好地保持呼吸道通畅,较容易调节麻醉深度,故是全身麻醉中最安全、应用最广泛的麻醉。

2. 常用的吸入全麻药 氧化亚氮、恩氟烷、异氟烷、七氟烷、地氟烷等。部分药物对呼吸道有刺激性,且具有易燃易爆特性。

3. 麻醉方法 临床最常用的方法是气管内插管后,通过麻醉机把吸入麻醉药经气管插管吸入肺内,经血循环到达中枢而产生麻醉。

情境案例4-1:问题1分析

临床上开颅手术均选择气管插管吸入麻醉,颅脑外伤开颅手术病人病情危重,容易发生呼吸道阻塞而窒息,气管插管吸入麻醉能保持呼吸道通畅,防止窒息的发生。

气管内插管吸入麻醉

气管内插管是将特制的气管导管,通过口腔或鼻腔插入病人的气管内,是危重病人急救和气管内麻醉的必要技术。插管前应首先进行麻醉诱导,然后进行气管内插管、连接麻醉呼吸机,用麻醉呼吸机来调节进入肺内的全麻药及氧气深度,以维持适当的麻醉深度(图4-1)。

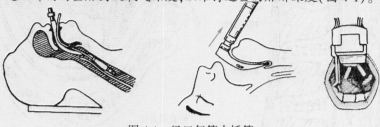

图4-1　经口气管内插管

(二) 静脉麻醉

1. 概念及特点　通过静脉注入麻醉药,使病人产生全身麻醉的方法。其特点是:操作简单、诱导迅速、对呼吸道无刺激、无环境污染。缺点是麻醉深度不易调节,容易产生快速耐药,无肌松作用,长时间用药后可产生体内药物蓄积和苏醒延迟。静脉麻醉主要用于吸入麻醉前的诱导或单纯用于小型手术及小儿基础麻醉。

2. 常用静脉麻醉药

(1) 硫喷妥钠:常用于麻醉诱导、控制惊厥和小儿基础麻醉等。因有抑制呼吸、引起喉痉挛的危险,哮喘、心肺功能障碍病人禁用。

(2) 氯胺酮:镇痛作用显著。麻醉过程中意识保持"清醒",而痛觉消失,产生意识与痛觉分离,所以又称"分离麻醉"。常用于儿童基础麻醉、短小手术麻醉。癫痫及颅内压增高、青光眼慎用。

(3) 依托咪酯:主要用于年老体弱危重病人的麻醉诱导。

(4) 丙泊酚:适用于小儿和颅脑手术的麻醉。

(5) 芬太尼:镇痛强,对呼吸抑制作用比较明显。用于麻醉诱导、吸入麻醉的辅助。

3. 麻醉方法　先麻醉诱导后,行气管插管、连接麻醉呼吸机,然后分次或持续静脉给药以维持适当的麻醉深度。

(三) 复合麻醉

复合麻醉是指使用两种或两种以上的药物或麻醉方法,取长补短,达到比较理想的麻醉效果。常用的复合麻醉有全静脉麻醉及静吸复合麻醉。

二、椎管内麻醉

将局麻药选择性地注入椎管内的某一腔隙,使相应部分脊神经的传导功能发生可逆性阻滞的麻醉方法,称椎管内麻醉(图4-2、图4-3)。根据局麻药注入椎管内腔隙的不同,分为蛛网膜下隙阻滞麻醉和硬脊膜外隙阻滞麻醉。

(一) 蛛网膜下隙阻滞麻醉

蛛网膜下隙阻滞麻醉,是将局麻药注入蛛网膜下隙,作用于脊髓表面及脊神经根,阻滞部分脊神经传导的麻醉方法,又称腰麻。采用坐位穿刺,仅阻滞第3、4、5骶神经,使麻醉范围只限于肛门会阴区者,称为"鞍麻"。

1. 适应证　主要适用于2~3小时内的下腹、盆腔、下肢及肛门会阴部手术。

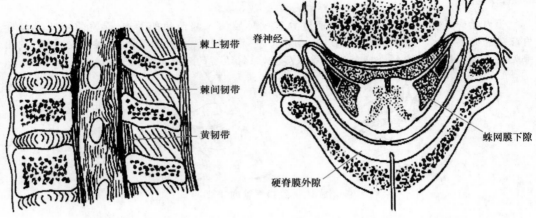

图 4-2 脊椎穿刺层次纵剖面　　　　　图 4-3 脊椎穿刺层次横断面

2. 禁忌证　禁用于中枢神经病变及颅内高压、休克、脓毒症、穿刺部位皮肤有感染、腰部畸形或腰椎结核、严重心血管疾病及不能合作者。

考点: 腰麻的适应证和禁忌证

3. 常用药物　普鲁卡因,用于简单、短时的手术;丁卡因、丁哌卡因,用于时间较长的手术。

（二）硬脊膜外隙阻滞麻醉

将局麻药注入硬脊膜外腔,阻滞脊神经的传导,使其支配的躯体的某一节段产生麻醉的方法,简称硬膜外麻醉。有单次法及连续法,临床上常用连续法,即在硬膜外腔穿刺成功后,置入导管,可连续注药。连续硬膜外麻醉具有安全性高、适用范围广、麻醉时间长的优点,但穿刺技术要求较高。

1. 适应证　适用于除头部以外的任何部位手术,但最适用于横膈以下各种腹部、腰部和下肢手术,不受时间限制。

情境案例 4-1:问题 2 分析
　　临床上绝大多数的腹部手术主要采用连续硬脊膜外阻滞麻醉(简称连硬外麻醉),目前硬膜外麻醉已经取代腰麻成为腹部手术应用最为广泛的麻醉方法。

2. 禁忌证　与腰麻基本相同,但对于低血压者仍然可以应用。

3. 常用药物　1.5%～2%利多卡因、0.5%～0.75%丁哌卡因、0.75%罗哌卡因。

三、局 部 麻 醉

用局部麻醉药暂时阻断一定范围内的神经末梢感受器和周围神经的传导,在其支配的区域产生痛觉消失、肌肉松弛的方法,称为局部麻醉(简称局麻)。局部麻醉中病人保持意识清醒,对重要器官的功能干扰轻,并发症少,简便经济。其适用于表浅局限的中小型手术,如四肢的清创术、小包块切除术、包皮环切术等。

（一）常用局麻药

常用局麻药分为酯类和酰胺类。酯类常用的有普鲁卡因、丁卡因,酯类常致过敏,用前需进行过敏反应(皮试)。酰胺类常用的有利多卡因、丁哌卡因及罗哌卡因。

（二）常用的局麻方法

1. 表面麻醉　将渗透性很强的局麻药与局部黏膜接触,穿透黏膜作用于神经末梢而产生局部麻醉作用。表面麻醉适用于眼、耳、鼻、喉、气管、尿道等部位的浅表手术或内镜检查术,常用药物为1%～2%的丁卡因或2%～4%的利多卡因。因眼结膜眼角膜组织柔嫩,滴眼需用0.5%～1%丁卡因。

2. 局部浸润麻醉 沿手术切口线分层注射局麻药,阻滞组织中的神经末梢,称为局部浸润麻醉。适用于体表手术、内镜手术和介入性检查的麻醉。常用药物为 0.5% 普鲁卡因或 0.25%~0.5% 利多卡因。麻醉过程中应注意:每次注药前应回抽,以防药液注入血管;药液内加用肾上腺素,可缓解药液吸收,延长作用时间。

情境案例 4-1:问题 3 分析

外伤致小范围的伤口,行清创缝合,最常用的麻醉方法是局部浸润麻醉,因其方法简单易行。

3. 区域阻滞麻醉 围绕手术区四周和底部注射局麻药,以阻滞进入手术区的神经干和神经末梢。主要优点在于避免穿刺病理组织,手术区域解剖结构清晰。适用于体表小包块切除手术,如乳房良性肿瘤切除术、头皮手术等。用药同局部浸润麻醉。

4. 神经(干)及神经丛阻滞麻醉 将局麻药注射至神经干、丛、节周围,暂时阻滞相应神经的传导功能,使其支配区域产生麻醉的方法。常用的有颈丛神经阻滞、臂丛神经阻滞、肋间神经阻滞、指(趾)神经干阻滞等麻醉,如上肢手术、肩部手术、甲状腺手术、气管切开术等。最常用的局麻药是 1%~2% 利多卡因。

考点:常用的局部麻醉方法及局麻药

第 2 节 麻醉病人的护理

情境案例 4-2

梁先生因转移性右下腹疼痛,伴恶心、呕吐 8 小时就诊,以"急性阑尾炎"收入外科住院治疗,准备在硬膜外麻醉下进行阑尾切除手术。
问题:
1. 该病人麻醉前的准备有哪些?
2. 硬膜外麻醉主要的并发症有哪些?

一、麻醉前护理

麻醉前的护理工作,是确保病人麻醉中安全,减少术中及术后并发症的基础工作。麻醉前应尽力改善病人的营养状态,改善病人的全身状况,纠正生理功能的紊乱,治疗潜在的内科疾病,使重要器官功能处于较良好的生理状态,为麻醉创造条件。

(一)护理评估

1. 健康史 了解病人的病情、诊断;询问病人有无药物过敏史、吸烟饮酒史;有无麻醉手术史;是否使用过抗高血压药、降糖药、镇静药、激素类药,使用的时间及剂量等。

2. 身心状况

(1)身体状况:评估病人重要脏器(心、肺、肾、脑、肝等)的功能有无障碍;牙齿有无缺少或松动,有无义齿;有无脊柱畸形、椎间盘突出,腰部皮肤有无感染病灶等;有无麻醉药过敏史,有无静脉炎;有无凝血异常。

(2)心理-社会状况:评估病人对疾病及手术、麻醉方式的认知程度;是否有恐惧、紧张、焦虑等情绪改变。

3. 辅助检查 评估病人常规实验室检查有无异常,如三大常规、肝肾功能、凝血功能;了解心电图、胸部 X 线检查及与疾病相关的特殊检查有无异常。

(二)护理诊断与合作性问题

1. 焦虑/恐惧 与担心麻醉与手术的安全性、术后疼痛有关。

2. 知识缺乏　缺乏有关麻醉及麻醉配合知识。

3. 营养失调:低于机体需要量　与疾病所致摄入不足或机体代谢增强有关。

(三) 护理目标

病人自诉焦虑、恐惧减轻或消失;病人知晓配合麻醉前护理工作的内容和方法;病人营养状况改善,对手术的耐受力提高。

(四) 护理措施

1. 心理护理　把麻醉方法、麻醉基本要求、麻醉配合的注意事项向病人做耐心、细致、恰当的解释,消除病人的焦虑、紧张与恐惧情绪,以取得病人的理解、信任与合作。

2. 改善病人的身体状况　根据身体状况的评估及辅助检查,尽可能地纠正或改善重要脏器的功能障碍及水电解质失调,增强病人对麻醉和手术的耐受力。重点要纠正低蛋白血症、脱水、电解质及酸碱失衡;改善和控制心力衰竭、高血压、糖尿病、肺部感染、严重贫血等。

3. 胃肠道准备　择期手术病人应常规禁食、禁饮,以防病人在麻醉及手术过程中因呕吐而发生误吸导致窒息或吸入性肺炎,同时也利于术后胃肠道功能恢复。成人术前应常规禁食 8~12 小时,禁饮 4~6 小时;小儿常规禁食 4~8 小时,禁饮 2~3 小时。消化道手术者需常规放置胃管。

4. 局麻药过敏试验　麻醉前应了解病人有无局麻药过敏史。普鲁卡因使用前,常规做皮肤过敏试验。

5. 麻醉前用药

(1) 目的:消除病人紧张、焦虑、恐惧情绪,使病人保持良好的心理配合麻醉与手术;提高病人的疼痛阈值,增强麻醉的镇痛效果,减少麻醉药的用量及毒性反应;抑制唾液及气道腺体的分泌,保持呼吸道通畅;对抗副交感神经(迷走神经)反射,避免因副交感神经反射而引起血压下降、心动过缓、心收缩力减弱甚至心跳停止。

(2) 常用药物:主要有催眠药、镇静安定药、麻醉性镇痛药、抗胆碱药等。一般在麻醉前 30~60 分钟肌内注射给药。

1) 催眠药:具有镇静、催眠、抗惊厥的作用,且可以预防及治疗局麻药中毒。主要是巴比妥类药,其代表药为苯巴比妥钠(鲁米那),成人常用剂量为 0.1g。适于各种麻醉前用药。

2) 镇静安定药:具有镇静、催眠、抗焦虑及抗惊厥作用,有一定预防局麻药中毒的作用。常用地西泮,成人口服或肌内注射 5~10mg,适于各种麻醉前用药。

3) 麻醉性镇痛药:兼有镇痛及镇静作用,可增加麻醉效果、减少麻醉药用量和减少牵拉内脏反应。常用药物:哌替啶,成人 50~100mg,肌内注射;吗啡 5~10mg,皮下注射。此类药特别是吗啡可抑制呼吸中枢,孕妇临产、呼吸功能障碍者禁用,老人、小儿慎用。

4) 抗胆碱药:主要作用是抑制气道腺体分泌及对抗副交感神经反射。常用药物及成人剂量为阿托品 0.3~0.5mg 或东莨菪碱 0.3mg,术前 30 分钟肌内或皮下注射。此类药物可扩张瞳孔,禁用于青光眼。由于阿托品能加快心率,故甲状腺功能亢进、心动过速、高热、心脏病等病人不宜使用,可以改用东莨菪碱。

情境案例 4-2:问题 1 分析

该病人麻醉前的准备有:心理护理、评估病人对麻醉的耐受力、禁食及禁饮、普鲁卡因皮试、遵医嘱给予苯巴比妥钠 0.1g、阿托品 0.3~0.5mg 肌内注射等。

二、麻醉后护理

(一) 全身麻醉病人的护理

1. 一般护理

(1) 体位:全麻后未清醒的病人应取去枕平卧头偏向一侧或侧卧的体位,以保持呼吸道通畅,防

止呕吐误吸引起窒息。病人完全清醒后(以能够准确回答问题为准),如无禁忌,应取半坐位。

考点:全麻病人术后的体位

(2)吸氧并保持呼吸道通畅:全麻病人应吸氧至血氧饱和度在自主呼吸下达到正常为止。同时保持呼吸道通畅,有气道分泌物和呕吐物应及时清除。

(3)防止意外伤害:在病人清醒前,应有专人护理,防止病人躁动跌落致意外伤害。

(4)生命体征监测:全麻病人未清醒前,每15~30分钟测1次血压、脉搏直至稳定。同时观察意识、皮肤色泽、末梢循环。

(5)饮食:非消化道手术病人如无恶心、呕吐、腹胀,可在麻醉清醒后4~6小时开始少量饮水,次日开始进食。

2. 病情观察

(1)呼吸系统:主要观察呼吸频率、节律、深浅度等。浅而快的呼吸是呼吸功能不全的表现,可引起低氧血症,可能的原因是麻醉过浅;浅而慢的呼吸,可能因麻醉过深抑制呼吸中枢;呼吸困难常因呼吸道梗阻引起。

(2)循环系统:主要的观察内容是血压、心率、心律、脉压等。麻醉过程中若病人血压下降、脉搏加快、脉压减小,常提示病人有休克征兆。血压下降明显时,应减浅麻醉、补充血容量、减少内脏牵拉。心动过缓时给予阿托品;频发房性期前收缩可给予 β 受体阻滞剂或洋地黄;室性期前收缩可给予利多卡因;心室颤动应立即进行电除颤,并按心肺复苏处理。一旦发生心脏停搏,即刻人工呼吸、心脏按压。

(3)消化系统:主要观察病人有无恶心、呕吐症状,此现象常发生在病人即将清醒阶段。护理措施主要是术前做好充分的胃肠道准备;术后病人未清醒前应采取平卧位,头偏向一侧,并有专人护理;发生呕吐,立即清理呕吐物,防止造成误吸。

(4)其他:包括病人的意识状态、体温、末梢循环、尿量、瞳孔变化等,据此除可以进一步了解病人的呼吸循环功能外,还有助于麻醉深度及脑缺氧程度的判断。

3. 并发症的观察和护理

(1)反流与误吸:全麻病人意识消失、吞咽和咳嗽反射丧失、贲门松弛,较易发生胃内容物反流、呕吐而致误吸引起窒息。护理措施为术前严格禁食禁饮,使胃充分排空;肠梗阻或饱食病人,应插胃管吸除胃内容物;饱食病人应采用清醒气管插管。一旦发生呕吐,应立即采取头低位,偏向一侧,及时吸出咽部的呕吐物,保持呼吸道通畅;如有呕吐物进入气管,应诱发咳嗽或用支气管镜取出。

(2)上呼吸道梗阻:是指声门以上的呼吸道程度不同的梗阻,常见原因有舌后坠、口腔分泌物或异物、喉痉挛、喉头水肿等。不全梗阻表现为呼吸困难及鼾音,完全梗阻者则有鼻翼扇动及三凹征。舌后坠者可托起下颌或置口咽通气管;分泌物多者应及时吸除分泌物,麻醉前给予足量的抗胆碱药;喉痉挛可给予面罩加压给氧,继续加深麻醉或给肌松药,严重者可行环甲膜穿刺;喉头水肿轻者可静脉注射皮质激素或吸入肾上腺素,重者进行气管切开。

(3)下呼吸道梗阻:多因插管扭曲、气管支气管内有分泌物、呕吐物误吸引起,轻者肺部只听到湿啰音,重者出现呼吸困难、血压下降、发绀等。护理要点主要是及时清除分泌物、防止误吸、保持气管插管的正确位置。

(4)低血压:常见原因有麻醉过深、术中术后血容量不足、手术牵拉脏器使迷走神经兴奋致反射性低血压等。应及时调整麻醉深浅,补充血容量,有效止血、暂停内脏牵拉等。

(5)高血压:是全麻中最常见的并发症。与并存原发疾病如原发性高血压、甲亢、嗜铬细胞瘤、颅内压增高等有关;与手术、麻醉操作如探查、压迫腹主动脉、气管插管等有关;与通气不足、CO_2蓄积有关;与麻醉过浅、镇痛不良有关;麻醉用药如潘库溴胺、氯胺酮常也可引起高血压。

(6)心律失常:常与麻醉过浅、血容量降低、手术刺激、内脏牵拉致迷走神经反射等有关。麻醉过

浅常同时出现窦性心动过速与高血压;低血容量时出现心动过速伴低血压;手术牵拉内脏时因迷走神经反射导致心动过缓伴低血压;心肺疾病病人常出现频发的房性期前收缩。

（7）心脏停搏:为麻醉和手术中最严重的意外事件。其原因复杂,多在心脏原有器质性疾病、血容量严重不足、电解质失衡的情况下发生。一旦发生,应及时进行复苏抢救。

（8）高热、抽搐和惊厥:婴幼儿由于体温调节中枢尚未发育完善,体温极易受环境温度影响而发生中枢性高热、抽搐和惊厥。一旦发生,应积极物理降温,头部加冰帽防止脑水肿,出现抽搐,应立即吸氧,保持呼吸道通畅,静脉注射小剂量镇静药。

（9）苏醒延迟或不醒:与全麻药过量、麻醉时间过长;术前有肝、肾功能不全或明显贫血,麻醉药物降解和排泄的速度较慢;长时间的低血压或缺氧有关。若病人迟迟不醒,反射未见恢复,伴有躁动不安或瞳孔散大等征象,应考虑中枢神经系统有缺氧性损害。

（10）体温过低:术中长时间的暴露和大量输液均可使体温过低,术后应注意保暖。

▶ 护考链接 ◀

病人,男性,60 岁,因咳嗽、咳痰,痰中带血 1 个月,诊断为左侧肺癌。入院后第 8 天在吸入全麻下进行左侧肺癌根治术。

1. 麻醉过程中首要的注意任务是　A. 保持血压稳定　B. 保持体温稳定　C. 保持呼吸道通畅　D. 保持心率稳定　E. 持续高浓度给氧

2. 手术结束后病人回到病房,首先应保持的体位是　A. 去枕平卧位　B. 头高斜坡位　C. 半坐卧位　D. 去枕平卧,头偏向一侧　E. 右侧卧位

点评:①任何麻醉,保持呼吸道通畅是前提;②为防止呕吐误吸,全麻病人术后首先采取的体位是去枕平卧,头偏向一侧。

（二）椎管内麻醉病人的护理

1. 一般护理

（1）体位:为防止腰麻病人术后头痛,应去枕平卧 6~8 小时;硬膜外麻醉者术后平卧 4~6 小时。

（2）吸氧:对呼吸抑制和血压下降病人可常规吸氧,改善病人缺氧症状。

2. 病情观察　监测和记录生命体征、意识状态,并注意观察有无呼吸困难、血压下降、恶心、呕吐及排尿异常。

3. 并发症的观察和护理

（1）蛛网膜下隙阻滞麻醉

1）呼吸抑制:与麻醉平面过高,导致肋间肌麻痹有关。病人会出现胸闷气促、吸气无力、胸式呼吸弱、口唇发绀。可根据呼吸抑制的程度采用吸氧或面罩辅助呼吸;出现呼吸停止时应立即气管插管、人工呼吸。

2）血压下降、心动过缓:主要是麻醉区血管扩张,引起回心血量下降、心排血量减少;交感神经阻滞过度引起迷走神经兴奋性增高所致。麻醉平面越高,程度越严重。护理措施是在麻醉前应充分评估,完善准备,麻醉时避免麻醉平面过高。病人出现此并发症时可快速补充等渗盐水 200~300ml 以扩充血容量,必要时可给麻黄碱;心动过缓者可给阿托品。

3）恶心呕吐:与麻醉平面过高造成血压下降,脑缺氧引起呕吐中枢兴奋;迷走神经亢进;内脏牵拉等有关。应针对原因采取提升血压、吸氧、麻醉前用足阿托品,暂停手术牵拉等。

4）头痛:多在术后 2~7 天出现。主要因脑脊液从硬脊膜和蛛网膜穿刺孔处流至硬脊膜外腔,导致颅内压下降、脑血管扩张而引起血管性头痛。特点是抬头和坐立时加剧,平卧后减轻或消失,以枕、额部痛明显。多数病人 3~4 天缓解,重者可持续一周至数周。护理措施是选用细针,避免反复穿刺,术后补足液体,去枕平卧 6~8 小时。出现头痛者,应予平卧休息,静脉补液,服止痛剂或地西泮。严重者可于硬膜外腔内注入生理盐水或 5% 葡萄糖溶液。

5）尿潴留：较为常见。主要原因为支配膀胱的神经对局麻药较敏感,功能恢复慢；术后疼痛致不敢排尿和病人不习惯床上排尿。护理中主要注意事项：术前加强适应性训练,术后疼痛要及时有效处理；出现尿潴留时可给予下腹热敷、针灸或注射拟胆碱药如卡巴胆碱,必要时留置尿管。

（2）硬脊膜外阻滞麻醉

1）全脊髓麻醉：是硬膜外麻醉最危险的并发症。主要是因穿刺针或导管误入蛛网膜下隙,将大量局麻药误注入蛛网膜下隙而导致的脊髓及全部脊神经阻滞现象。病人可在注药后数分钟内出现呼吸困难、血压下降、意识模糊,继而呼吸停止,处理不及时,迅速出现心搏骤停。一旦发生全脊髓麻醉应立即施行人工呼吸,加快输液并静脉注射血管收缩药以维持血压正常,若发生心搏骤停,应立即进行心肺复苏。护理措施包括：注药前应回抽无脑脊液后方可注药；先给试验剂量3～5ml,观察5～10分钟,确定未误入蛛网膜下隙才能继续注药；麻醉过程中密切观察病人的呼吸、血压及意识改变。

2）其他：神经损伤,与穿刺针直接损伤、导管过硬、操作粗暴有关；硬膜外血肿,与穿刺损伤血管、凝血功能障碍有关；硬膜外脓肿,多与无菌操作不严、穿刺部位有感染、脓血症有关；局麻药毒性反应,与局麻药用量过多、误注入血管、吸收过快有关。

（三）局部麻醉病人的护理

局部麻醉对机体影响较小,一般无需特殊护理。护理的主要内容是预防、观察并配合处理局麻药的并发症。

1. 毒性反应　局麻药吸收入血后,血药浓度超过一定阈值时即可发生全身毒性反应。当使用小剂量局麻药后即出现毒性反应症状者,称为高敏反应。

（1）常见原因有：①一次用量过大,浓度过高；②误注入血管内；③注药区域血管丰富,吸收过快；④病人体质虚弱,耐受力下降；⑤药物间相互影响使其毒性增高。

考点 局麻药毒性反应的原因

（2）毒性反应的表现：主要为中枢神经系统及心血管系统的反应。①中枢神经系统反应：轻者常有嗜睡、眩晕、多语、唇舌麻木、寒战、耳鸣、惊恐不定、定向障碍、躁动等症状。如及时停药,多数可自行缓解。重者可出现意识不清,面部和四肢的肌肉震颤、抽搐或惊厥,最终呼吸肌痉挛、缺氧导致呼吸心跳停止而致死。②心血管系统反应：为对心脏和外周血管的直接抑制作用。抑制心肌收缩力,使心排血量减少,血压下降；房室传导阻滞甚至心搏骤停。丁哌卡因的心脏毒性大,室性心律失常和致命性心室颤动也时有发生,孕妇更为敏感。罗哌卡因的心血管毒性明显低于丁哌卡因。

（3）预防措施：①一次用药不能超过限量并使用最低有效浓度；一次用量普鲁卡因不超过1g,利多卡因不超过0.4g,丁卡因不超过0.1g。②注药前必须回抽无血液。③根据病人具体情况和注药部位酌减剂量。④在每100ml局麻药中加入0.1%肾上腺素0.3ml,可减慢局麻药的吸收,减少毒性反应的发生,并能延长麻醉时间,还能减少伤口出血,但指（趾）阴茎神经阻滞和高血压、心脏病、老年病人忌用。⑤麻醉前使用巴比妥类、地西泮、抗组胺类药物,可预防或减轻毒性反应。

考点 局麻药的一次最大限量

（4）配合治疗护理要点：发生毒性反应后,应立即停止给药,保持呼吸道畅通并吸氧。轻者可肌内注射或静脉注射安定或咪唑安定。发生抽搐或惊厥,给予硫喷妥钠静脉缓慢注射；若抽搐仍不能制止,可给予琥珀酰胆碱后行气管插管、人工辅助呼吸。出现低血压,可用麻黄碱或间羟胺等药物维持血压稳定；心动过缓则静脉注射阿托品。如出现呼吸心跳停止,应立即行心肺复苏。

护考链接

代先生,30 岁,在普鲁卡因局部浸润麻醉下行双侧腋臭手术。

1. 麻醉前 30 分钟护士给病人注射了 0.1g 的苯巴比妥钠,主要目的是　A. 镇静　B. 催眠　C. 镇痛　D. 预防局麻药中毒　E. 对抗迷走神经反射

2. 手术中,病人突然烦躁不安,惊厥,发绀,心率 120 次/分,应做的处理是　A. 静脉输液　B. 静脉注射间羟胺　C. 静脉注射硫喷妥钠　D. 吸氧　E. 静脉注射肾上腺素

点评:①苯巴比妥钠是各种麻醉前最常用的药,主要的作用是能预防局麻药毒性反应;②局麻药毒性反应轻者可肌内注射镇静催眠药,出现惊厥、抽搐者应静脉注射硫喷妥钠。

2. 过敏反应　即变态反应。指使用少量局麻药后,病人出现荨麻疹、血管神经性水肿、喉头水肿、支气管痉挛、低血压等,严重者可出现休克而死亡。临床上酯类局麻药过敏者较多,酰胺类少见。凡属过敏体质或可疑对酯类局麻药过敏者,可选用酰胺类局麻药。

过敏反应一旦发生,应立即停止用局麻药,保持呼吸道通畅,吸氧,维持循环稳定。紧急情况可使用血管活性药,同时应用糖皮质激素及抗组胺药。

小结

麻醉是通过药物或其他方法使病人整体或局部暂时失去感觉,以达到无痛的目的,为手术治疗或者其他医疗检查治疗提供条件的方法。麻醉可分为全身麻醉、椎管内麻醉和局部麻醉。全麻病人意识消失,对病人的影响较大,易引起呼吸、循环系统及中枢神经系统的并发症等;局部麻醉最多见的并发症是局麻药的毒性反应;椎管内麻醉也有较多的并发症。因此,在护理麻醉病人时,应充分做好麻醉前准备、麻醉中配合和麻醉后的护理。

(林　坚)

自 测 题

A₁型题

1. 麻醉前禁食、禁饮最主要目的是
   A. 利于术中操作　　B. 防止术后便秘
   C. 防止术后腹胀　　D. 防止术后尿潴留
   E. 防止术中呕吐误吸

2. 全麻病人完全清醒的标志是
   A. 眼球活动　　　　B. 呼吸加快
   C. 呻吟,转动　　　 D. 睫毛反射恢复
   E. 正确回答问题

3. 全脊髓麻醉的主要危险是
   A. 低血压　　　　　B. 剧烈头痛
   C. 麻醉作用持久　　D. 呼吸、心跳骤停
   E. 损伤脊髓

4. 维持全麻病人的呼吸功能,下列**不妥的**是
   A. 舌后坠应托起下颌
   B. 抽吸咽喉分泌物
   C. 喉痉挛立即做人工呼吸
   D. 牵拉内脏时呕吐应暂停手术
   E. 呕吐时应放低头部并转向一侧

5. 护理全麻未清醒病人,一般多少分钟测一次血压、呼吸、脉搏

   A. 1~5 分钟　　　　B. 5~10 分钟
   C. 10~15 分钟　　　D. 15~30 分钟
   E. 30~60 分钟

6. 吸入性全身麻醉不可缺少的术前用药是
   A. 苯巴比妥钠　　　B. 地西泮
   C. 阿托品　　　　　D. 吗啡
   E. 异丙嗪

A₂型题

7. 病人,女性,30 岁。拟行阑尾切除术,在腰麻开始后不久,收缩压从麻醉前 100mmHg 下降至 88mmHg,应从静脉输液加入下列何种药物
   A. 间羟胺　　　　　B. 麻黄碱
   C. 肾上腺素　　　　D. 多巴胺
   E. 去甲肾上腺素

8. 能产生镇痛而意识清醒的静脉麻醉药
   A. 芬太尼　　　　　B. 硫喷妥钠
   C. 氯胺酮　　　　　D. 丙泊酚
   E. 依托咪酯

9. 用 1% 普鲁卡因做局部浸润麻醉,一次用量不宜超过
   A. 10ml　　　　　　B. 40ml

C. 60ml D. 80ml

E. 100ml

10. 下列哪项不是麻醉的目的

A. 消除疼痛 B. 使肌肉松弛

C. 预防术后感染 D. 配合手术

E. 保证病人术中安全

11. 引起局麻药毒性反应的原因,错误的是

A. 药液浓度过高 B. 一次用药量过大

C. 病人耐受力低 D. 药液注入血管

E. 麻醉部位血供较差

A_3/A_4型题

(12~14题共用题干)

病人,男性,22岁,准备于局部浸润麻醉下行背部脂肪瘤切除术。

12. 该病人麻醉最应该使用的药是

A. 哌替啶 B. 阿托品

C. 苯巴比妥钠 D. 异丙嗪

E. 吗啡

13. 该病人麻醉首选的局麻药是

A. 0.3%丁卡因

B. 0.5%普鲁卡因

C. 1%普鲁卡因

D. 0.25%罗哌卡因

E. 0.5%利多卡因

14. 临床施行此手术时,常在局麻药中加入0.1%的肾

上腺素,其目的错误的是

A. 收缩麻醉区血管

B. 减少局麻药吸收

C. 延长麻醉时间

D. 减少局麻药中毒机会

E. 增强麻醉效果

(15~17题共用题干)

病人,男性,62岁,腰麻下行肛瘘切除术。

15. 腰麻穿刺最常用的椎间隙通常是

A. $T_{12} \sim L_1$ B. $L_1 \sim L_2$

C. $L_2 \sim L_3$ D. $L_3 \sim L_4$

E. $L_5 \sim S_1$

16. 该病人在腰麻注入局麻药后,先感胸闷,继而心慌、烦躁,呕心、呕吐,血压下降,随后呼吸困难,首先考虑为

A. 中毒反应 B. 过敏反应

C. 注药过快 D. 剂量过大

E. 平面过高

17. 为预防腰麻术后头痛,该病人应采取的措施是

A. 保持环境安静

B. 减少术中输液量

C. 术后垫枕平卧4小时

D. 术后去枕平卧6~8小时

E. 做好麻醉前心理准备

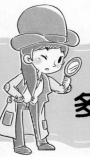

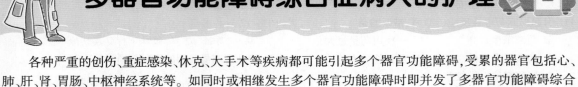

第 5 章
多器官功能障碍综合征病人的护理

各种严重的创伤、重症感染、休克、大手术等疾病都可能引起多个器官功能障碍,受累的器官包括心、肺、肝、肾、胃肠、中枢神经系统等。如同时或相继发生多个器官功能障碍时即并发了多器官功能障碍综合征,其病情危重,治疗困难,若不及时采取有效措施进行处理,可随时危及病人的生命,死亡率极高。作为护理工作者应给予足够重视,熟练掌握多器官功能障碍综合征的急救和护理知识,提高抢救的成功率。

第 1 节 概 述

情境案例 5-1

35 岁的张先生因车祸致大腿严重挤压 3 小时,急诊入院。入院后第 2 天,其出现进行性呼吸困难、脉速、烦躁、发绀,给予吸氧未能改善呼吸困难。体格检查:呼吸 35 次/分,PaO_2 50mmHg,$PaCO_2$ 55mmHg,尿量 15ml/h,尿比重 1.010,血肌酐 500μmol/L,血钾 6.6mmol/L。

问题:

1. 病人张先生可能发生了什么状况?
2. 作为护士的你,如何配合医生进行处理?

多器官功能障碍综合征(MODS)指在急性疾病过程中,同时或序贯性继发两个或两个以上器官(系统)功能障碍或衰竭。MODS 的病理基础是全身炎症反应综合征(SIRS),受累器官包括心、肺、肝、肾、胃肠、中枢神经系统、血液及免疫系统等。多器官功能障碍综合征病情危重,若不及时采取有效措施进行急救和护理,可随时危及病人的生命,死亡率高。临床上常见的器官功能衰竭包括急性肾衰竭(ARF)、急性呼吸窘迫综合征(ARDS)、应激性溃疡和急性肝衰竭等。肺是 MODS 发病过程中最容易和最早受到损害的器官。

一、病 因

任何引起全身炎症反应的疾病均可发生 MODS。外科疾病常见于:①严重感染,如脓毒症、急性出血坏死性胰腺炎等。②严重创伤,如大面积挤压伤、大面积烧伤、外科大手术术后等。③心跳呼吸骤停复苏后,如溺水、电击等。④缺血,如各种原因的休克。⑤其他,某些疾病病人易发生 MODS,如心、肝、肾的慢性疾病。

考点:多系统器官功能衰竭最先受累的器官

二、临 床 表 现

临床上 MODS 有两种类型。①速发型:是指原发急症在发病 24 小时后有两个或更多器官的功能同时发生障碍。②迟发型:是指在一个器官发生功能障碍之后,经过一段较稳定的维持时间,继而发生多个器官的功能障碍。如由于严重的呼吸系统疾病导致的呼吸衰竭,继而发生心力衰竭和肾衰竭。常见器官功能衰竭的临床表现见表 5-1。

表 5-1　常见器官功能衰竭的临床表现

器官	病症	临床表现
心	急性心力衰竭	收缩压<80mmHg,心律失常、心电图失常
肺	ARDS	呼吸窘迫(>30 次/分)、发绀,需辅助呼吸;血气 PaO_2 降低,监测呼吸功能失常
肾	ARF	尿量:无或血容量不足时<20ml/h;尿比重:持续在 1.010 左右;血肌酐>177μmol/L
胃肠	应激性溃疡	进展时胃肠出血;胃镜见胃黏膜病变
肝	急性肝衰竭	进展时呈黄疸、神志失常;肝功能异常,胆红素增高

情境案例 5-1:问题 1 分析

　　主要考虑为急性呼吸窘迫综合征(ARDS)、急性肾衰竭(ARF)、多器官功能障碍综合征(MODS)。依据叙述如下。①ARDS:车祸致大腿挤压伤病史,进行性呼吸困难、脉速、烦躁、发绀,给予吸氧未能改善呼吸困难症状,呼吸 35 次/分,PaO_2 50mmHg,$PaCO_2$ 55mmHg。②ARF:尿量 15ml/h,尿比重 1.010,血肌酐 500μmol/L,血钾 6.6mmol/L。③MODS:ARDS+ARF。

三、预防与治疗

　　处理各种危重病人时应有整体观念,尽可能全面地诊断和治疗,及早治疗首发的器官衰竭,阻断其连锁反应,防止出现 MODS。具体措施为:①积极治疗原发病。原发病是发生 MODS 的根本原因。积极治疗如严重创伤、大面积烧伤、各种休克、及时引流脓肿等。②防治感染。选用有效的广谱抗生素或联合应用抗生素,可能情况下依据细菌培养和药物敏感试验结果选择抗生素。③迅速改善全身状况。纠正水、电解质和酸碱平衡失调,进行营养支持。④及早发现 SIRS 的征象并及早治疗。

知 识 拓 展

应激性溃疡和急性肝衰竭

　　1. 应激性溃疡　泛指休克、创伤、手术后和严重全身性感染时发生的急性胃炎,多伴有出血症状,是一种急性胃黏膜病变。应激性溃疡的发病率近年来有增高的趋势,主要原因是由于重症监护的加强,生命器官的有效支持,以及抗感染药物的更新,增加了发生应激性溃疡的机会。

　　2. 急性肝衰竭　是多种因素引起的严重肝脏损害,导致其合成、解毒、排泄和生物转化等功能发生严重障碍或失代偿,出现以凝血机制障碍、黄疸、肝性脑病和腹水等为主要表现的一组临床症候群。

第 2 节　急性呼吸窘迫综合征病人的护理

　　急性呼吸窘迫综合征(ARDS)是指因肺内或肺外的严重病变继发的一种以进行性呼吸困难和难以纠正的低氧血症为特征的急性呼吸衰竭。

一、概　　述

(一) 病因

　　1. 肺内直接损伤　如误吸综合征、溺水、吸入毒气或烟雾、肺挫伤、肺炎及机械通气引起的肺损伤。

　　2. 肺外间接损伤　严重感染特别是革兰染色阴性杆菌所致的感染,如急性梗阻性化脓性胆管炎、腹腔脓肿等;严重病变如出血坏死性胰腺炎、急性肾衰竭、急性肝衰竭等;各种类型的休克均可引起 ARDS。

(二) 病理生理

　　ARDS 产生的主要机制是通气/血流比例失调。由于各种损伤和疾病,引起肺毛细血管内皮细胞受损,使肺毛细血管壁通透性增高,血液外渗,造成肺间质和肺泡水肿;肺泡Ⅱ型上皮细胞受损,肺泡表面活性物质减少、肺泡萎陷、肺顺应性降低、气体弥散障碍、肺泡通气量减少,从而使肺通气/血流比

例失调,动脉血氧分压下降。

二、护 理 评 估

(一) 健康史

了解病人原发病史,如创伤的部位、程度、累及器官等。

(二) 身心状况

1. 躯体表现　常在严重的创伤或感染后发病,临床上以进行性呼吸困难为特征。根据 ARDS 的病理和临床特征及病人的身体状况,一般将 ARDS 分为三期:即初期、进展期、末期。

(1) 初期:病人出现呼吸困难,有窘迫感,肺部听诊无啰音;X 线检查无显著变化;一般性吸氧不能缓解。

(2) 进展期:病人呼吸困难加重、发绀,意识出现障碍;肺部听诊有中小水泡音;X 线检查见斑片状阴影,生化检查有呼吸或代谢性酸中毒。此期行气管插管或气管切开并以机械通气支持,才能缓解缺氧症状。

(3) 末期:病人深度昏迷、严重酸中毒、心律失常甚至心搏停止、呼吸衰竭。

2. 心理-社会状况　评估病人及家属有无焦虑、恐惧等表现。

(三) 辅助检查

1. 动脉血气分析　$PaO_2 < 60mmHg$,初期 $PaCO_2 < 35mmHg$,后期 $PaCO_2 > 50mmHg$,PaO_2/FiO_2(即氧合指数:动脉氧分压/吸入氧的浓度)< 300(正常值为 $400 \sim 500$)。

2. X 线片　双肺可见广泛斑片状阴影,晚期可见双肺大片致密阴影。

(四) 治疗要点与反应

其治疗要点主要包括:纠正缺氧、改善肺泡通气、维持通气/血流的正常;维护循环功能稳定;防治感染、积极控制原发病;营养支持、增强机体抵抗力等。

三、护理诊断与合作性问题

1. 气体交换受损　与肺毛细血管损伤、肺水肿、肺泡内透明膜形成致换气功能障碍有关。

2. 心排血量减少　与正压通气使回心血量减少有关。

3. 清理呼吸道无效　与人工控制呼吸和排痰困难有关。

4. 有感染的危险　与抵抗力差、各种管道有关。

5. 潜在并发症:多脏器衰竭。

四、护 理 目 标

病人呼吸平稳;病人保持水、电解质与酸碱平衡,维持有效的循环功能;病人保持呼吸道通畅;病人无感染发生;病人并发症能有效控制或处理。

五、护 理 措 施

(一) 一般护理

1. 体位与饮食　协助病人取半坐卧位或头高卧位,以改善病人的呼吸。病人如不能进食,应经静脉或鼻饲提供足够的营养。

2. 防止损伤　对烦躁或神志不清的病人,应在床旁加护栏以防坠床,必要时以约束带适当固定肢体。同时注意保持病人床单清洁、平整、干燥,定时翻身、拍背,按摩受压部位皮肤,以防皮肤发生压疮。

3. 注意观察使用呼吸机的并发症,如肺泡破裂、颅内高压、氧中毒等。

考点:急性呼吸窘迫综合征病人安置的卧位

(二) 病情观察

1. 呼吸状况　每小时评估病人的呼吸频率、深度,有无咳嗽、痰鸣音、发绀等。

2. 循环功能　持续监测病人心率、血压、尿量和中心静脉压。

（三）配合治疗护理

1. 呼吸道护理　核心是改善肺泡通气。尽早使用机械通气,多采用呼气末正压(PEEP)通气模式。

（1）建立人工气道:常用气管内插管和气管切开两种。护理要点:①妥善固定。经常查看人工气道有无脱落;固定气管切开管或气管插管的气囊压力应维持在 $20cmH_2O$,压力过低会影响呼吸机的使用效果,压力过高会影响气管黏膜的血液循环而造成气管软化、坏死。②湿化气道。吸入温热的气体可以减轻气道黏膜的刺激,以防止纤毛运动功能减弱,造成分泌物排出障碍,要求湿度为 98%～99%,温度为 31～33℃。

（2）保持呼吸道通畅:及时清除呼吸道分泌物;每 2 小时变动一次体位,并叩击背部,对能够合作的病人鼓励咳嗽、深呼吸,以促进分泌物的排出。

（3）吸氧:一般需高浓度(50%)、高流量(4～6L/min)吸氧,使 $PaO_2 \geq 60mmHg$ 或 $SaO_2 \geq 90\%$。

2. 维持循环功能　为减轻肺水肿,应合理限制液体入量,要求是入量<出量(<500～1000ml),维持正常的血容量和组织灌流量,维持血压在 100mmHg 以上。

3. 防治感染　监护病房要严格遵守无菌操作;气管切开部位每日更换无菌敷料,定期更换内套管、气管插管要定期更换位置,每日消毒呼吸机的管道和接触呼吸道的部位,定期更换;必要时使用敏感抗生素。

4. 配合处理原发病　针对 ARDS 病史,积极配合医生采取相应措施处理原发病。

5. 营养支持　经胃肠道或静脉提供充足、均衡的营养,包括各种营养素、维生素与电解质。

情境案例 5-1:问题 2 分析之一

　　针对 ARDS:应尽早使用机械通气,多采用呼气末正压(PEEP)通气模式。做好呼吸道护理:人工气道要妥善固定、气道湿化保持呼吸道通畅及吸氧、严格遵守无菌操作,注意观察使用呼吸机的并发症。

（四）心理护理

病情严重程度会给病人及家属带来很大的心理压力。ICU 的环境和各种治疗也给病人造成刺激。人工气道又导致了病人语言沟通障碍。病人会出现种种心理问题,护士应以熟练的技术、精细的操作与关心体贴的态度赢得病人的信任与合作。

（五）健康指导

1. 预防急性呼吸窘迫综合征　对容易发生急性呼吸窘迫综合征的疾病,应积极采取有效措施预防急性呼吸窘迫综合征的发生。如对严重创伤病人要及时止痛、止血及包扎固定;对失血、失液较多者宜尽早扩充血容量;对严重感染者,按医嘱及时应用抗生素等。

2. 及早处理急性呼吸窘迫综合征　对已发生急性呼吸窘迫综合征者,应积极配合医生做好各种抢救措施,加强监测与护理,使急性呼吸窘迫综合征及早得到纠正。

六、护理评价

病人呼吸是否平稳;病人是否保持水、电解质与酸碱平衡,是否维持有效的循环功能;病人是否保持呼吸道通畅;病人是否发生感染;病人并发症是否有效控制或处理。

第 3 节　急性肾衰竭病人的护理

一、概　　述

急性肾衰竭(ARF)是由各种原因引起的肾功能损害,在短时间(几小时至几天)内出现水、电解质、酸碱平衡紊乱和氮质血症等一系列的临床综合征。临床表现为少尿或无尿、氮质血症、高钾血症

和代谢性酸中毒。

（一）病因与分类

1. 肾前性　最常见。主要由于失血、失液、休克、心功能不全等造成有效循环血量减少，肾脏血流灌注不足，肾小球滤过率降低引起少尿，继而由于持续性肾缺血造成急性肾小管坏死导致急性肾衰竭。

2. 肾性　多为肾缺血、肾中毒等肾实质病变引起。如挤压伤、溶血，大量肌肉组织坏死释放肌球蛋白，引起肾小管堵塞及坏死；服用氨基苷类抗生素、重金属、生物毒素等导致的肾小管坏死。

3. 肾后性　由于肾以下尿路阻塞、尿液排出困难，导致肾小球压力过高，继发急性肾衰竭，如输尿管结石、肿瘤压迫输尿管、前列腺增生等。

考点：急性肾衰竭最常见的病因

（二）病理生理

ARF 发病机制至今尚未完全明确，可能是多种因素同时或先后作用的结果。其中肾血流灌注不足是主要的发病机制。

二、护理评估

（一）健康史

了解病人是否有引起急性肾衰竭的因素，并详细询问相关病史。

（二）身心状况

1. 躯体表现　急性肾衰竭（ARF）的临床上有少尿型和非少尿型两种类型。非少尿型急性肾衰竭 24 小时尿量为 800ml 以上，临床表现轻，进程缓慢，预后好。而临床上以少尿型占多数，典型的少尿型 ARF 病程分少尿期、多尿期和恢复期三个阶段。

（1）少尿或无尿期：一般为 7~14 日，持续时间越长则预后越差。主要表现为：①尿量减少。成人 24 小时尿量少于 400ml 称为少尿，不足 100ml 称为无尿。②水中毒。由于排尿减少，体内水分蓄积导致水中毒，可继发高血压、心力衰竭、脑水肿、肺水肿等。③电解质紊乱。主要为高钾血症、高镁血症和高磷血症，低钙血症、低氯血症、低钠血症和代谢性酸中毒。水中毒和高钾血症是引起急性肾衰竭病人少尿或无尿期死亡的最常见原因。④氮质血症。由于体内蛋白质代谢产物不能从肾脏排出，含氮物质积聚血中，称氮质血症。氮质血症时，血内其他毒性物质如酚、胍等亦增加，形成尿毒症。病人产生呕吐、腹泻、烦躁、头晕、意识障碍等临床表现。⑤出血倾向。由于血小板质量下降、毛细血管脆性增加、多种凝血因子减少，导致出血倾向，出现皮下出血、口腔黏膜牙龈出血、鼻出血、胃肠道出血，甚至引起 DIC。

考点：急性肾衰竭病人少尿或无尿期死亡的最常见原因

知识拓展
急性肾衰少尿或无尿期典型临床表现速记口诀
"三高、三低、三中毒"。三高：高钾血症、高镁血症和高磷血症；三低：低钙血症、低氯血症和低钠血症；三中毒：水中毒、酸中毒和尿毒症。

（2）多尿期：少尿期过后，当每日尿量增加到 400ml 时，即为进入多尿期，历时约 14 天。此期肾小球滤过率功能的恢复快于肾小管的重吸收和浓缩功能的恢复，尿量逐渐增加，3~5 日后可增加到每日 3000ml 以上，尿量恢复越快愈后越好。由于长时间多尿和机体抵抗力下降，极易并发低血钾和感染。

（3）恢复期：一般在发病后 5 周进入恢复期。此期尿量、血肌酐、尿素氮逐渐转为正常，但肾小管浓缩功能要缓慢恢复，大约要半年到一年的时间才能接近恢复正常。

2. 心理-社会状况　由于病情严重，病人及家属具有紧张、焦虑或恐惧等表现。

（三）辅助检查

1. 血液检查　血小板减少；血清钾、磷升高，血清钠、钙、氯降低；血尿素氮和肌酐进行性上升；血

pH<7.35。

2. 尿液检查　尿比重<1.015 且固定,尿呈酸性;尿常规镜检可见肾小管上皮细胞管型、颗粒管型及少许红、白细胞。

（四）治疗要点与反应

治疗要点主要包括:少尿期应积极治疗原发病或诱发因素,纠正血容量不足、抗休克及有效的抗感染等;纠正电解质平衡紊乱与酸中毒;控制液体入量;透析疗法等。多尿期前 1~2 天仍按少尿期的治疗原则处理。尿量明显增多后要特别注意水及电解质的监测。恢复期避免使用肾毒性药物,防止高蛋白摄入等。

三、护理诊断与合作性问题

1. 营养失调:低于机体需要量　与原发病和长期限制蛋白质摄入有关。
2. 有感染的危险　与原发创伤和抗生素使用受限制有关。
3. 潜在并发症:ARDS、出血等。

四、护理目标

病人恢复营养和水、电解质、酸碱平衡正常;病人感染得到及时控制;病人无并发症发生,或发生并发症时能及时发现和处理。

五、护 理 措 施

（一）一般护理

病人卧床休息,减少活动。

（二）病情观察

密切观察病人的神志、生命体征等变化。监测肾功能:留置尿管,准确记录每小时和每天的尿量,留置尿液测量尿比重。监测尿素氮、肌酐、血钾、血钠的情况。观察出血:监测出、凝血时间,观察泌尿、生殖、消化系统有无出血的表现。

（三）配合治疗护理

1. 少尿期　此期病程进展迅速,病情复杂多变,应密切监护。

（1）控制饮食:在少尿期 3 天内,不宜摄入蛋白质,少尿期 3~4 天后饮食含适量的蛋白质和充足热量,以免血肌酐增高,注意补充维生素;严禁含钾的食物及药物。

（2）严格控制入量:记录尿、粪便、汗液、引流液等排水量,补液遵照"量出为入,宁少勿多"的原则,以每日体重减轻 0.5kg 为宜,防止入液量过多导致心功能不全、肺水肿和脑水肿。

考点: 少尿期补液的原则

（3）积极纠正水、电解质失衡,特别是高钾血症及酸中毒。

（4）防治感染:ARF 部分病人原有感染疾病,另外由于机体抵抗力低下可能继发肺部、泌尿系统、引流管等出现感染。留置引流管的病人,护理时应严格遵守无菌操作原则;根据医嘱选用敏感的抗生素。

（5）透析疗法:常用血液透析和腹膜透析。血液透析是救治急性肾衰竭的有效手段。护理人员应向病人及家属介绍血液透析有关知识和注意事项,减轻尿毒症病人恐惧心理,透析后压迫穿刺部位 10~15 分钟。

知识拓展

血液透析的基本原理

利用半透膜原理,将病人血液和透析液同时引入透析器,借助透析膜两侧的浓度梯度、压力梯度,通过扩散、对流、吸附,清除人体内毒素、过多水分,同时补充机体需要的物质,纠正电解质和酸碱平衡紊乱。透析疗法适应证:①血肌酐>422μmol/L;②血钾>6.5mmol/L;③严重代谢性酸中毒;④尿毒症症状加重;⑤出现水中毒症状和体征。

2. 多尿期

（1）维护水、电解质平衡：记录每日液体出入量，监测血电解质的变化，特别是血钾及血钠的浓度，及时调整补液的内容和剂量，每日入液量相当于初期排出水分的 1/3～1/2。

（2）提高免疫力：鼓励病人进食，增加营养支持，提高病人的机体抵抗力。因此阶段是感染的多发期，要严格无菌操作，防止交叉感染。

3. 恢复期　做好康复指导和健康教育，增加营养，提高机体抗病能力。此期间病人机体抵抗力在逐渐恢复，避免使用对肾脏有损害的药品，定期复查尿常规及肾功能。

情境案例 5-1：问题 2 分析之二

针对 ARF 少尿期：①积极纠正水、电解质失衡，严禁含钾的药物，且要注意严格控制入量，以免出现水中毒。②此病人血肌酐 500μmol/L，血钾 6.6mmol/L，要警惕高钾对心脏的抑制作用，协助医生进行急救及透析治疗，做好透析疗法的护理。③配合医生处理大腿挤压伤：切开减压、清创、止血等。

（四）心理护理

对早期病人，应充分理解病人焦虑不安的心情，关心、安慰病人，给予耐心细致的护理。病情严重者，各项操作应轻柔，尽量减少病人的痛苦。

（五）健康指导

1. 预防急性肾衰竭　对可能引起急性肾衰竭的疾病，应积极采取有效预防措施，如对失血、失液较多者宜尽早扩充血容量，避免使用强烈的缩血管药物；对严重感染者，按医嘱及时应用抗生素，但应避免使用对肾脏有毒性作用的药物；指导病人避免诱因，自我监测，定期复查肾功能。

2. 及早处理急性肾衰竭　对已发生急性肾衰竭者，应积极配合医生做好各种抢救措施，加强监测与护理，使急性肾衰竭及早得到纠正。

六、护理评价

病人的营养和水、电解质、酸碱平衡是否恢复正常；病人有无发生感染；病人有否并发症发生，或发生并发症能否得到及时发现和处理。

小结

在疾病过程中，同时或者序贯继发两个或两个以上器官/系统功能障碍或衰竭，称为多器官功能障碍综合征。本章主要介绍 ARDS 和 ARF。ARDS 是指因肺内或肺外的严重病变继发的一种以进行性呼吸困难和难以纠正的低氧血症为特征的急性呼吸衰竭。ARF 是由各种原因引起的肾功能损害，在短时间（几小时至几天）内出现水电解质、酸碱平衡紊乱和氮质血症等一系列的临床综合征。处理这类危重症病人时应有整体观念，及早治疗首发的器官衰竭，阻断其连锁反应，防止出现 MODS。护理时应密切观察病情变化，积极配合医生治疗原发病、纠正液体和酸碱平衡失调、维护重要脏器功能及防止并发症的发生。

（黄湄景）

自 测 题

A₁型题

1. 急性肾衰竭少尿诊断标准为成人 24 小时尿量少于
    A. 100ml　　　　　B. 200ml
    C. 300ml　　　　　D. 400ml
    E. 500ml

2. 急性肾衰竭无尿诊断标准为成人 24 小时尿量少于
    A. 100ml　　　　　B. 200ml
    C. 300ml　　　　　D. 400ml
    E. 500ml

3. 急性肾衰竭病人少尿或无尿期电解质失调，以下哪项危害最为严重
    A. 低血钠　　　　　B. 高血钾
    C. 低血钙　　　　　D. 高血磷
    E. 高血镁

A₂型题

4. 病人，男性，70 岁。身体 70% 烧伤面积第二日，收缩

压 80mmHg,呼吸 34 次/分,每小时平均尿量 17ml,有黑色粪便,血胆红素 $36\mu mol/L$,血小板 $40\times10^9/L$。目前疾病诊断是

A. ARDS   B. ARF

C. DIC   D. ATN

E. MODS

5. 病人,男性,66 岁。胆结石术后 5 天突发呼吸困难 1 小时,有 COPD 史 15 余年。查体:BP 110/80mmHg,端坐呼吸,烦躁,大汗,口唇发绀,双肺闻及少量湿啰音,心率 120 次/分。该病人并发了

A. 急性呼吸窘迫综合征

B. 急性左心衰竭

C. 继发肺部感染

D. 自发性气胸

E. 右心衰竭

6. 病人,男性,30 岁。是因创伤导致休克的病人。血容量基本补足,但持续 3 日尿量 15ml/h,尿比重 1.010,应考虑

A. 心功能不全   B. 急性肾功能不全

C. 肾血管痉挛   D. 醛固酮分泌减少

E. 抗利尿激素分泌过多

7. 病人,男性,60 岁。急性重症胰腺炎病人,在保守治疗过程中,尿量减少,无尿 2 日,出现气促、全身水肿。查体:血压 180/100mmHg,心率 120 次/分,两下肺闻及湿啰音。查血钾 6.9mmol/L,血尿素氮 25.2mmol/L,肌酐 $568\mu mol/L$,目前应采取的最有效治疗措施是

A. 利尿剂静脉注射

B. 静脉滴注甘露醇利尿

C. 口服甘露醇或硫酸镁导泻

D. 控制液体,停止补钾

E. 及时紧急透析

A_3/A_4 型题

(8~10 题共用题干)

病人,男性,51 岁。重症肺炎病人,入院后次日病情加重,突发持续性呼吸急促,发绀,伴烦躁,呼吸频率 38 次/分,心率 110 次/分,律齐,两肺闻及湿啰音。血气分析:pH 7.34,PaO_2 50mmHg,$PaCO_2$ 30mmHg。胸部 X 线片示两下肺斑片状阴影,心胸比例正常。

8. 最可能的诊断是

A. 肺梗死   B. 急性左心衰竭

C. 自发性气胸   D. 肺不张

E. 急性呼吸窘迫综合征

9. 为缓解病人呼吸困难,最好采用

A. 高频通气

B. 持续气道正压通气(CAPA)

C. 呼吸末正压通气(PEEP)

D. 高浓度吸氧

E. 双气道正压通气

10. 对输液的要求是

A. 入量>出量(500ml)

B. 入量>出量(600~1000ml)

C. 入量=出量

D. 入量<出量(500~1000ml)

E. 不限制胶体溶液

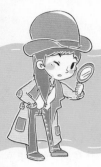

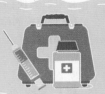

第6章
心肺脑复苏病人的护理

生活中各种疾病、意外事故,无不威胁着人们的健康和生命,严重的可导致心跳、呼吸停止。如不及时采取有效的急救措施,病人可迅速死亡。护士应正确认识心、肺、脑复苏对维护生命的重要意义,熟练掌握复苏的急救技术和护理,赢得抢救时间,提高复苏成功率。

第1节 概 述

情境案例6-1

小强是一名建筑工人。既往有冠心病病史,今天托举重物时突然倒地,呼之不应,面色苍白。工友立即拨打"120"。10分钟后急救车抵达,医护人员迅速对病人施行心脏按压和人工呼吸……但抢救未能成功。

问题:该病人可能发生了什么情况? 导致抢救失败的最主要原因是什么?

使心跳、呼吸骤停的病人迅速恢复循环、呼吸和脑功能所采取的抢救措施,称为复苏,或称心肺脑复苏(CPCR)。

一、心跳、呼吸骤停的原因

1. 意外事故 如溺水、电(雷)击、各种严重创伤等,以创伤最为常见。
2. 心脑血管疾病 如冠心病、急性心肌炎、急性心肌梗死、脑出血、脑血管栓塞等。冠心病是成人猝死的主要原因。
3. 麻醉及手术意外 如麻醉方法不当、麻醉药过量、手术时大出血或过度牵拉内脏引起迷走神经反射等。
4. 水、电解质、酸碱平衡严重紊乱 如血钾过高或过低、严重酸中毒等。
5. 药物中毒或过敏

考点:心跳、呼吸骤停的原因

二、心跳、呼吸骤停的类型

心搏骤停可分为三种类型。
1. 心室颤动 简称室颤,是心搏骤停最常见的类型。心室肌发生快速、无规则、不协调的颤动。
2. 心脏停搏 又称心脏静止,心电图呈直线。
3. 心电-机械分离 心脏仅有微弱、缓慢、不规则的室性自搏。

上述三种类型临床表现基本相同,仅在开胸直视或心电图检查时才能鉴别。其病理特点相同:心脏丧失有效的泵血功能,血液循环停止。

心搏骤停后,呼吸紧随之停止(呼吸停止后,在很短时间内亦会使心跳停止)。心跳、呼吸骤停后4~6分钟内,机体生命器官的细胞还没有发生不可逆的病理变化,称为临床死亡期,如及时采取正确有效的复苏措施,尚有恢复的可能。超过这一时限后,大脑将发生不可逆的缺血缺氧性病理损害。因此,要求在心跳、呼吸骤停后4~6分钟内迅速进行心肺复苏,避免脑细胞死亡。

考点:临床死亡期的时限

病人发生了心跳、呼吸骤停。心跳、呼吸骤停超过 4~6 分钟后，脑组织将发生不可逆的缺血缺氧性损害。导致这位病人抢救失败的主要原因是错过了最佳抢救时机，在发病 10 分钟后才开始心肺复苏。

三、心跳、呼吸骤停的临床表现及诊断

（一）临床表现

1. 意识突然消失

2. 大动脉搏动消失　触摸颈动脉或股动脉。

3. 呼吸停止或呈叹息样呼吸　多发生在心脏停搏后 20~30 秒内。

4. 其他　心音消失、血压测不到、瞳孔散大、对光反射消失、皮肤苍白或发绀。

（二）诊断

心跳、呼吸停止确诊依据是意识突然丧失、大动脉（颈动脉或股动脉）搏动消失、呼吸停止。必须迅速、果断做出判断，应有抢救时间的紧迫感。切不可因反复测量血压、听心音、观察瞳孔变化、做心电图检查等而延误抢救时机。

考点：心跳、呼吸骤停的诊断依据

第 2 节　心肺脑复苏

心肺脑复苏（CPCR）分为：基础生命支持（basic life support，BLS），又称初期复苏、现场急救；进一步生命支持（advanced life support，ALS），又称二期复苏、药物及器械复苏；延续（持续）生命支持（prolonged life support，PLS），即复苏后处理。

一、基础生命支持

基础生命支持（BLS）是心脏停搏后抢救生命的基础，BLS 的主要措施是心肺复苏（CPR）。CPR 包括 C—A—B 三个步骤：C 是人工循环（circulation），A 是开放气道（airway），B 是人工呼吸（breathing）。

考点：初期复苏的 C-A-B 步骤

（一）C——人工循环

建立人工循环的方法是心脏按压，分胸内和胸外两种。胸外心脏按压是心脏复苏最基本的方法，也是现场抢救时最实用而有效的方法。

1. **病人体位**　仰卧于硬质平面上，下肢稍抬高以利静脉回流。

2. **按压部位**　胸骨中下 1/3 处（定位：两乳头连线中点）。

3. **按压方法**　抢救者位于病人右侧。将左手掌根置于按压部位，右手掌重叠于左手背上，两手手指交叉互扣，指尖翘起，双臂伸直，用上身的力量垂直下压，使成人胸骨下陷至少 5cm，按压频率至少 100 次/分，掌根不要抬离胸壁，按压与放松的时间基本相等，保证每次按压后胸廓完全回弹，按压间断时间不超过 5秒（图 6-1）。

8 岁以下儿童按压时用单手掌根按压胸骨中段，按压深度至少达到胸廓前后径的 1/3（婴儿约 4cm，儿童约 5cm），按压频率至少 100 次/分。

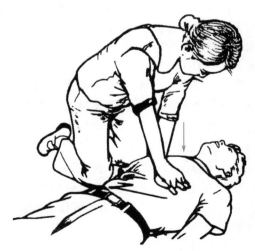

图 6-1　人工胸外心脏按压

4. 按压有效标志 能触摸到大动脉搏动。

考点:胸外心脏按压的部位、深度及频率

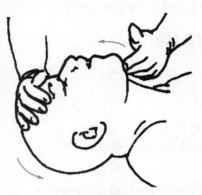

图6-2 仰头举颏法

（二）A——开放气道

在人工呼吸前,必须确保气道通畅。首先,松解病人衣领及裤带,清除口腔异物、分泌物。然后,用下述方法之一打开气道。

1. 仰头举颏法 救护者一手置于病人前额,手掌后压使其头后仰,另一手的手指将颏部向上抬起,头后仰(图6-2)。

2. 仰头抬颈法 救护者一手托抬病人颈部,另一手以小鱼际下按前额,使其头后仰(图6-3)。

3. 托下颌法 施救者两手同时将病人左右下颌角托起,使其头后仰(图6-4)。疑有颈部损伤者,仅托举下颌而不抬颈,以避免损伤脊髓。

考点:头后仰是通气的最佳位置

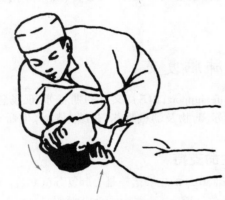

图6-3 仰头抬颈法

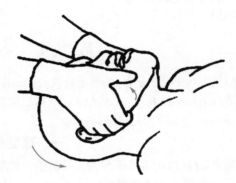

图6-4 托下颌法

（三）B——人工呼吸

口对口人工呼吸是现场急救时最简单、及时、有效的人工呼吸法。

考点:现场急救最简单、及时、有效的人工呼吸法

抢救者一手将病人的鼻孔捏闭,另一手托下颌并使病人的口唇张开,双唇紧贴病人口部,连续吹气2次,每次吹气持续1秒以上,吹气频率10~12次/分,每次吹气量500~700ml。儿童复苏吹气量约为8ml/kg体重。同时眼睛斜视病人胸廓,看到胸廓抬起方为有效;吹气间隔时放开病人鼻孔,病人胸廓弹性回缩(图6-5)。

考点:吹气有效标志及频率

（四）注意事项

1. 心搏骤停病人早期85%~90%是心室颤动,治疗心室颤动最有效的方法是尽早应用自动体外除颤（AED）。电击除颤时救护者不得接触病人和病床,防止触电。

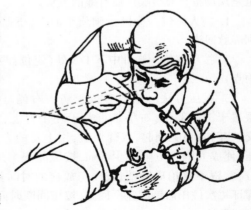

图6-5 口对口呼吸

2. 心脏按压与人工呼吸比:成人为30∶2;儿童和婴儿单人操作为30∶2,两人操作为15∶2。

3. 复苏操作不可轻易间断,在基础生命支持的同时,尽早给予进一步生命支持和延续生命支持。

考点: 心脏按压与人工呼吸比例

(五) 复苏有效的标志

1. 大动脉出现搏动,收缩压在 60mmHg 以上。

2. 瞳孔回缩。

3. 口唇、甲床颜色转为红润。

4. 自主呼吸恢复。

考点: 复苏有效的标志

护考链接

病人,女性,26 岁。因"外伤导致脾破裂"急诊手术。入手术室时,神志清楚,T 37.2℃,P 92 次/分,BP 90/60mmHg,硬膜外麻醉成功后,突然出现意识丧失,面色苍白,口唇四肢末梢严重发绀,血压、脉搏、心音均测不出,血氧饱和度迅速降至 60%。

1. 该病人可能发生了　A. 心搏骤停　B. 低血容量性休克　C. 呼吸衰竭　D. 心源性休克　E. 窒息
2. 对该病人的诊断依据为　A. 意识丧失,脉搏、血压、心音均测不出　B. 面色苍白　C. 口唇四肢末梢严重发绀　D. 意识丧失　E. 血氧饱和度迅速降至 60%
3. 应立即对病人进行　A. 补充血容量　B. 心肺复苏　C. 心电监护　D. 吸氧　E. 送 ICU 急救

点评:①因病人突发出现意识丧失,血压、脉搏、心音均测不出,故初步考虑发生了突发的心搏骤停;②诊断心搏骤停的依据为意识丧失、脉搏、心音均测不出,面色苍白,口唇四肢末梢严重发绀;③心搏骤停病人应立即进行心肺复苏术。

二、进一步生命支持

在初期复苏的基础上,应用辅助设备和药物,改善并保持心肺功能及治疗原发病。初期复苏与二期复苏不能截然分开,如有条件或在医院抢救,一开始就应尽早应用抢救药物及器械。

(一) 继续保持呼吸道通畅

根据病人情况和医院条件,选择口咽通气管、鼻咽通气管、气管插管、环甲膜穿刺,必要时可行气管切开。

(二) 进一步呼吸支持

一旦自主循环恢复,应认真监测动脉血氧饱和度,维持动脉血氧饱和度在 94%~98%,避免过度通气后出现高氧血症。

1. 简易气囊呼吸器　应用时将面罩紧扣于病人的口鼻部,挤压气囊,将空气压入肺内(图 6-6)。

2. 人工呼吸机　可自动控制人工呼吸并调节呼吸频率、通气量、通气压力等,是进行长时间人工呼吸的理想设备。

(三) 复苏药物的应用

1. 心脏复苏药物

(1) 肾上腺素:是心脏复苏的首选药物。能增强心肌收缩力,并可使心室颤动由细颤转为粗颤,使电除颤易于生效。常用剂量为 1mg,静脉给药,必要时每 5 分钟重复一次。

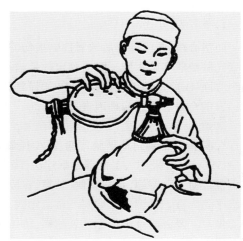

图 6-6　简易气囊呼吸器

（2）阿托品：具有解除迷走神经对心脏的抑制作用，提高窦房结的兴奋性，促进房室传导，对心动过缓有较好疗效。常用剂量为 0.5~1mg，静脉给药，必要时每 5 分钟可重复一次。在心室静止时，不建议使用阿托品。

（3）利多卡因：是抗室性心律失常的首选药物。能抑制心室的异位激动，有治疗心室颤动的作用，尤其在没有电除颤条件时，是药物除颤的主要方法。用量为 1~1.5mg/kg 体重，静脉注射，必要时可重复给药。

（4）碳酸氢钠：是纠正代谢性酸中毒的首选药物。一般 5% 碳酸氢钠以 15ml/min 左右的速度静脉输注为宜。

（5）呼吸兴奋剂：山梗菜碱（洛贝林）、尼可刹米（可拉明）、哌甲酯（利他林）、二甲弗林（回苏灵）等，用量视情况而定，采用静脉给药。上述药物在心跳未恢复前不宜应用。

考点：心脏复苏、抗室性心律失常、纠正代谢性酸中毒的首选药物

2. 给药途径

（1）静脉给药：为首选的给药途径，应及早建立静脉通路。中心静脉置管或肘静脉以上穿刺是主要的给药途径。

（2）骨髓腔内给药：在难以或不能建立静脉通路时，可通过骨髓腔途径给药。

考点：心脏复苏首选给药途径

（四）心电图监测与电击除颤

1. 心电图监测　应尽早应用，以明确心脏停搏的类型和心律失常的情况，可指导复苏药物的应用。

2. 心脏电击除颤　把一个电极放在心尖区，另一个电极放在第 2 肋间胸骨右缘处，进行放电（造成电击），使心肌活动暂时停止，然后由窦房结或房室结传下冲动，恢复心律。使用双相波除颤器电击能量推荐为 150~200J；使用单相波除颤器首次电击能量为 360J，重复除颤仍为 360J，然后进行放电。目前推荐优先使用较低能量的双相波除颤（≤200J）。电击除颤时应注意，电极板应涂好导电糊或包上盐水纱布，以免局部烧伤。放电时不得接触病人和病床，防止触电。

三、持续生命支持

持续生命支持（PLS）的重点是脑复苏及复苏后疾病的防治。

（一）脑复苏

防治心跳、呼吸骤停后缺氧性脑损伤的工作称为脑复苏。心跳、呼吸骤停引起脑损害的基本病理改变是脑缺氧和脑水肿。防治脑水肿是脑复苏的关键，应尽早施行综合治疗措施。脑复苏主要针对四个方面：①降低脑细胞代谢率；②加强氧和能量供应；③促进脑循环再流通；④纠正可能引起继发性脑损害的全身和颅内病理因素。

考点：心跳、呼吸骤停后，脑损伤的基本病理改变

1. 降温　低温可降低脑代谢，减少耗氧量，使大脑对缺氧的耐受力增强。体温每降低 1℃ 可减少耗氧 5%~6%。采用人工低温冬眠疗法，降温前先用降温辅助药物丙嗪类、地西泮、硫喷妥钠；然后戴冰帽重点对头部降温，再在颈侧、腋窝、腹股沟等处放置冰袋，使体温降至肛温 32~34℃、肌张力松弛、呼吸平稳为宜。低温冬眠期间严密监测病人生命体征，不宜翻身、搬动病人。人工低温冬眠需持续至神志恢复。复温时逐渐撤除冰袋冰帽，待体温恢复后再停用降温辅助药。

考点：人工冬眠降温标准、降温幅度、降温及复温步骤

2. 脱水　在维持血压的基础上，应用脱水剂以减轻脑水肿。可用 20% 甘露醇、25% 山梨醇、呋塞米等。首选 20% 甘露醇溶液 200~250ml，在 15~30 分钟内快速静脉滴注。脱水治疗时要密切观察病人中心静脉压、血压、尿量变化，注意有无低血钾、血容量不足等征象，发现异常及时报医生处理。

考点：脱水首选药物和用法

3. 糖皮质激素　可降低毛细血管通透性,对减轻脑水肿、保护脑细胞有肯定疗效。常用地塞米松、氢化可的松。

考点：糖皮质激素的作用

4. 镇静解痉　脑损伤的病人常有肢体抽搐,会增加耗氧量,可用冬眠Ⅰ号(哌替啶100mg、异丙嗪50mg、氯丙嗪50mg)。冬眠Ⅰ号也作为降温辅助用药。

5. 改善脑细胞代谢　可选用脑活素、能量合剂等药物。

6. 高压氧治疗　将病人置于202.6~303.9kPa(2~3个大气压)的高压氧舱内,可提高血氧弥散,有利于脑细胞功能恢复。

（二）其他治疗

心搏恢复后,调整输液速度,维持血压、中心静脉压、心率的稳定。加强呼吸管理,动态监测血气分析,防止肺部并发症。监测血液生化及尿量变化,防治肝、肾衰竭。积极治疗原发病。

第 3 节　心肺脑复苏病人的护理

情境案例 6-2

60岁的李教授因冠心病住院治疗。早上排便后突然不省人事,心跳、呼吸骤停。立即行CPCR、电除颤等抢救,10分钟后心跳、自主呼吸、意识相继出现。转入重症监护病房护理1小时后,护士发现病人导尿管中引流出10ml尿液。

问题：病人是否已经脱离了危险？复苏后的病人应注意预防哪些并发症？

心肺复苏后,病人仍处于危险中,组织脏器功能可出现不同程度损害,极易发生各种并发症,需要及早治疗原发病。

一、护理评估

（一）健康史

重点评估病人心跳、呼吸骤停的病因及抢救经过。了解病人有无心脑血管疾病、糖尿病、肝肾功能不全、呼吸系统疾病、过敏等病史。

（二）身体状况

评估病人意识、瞳孔、生命体征、中心静脉压、皮肤温度及颜色、尿量等变化,有无意识障碍、呼吸困难、心律失常、继发感染等情况发生。

（三）心理-社会状况

突如其来的危重病变、经济问题、对预后的担心等,使病人和家属均承受极大的心理压力。病人身处监护室,可出现悲观、孤独、恐惧等心理。

（四）辅助检查

1. 实验室检查　血常规检查,了解病人血液稀释或浓缩程度、有无感染等情况发生;动脉血气分析,了解其肺功能和酸碱平衡失调情况;血生化检测、尿比重测定,了解肝肾功能。

2. 心电图监测及心电监护　及早发现、诊断、处理各类心律失常。

3. 中心静脉压监测　了解病人血容量和心功能,指导用药和输液。

二、护理诊断与合作性问题

1. 组织灌注量改变　与心功能受损、心排血量减少、血管阻力变化有关。

2. 气体交换受损　与血液灌流不足、肺水肿、肺不张、组织缺氧有关。

3. 恐惧与悲哀　与病情危重、担心预后等因素有关。

4. 潜在并发症:急性肾衰竭、感染、压疮、MODS 等。

三、护 理 目 标

病人组织灌注状况改善;病人维持正常呼吸;病人情绪稳定,不良心理减轻或消除;病人无并发症发生,或已发生的并发症得到及时处理。

四、护 理 措 施

(一) 一般护理

1. 安置病人　重症监护室专人护理,绝对卧床休息,保持环境安静,限制探视。意识障碍者,取平卧位,头偏向一侧。血压平稳后,取头高 10°~30°卧位,以利静脉回流。

2. 增加营养　必要时采用全胃肠外营养(TPN),待胃肠功能恢复后可鼻饲或进食。

3. 预防感染和损伤　保持呼吸道通畅,常规应用抗生素,预防肺部感染;对气管插管、气管切开、机械通气的病人,严格做好气管导管、呼吸机管道和吸痰用物的消毒灭菌处理,严格执行无菌操作。对留置导尿管病人要预防泌尿系统感染,做好会阴部清洁消毒。做好口腔和皮肤护理。

(二) 病情监测

1. 生命体征　持续监测病人生命体征及中心静脉压等。

2. 组织灌注　观察病人神志、瞳孔、尿量、皮肤及口唇颜色、肢端温度等。

3. 辅助检查　动态监测血气分析、肝肾功能等变化,了解器官功能。

4. 并发症监测　病人有无心力衰竭、气胸、肺部感染、急性肾衰竭、酸中毒、电解质紊乱、压疮等发生。

(三) 配合治疗护理

1. 维持良好的呼吸功能　保持呼吸道通畅,常规吸氧。及时清除呼吸道分泌物,定时翻身、拍背。

2. 维持稳定的循环功能　根据医嘱正确使用血管活性药物,调整输液速度,防止发生心力衰竭。

3. 防治肾衰竭　最有效的措施是维持循环稳定,保证肾的灌流量。纠正酸中毒、适当使用肾血管扩张药(如小量多巴胺)、利尿剂,保护肾功能。避免使用引起病人肾血管收缩和损害肾功能的药物。

4. 积极处理原发病　是稳定病情、促进恢复的根本因素。

情境案例 6-2:问题分析

尽管病人心跳、自主呼吸、意识相继出现,复苏成功,但因病人本身患有冠心病,加之心跳、呼吸骤停后,器官功能可出现不同程度损害,因此,病人仍处于危险中。病人复苏后,应注意预防急性肾衰竭、感染、压疮、脑水肿、MODS,或再度发生心搏停止等并发症的发生。该病人 1 小时尿量只有 10ml,表明已发生了急性肾衰竭。

(四) 心理护理

护士应向病人耐心介绍监护室环境、监护治疗的必要性,消除其紧张情绪;向其家属宣教复苏的基本知识和复苏后的治疗护理及监护要求,以取得配合。

(五) 健康指导

1. 增强病人安全意识和自身保护,防止意外事故发生。

2. 积极治疗心脑血管等疾病,定时到医院检查,在医生的指导下规范治疗,如有不适及时就诊。

五、护 理 评 价

病人组织灌注状况是否改善;病人是否维持正常呼吸;病人情绪是否稳定,不良心理是否减轻或

消除;病人有无并发症发生,或已发生的并发症是否得到及时处理。

小结

　　CPCR 是使心跳、呼吸骤停的病人迅速恢复循环、呼吸和脑功能所采取的抢救措施。心跳、呼吸骤停的诊断依据是意识突然丧失、大动脉搏动消失、呼吸停止。CPCR 分三期:BLS、ALS、PLS,三期不能截然分开。初期复苏包括 C—A—B—三个步骤,重点是提供基础生命支持。二期复苏是应用辅助设备和药物进一步给予生命支持。后期复苏的重点是脑复苏和复苏后处理,防治脑缺氧、脑水肿是脑复苏的关键。在复苏后病人护理中,要加强监测,维持病人呼吸、循环功能稳定,维护脏器功能,防治并发症。

(隋丽荣)

自 测 题

A₁型题

1. 心肺复苏时首选的给药途径是
   A. 舌下　　　B. 皮下　　　C. 静脉
   D. 气管内　　E. 心内

2. 心搏骤停后最容易继发的病理变化是
   A. 肺水肿　　B. 急性肾衰竭　C. 急性重型肝炎
   D. 脑缺氧和脑水肿　E. 心肌缺氧性损伤

3. 脑复苏中首选的脱水剂为
   A. 25%葡萄糖溶液　　B. 50%葡萄糖溶液
   C. 20%甘露醇　　　　D. 利尿剂
   E. 多巴胺

A₂型题

4. 病人,男性,55 岁。患冠心病 10 年,某日突然神智丧失,呼吸不规则,即刻进行心肺复苏,心脏按压的频率是
   A. 60 次/分以上　　B. 80 次/分以上
   C. 100 次/分以上　　D. 110 次/分以上
   E. 120 次/分以上

5. 病人,女性,60 岁。护士巡视病房时发现其突然意识丧失伴抽搐,呼吸断续,瞳孔散大,在对其进行心肺复苏时,胸外按压与人工呼吸的比例应为
   A. 15∶1　　B. 15∶2　　C. 30∶1
   D. 30∶2　　E. 30∶4

6. 病人,男性,30 岁。在高空劳作时不慎跌落,颈部严重损伤,意识丧失,心音消失,脉搏触不到,在对其进行开放气道时应采取
   A. 托下颌法　　B. 仰头举颌法　C. 仰头抬颈法
   D. 头偏向一侧　E. 后仰法

7. 病人,女性,45 岁。因与人发生争执突然倒地,意识丧失,颈动脉无搏动,路人迅速对其实施心肺复苏,心脏按压时,下压胸骨的深度应至少为
   A. 3cm　　B. 4cm　　C. 5cm
   D. 6cm　　E. 7cm

A₃/A₄型题

(8~12 题共用题干)

　　病人,女性,72 岁,患冠心病 10 年。今日晚餐后,突感心前区不适,出现胸骨后压榨性疼痛,剧烈难忍,急诊入院检查时,病人突然心搏停止、意识消失。

8. 对该病人最佳的抢救措施是
   A. 心前区叩击　B. 心肺复苏　　C. 人工呼吸
   D. 电击除颤　　E. 药物除颤

9. 首选的心脏复苏药物是
   A. 肾上腺素　　B. 碳酸氢钠　　C. 利多卡因
   D. 洛贝林　　　E. 阿托品

10. 为该病人用双相波进行电除颤,首次除颤电能为
    A. 100J　　B. 200J　　C. 360J
    D. 250J　　E. 300J

11. 为防治脑水肿,使用 20%甘露醇 250ml 脱水剂治疗,要求多长时间内滴完
    A. 5~10 分钟　B. 10~15 分钟　C. 15~20 分钟
    D. 15~30 分钟　E. 30~60 分钟

12. 后期治疗医生对该病人脑复苏采用人工低温冬眠疗法,下列说法**错误**的是
    A. 不宜翻身和移动体位
    B. 体温不低于 32~34℃
    C. 保持水、电解质平衡
    D. 严密观察其生命体征
    E. 复温时先停药物降温,后停物理降温

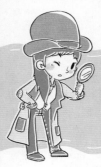
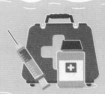

第7章
外科围手术期病人的护理

手术是治疗外科疾病的重要手段,但麻醉、手术的创伤会给机体带来不同程度的代谢紊乱和脏器功能改变,同时对手术病人及家属也产生不同程度的心理压力。外科围手术期是指从确定手术治疗时起,到与本次手术有关的治疗基本结束为止的一段时间,包括手术前、手术中、手术后三个阶段。围手术期护理是指在围手术期为病人提供全程、整体的护理。其旨在加强术前至术后整个治疗期间病人的身心护理,通过全面评估病人的生理、心理状态,充分做好术前准备,提高病人对手术的耐受性,预防及减少术后并发症,促进病人康复。重视围手术期护理,对保证病人安全、提高治疗效果有重要意义。

第1节　手术前病人的护理

情境案例 7-1

病人,男性,68 岁。因前列腺增生入院,拟行手术治疗。入院时病人表情痛苦,咳嗽、咳痰,自述不能自行排尿。查体:T 36.9℃,P 70 次/分,R 20 次/分,BP 148/88mmHg。自述有三十多年的吸烟史和高血压病史。

问题:

1. 该病人术前应做哪些准备?
2. 如何做好病人术前的心理护理?

一、概　　述

手术前期指从病人决定接受手术治疗到病人送至手术室为止。此段时期的工作称为术前护理。术前护理的重点是在全面评估的基础上,做好术前准备,纠正病人的生理和心理问题,提高对手术和麻醉的耐受能力,将手术风险降到最低。根据手术目的及时限不同将手术分为以下几类。

1. 按手术目的分类　①诊断性手术:目的是明确诊断,如剖腹探查术、取活体组织检查术等;②根治性手术:目的是彻底治愈疾病,如痔切除术、多指(趾)切除术等;③姑息性手术:目的是减轻症状,提高生存质量,如直肠癌晚期,不切除肿瘤,单纯进行结肠造瘘术(人工肛门)以缓解病人梗阻、中毒症状,减轻痛苦,提高生存质量。

2. 按手术时限分类　①急症手术:需在最短时间内进行必要的准备后迅速实施的手术,如外伤性肠破裂、脾破裂等;②限期手术:手术时间可以选择,但有一定时限,应在尽可能短的时间内做好术前准备,如各类恶性肿瘤的根治性手术,各类闭合性骨折的内固定术等;③择期手术:手术时间没有期限的限制,可在充分的术前准备后进行手术,如各类无并发症的良性肿瘤摘除术等。

二、护 理 评 估

(一) 健康史

了解与手术相关疾病的诱因、主诉、症状、体征。询问家属或病人既往有无各系统的急、慢性疾病,如糖尿病、高血压等。详细了解创伤、手术史,家族遗传史,用药、过敏史,女性病人了解月经、婚育史。

（二）身心状况

1. 生理状况

（1）年龄：婴幼儿各系统功能发育尚未完善，老年人各系统脏器功能趋于退化，他们对各种意外、损伤适应性和对手术的耐受力均较成年人差。因此对婴幼儿应重点评估其生命体征、体重和出入液量的变化；老年人应全面评估其身体各系统功能。

（2）营养状况：根据病人的身高、体重、肱三头肌皮肤褶皱度、臂肌围及食欲，精神状态、劳动能力和实验室检查结果（如血浆蛋白含量）等评判病人营养状况。

2. 重要脏器功能状况

（1）心血管系统：①脉搏、速率、节律和强度；②血压、脉压；③皮肤色泽、温度及有无水肿；④体表血管有无异常，如有无颈静脉怒张和四肢浅静脉曲张；⑤了解有无增加手术危险性的因素，如高血压、冠心病、心肌梗死、心力衰竭等。

（2）呼吸系统：①胸廓形态；②呼吸的频率、深度和形态；③呼吸运动是否对称；④有无呼吸困难、咳嗽、咳痰、胸痛、哮喘或发绀等；⑤有无上呼吸道感染。了解有无增加手术危险的因素，如肺炎、肺结核、支气管扩张、哮喘及慢性梗阻性肺疾病等。

（3）泌尿系统：①排尿情况，有无排尿困难、遗尿、尿频或尿失禁等；②尿液情况，尿液浊度、颜色、尿量及尿比重等，了解有无增加手术危险的因素，如肾功能不全、前列腺肥大或急性肾炎等。

（4）神经系统：①病人是否有头晕、头痛、眩晕、耳鸣、瞳孔大小不等或步态不稳；②了解有无增加手术危险的因素，如颅内压增高或意识障碍等。

（5）血液系统：病人是否经常有牙龈出血、皮下紫癜或外伤后出血不止等。了解有无增加手术危险的因素，如出血倾向的疾病等。

（6）其他：①肝脏疾病，如肝硬化、腹水等；②内分泌系统疾病，如甲状腺功能亢进、糖尿病或肾上腺皮质功能不全等；③水电解质紊乱等。

3. 辅助检查　了解实验室各项检查结果、影像学检查结果，以及心电图、内镜检查报告和其他特殊检查结果。

4. 手术耐受力　评估病人的手术耐受力。耐受良好：全身情况较好，无重要内脏器官功能损害，疾病对全身影响较小者；耐受不良：全身情况不良，重要内脏器官功能损害较重，疾病对全身影响较明显，手术损害大者。

5. 心理-社会状况　了解病人的心理问题及产生心理问题的原因；了解家庭成员、单位同事对病人的关心及支持程度；了解家庭的经济承受能力等。

三、护理诊断与合作性问题

1. 焦虑/恐惧　与罹患疾病、接受麻醉和手术、担心预后住院费用高、对住院环境陌生等有关。
2. 营养失调：低于机体需要量　与禁饮食导致进食不足、分解代谢增强、合成代谢降低有关。
3. 睡眠型态紊乱　与居住环境发生变化、担心手术和疾病预后有关。
4. 知识缺乏　缺乏手术、麻醉相关知识及术前准备知识。
5. 体液不足　与疾病所致体液丢失、液体摄入量不足等有关。

四、护理目标

病人情绪平稳，能配合各项检查；病人营养状态改善；病人安静入睡，休息充分；病人体液平衡得到恢复和维持；病人对疾病有充分认识，能说出治疗及护理的相关知识及配合要点；病人体液得以维持平衡。

五、护理措施

（一）心理护理

1. 心理护理　病人入院时主动、热情迎接，建立良好护患关系；在做术前准备工作时，应耐心向

病人或家属讲解手术的目的、意义、方法、预后、要求等,使病人对手术有全面的了解,取得病人和家属的配合;通过一些功能训练,缓解病人紧张情绪,使其正确认识并面对手术。

2. 社会支持　在不影响治疗和休息的前提下,安排家属、朋友、同事探望病人;允许的情况下同意家属陪伴;告知探视、陪伴人员使用正性语言鼓励、安慰病人,增强病人面对疾病的信心和勇气。

(二) 一般护理

1. 饮食和休息　根据病情进行饮食指导,鼓励病人摄入营养丰富、易消化的食物,必要时加强营养。指导病人活动与休息相结合,减少明显的体力消耗,保持病房安静,以保证病人的睡眠时间。

2. 呼吸道准备　吸烟者术前 2 周禁烟。有肺部感染者积极控制感染,指导病人进行深呼吸和有效排痰法训练,对有痰不能咳出者,教会病人由气管深部咳嗽和咳痰,并结合叩背排痰;痰多无力咳出者可遵医嘱给予雾化吸入或在无菌操作下吸痰;对没有禁饮食和心肺功能良好的病人应鼓励多饮水,2000~3000ml/日;根据病情选择合适的卧位,病情许可鼓励病人下床活动。

3. 消化道准备

(1) 非胃肠道手术:成人择期手术,术前禁食 8~12 小时,禁饮 4 小时。以防麻醉或术中呕吐引起窒息或吸入性肺炎。

(2) 胃肠道手术:术前 3~4 天少渣饮食,1~2 天流质饮食,常规放置胃管;有幽门梗阻者术前 3 天晚,每晚睡前用生理盐水洗胃,以排出胃内潴留食物,减轻胃黏膜充血、水肿;结肠、直肠手术术前 3 天口服肠道不吸收的抗生素,术晨放置胃管,术前 1 日及手术当天清晨行清洁灌肠或结肠灌洗,以减少术后感染机会。急症手术和结、直肠癌病人不予灌肠。

考点 非胃肠道择期手术禁食、禁水的时间

4. 排便练习　由于排便习惯发生变化,多数人不习惯床上排便,易发生尿潴留和便秘。因此,术前必须进行排便练习。

5. 手术区皮肤准备　又称备皮,指对手术野的皮肤进行剃毛、清洗,以保证手术区域清洁,避免发生感染,利于切口愈合。术前 1 日,协助病人沐浴、剪指(趾)甲、更换清洁衣裤,注意防止着凉。手术区皮肤准备范围包括切口周围至少 15cm 的区域。

(1) 常用手术部位皮肤准备范围见表 7-1。

表 7-1　常用手术皮肤准备范围

手术部位	备皮范围
颅脑手术	剃去全部头发及颈部毛发,保留眉毛(图 7-1)
颈部手术	上至下唇,下至乳头,两侧至斜方肌前缘(图 7-2)
乳房手术	上起锁骨上部,下至脐水平,两侧至腋后线,包括同侧上臂 1/3 和腋窝部,剃去腋毛(图 7-3)
胸部手术	上至锁骨上及肩上,下至脐水平,包括患侧上臂和腋下,胸背均应超过中线 5cm 以上过中线(图 7-4)
腹部手术	上腹部手术:上至乳头连线,下至耻骨联合和会阴,两侧至腋后线;下腹部手术:上自剑突,下至大腿上 1/3 前内侧,两侧至腋后线,包括会阴部,剃除阴毛(图 7-5)
肾手术	上至乳头连线,下至耻骨联合,前后均过正中线(图 7-6)
腹股沟手术	上至脐平线,下至大腿上 1/3 内侧,两侧至腋后线,包括会阴区,并剃除阴毛(图 7-7)
会阴及肛周手术	上至髂前上棘,下至大腿上 1/3,包括会阴及臀部,剃除阴毛(图 7-8)
四肢手术	以切口为中心,包括上、下、两侧 20cm 以上,一般超过远近端关节或为整个肢体(图 7-9)

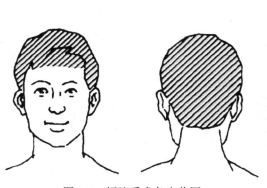

图 7-1　颅脑手术备皮范围

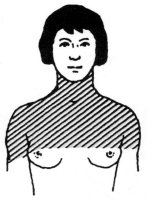

图 7-2　颈部手术备皮范围

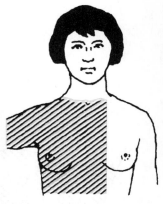

图 7-3　乳房手术备皮范围

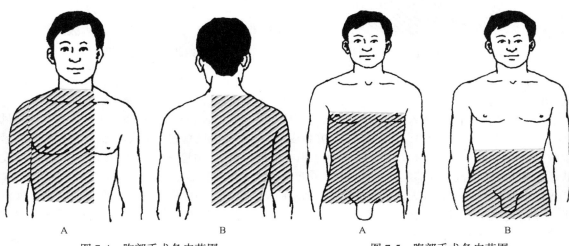

图 7-4　胸部手术备皮范围
A. 正面；B. 背面

图 7-5　腹部手术备皮范围
A. 上腹部手术；B. 下腹部手术

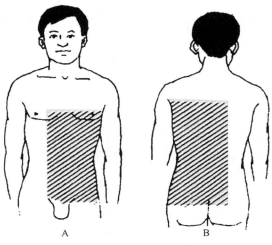

图 7-6　肾手术备皮范围
A. 正面；B. 背面

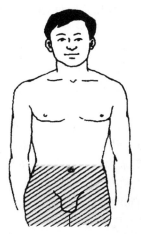

图 7-7　腹股沟手术备皮范围

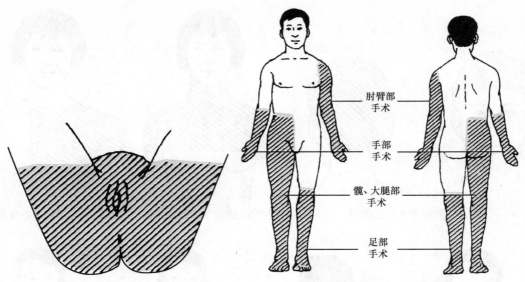

图 7-8　会阴及肛周手术备皮范围　　　　图 7-9　四肢手术备皮范围

（2）用物准备：治疗盘内有剃毛刀架及刀片、纱布、橡胶单及治疗巾、毛巾、乙醚、棉签、手电筒、弯盘，治疗碗内盛肥皂水及软毛刷，脸盆盛热水。骨科手术备皮另备 70% 乙醇溶液、无菌巾、绷带。

（3）操作步骤：①向病人做好解释工作，将其接至换药室（处置室），如在病房床前备皮需用屏风遮挡。②铺橡胶单及治疗巾以保护床单，暴露备皮部位。③软毛刷蘸肥皂水涂局部，一手用纱布绷紧皮肤；另一手持剃毛刀分区剃尽毛发。④剃毕用手电筒照射，仔细检查毛发是否剃净及有无刮破皮肤。⑤毛巾浸热水洗净局部皮肤及肥皂液。⑥腹部手术者需用棉签蘸取乙醚清除脐部污垢和油脂。⑦骨科无菌手术，手术前 3 天开始准备皮肤。即术前第 3 天当日用肥皂水洗净皮肤，70% 乙醇溶液消毒，无菌巾包扎；术前第 2 天再做消毒与包扎；术前 1 天剃净毛发，继续清洗、消毒、包扎；手术日晨重新消毒包扎。⑧备皮完毕，整理用物，妥善安置病人。

（4）注意事项：①剃刀片应锐利。②剃毛前用温肥皂液棉球涂擦病人皮肤。③剃毛时应绷紧皮肤，不能逆行剃除毛发，以免损伤毛囊。④剃毛后需检查皮肤有无破损、发红等异常情况，一旦发现应详细记录并报告医生。⑤操作应动作轻柔、熟练，注意病人保暖。⑥皮肤准备时间越接近手术开始时间越好，一般择期或限期手术于手术前 24 小时内备皮。小儿皮肤准备一般不剃毛，只做清洁处理。

6. **完善术前检查**　正确执行医嘱，完善各种检查，如交叉配血、过敏试验等。

7. **手术日晨准备**

（1）测量生命体征，若发现病人有体温、血压升高或女病人月经来潮时，及时通知医生，必要时延迟手术。

（2）更换病员服，摘除佩戴的饰物和活动的义齿，戴一次性手术帽（包住全部头发）。

（3）胃肠道及上腹部手术者，术前置胃管；盆、腹腔等手术者，应留置导尿管，使膀胱处于空虚状态，以免术中误伤（不需要留置尿管者要排空二便）。

（4）遵医嘱正确使用术前用药。

（5）准备好手术需要的病历、X 线片、CT 片、MRI 片、引流瓶、药品等，随病人带入手术室；与手术室接诊人员仔细核对病人、手术部位及名称等，做好交接。

考点：外科护士手术日晨工作内容

①加强饮食的护理,摄入营养丰富、易消化的食物;②术前停止吸烟,指导病人进行深呼吸和有效排痰法训练;③做好会阴部皮肤的准备,剃尽阴毛,注意不能刮破皮肤;④做好手术日晨的准备工作。

（三）急症手术病人的护理

病人按常规做皮肤准备、配血、做药物过敏试验及麻醉前准备。一般急症手术病人手术前要"四禁",即禁止饮食、禁服泻药、禁忌灌肠、在没有明确诊断前禁服止痛剂。危重病人不宜做复杂的特殊检查。

考点: 急症手术病人"四禁"

（四）配合治疗护理

1. 加强营养 营养不良的病人易出现失血性休克,创伤修复和切口愈合的能力均下降,易并发感染。因此,术前应尽可能予以纠正。血浆蛋白在 30～35g/L 的病人应补充富含蛋白质的饮食。根据病情及饮食习惯,与病人、家属共同制订富含蛋白、能量和维生素的饮食计划。若血清白蛋白低于30g/L,则需静脉输注血浆、人体白蛋白及营养支持,以改善病人的营养状况。

2. 水、电解质紊乱和酸碱平衡失调 脱水病人遵医嘱由静脉途径补充液体,记录24 小时出入量,测体重,纠正低钾、低钙及酸中毒等。

3. 心血管疾病 应经内科控制原发病,加强对心脏功能的监护。①高血压者,血压在 160/100mmHg 以下时可不做特殊准备。血压过高者,给予适宜的降压药物,使血压稳定在一定的水平,但不要求降至正常后才手术。②对心律失常者,遵医嘱给予抗心律失常药,治疗期间观察药物的疗效和副作用。③对贫血患者,因携氧能力差、影响心肌供氧,手术前应少量多次输血纠正。④对长期低盐饮食和服用利尿剂者,加强水、电解质监测,发现异常及时纠正。⑤急性心肌梗死者,发病后 6 个月内不宜进行择期手术,6 个月以上且无心绞痛发作者,在严密监测下可施行手术。⑥心力衰竭者最好在病情控制 3～4 周后再考虑手术。

4. 肝疾病 肝功能损害严重的病人常存在贫血、低蛋白血症和凝血功能障碍等,术前必须经严格准备,改善肝功能,提高手术耐受力。

5. 肾疾病 麻醉、手术创伤都会加重肾的负担,术前准备应最大限度地改善肾功能。如需要透析,应在计划 24 小时内进行。合理控制饮食中蛋白质和盐的摄入量,禁用肾毒性药物,注意维持水、电解质及酸碱平衡,定期监测肾功能。

6. 糖尿病 对糖尿病病人的择期手术,应控制空腹血糖于 5.6～11.2mmol/L,尿糖(＋)～(＋＋)。手术宜安排在当日晨尽早进行,以缩短手术前禁食时间,避免发生酮症酸中毒。糖尿病病人在手术中应根据血糖监测结果,静脉滴注胰岛素控制血糖。

7. 改善肺功能 对伴有肺功能障碍的病人术前应注意改善肺功能。有急性呼吸系统感染的病人,如为择期手术应推迟,待感染控制后再行手术;如属急症手术,则需应用抗菌药并避免吸入麻醉。对有肺病史或拟行肺叶切除术、食管或纵隔手术的病人,术前应做血气分析和肺功能检查,评估肺功能;对存在的问题可通过解痉、祛痰、控制感染及体位引流等措施改善呼吸功能。

①告知病人及家属手术的目的、意义、方法及术前各项检查的意义;②告知手术后病情康复的过程及注意的事项;③同情关心病人,加强沟通以缓解病人紧张情绪;④合理指导饮食与活动,避免并发症的发生。

六、护 理 评 价

病人情绪是否平稳,能否配合各项检查;病人营养状态是否得以改善;病人能否安静入睡,休息是否充分;病人体液平衡是否得到恢复和维持;病人对疾病是否有充分认识,能否说出治疗和护理的相关知识及配合要点;病人体液是否得以维持平衡。

第2节 手术室护理工作

　　张先生是一位长途客车司机,既往有痔疮病史10年,因近期劳累,痔复发,来院就诊。自述肛周疼痛2天,不能坐卧,大便时便外染血。门诊以"混合痔"收住院。入院后积极完善相关检查,今日入手术室行"混合痔切除术"。

　　问题:

　　1. 该病人需要摆放哪种手术体位?

　　2. 器械护士在协助医生铺手术巾时,需要遵循什么原则?

　　手术室护理工作是围手术期护理的重要组成部分,手术室具有环境特殊、医疗设备先进、工作繁重、操作技术和团队合作要求高等特点。因此,手术室护理人员不仅要具备诚实、严谨、爱岗敬业的思想素质,良好的语言表达、沟通能力,高度的无菌观念及娴熟的业务操作能力,还要具备对突发事件的应变能力,才能默契地配合手术医师,保证手术的顺利进行。

一、手术室的设置与管理

　　手术室是为病人提供手术及抢救的场所,在设计、建设、布局和管理上有严格的要求,其目标是确保手术的安全性和高效性。

(一) 手术室的设置和布局

　　1. 设置　手术室应安排在医院内环境幽静、较少污染的地段,靠近手术科室,以方便接送病人;与监护室、病理科、放射科、血库、中心化验室等相邻,最好有直接的通道和通讯联系设备。平面设计要求做到分区明确、功能流程短捷、洁污分流、无交叉污染、使用合理。病人和工作人员应由各自通道进入手术室,周围道路设立安静标志。手术室内走廊宽度不少于2.5cm,便于工作人员、无菌器械、敷料的进出和平车运送病人。

　　2. 布局

　　(1) 手术室一般采用双通道布局。①无菌手术通道:包括医护人员通道、病人通道、洁净物品供应通道。②非洁净处置通道:术后器械、敷料的污物通道。

　　(2) 分区:手术室按照洁净程度分为3个区。

　　1) 洁净区:又称为限制区或无菌区,洁净要求严格,设在手术室的内侧。包括无菌手术间、洗手间、无菌室、贮药室等。非手术人员或非在岗人员禁止入内,此区内的一切人员及活动必须严格遵守无菌原则。

　　2) 准洁净区:又称为半限制区或清洁区,设在手术室中间。包括器械室、敷料室、洗涤室、手术间外走廊、恢复室和石膏室等。该区是非洁净区进入洁净区的过渡区域,进入者不得大声谈笑或喊叫,凡已手臂消毒或已穿无菌手术衣者,不可进入此区。

　　3) 非洁净区:又称为非限制区或污染区,设在最外侧。包括办公室、会议室、实验室、标本室、污物室、资料室、电视教学室、值班室、更衣室、手术病人家属等候室。交接病人处应保持安静,病人在此换乘手术室平车进入手术间。

　　考点:手术室的分区

(二) 手术室的设施

　　手术间的数量与手术科室床位比一般为1:(20~25)。手术间的面积应根据综合手术室和专科手术室而定,普通手术间为30~40m²,特殊房间约60m²,室温保持在22~25℃,相对湿度40%~60%为宜。手术室电源应有双相供电设施,以保证安全运转。手术间的基本配备包括多功能手术床、大小器

械桌、升降台、麻醉机、无影灯、药品柜、敷料柜、读片机、吸引器、输液轨、各种扶托及固定病人的物品。现代手术室有中心供氧、中心负压吸引和中心压缩空气等装备设施,配备各种监护仪、X线摄影和显微外科装置等,有电视录像装置供教学、参观使用。

考点:手术室的温、湿度要求

(三) 手术室的分类

按手术有菌或无菌的程度,手术间可划分成以下5类。

1. Ⅰ类手术间　即无菌净化手术间,主要接受颅脑、心脏、脏器移植等手术。

2. Ⅱ类手术间　即无菌手术间,主要接受脾切除手术、闭合性骨折切开复位术、眼内手术、甲状腺切除术等无菌手术。

3. Ⅲ类手术间　即有菌手术间,接受胃、胆囊、肝、阑尾、肾、肺等部位的手术。

4. Ⅳ类手术间　即感染手术间,主要接受阑尾穿孔腹膜炎手术、结核性脓肿、脓肿切开引流等手术。

5. Ⅴ类手术间　即特殊感染手术间,主要接受铜绿假单胞菌、气性坏疽杆菌、破伤风梭菌等感染的手术。

(四) 手术室的管理

手术室管理工作涉及麻醉科、外科、辅助科室等多科室,所以必须要加强手术室的管理,建立健全各项规章制度,确保手术顺利进行,杜绝差错与事故,保证重危病人及意外事故的抢救,保障手术室的无菌环境。

1. 环境管理

(1) 手术间每月定期做空气细菌培养1次,每周彻底清扫1次。每天或手术前后湿式擦拭手术间内各种设施、物体表面及地面。每台手术结束后用含有效氯500mg/L消毒剂和清水各湿式拖地一次,并彻底打扫手术间卫生。

(2) 手术室内的空气消毒机过滤网、格栅栏分别每周、每天清洁1次并记录。

(3) 手术间的天花板、墙面、地面、物体表面,尤其是通风系统的出风口、进风口,应每周定期全面清洁与消毒。

(4) 辅助用房及走道每日湿式清扫2次,若有污染及时清洁消毒。

(5) 清洁用具按不同区域或手术间依次进行消毒、清洗、晾干,分开使用,不得混用。

(6) 病人血液、体液、分泌物、排泄物等污染物,用含有效氯500mg/L的消毒剂擦洗,消毒后清水擦拭。

(7) 血压器、听诊器、电脑、键盘、鼠标每天用清水擦拭干净,遇污染时用75%乙醇擦拭。血压计袖带若被血液、体液污染,用含有效氯500mg/L的消毒液浸泡30分钟流动水冲净晾干。

2. 人员管理

(1) 手术人员出入管理:①出入人员必须严格遵守手术室的各项规章制度,按照规定路线出入,与手术无关人员不得进入手术室。②参加手术的人员依据手术通知单,持胸卡领取和穿洗手衣进入手术室,无胸卡者未经允许不得进入手术室。③凡进入手术室的人员应更换衣裤、鞋、帽及口罩,并按"上衣扎在裤带内,头发、口鼻不外露"的要求整齐着装。用后的手术衣、拖鞋、帽子及口罩应放置于指定地点。④手术室人员外出时应换外出鞋、穿外出衣。⑤参观人员必须经有关部门批准后方可进入手术室。⑥患上呼吸道感染者原则上不得进入手术室,确需进入应戴双层口罩。⑦贵重物品及现金不得带入手术室。

(2) 手术室参观人员管理:原则上手术室谢绝外来人员参观。①非手术室工作人员未经手术室护士长允许,不得擅自进入手术室观摩手术。院外人员需经医务处批准并得到手术室护士长允许方可参观。②25~30m²手术间参观人数不超过4人,40m²手术间参观人数不超过6人。③参观者必须严格遵守

手术室的各项规章制度,服从手术室工作人员管理。④进入手术室后,应遵守手术室规定,到指定区域内参观,不得任意走动。⑤参观者应严格遵守无菌技术原则,与手术台保持30cm以上距离,避免污染手术区。⑥参观结束后,按规定交回手术室衣裤、钥匙等物品。⑦夜间急诊不安排参观。

考点:手术室的管理

3. 物品管理

(1)手术室物品清点查对制度:①所有手术开始前、关闭体腔前、体腔完全关闭后、缝合皮肤后均应清点物品并记录。②物品清点由器械护士、巡回护士共同完成。③物品清点应特别注意刀片、螺钉、螺帽及各种进腔物品的完整性,清点时必须两人清点并确认物品(实物)无误,如有疑点应马上重新核查。④手术未完成前不得随意挪用器械台上的物品,掉落台下的物品(包括切下来的组织)应及时捡起,放在固定的地方,不可在手术未完成前移出。⑤双切口手术需两次清点物品时,一侧手术完后常规清点后,再行另一侧的物品清点。⑥手术过程中增减物品要及时查对并准确记录,器械护士要提示医生共同记住术中放在伤口内的纱布、纱垫、器械等。⑦使用清点过的物品如发现异常(重叠、少带、物品不完整),应立即通报并及时处理。

考点:手术室物品清点查对制度

(2)手术室标本管理制度:①手术切下的标本不能随意丢弃,必须送病理检查。②未经医院管理部门许可,任何人不得擅自将手术室临时保存或送检标本取走。③巡回护士应按要求备好标本袋,并详细填写病人姓名、住院号、标本名称等标签信息。④器械护士在台上应将切下组织标本妥善放好;处理多个标本时,应经医生确认、巡回护士核对后,方可装入标本袋中。⑤手术期间需要做细菌培养、涂片者,应事先填写好化验单,标本取下后由巡回护士立即送检。⑥术后,器械护士应与巡回护士认真核对病人姓名、住院号、标本名称后送检。⑦器械护士将标本交病理科前,应与病理科医生共同核对病理检查申请单和标签信息,并与病理科医生在标本登记本上双签名确认,由病理科医生将标本组织浸泡于10%甲醛溶液中,并封袋存放于标本柜中。

二、手术室物品的准备

(一)常用外科手术器械

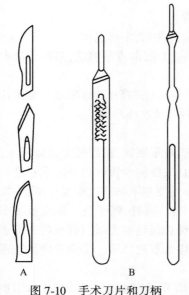

图 7-10　手术刀片和刀柄
A. 刀片;B. 刀柄

1. **手术刀**　用于切割和解剖组织,由刀柄和刀片组成(图7-10)。安装时,用持针器夹持刀片前端背侧1/3处,与刀柄槽对合,向下嵌入;取下时,再用持针器夹持刀片尾端背侧1/3处,稍起刀片,向上顺势推出刀柄槽(图7-11)。传递手术刀时,传递者左手握持刀片与刀柄衔接处背侧,刀锋向上,将刀柄尾端送于操作者右手中。

2. **手术剪**　术中用于剪开组织、缝线或特殊材料,一般包括组织剪(有弯剪和直剪之分)和线剪(简称直剪)两种。组织剪用于软组织剪开和分离,线剪用于剪开缝线或敷料。传递方法为传递者手握剪刀的中部,将剪刀柄尾端递给操作者,剪刀头朝向自己(图7-12)。

3. **钳镊类**

(1)手术镊:用于夹持、辅助解剖及缝合组织。镊子有长短、粗细之分,尖端分无齿或有齿。无齿镊用途广,用于夹持所有组织脏器(图7-13),有齿镊夹持力强,对组织损伤较大,适用于夹持皮肤、筋膜、瘢痕等。正确执镊方法是以拇指相对示指和中指捏持,不应满把握持。

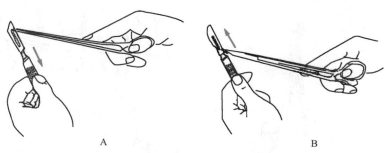

图 7-11 手术刀片的安装

A. 安装刀片；B. 卸下刀片

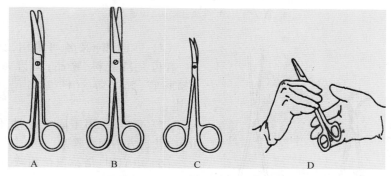

图 7-12 手术剪和传递方法

A. 弯组织剪；B. 直组织剪；C. 眼科剪；D. 手术剪传递方法

（2）持针器：用于夹持缝针、协助缝线打结，缝合时应以持针器的尖端夹持缝针的中后 1/3 交界处。根据缝合针型号大小而选用大、中、小号持针器。传递方法为传递者握持针器的上、中部，然后将持针器柄端递给操作者。要避免将持针器和缝线同时握在手里（图 7-14）。

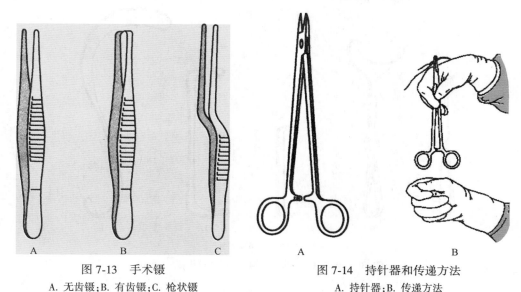

图 7-13 手术镊

A. 无齿镊；B. 有齿镊；C. 枪状镊

图 7-14 持针器和传递方法

A. 持针器；B. 传递方法

（3）血管钳：又名止血钳，用于分离、钳夹组织和止血，协助持针、夹持敷料等。有长、短、直、弯、有齿和无齿之分，最常用的有齿弯血管钳，用于皮下组织止血。传递时术者掌心向上，拇指外展，其余四指并拢伸直，传递者握血管钳前端，以柄环端轻敲术者手掌，传递至术者手中（图 7-15）。

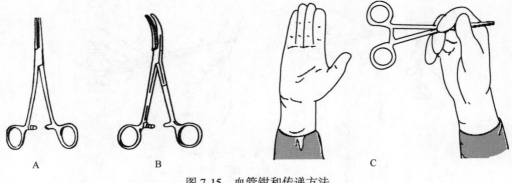

图 7-15　血管钳和传递方法
A. 直血管钳;B. 弯血管钳;C. 传递方法

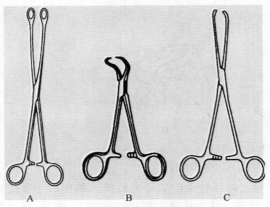

图 7-16　卵圆钳、布巾钳和组织钳
A. 卵圆钳;B. 布巾钳;C. 组织钳

（4）卵圆钳:又名海绵钳,分有齿、无齿两种,有齿夹持敷料、物品;无齿夹持脆弱的组织（如肠管、肺叶等）（图 7-16）。传递方法同血管钳。

（5）布巾钳:用于固定敷料、保护切口（图 7-16）。传递方法同血管钳。

（6）组织钳:俗称鼠齿钳或 Aliss 钳。其特点是头端有一排细齿,用于夹持组织或皮瓣（图 7-16）。传递方法同血管钳。

4. 拉钩类　又名牵开器,用于牵开切口、暴露术野。拉钩种类繁多、大小不一,根据手术部位、深浅进行选择（图 7-17）。

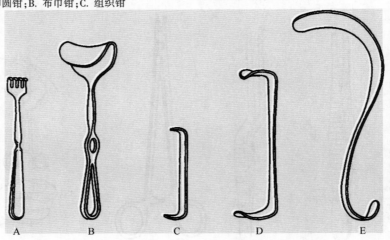

图 7-17　各种拉钩
A. 爪钩;B. 创缘钩;C. 甲状腺拉钩;D. 腹部拉钩;E. S 形拉钩

　　5. 缝针　常用有三角针、圆形缝针、无创伤缝针等。用于组织缝合或贯穿结扎,缝针由针尖、针体、针眼三部分组成。

　　6. 特殊器械　如刮除坏死组织和死骨的刮匙,探查窦道、瘘管深度和方向的探针,用于剥离骨膜等组织的剥离子等。

（二）手术布类

手术室布类的规格因不同手术、部位而异，其作用是遮盖切口周围的皮肤、病人肢体，包括扩大范围的有菌区，以防发生感染。布料选择质地细柔、厚实的纯棉布，颜色采用浅蓝、深蓝、淡绿、墨绿为宜。针对一些特殊感染手术，医院选择使用一次性手术单和衣服。

1. 手术衣　有(对开式、包裹式)手术衣、手术人员洗手衣裤、手术工作人员制服、外出衣等。

2. 手术单　切口巾、中单、大单、孔巾、包布等。

（三）手术敷料

1. 纱布类　纱垫，用于保护切口，深部拭血；纱布块，干的用于保护切口，湿的术中止血，也可用于覆盖伤口；纱球，用于分离组织；纱条，用于组织填塞止血。

2. 棉花类　棉球，用于切口消毒、涂擦药物；棉片(带线)，用于颅脑、脊柱等手术拭血或压迫止血；棉签，用于采集标本或涂擦药物。

3. 特殊敷料　碘仿纱条，有芳香气味，具有引流、填充压迫止血、防腐、防臭、杀菌、减少伤口分泌物的作用；凡士林纱条，在填塞、压迫止血时使用；明胶海绵，具有吸水性，可作为局部止血剂。

（四）医用缝线

1. 医用丝线　使用最为广泛，主要用于缝合组织和结扎血管。组织反应小，但不能吸收。

2. 无损伤缝线　有不可吸收和可吸收之分。不可吸收缝线主要用于血管、神经的吻合、修补；可吸收缝线是用聚羟基乙酸包膜的缝线，用于肠道、子宫、腹膜等组织脏器的缝合，优点是损伤小、吸收快、表面光滑、组织反应小。

3. 医用肠线　用羊或牛肠黏膜下层组织制作，可吸收，一般用于子宫、膀胱等黏膜层。

4. 不锈钢丝　主要用于强拉力缝合，如修补肌腱、减张缝合等。

（五）引流物品

1. 橡皮片　废橡胶手套剪制，用于浅层组织引流。

2. 橡皮胶管　乳胶管或塑胶管制成，按需要的长短剪切，用于引流、预防切口感染。

3. T形管　乳胶制成，用于胆总管引流，型号根据胆总管的直径大小决定。

4. 蕈形管　用于胆囊、胃、膀胱造瘘的引流。

5. 双套管　有两根粗细不同的塑料或硅胶管相套制成，开口多，引流效果好，主要用于深部或引流物较多的组织。

三、手术人员的准备

手术人员的无菌准备是避免病人伤口感染、确保手术成功的必要条件之一。凡进入手术室的人员均要更换专用衣、裤、鞋、戴口罩、帽子，进入无菌区、接触无菌物品或实施手术前必须进行外科洗手、穿无菌衣、戴无菌手套等无菌准备。

（一）更衣

手术人员进入手术室要换穿手术室专用鞋和洗手衣，洗手上衣扎入裤中；戴上专用手术帽和口罩，要求遮盖住全部头发及口鼻，将自己的指甲剪平，并除去甲缘下积垢。如果患有急性呼吸道感染性疾病或手臂有化脓性感染人员不能参加手术(图 7-18)。

（二）外科洗手

更衣结束后，参加手术人员由工作人员通道进入洗手室进行外科洗手。外科洗手包括清洁、刷洗、擦干和消毒 4 个步骤。

(1) 清洁：按普通洗手方法将双手和手臂用肥皂和清水洗净。

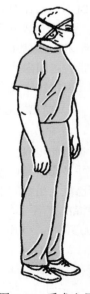

图 7-18　手术人员更衣后情况

（2）刷洗：取消毒毛刷及医用洗手液5~10ml,刷洗双手和手臂。范围从指尖至肘上10cm。顺序从指尖到手腕、从手腕到肘部、从肘部到肘上部依次刷洗,左、右手臂交替进行。刷洗时要注意甲缘、甲沟、指蹼等处的刷洗,刷手时稍用力,速度稍快。刷手毕,用流动水冲去泡沫,冲洗时,双手抬高,让水由手、臂至肘部方向流下,避免臂部的水流向手部,造成污染。刷洗一遍时间约为3分钟。

考点：手和上臂刷洗的顺序

（3）擦干：每侧手臂用一无菌巾从指尖至上臂将水擦干,擦过肘部的毛巾不可再擦手部。擦拭时先擦双手,然后将毛巾折成三角形,搭在一侧手臂上,对侧手持住毛巾的两个角,由手向肘顺势移动,擦去水迹。同样方法擦干对侧。

（4）消毒：取消毒液5ml(感应式的取液机),搓揉双手至肘部以上6cm,待药液自行挥发至干燥止。此后双手不得下垂,不能接触未经消毒的物品。常用外科消毒刷手法见表7-2。

表 7-2　手术室常用外科消毒刷手法

方法	步骤	主要成分
0.5%碘尔康刷手法	洗手液或肥皂水刷手3分钟→灭菌毛巾擦干→0.5%碘尔康涂抹1遍待干	碘尔康是氯己定(洗必泰)和碘的螯合物,杀菌迅速,常用于皮肤和黏膜的消毒,经黏膜吸收,直接作用于病原体,刺激性很小,且价格低廉
灭菌王刷手法	清洁双手及手臂→灭菌王刷手3分钟→灭菌王涂抹1遍	灭菌王化学名称为双氯苯双胍乙烷,是一种广谱、高效的消毒灭菌剂,具有消毒时间持久、去污力强等优点
0.5%碘伏刷手法	洗手液或肥皂水刷手3分钟→灭菌毛巾擦干→0.5%碘伏涂抹2遍(涂至肘上6cm)	碘伏是单质碘与聚乙烯吡咯酮的不定型结合物。碘伏具有广谱杀菌作用,用于皮肤、手、黏膜的消毒

（三）穿无菌手术衣

1. **对开式手术衣穿法**　①手臂消毒待干,双手提起衣领,轻抖开,面向手术衣内面;②向上轻抛起手术衣,顺势向衣袖插入双手,双臂向前平伸,不可高举过肩;③巡回护士从后背提拉系上领口带;④穿衣者双手交叉,上身略向前倾,用手指夹住腰带递向后方,由巡回护士接住带尾并系好(接带时不可触碰穿衣者的手);⑤穿好手术衣后,双手应保持在腰以上、肩以下、胸前无菌区处。

2. **全遮盖式手术衣穿法**　①手臂消毒待干双手提起衣领,轻抖开,面向手术衣内面;②向上轻抛起手术衣,顺势向衣袖插入双手,双臂向前平伸,不可高举过肩;③巡回护士在穿衣者后背提拉系上领口带和腰间内片带;④戴好无菌手套;⑤解开腰前的活结腰带,由戴好无菌手套人员接带或巡回护士用无菌持物钳夹住腰带绕穿衣者1周后交穿衣者自行系于腰前(图7-19)。

（四）戴无菌手套法

1. **开放式**　①用无菌滑石粉涂擦手背、手掌及指间,使之光滑(一次性无菌手套已涂有滑石粉,可省略此步骤)。②捏住手套口向外翻折部分(即手套的内面),取出手套,分清左、右侧。③左手捏住并显露手套口,将右手插入手套内,戴上手套,注意未戴手套的手不可触及手套的外面(无菌面)。用已戴上手套的手指插入左手套口翻折部的内面(即手套的外面),帮助左手插入手套并戴上。④分别将左、右手套的翻折部翻回,并盖住手术衣的袖口。翻盖时注意已戴手套的手只能接触手套的外面(无菌面)。⑤用无菌生理盐水冲净手套外面的滑石粉。

2. **闭合式**　①双手伸入袖管后,不要伸出袖口,在袖筒内将无菌手套包装打开平放于无菌台上;②左手隔着衣袖将左手手套的大拇指与袖筒内的左手大拇指对正,右手隔着衣袖将手套边反翻向左手背,左手五指张开伸进手套。同法戴右手套(图7-20)。

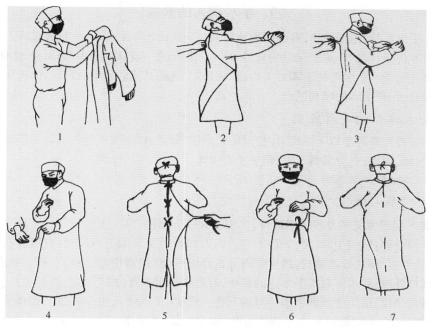

图 7-19　全遮盖式手术衣穿法(1~7)

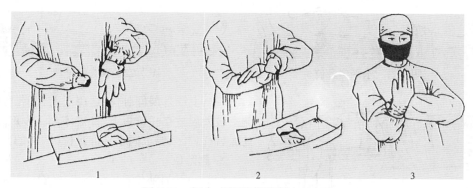

图 7-20　闭合式戴无菌手套法(1~3)

(五) 脱手术衣及手套法

1. 脱手术衣　①他人帮助脱手术衣法：手术人员双手抱肘，由巡回护士将手术衣肩部向肘部翻转，再向手的方向拉扯脱下手术衣，手套的腕部亦随之翻转于手上。②自行脱手术衣法：左手抓住手术衣右肩并拉下，使衣袖翻向外，同法拉下手术衣左肩，脱下手术衣，使衣里外翻，保护手臂及洗手衣裤不被手术衣外面污染。

2. 脱手套　用脱手套的手抓取另一手的手套外面，翻转脱下；用已脱手套的拇指伸入另一手套的里面，翻转脱下。注意保护清洁的手不被手套外面污染。

(六) 连台更换手术衣和手套法

进行连台手术时，手术人员应洗净手套上的血迹，对开式手术衣由巡回护士松解背部系带，由肩部向手的方向翻脱；全遮盖式自己解开腰带，双手交叉放在自己肩上，向内翻转，由上向下脱掉手术衣。脱手套时注意沾染血渍的一面，手部皮肤不能接触。无论前一台手术是否污染，均应重新消毒手、臂。

四、手术病人的准备

病人进入手术室后,巡回护士、麻醉医生及病人(条件不允许者除外)一起核对病人的腕带、病历信息。核对内容包括姓名、性别、年龄、住院号、床号、诊断、手术名称、手术部位(查看身体标线)等,清点带入物品并记录。手术室护士需要关心、体贴病人,帮助其减轻恐惧心理。同时,应积极沟通,让病人能主动配合,保证手术的顺利进行。

(一)手术体位的安置原则

手术体位安置需要遵循以下原则:体位固定要牢固、舒适;铺单要平整、干燥;不影响呼吸、循环功能;避免压迫神经、肌肉;充分显露术野,便于手术操作。

考点:手术体位的安置原则

(二)常用手术体位

1. 仰卧位 是最常见的外科手术体位,常用的有以下几种。

(1)水平仰卧位:适用于胸、腹、下肢手术。病人仰卧于手术床上,双上肢自然放在身体两侧,中单固定;双下肢伸直,腘窝处放软枕,约束带固定在膝关节处(注意松紧适宜)。肝、胆、脾、胰手术,除术侧垫一小软枕外,还要术区对准手术床的腰桥,有利于暴露术野(图7-21)。

(2)垂头仰卧位:适用于颈部手术。双肩下垫一软枕(平肩峰),抬高肩20°,使头后仰;颈下垫一圆枕,防止颈部悬空;头两侧放一小沙袋或头圈,固定头部;将手术床上部抬高10°~20°,余同水平仰卧位(图7-22)。

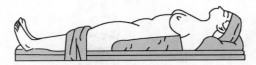

图7-21 水平仰卧位

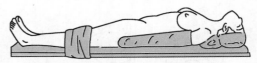

图7-22 垂头仰卧位

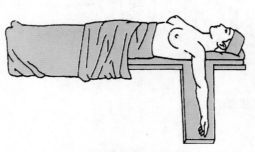

图7-23 上肢外展仰卧位

(3)上肢外展仰卧位:适用于上肢、乳房手术。患侧上肢外展放在托臂板上,外展不超过90°;患侧肩胛处放软枕;其余要求同水平仰卧位(图7-23)。

2. 侧卧位

(1)一般侧卧位:适用于肺、食管、侧胸壁、肾、输尿管中上段手术。病人健侧卧90°;两上肢向前,放置在双层托臂板上;腋下垫10cm腋枕,防止损伤腋神经;头下垫25cm枕垫,防止三角肌受压;必要时加骨盆挡板;下侧下肢伸直、上侧下肢屈曲90°,两腿间垫软枕,

保护骨凸处皮肤;约束带固定髋部。

(2)肾手术侧卧位:适用于肾、输尿管中上段手术,摆放方法叙述如下。①病人肾区对准腰桥;②将手术床头、尾同时摇低;③下侧下肢屈曲90°、上侧下肢伸直,使腰部舒展,暴露术野;④其余同一般侧卧位(图7-24)。

3. 俯卧位 适用于颅后窝、脊柱、颈椎后入路、骶尾部、背部手术。头侧向一边,双肘稍屈曲置于头旁;胸部、耻骨下垫以软枕,使腹肌放松;足背下垫小枕;颈椎部手术时,头面部应置于头架上,口鼻部位于空隙处,稍低于手术床面;腰椎手术时,在病人胸腹部垫一弧形拱桥,足端摇低,使腰椎间隙拉开,便于暴露手术野(图7-25)。

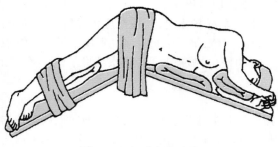

图 7-24　肾手术侧卧位

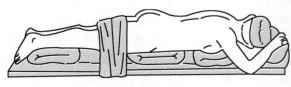

图 7-25　俯卧位

4. 膀胱截石位　适用于会阴部、尿道和肛门部手术。病人仰卧,臀部位于手术床尾部摇折处,必要时垫一小枕;两腿套上双层腿套,分别置于两侧搁脚架上;腘窝部垫以软枕,用固定带固定;两腿外展 60°~90°(图 7-26)。

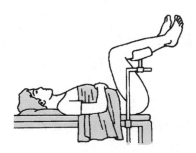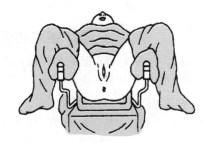

图 7-26　膀胱截石位

情境案例 7-2:问题 1 分析

　　肛周手术需要摆放膀胱截石位,以利于暴露术野。

5. 坐位　适用于鼻腔、咽部手术。病人坐在手术椅上,调整好头架的位置,保持头部固定在头架中间,两手扶住手术椅的把手。

考点:各种手术体位的适用证

(三) 手术区皮肤消毒

　　摆好手术体位后,需对手术区域皮肤进行消毒,以杀灭手术切口及周围皮肤的病原微生物。消毒前先检查手术区皮肤的清洁程度、有无破损及感染。

　　1. 消毒剂　目前国内普遍使用碘伏(0.2% 安尔碘)作为皮肤消毒剂。碘伏属于中效消毒剂,可直接用于皮肤、黏膜和切口消毒。

　　2. 消毒方法　用碘伏涂擦病人手术区 2 遍即可。对婴幼儿皮肤消毒、面部皮肤、口鼻腔黏膜、会阴部手术消毒一般采用 0.5% 安尔碘。植皮时,供皮区用 75% 乙醇消毒 3 遍。

　　3. 消毒范围　包括手术切口周围 15~20cm 的区域,如有延长切口的可能,应扩大消毒范围。

　　4. 消毒原则　以手术切口为中心向四周涂擦;感染伤口或肛门会阴部皮肤消毒,应从外周向感染伤口或会阴肛门涂擦;已接触污染部位的药液纱球不能回擦。

(四) 手术区铺单

铺单原则叙述如下。

(1) 顺序原则:由相对干净到较干净、先远后近的方法进行铺置。

(2) 铺巾要求:无菌巾距切口 2~3cm,悬垂床缘 30cm 以上,至少 4 层。以腹部手术为例。

1）铺无菌巾：无菌巾又称切口巾，即用4块切口巾遮盖切口周围。①巡回护士把无菌巾折边1/3，第1、2、3块的折边朝向第一助手，第4块巾的折边朝向器械护士自己，按顺序传递给第一助手；②第一助手接过折边的无菌巾，分别铺于切口的足侧、头侧、对侧，最后铺自身侧。每块巾的内侧缘距切口3cm以内；③用布巾钳夹住切口巾的四个交角处。铺巾完毕，第一助手应再次消毒手臂并穿无菌手术衣，戴无菌手套后再铺其他层的无菌巾。

2）铺手术中单：将2块无菌中单分别铺于切口的上、下方。

3）铺手术洞单：将有孔洞的剖腹大单正对切口，短端铺向头部盖住麻醉架，长端铺向下肢盖住器械托盘，两侧和足端应下垂于手术床边下30cm。已铺下的无菌单只能由手术区向外移动，不可向内移动。

情境案例7-2：问题2分析

器械护士在协助医生铺手术巾时，需要遵循铺巾顺序原则，即由相对干净到较干净、先远后近的方法进行铺置（下腹部→左侧腹股沟区→右侧腹股沟区→臀下）。因此，无菌巾围绕肛周铺设，悬垂床缘下30cm以上，至少4层。

五、手术室无菌操作技术

手术中的无菌操作是预防切口感染和保证病人安全的关键，也是影响手术成功的重要因素，所有参加手术的人员必须严格遵守无菌技术要求，并贯穿手术全过程。

（一）手术室无菌原则

1. 树立无菌观念　手术人员一经洗手，手臂即不准接触未经消毒的物品。穿无菌手术衣及戴好无菌手套后，背部、腰部以下和肩部以上均应视为有菌区，不能用手触摸。手术人员的手臂和肘部应内收，靠近身体，既不可高举过肩，也不可下垂过腰或交叉放于腋下。手术床边缘以下的布单不可接触。无菌桌仅桌缘平面属于无菌区。

2. 保持物品无菌　无菌区所有物品都必须灭菌。若无菌包破损，潮湿或可疑污染时均应视为有菌。手术中，若手套破损或接触到有菌物品，应立即更换无菌手套，前臂或肘部污染应立即更换手术衣。无菌区布单若被水或血浸湿，应更换或加盖干的无菌单。巡回护士取用无菌物品时应用无菌持物钳夹取，并与无菌区域保持一定距离。

3. 保护皮肤切口　切开皮肤前，先用无菌聚乙烯薄膜覆盖，再经薄膜切开皮肤，以防止残存在皮肤毛囊中的细菌对开放的切口产生威胁。切开皮肤和皮下脂肪层后，边缘应用大纱布垫遮盖并固定，仅显露手术野。凡与皮肤接触的器械不应再用，延长切口或缝合皮肤前应再用75%乙醇消毒一次。手术中途因故障暂停时，用无菌巾覆盖。

4. 正确传递物品和调换位置　手术时，不可在手术人员背后或头顶方向传递器械及手术用品，应从器械升降台侧正面传递。手术人员应面向无菌区，并在规定范围内活动。同侧手术人员如需换位置，一人应先退后一步，转过身背对背地转至另一位置。

考点：术中同侧手术人员换位的方法

5. 污染手术处理　进行胃肠道、呼吸道和子宫颈等污染手术时，切开空腔脏器前，先用纱布垫保护周围组织，并随时吸出外流内容物。被污染的器械应放专用盘内，避免与其他器械接触，被污染的缝针及持针器应用等渗盐水刷洗。

6. 减少空气污染　手术进行时，应保证门窗关闭，尽量减少人员走动。手术过程中应保持安静，不要高声嬉笑，避免不必要的谈话。尽量避免咳嗽、打喷嚏，不得已时应将头转离无菌区。请他人擦汗时，头应转向一侧，口罩潮湿应更换。按手术种类和手术室面积确定参观人数，参观人员不可靠近手术人员或站得太高，也不可在室内频繁走动。

（二）手术室护士分工与职责

手术是集体智慧和劳动的集中表现,各人员既要分工明确,还要相互协作才能保证手术安全顺利完成。每台手术的人员配备包括手术医生、麻醉医生、护士和其他工勤人员等。手术中护士一般分为器械护士和巡回护士。

1. 巡回护士　又称辅助护士。巡回护士是手术间内的负责护士,主要任务是在台下负责手术全过程中物品、器械、布类和敷料的准备与供给,完成输液、输血及手术台上特殊物品、药品的供给,与相关科室联系等。其工作内容包括以下几个方面。

1) 术前物品准备:检查手术间内各种药物、物品是否备齐,电源、吸引装置和供氧系统等固定设备是否安全有效,仪器工作是否正常,调节好适宜的室温及光线,创造最佳的手术环境及条件。

2) 接收核对病人:按手术通知单仔细核对床号、姓名、性别、年龄、住院号、手术名称、手术部位、术前用药、手术同意书;接收随病人带至手术室的病历、X 线片和药品等;检查病人术前准备情况;核对病人血型、交叉配血试验结果,做好输血准备;给病人戴好帽子,为病人开通静脉并输液。

3) 安置手术体位:根据麻醉要求安置病人体位。麻醉后,在按照手术要求摆放体位,正确固定,确保病人舒适安全。

4) 协助手术准备:帮助手术人员穿手术衣,安排各类人员就位。暴露病人手术区、协助手术中消毒。调节照明光源、接好电刀、电凝及吸引器等。

5) 清点核对物品:于术前和术中关闭体腔前,与器械护士共同清点各种器械、敷料和缝针等的数目,以防遗留在病人体内。

6) 术中的配合:根据手术需要及时补充手术台上所需的物品。密切观察病人病情的变化,保证输血、输液通路通畅,保证病人术中安全,主动配合抢救工作。用过的各种药物安瓿、储血袋应保留在指定位置,待手术结束后按要求处理。认真填写护理记录单,严格执行术中用药制度,监督手术人员的无菌操作并及时纠正。

7) 术后整理:术毕协助手术医生包扎伤口和妥善固定各种引流管道,注意病人保暖。向护送人员清点病人携带的物品,护送病人回病房。整理手术间,补充手术间内的各种备用药品及物品,进行日常清扫和空气消毒等。巡回护士工作职责和流程见图7-27。

2. 器械护士　又称洗手护士,主要职责是管理好器械台,负责手术全过程中所需器械、物品和敷料的供给,主动而默契地配合手术医师完成手术。其工作内容包括以下几个方面。

1) 术前访视:术前 1 天访视病人,了解病情和病人的需求,根据手术种类和范围准备手术器械和敷料。

2) 术前准备:术前 15~20 分钟铺好无菌器械台,刷手、穿无菌手术衣和戴无菌手套;检查各种器械和敷料等物品是否齐全完好,并将器械排列整齐;协助医师做手术区皮肤消毒和铺手术单。

3) 清点、核对物品:分别于术前和术中关闭体腔及缝合伤口前,与巡回护士共同准确清点各种器械、敷料和缝针等的数目,核实后登记,以防止这些物品遗留于病人体内。

4) 正确传递用物:手术过程中,按手术步骤向手术医师传递器械、敷料和缝针等手术用物,做到主动、迅速、准确无误。传递器械时一般应以柄部轻击术者伸出的手掌。

5) 保持器械和用物的清洁:保持手术野、器械托盘及器械桌的整洁干燥和无菌物品的无菌状态。器械用毕后及时取回擦净,做到快递、快收,分类排放整齐,监督手术人员的无菌操作。

6) 配合抢救:密切关注手术进展,若出现大出血、心搏骤停等紧急情况,应积极配合抢救。

7) 标本管理:保留手术中采集的各种标本,妥善放于器械台角上。

8) 包括和整理:协助医师消毒处理和包扎切口,固定好各种引流物。

9）整理用物：术后清洗与整理手术器械及各种用物，并协助整理手术间。器械护士工作职责与流程见图 7-28。

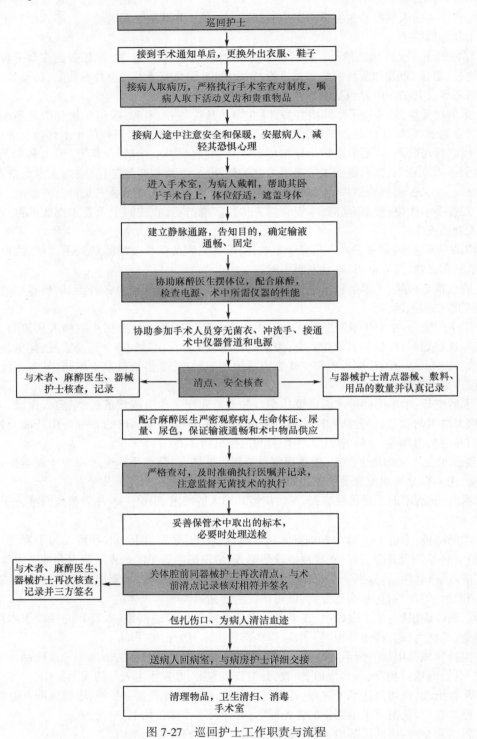

图 7-27　巡回护士工作职责与流程

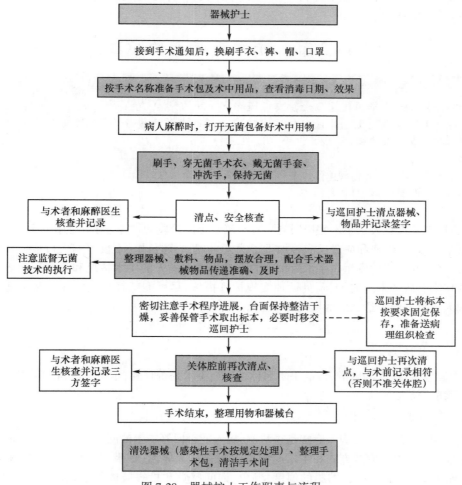

图 7-28　器械护士工作职责与流程

（三）无菌桌的准备

无菌桌的结构要简单、坚固、轻便、可推动和易于清洁,桌面四周有围栏,栏高 4~5cm。无菌桌的准备由巡回护士和器械护士联合完成。

1. 准备方法

（1）巡回护士:手术日晨准备清洁、干燥、平整、合适的器械桌,将手术包、敷料包放于桌上,用手打开包布外层(只能接触包布最外层),由里向外展开各角,手臂不可跨越无菌区。再用无菌持物钳打开内层包布,按照对侧、两侧、近侧顺序,注意无菌操作。整个无菌区建立的要求:厚度 4~6 层,四周台布垂于操作台至少 30cm(此环节也可以由器械护士在刷手前完成)。

（2）器械护士:穿好无菌衣和戴好无菌手套后,按器械使用的先后分类,顺序从左到右归类摆于器械桌上。切开类为手术刀、镊子;暴露类为各种血管钳、拉钩等;特殊器械类为专科手术使用的器械;缝合固定类为持针器、针、缝线等。

2. 注意事项　铺好备用的无菌桌超过 4 小时不能再用;参加手术人员双手不得扶持无菌桌的边缘;桌缘平面以下不能长时间保持无菌状态,应视为有菌区;凡垂落桌缘平面以下物品,必须重新更换;如有水或血渗湿者,应及时加盖无菌巾以保持无菌效果;洗手护士应及时清理无菌桌上的器械及

用物,以保持无菌桌清洁、整齐、有序,并及时供应手术人员所需的器械及物品。

考点:铺无菌桌的注意事项

第3节 手术后病人的护理

情境案例 7-3

40岁的刘女士,在单位健康体检时发现颈部有一肿物,大小约3cm×2cm,经过一系列检查后确诊为"右侧甲状腺腺瘤",医生建议住院手术治疗。经过术前检查和准备,刘女士在颈丛神经阻滞麻醉下行"右侧甲状腺腺瘤切除术"。手术过程顺利。

问题:

1. 刘女士术后需要安置何种体位?
2. 术后切口护理需要注意什么?

手术后护理是指病人从手术完毕回到病室至康复出院阶段的护理。手术创伤导致病人防御能力下降,术后禁食、切口疼痛和应激反应等加重了病人生理、心理负担,不仅影响伤口愈合和康复过程,而且可导致多种并发症的发生。手术后护理的重点是根据病人的手术情况和病情变化等,确定护理问题,采取切实有效的术后监护,预见性地实施护理措施,尽可能减轻病人的痛苦和不适,防治并发症,促进病人康复并给予适当的健康指导。

一、护理评估

(一)手术情况

评估内容包括:病人的麻醉方式、手术名称;麻醉、手术是否顺利;术中失血、补液、引流、切口包扎及病人的情绪等情况。

(二)身体状况

1. 意识状态 注意评估病人麻醉是否清醒,病人能否回答护士的问话,正确判断当前意识状态。

2. 生命体征 根据麻醉方式和手术时间重点观察病人体温、呼吸、脉搏、血压、心率等生命体征的变化。同时,评估病人皮肤、黏膜的温度、颜色,询问感觉和检查肢体的活动度。注意异常生命体征:如"喉鸣音"提示有喉头水肿;血压低,脉搏快、弱提示循环不足。术后体温超过38℃,持续时间长考虑是否发生了感染。

3. 疼痛 评估疼痛的部位、程度、性质、持续时间及有无伴随症状。同时还需要评估疼痛对病人的休息、睡眠、进食的影响。

4. 切口和引流 评估病人切口有无出血、渗血、渗液及愈合情况。评估引流的量、颜色、性质及是否通畅;多管引流者需进行导管标示,以免护理时发生差错。

5. 术后并发症 评估病人有无术后出血、切口感染、切口裂开、深静脉血栓形成等并发症的发生及其相关因素。

6. 其他 注意评估皮肤的完整性,注意有无恶心、呕吐、尿潴留、便秘或便失禁等情况发生。

(三)心理-社会状况

由于切除了某些组织器官如肢体、乳房,致使身体外观发生了改变,病人担心日后的生活、工作、社交会受到影响,或者因为术后的疼痛、疾病恢复缓慢或并发症加重了身体的不适,病人出现对手术是否成功、自己的生命是不是会受到威胁的猜疑心理,导致术后焦虑情绪反而加重。

(四)辅助检查

手术后进行实验室检查(如血常规、尿常规、血生化等)和其他特殊检查(如B超、X线、造影等),目的是进一步了解病人的手术效果,也为预防和治疗并发症提供依据。

二、护理诊断与合作性问题

1. **疼痛**　与手术创伤、各种留置导管及特殊体位有关。
2. **有体液不足的危险**　与手术导致失血、失液、禁食禁饮、液体量补充不足有关。
3. **活动无耐力**　与术后切口疼痛、疲乏、体质虚弱有关。
4. **营养失调：低于机体需要量**　与术后禁食、创伤后机体代谢率增高有关。
5. **潜在并发症：**术后出血、切口感染、切口裂开、肺部感染、泌尿系统感染、深静脉血栓形成等。

三、护理目标

病人疼痛减轻或消除；病人体液平衡得以维持，循环系统功能稳定；病人活动耐力增加，逐步增加活动量；病人术后营养状况得以维持或改善；病人术后并发症得以预防或被及时发现和处理。

四、护理措施

（一）一般护理

1. **交接病人**　与麻醉医生和手术室护士做好床边交接。搬运病人时动作轻稳，注意保护头部及各种引流管和输液管道。正确连接各引流装置，调节负压，检查静脉输液是否通畅，注意保暖，但避免贴身放置热水袋取暖，以免烫伤。遵医嘱给予吸氧。

2. **安置卧位**　根据病人的手术部位、治疗要求、麻醉方式和苏醒情况安置体位。常见体位如下：①全麻未清醒病人，去枕平卧，头偏向一侧，至完全清醒后根据手术要求改换卧位。②蛛网膜下隙阻滞麻醉病人，去枕平卧6~8小时；硬脊膜外隙阻滞麻醉病人平卧位。③颅脑手术病人生命体征平稳后取15°~30°头高脚底卧位，有利于减轻脑水肿，降低颅内压。④颜面、颈、胸部手术取高半坐卧位，有利于改善呼吸、循环，减轻切口肿胀、疼痛和出血。⑤腹部手术取半卧位或低坡卧位，有利于减轻腹部切口张力、减轻疼痛、引流通畅、炎症局限及改善呼吸。⑥脊柱、臀部手术取俯卧位（脊柱前入路手术取仰卧位）。

考点：术后各种卧位的适应证

情境案例7-3：问题1分析

　　因为病人是在局部麻醉下采取的"甲状腺腺瘤摘除术"，手术切口在颈部，所以此病人术后取高半坐卧位。

3. **饮食与营养**　术后病人的饮食由麻醉方式、手术方式、病人的胃肠道功能恢复情况决定。禁食期间应根据医嘱由静脉补充水、电解质和所需能量，并做好禁食期间的基础护理。

（1）腹部手术：一般术后第5~6天进半流质饮食，7~9天过渡到软食，如无胃肠道不适可以在第10~12天开始普食，期间禁食易产气食物，如牛奶、豆类制品、高淀粉类食物等。消化道手术术后一般禁食24~48小时，待肠蠕动恢复、肛门排气开始进少量流质饮食，然后逐步增至全量的流质饮食。

（2）非腹部手术：进食时间根据麻醉方式、手术类型及病人的全身反应决定。局麻小手术、全身反应小的病人不需要禁食；手术范围大、全身反应明显的病人，待症状全部消失后可以进食；椎管内麻醉，术后无恶心、呕吐，可在术后4~6小时饮水或进少量流质饮食，以后逐步过渡到软食、普食；全麻病人完全清醒，无恶心、呕吐可进流食，逐步过渡到普食。

4. **休息和活动**　保持病室安静，减少不必要的干扰，保证病人有足够的休息和睡眠。待病情稳定后，鼓励病人尽早活动，早期活动有利于增加肺活量、减少肺部并发症、改善血液循环、促进切口愈合、预防深静脉血栓形成、促进肠蠕动恢复及减少尿潴留的发生。活动的方法有鼓励病人深呼吸、咳嗽、活动小关节，勤翻身等；除四肢血管手术外，按摩肢体有利于增加血液循环；手术无特殊要求或无严重并发症，病人可以在术后24~48小时下床活动，活动的量、范围、时间根据病人的耐受程度决定；如果病人有休克、心力衰竭、严重感染、出血、极度虚弱则需要延迟活动时间。

考点：术后早期活动的意义

5. 切口护理　注意切口的渗出情况,保持敷料清洁干燥,如果敷料被体液浸湿1/2以上需要及时更换;预防切口感染、切口不愈合、切口裂开等并发症,更换敷料时,注意观察切口愈合情况,如果出现红、肿、热、痛、不愈合、有异味要及时通知医生处理。

情境案例7-3:问题2分析

术后切口护理需要注意:①保持敷料干燥,有脱落及时更换固定。②如果切口放置橡皮片或渗血、渗液较多浸湿敷料需要及时更换。③换药时观察切口愈合情况,如发现切口红、肿、热、痛要及时通知医生。④注意监测体温,预防感染发生。

6. 引流管护理　引流管的作用是引流渗血、渗液,预防感染、促进伤口愈合。引流管一般置于体腔(腹腔、胸腔)或空腔脏器内(胃、膀胱、胆道)。

(1) 护理要点:①妥善固定,防脱落;②保持通畅和有效引流,做到"防扭曲、防压迫、防阻塞";③引流袋(瓶)每天更换,更换时严格无菌操作,预防感染;④注意观察引流物的颜色、性质、量,并做好记录;⑤注意拔管的指征、时间和方法。

考点: 引流管的护理要点

(2) 拔管时间:根据引流的性质、引流量的多少和引流物的颜色变化决定。橡皮片引流1~2天;烟卷引流4~7天;腹腔引流管7~10天;T形引流管10~14天;胃肠减压管3~7天待肛门排气后可以拔除。

考点: 各种引流管的拔管时间

(二)病情观察

1. 生命体征　大手术、全麻、危重病人,遵医嘱15~30分钟监测一次体温、脉搏、呼吸、血压、意识、瞳孔,待病情稳定后改为2~4小时一次;一般手术每4小时观察一次并记录。

2. 并发症的观察　注意倾听病人主诉,及时发现呼吸、循环、泌尿、神经系统的异常变化;及时了解实验室和其他特殊检查的结果,做到全面掌握病情变化,有效预防和发现术后并发症的发生。

(三)治疗护理

1. 术后不适的护理

(1) 疼痛:手术是一种创伤,麻醉作用消失后,病人会出现疼痛,疼痛的高峰一般出现在术后24~48小时,随着伤口的愈合疼痛会逐渐减轻。剧烈的疼痛会严重影响休息、削弱机体抵抗力,护理时需要注意以下几点:①准确评估疼痛发生的规律和判断疼痛的程度;②疼痛轻、可以耐受者可以选用心理疏导法缓解,如听音乐、按摩、松弛术等;③疼痛剧烈者,遵医嘱使用镇静、止痛剂,如安定、吗啡、哌替啶等;④在术后1~2天的疼痛剧烈期内可安装镇痛泵,病人可以自己控制使用止痛剂完成镇痛;⑤教会病人在咳嗽、改变体位时双手保护切口,减小切口张力,减轻疼痛。

考点: 术后疼痛发生的时间

(2) 发热:病人在术后可以出现体温略升高现象,一般不超过38℃,术后2~3天恢复正常,称为外科热或吸收热。是术后病人最常见的症状,一般不需特殊处理。如果体温持续升高或正常后又升高,需要注意是否合并感染。高热病人可以采用冰袋冷敷、温水或酒精擦浴等物理降温;物理降温无效遵医嘱正确使用降温药物,同时注意补充丢失的水、电解质,增加热量供给。

考点: 外科热的基本概念

(3) 恶心、呕吐:是麻醉后最常见的不良反应;或腹部手术刺激胃肠道,使得胃肠功能紊乱出现急性胃扩张或肠梗阻,从而引起恶心呕吐;也可以因为颅内高压引起呕吐。护理时需要注意以下几点。①使用解痉、止吐剂,或针灸缓解症状;②若经过上述处理症状没有缓解,需要查明原因,如颅内高压引起的,需要降低颅内压,肠梗阻引起的行持续胃肠减压,并查明梗阻的原因;③呕吐发生时注意防止呕吐物误吸引起窒息;并注意保护切口;④呕吐频繁的需要进行实验室检查,了解水、电解质紊乱等并

发症的发生情况。

（4）腹胀：腹胀产生的原因主要是术后肠功能恢复差、低钾血症、术中吞入或加压给氧时过多的气体进入胃肠道引起。护理时需要注意以下几点：①根据腹胀的部位，选择胃肠减压或肛管排气；②鼓励病人勤翻身、下床活动，刺激肠蠕动，促进肠功能恢复；③腹部热敷、按摩，补钾等。

（5）尿潴留：多由腰麻阻滞了骶神经、手术切口疼痛不敢排尿或不适应排尿体位改变引起。护理时需要注意以下几点：①采用诱导排尿法，下腹部按摩或热敷；②采用针刺或电兴奋治疗，促进膀胱功能的恢复；③病情许可，给止痛剂或下床排尿；④以上措施失败，在无菌操作下实施导尿术。

考点：术后尿潴留的处理措施

2. 术后并发症的预防及护理

（1）术后出血：常发生于术后 1~2 天。主要原因有术中止血不完善，创面渗血处理不彻底，结扎线脱落、凝血障碍等。主要表现有打开敷料可见明显的新鲜渗血，若发现血液持续性涌出或在拆除部分缝线后看到出血点，可明确诊断；体腔内出血因位置比较隐蔽、不易及时发现而后果严重。当术后早期病人出现休克的各种表现如大量呕血、黑便或引流管中不断有大量血性液体流出，中心静脉压低于 $5cmH_2O$，尿量少于 25ml/h，尤其是在输给足够液体和血液后，休克征象或实验室指标未得到改善、甚至加重或曾一度好转后又恶化，都提示有术后出血。护理：术后加强观察，随时监测生命体征，一旦确诊为术后出血，及时通知医师，迅速建立静脉通道，完善术前准备，再次手术止血。预防：手术时务必严格止血，结扎规范牢靠，关腹前确认手术野无活动性出血点。

（2）切口感染：常发生于术后 3~4 天。切口有红、肿、热、痛或波动感等典型体征。护理：加强切口护理，密切监测病人体温；对切口已出现早期感染症状的，应采用勤换敷料、局部理疗、有效应用抗生素等措施；已形成脓肿者，及时切开引流，争取二期愈合，必要时可拆除部分缝线或放置引流管引流脓液，并观察引流液的性状和量。预防：严格完善术前检查和术前准备；术中注意无菌操作；术后注意切口护理，及时发现感染征兆。

（3）切口裂开：多见于腹部及肢体邻近关节处。主要原因有营养不良、切口缝合技术有缺陷及突然增加腹压（如起床、用力大小便、咳嗽、呕吐时）等。其分为完全性（切口全层裂开，可有肠管和网膜脱出）裂开和部分性（深层破裂而皮肤缝线完整）裂开两种。护理：对切口完全裂开者，加强安慰和心理护理，使其保持镇静；禁食、胃肠减压；立即用无菌生理盐水纱布覆盖切口，并用腹带包扎（只包扎不可挤压肠管）；通知医生入手术室重新缝合处理。预防：①手术前后加强营养支持；②手术时用减张缝线，术后延缓拆线时间；③应在良好麻醉、腹壁松弛条件下缝合切口，避免强行缝合造成腹膜等组织撕裂；④切口外适当用腹带或胸带包扎；⑤及时处理引起腹内压增加的因素如腹胀、排便困难。

（4）肺部感染：常发生在胸、腹部大手术后。多见于老年人、长期吸烟和患有急、慢性呼吸道感染者。临床表现为术后早期发热、呼吸和心率加快。患侧胸部叩诊呈浊音或实音。听诊有局限性湿啰音，呼吸音减弱、消失或为管样呼吸音，常位于后肺底部。胸部 X 线检查见典型肺不张征象。护理：协助病人翻身、拍背及体位排痰，以解除支气管阻塞，使不张的肺重新膨胀；鼓励病人自行咳嗽排痰；保证摄入足够的水分；全身或局部抗生素治疗。预防：①术前锻炼深呼吸，戒烟及治疗原有的支气管炎或慢性肺部感染；②全麻手术拔管前吸净支气管内分泌物；③术后取平卧位，头偏向一侧，防止呕吐物和口腔分泌物的误吸；④胸、腹带包扎松紧适宜，避免因固定或绑扎导致呼吸受限；⑤鼓励病人深呼吸咳嗽、体位排痰或给予药物化痰，促进支气管内分泌物排出。

（5）尿路感染：常继发于尿潴留。主要表现为尿频、尿急、尿痛、排尿困难，一般无全身症状。护理：术后观察膀胱充盈程度，发现有尿潴留征象及早实施诱导排尿，失败后无菌操作下行导尿术；鼓励病人多饮水、勤排尿以起到内冲洗的作用；遵医嘱应用有效抗生素。预防：指导病人尽量自主排尿，防止和及时处理尿潴留是预防尿路感染的主要措施。

（6）深静脉血栓形成：常发生于术后长期卧床、活动减少的老年人或肥胖者，以下肢深静脉血栓形

成为多见。病人多有小腿或腹股沟区疼痛和压痛,体检示患肢凹陷性水肿,腓肠肌挤压试验或足背屈曲试验阳性。护理:①抬高患肢、制动;②禁忌经患肢静脉输液;③严禁按摩患肢,以防血栓脱落;④溶栓治疗和抗凝治疗,同时加强出、凝血时间和凝血酶原时间的监测。预防:鼓励病人术后早期离床活动;高危病人,下肢用弹性绷带或穿弹性袜以促进血液回流;避免久坐;血液高凝状态者,可给予抗凝药物。

考点:术后常见并发症的护理和预防措施

五、护理评价

病人疼痛是否得以减轻或消除;病人体液平衡是否得以维持,循环系统功能是否稳定;病人活动耐力是否增加,是否能逐步增加活动量;病人术后营养状况是否得以维持或改善;病人术后并发症是否得以预防或被及时发现和处理。

小结

围手术期包括手术前、手术中和手术后三个阶段。每个阶段的护理工作起着至关重要的作用。手术前的护理是全面评估病人的身心状况,做好心理护理,改善营养状况,并且做好常规术前准备,如呼吸道、胃肠道和皮肤准备及手术日晨工作,提高病人对手术和麻醉的耐受能力。手术室器械护士和巡回护士既要分工明确,又要相互协作,配合手术严格遵守无菌原则,做好手术室的管理、无菌处理及物品的准备工作,确保手术顺利进行。手术后护理的重点在于密切观察病情变化,正确执行医嘱,帮助病人缓解切口疼痛、恶心、呕吐、腹胀、尿潴留等不适,积极防治术后并发症,并给予适当的健康指导。

(周 茜)

自 测 题

A₁型题

1. 按手术时限分,乳腺癌根治术属于
   A. 择期手术 B. 限期手术
   C. 急症手术 D. 诊断性手术
   E. 姑息性手术

2. 无呼吸系统疾病的择期手术病人,术前呼吸道的准备措施主要是
   A. 呼吸锻炼 B. 预防感冒
   C. 雾化吸入 D. 吸烟者禁烟
   E. 使用抗生素

3. 病人,男性,43 岁。因十二指肠溃疡并发瘢痕性幽门梗阻入院,术前护理中哪一项是特殊准备
   A. 皮肤准备 B. 心理护理
   C. 每晚洗胃 D. 术前用药
   E. 备血,皮试

4. 非胃肠道手术病人禁食的时间是
   A. 4~6 小时 B. 6~8 小时
   C. 8~10 小时 D. 8~12 小时
   E. 12~24 小时

5. 备皮范围原则上应超出切口四周距离
   A. 20cm 以上 B. 15cm 以上
   C. 12cm 以上 D. 10cm 以上
   E. 8cm 以上

6. 手术过程中清点核对器械、敷料的时间是

   A. 手术开始前和准备关闭体腔前
   B. 手术进行中
   C. 手术开始前
   D. 开始缝合皮肤前
   E. 手术完毕后

A₂型题

7. 病人,女性,28 岁。因行剖宫产需进行术前准备,护士准备给其行导尿术,病人不同意,此时护士应
   A. 嘱病人自行排尿
   B. 报告护士长改用其他办法
   C. 请家属协助劝说
   D. 耐心解释,说明导尿的重要性
   E. 建议医生择期手术

8. 病人,男性,60 岁。胃癌根治术后 6 小时,从腹腔引流管引出血性液体,平均每小时 200ml。持续 4 小时,无减少趋势,应采取
   A. 用止血药 B. 输血
   C. 大量补液 D. 夹闭腹腔引流管
   E. 立即手术

9. 病人,男性,23 岁。阑尾切除术后第 2 天,护士测量体温 38℃,未做特殊处理,2 天后体温恢复正常,护士考虑体温升高的原因是
   A. 切口感染 B. 肺部感染
   C. 外科热 D. 泌尿系统感染

E. 腹腔感染

10. 病人,男性,55 岁。胃次全切术后第 2 日,病情平稳。自诉切口疼痛,护士应该为病人采取的卧位是
    A. 仰卧位　　　　B. 半坐卧位
    C. 侧卧位　　　　D. 端坐卧位
    E. 中凹卧位

11. 病人,男性,55 岁。因外伤到医院行清创缝合手术,术后用过的器械消毒方法正确的是
    A. 先清洗后消毒　　B. 先浸泡后消毒
    C. 先浸泡后清洗　　D. 先清洗后浸泡再消毒
    E. 先浸泡后清洗再消毒

A₃/A₄型题

(12、13 题共用题干)

病人,男性,45 岁。因阑尾炎急性发作,入院完善检查后,准备急诊行阑尾切除术。

12. 护士为病人备皮的范围是
    A. 上起乳头水平,下至耻骨联合,左右至腋后线
    B. 上起乳头水平,下至耻骨联合,左右至腋中线
    C. 上起剑突水平,下至大腿上 1/3 内侧及外阴部,左右至腋后线
    D. 上起剑突水平,下至大腿上 1/3 外侧及外阴部,左右至腋中线
    E. 上起剑突水平,下至大腿上 1/3 内侧,左右至腋后线

13. 下列哪项操作不能执行
    A. 灌肠　　　　　B. 测量生命体征

C. 留置胃管　　　　D. 留置尿管
    E. 药物过敏试验

(14~17 题共用题干)

病人,男性,66 岁。脊柱手术后卧床休息 2 周,出现了左下肢疼痛、皮温凉,检查足背动脉搏动明显减弱。

14. 病人可能出现了
    A. 肌肉萎缩
    B. 关节炎
    C. 下肢深静脉血栓
    D. 切口感染
    E. 手术损伤神经

15. 发生的原因是
    A. 手术损伤　　　　B. 卧床时间太长
    C. 护理不到位　　　D. 手术时间长
    E. 有感染灶

16. 在护理病人时,禁忌做的操作是
    A. 抬高病人　　　　B. 热敷
    C. 理疗　　　　　　D. 按摩患肢
    E. 使用抗生素

17. 预防该并发症发生的主要护理措施是
    A. 早期下床活动
    B. 加强观察,早期发现
    C. 预防性使用抗生素
    D. 抬高患肢
    E. 热敷、理疗

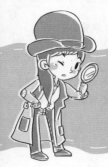

第8章
外科病人营养支持的护理

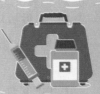

机体良好的营养是维持正常生命活动的重要保证。营养不良会削弱病人对手术和感染的耐受力,增加手术的危险性,影响病人术后的康复。恰当的肠内外营养支持能够有效改善机体代谢状况,阻止疾病进展,促进创伤修复。因此,营养支持已成为外科病人有效的治疗手段。护士应了解病人的代谢特点,正确评估病人的营养状况,做好营养代谢支持病人的护理。

第1节 概 述

营养支持是指在饮食摄入不足或不能进食的情况下,通过肠内或肠外途径补充或完全提供人体必需营养素的一种技术。为了合理实施营养支持,监测营养支持的效果,应该充分了解病人机体的代谢变化,合理选择营养支持途径和营养成分,促进病人康复。

一、外科病人的代谢特点和营养需求

机体所必需的营养素有糖类、蛋白质、脂肪、维生素、水和无机盐六大类,其中糖类、脂肪、蛋白质这三大营养物质是体内能量的主要来源。手术、创伤后体内三大营养物质处于分解代谢加强而合成代谢降低的状态。

(一) 外科病人的代谢特点

1. 糖代谢 糖为热量的主要来源,占总供能的 50%～60%。葡萄糖主要通过有氧氧化和无氧酵解供给细胞能量,1g 葡萄糖可提供 16.7kJ(4.0kcal) 的能量。手术、创伤后早期,中枢神经系统对葡萄糖的消耗基本维持在 120g/d;肝糖原分解加强,空腹血糖升高,其水平与应激程度平行。

考点:人体最主要的供能物质

2. 蛋白质代谢 蛋白质约占人体体重的 15%,正常成年人每天蛋白质需要量为 1g/kg 体重,蛋白质提供的能量占总供量的 15%～20%。1g 蛋白质或氨基酸氧化产生能量 18kJ(4.3kcal)。较大的手术、创伤后,骨骼肌组织分解,大部分氮自尿中排出、部分氨基酸转变为糖类,出现负氮平衡。氮的丢失除与手术创伤大小相关外,也取决于原先的营养情况和年龄等因素。

3. 脂肪代谢 脂肪是人体能量的主要储存形式。脂肪所提供的能量占总能量的 25%～35%。1g 脂肪氧化可提供 38.9kJ(9.0kcal) 能量。手术、创伤后,由于儿茶酚胺的作用,体内脂肪动员增加,此时即使提供外源性脂肪,也难以完全抑制体内脂肪分解。

(二) 外科病人的营养需求

外科营养支持是为创伤或手术后病人提供能量与营养物质,以预防或纠正机体营养不良。出现下列情况之一时,应提供营养支持治疗:①近期体重下降超过正常体重的 10%。②血清白蛋白<30g/L。③连续 7天以上不能正常进食。④已明确为营养不良。⑤可能产生营养不良或手术并发症的高危病人。

二、营养支持的途径

临床营养支持的途径主要有两种:肠内营养和肠外营养。

(一) 肠内营养

肠内营养(EN)是指通过口服或管饲的方法经胃肠道提供人体代谢所需各种营养素的营养支持方法。如果人体所需的各种营养素全部由胃肠道途径供给,就称为全胃肠内营养(TEN)。"只要胃肠道允许,应尽量采用肠内营养"已成为临床营养支持时应遵守的基本原则。

1. 适应证 凡具有营养支持指征、有胃肠道功能并可利用胃肠道功能的病人均可接受肠内营养支持。包括:

(1) 吞咽和咀嚼困难者。

(2) 意识障碍或昏迷无能力进食者。

(3) 消化道疾病稳定期,如消化道瘘、短肠综合征、炎症性肠病等。

(4) 高分解代谢状态,如手术与创伤者、大面积烧伤病人。

(5) 慢性消耗性疾病病人,如恶性肿瘤、结核病等。

2. 禁忌证

(1) 肠梗阻。

(2) 消化道活动性出血。

(3) 腹腔脏器及组织严重感染、损伤,如急性胰腺炎、急性腹膜炎、胃肠道穿孔等。

(4) 严重腹泻或吸收不良。

(5) 休克。

3. 肠内营养制剂分类 肠内营养制剂按营养素组成可分为非要素膳、要素膳和组件制剂。

(1) 非要素膳:该类制剂包括以下两种。①混合奶,是将乳、蛋、糖、油、盐,按一定比例配成的营养液。②自制匀浆制剂,是用牛奶、鱼、肉、水果、蔬菜等食品配制。

(2) 要素膳:根据病人需要,用多种分子物质配成的预消化营养制剂,无需消化或稍经消化即可直接被胃肠道吸收利用,无渣粪少,利于肠道休息,适合管饲。

(3) 组件制剂:指以某种或某类营养素为主的肠内营养制剂,如蛋白组件、糖类组件、脂肪组件等。

4. 肠内营养的供给方式 有口服和管饲两种。外科不少病人因口服摄入受限而采用管饲。

(1) 口服营养:是指经口摄入营养制剂。适用于意识清醒,无口腔、咽喉疾病,但存在一定程度消化吸收障碍或因疾病造成营养物质缺乏的病人。

(2) 管饲营养:包括经鼻-胃、鼻-十二指肠置管管饲,以及经胃、十二指肠、空肠造瘘置管管饲等。

考点:肠内营养适应证

(二) 肠外营养

肠外营养(PN)是指通过静脉滴注等途径提供人体所需营养素的营养支持方法。如果病人所需的各种营养素全部由静脉等肠外途径供给,则称为全肠外营养(TPN)。

1. 适应证 当外科病人出现下列病症且胃肠道功能不能充分利用时,可选择肠外营养支持。

(1) 营养不良。

(2) 胃肠道功能障碍者,如长期腹泻、溃疡性结肠炎等。

(3) 因疾病或治疗限制不能经胃肠道摄食者,如消化道瘘、急性胰腺炎等。

(4) 高代谢状态,如严重感染、烧伤、大手术前后等。

(5) 抗肿瘤治疗期间不能正常饮食者。

2. 禁忌证

(1) 严重的循环、呼吸功能衰竭者。

(2) 严重水电解质、酸碱平衡紊乱者。

(3) 肝、肾衰竭者。

（4）下述情况不宜选择肠外营养：胃肠功能正常或有肠内营养适应证者；预计肠外营养并发症的危险性大于其可能带来的益处者；已确定为不可治愈而盲目延长治疗者。

3. 肠外营养制剂　包括人体所需的各种营养物质：蛋白质、氨基酸、脂肪、糖类、水和电解质、维生素、微量元素等。常用制剂有葡萄糖溶液、脂肪乳剂、氨基酸溶液、氯化钠溶液等。

4. 肠外营养的供给途径

（1）周围静脉营养：适用于短期（2周以内）肠外营养、肠内营养摄入量不足、中心静脉置管和护理有困难时。

（2）中心静脉营养：适用于预计肠外营养治疗2周以上的病人。

考点：肠外营养的适应证和供给途径

第2节　外科病人营养支持的护理

情境案例 8-1

今年62岁的张先生，胃癌扩大根治术后1个月，感到活动无耐力。入院后检查：面色苍白，T 37.3℃，R 18次/分，P 95次/分，BP 100/70mmHg，身高175cm，体重40kg，上臂三角肌萎缩。入院后给予肠外营养支持，静脉滴注1000ml/d。

问题：

1. 该病人的营养状况如何？
2. 目前主要的护理诊断有哪些？
3. 护理的重点是什么？

一、护理评估

（一）健康史

评估病人的年龄、饮食、有无手术创伤、严重感染和消耗性疾病；既往相关病史。了解病人的饮食习惯，近期饮食摄入情况，有无明显厌食、呕吐；入院后因检查或治疗所需禁食的天数。

（二）身心状况

1. 躯体表现　营养不良可表现在多个方面，根据人体测量与实验室检查结果做出判断。

（1）身高与体重：是评价营养状况的一项最常用的指标。我国成年人一般计算体重的简单公式：体重（kg）= 身高（cm）-105，体重下降10%即有意义。

理想体重（IBW）的计算公式：男性 IBW（kg）= [身高（cm）-80]×0.7；女性 IBW（kg）= [身高（cm）-70]×0.6。比值在81%~90%为轻度营养不良，60%~80%为中度营养不良，小于60%为重度营养不良。

（2）体质指数（BMI）：BMI=体重（kg）/身高（m）^{2}，正常值范围为18.5~23.9。小于18.5为消瘦，大于或等于24为肥胖。

（3）皮褶厚度：常测量肱三头肌部位（TSF）的皮褶厚度，可间接判断体内脂肪量。正常参考值：男性为11.3~13.7mm；女性为14.9~18.1mm。测得皮褶厚度为标准厚度的80%~90%为轻度营养不良，60%~80%为中度营养不良，小于60%为重度营养不良。

（4）上臂肌肉周径：用于判断机体肌肉体积情况。上臂肌肉周径（cm）= 上臂中点周径（cm）-肱三头肌皮褶厚度（cm）×3.14。正常值：男性为22.8~27.8cm；女性为20.9~25.5cm。测量值为正常值的81%~90%为轻度营养不良，60%~80%为中度营养不良，小于60%为重度营养不良。

考点：检查营养状况最常用的方法

2. 心理-社会状况　评估病人及家属对营养支持重要性和必要性的认知程度，对营养支持所持的态度和看法。了解病人家庭经济状况，对营养支持费用的承受能力。

（三）辅助检查

1. 血浆蛋白质测定　是营养评价的重要指标,包括血浆清蛋白、转铁蛋白和前清蛋白。营养不良时,都可出现不同程度的下降。

2. 免疫功能测定　周围血液总淋巴细胞计数可反映机体免疫状态,计数 < $1.5×10^9$/L 提示营养不良。延迟型皮肤过敏试验基本能反映人体细胞免疫功能,营养不良时可见皮肤反应低下。

3. 氮平衡测定　人体每天摄入氮量与排出氮量之差,反映体内蛋白质的代谢状况。氮平衡(g/d)= 24 小时摄入氮量(g/d)-24 小时排出氮量(g/d)。氮量摄入大于排出为正氮平衡;反之为负氮平衡。营养不良时呈负氮平衡,-9~-5g/d 为轻度营养不良,-15~-10g/d 为中度营养不良,<-15g/d 为重度营养不良。

情境案例 8-1:问题 1 分析

该病人为中度营养不良。原因:病人现体重为 40kg,根据 IBW(kg)= [身高(cm)-80]×0.7 的公式测得该病人的理想体重应为 66.5kg,其比值为 60%;根据 BMI=体重(kg)/身高(m)^2 测得病人的 BMI 为 13.06;病人的上臂三角肌萎缩。综合判断该病人为中度营养不良。

（四）治疗要点与反应

营养失调病人的治疗应针对发生原因和身体状况采取相应的营养支持措施。其治疗主要包括:选择合适的营养支持,积极处理原发病,纠正水、电解质、酸碱平衡紊乱,保护重要脏器功能,预防并发症等。

二、护理诊断与合作性问题

1. 营养失调:低于机体需要量　与营养物质摄入不足或过度消耗等因素有关。

2. 知识缺乏　缺乏有关管饲护理的知识。

3. 潜在并发症:误吸、腹泻、体液失衡、糖代谢紊乱、脓毒症、导管并发症等。

情境案例 8-1:问题 2 分析

病人存在的主要护理诊断:①营养失调。低于机体需要量,与肿瘤、手术高消耗及营养摄入不足有关,依据为胃癌扩大根治术后 1 个月,活动无耐力,面色苍白,体重 40kg。②潜在并发症。腹泻、体液失衡、糖代谢紊乱、导管并发症等,因为该病人将通过肠内、肠外营养支持的途径改善当前的营养不良状况。

三、护 理 目 标

病人营养改善;病人及家属了解管饲的知识,能主动参与护理;病人无并发症发生,或发生并发症时能得到及时发现和处理。

知识拓展

营养风险

营养风险是指病人因现存的或者潜在的营养相关问题而导致不良临床结局的风险,营养支持可使这类病人获益。目前,美国肠外肠内营养学会、欧洲临床营养与代谢学会和中国肠外肠内营养学分会均一致推荐住院病人使用营养风险筛查工具进行营养风险筛查,对有营养风险的病人制订营养支持计划,以改善其临床结局。营养支持方式的选择及可能发生的并发症是护士资格考试的考点内容。

四、护 理 措 施

（一）肠内营养

1. 预防误吸

（1）选择合适的体位:根据病人病情及喂养管位置,安置合适的体位。伴有意识障碍、胃排空迟缓、经鼻胃管或胃造瘘管输注营养液者应取半卧位,以防反流、误吸。经鼻肠管或空肠造瘘管滴注者

在滴注营养液时应始终使床头抬高 30°~45°。

(2) 病情观察：若病人突然出现呛咳、呼吸急促或咳出类似营养液的痰，应疑有喂养管移位并致误吸的可能，应鼓励和刺激病人咳嗽，以排出吸入物和分泌物，必要时吸痰或经气管镜清除误吸物。

2. 预防腹泻　腹泻是肠内营养最常见的并发症。

(1) 控制营养液的浓度和渗透压：营养液的浓度和渗透压过高，可引起恶心、呕吐、肠痉挛和腹泻。因此，输注营养液应从小剂量、低浓度、低速度开始，使病人通过 3~4 日逐渐适应。

(2) 控制输注量和速度：营养液宜从少量开始，从 250~500ml/d 起逐渐达到全量。滴注速度以 20ml/h 起，视适应程度逐步加速并维持滴速为 100~120ml/h。以输液泵控制滴速为佳。

(3) 调节营养液的温度：营养液的温度维持在 38~40℃为宜。

(4) 避免营养液污染、变质：营养液应现配现用，配制过程中应严格遵守无菌操作。配制的营养液暂存在 4℃冰箱中并于 24 小时内用完；悬挂的营养液在较凉快的室温下放置时间应少于 6~8 小时，当营养液内含有牛奶及易腐败成分时，放置时间应更短。

考点：肠内营养配制、保存、喂养注意要点

3. 置管护理

(1) 置管前，向病人说明置管目的和方法，取得病人的理解、配合。

(2) 严格按照置管操作步骤和要求置管，确保置管到位。

(3) 妥善固定喂养管：如置鼻胃管或鼻肠管，应将其妥善固定于面颊部；在喂养管进入鼻腔或腹壁处应做好标记，每 4 小时检查 1 次，以识别喂养管有无移位。

(4) 避免喂养管扭曲、折叠、受压：告知病人卧床、翻身时应避免挤压喂养管。

(5) 定时冲洗喂养管：输注营养液前后、连续管饲过程中每隔 4 小时及特殊用药前后，都应用 20~30ml 温开水或生理盐水冲洗喂养管。

(6) 保护皮肤、黏膜：长期留置鼻胃(肠)管者，可因其压迫鼻咽部黏膜而产生溃疡，应每天用油膏涂抹润滑鼻腔黏膜。胃、空肠造瘘者应保持造瘘口周围皮肤干燥、清洁。

4. 及时发现并协助处理并发症

(1) 吸入性肺炎：如病人突然出现呛咳、呼吸急促或咳出类似营养液的痰，应怀疑有喂养管移位并有误吸的可能。处理：①立即停止营养液滴注。②立即行气管内吸引，尽可能吸出液体及误吸食物。③鼓励并协助病人咳嗽，咳出误吸液体。④应用抗生素防治肺部感染。

(2) 腹膜炎：如病人突然出现腹痛、胃或空肠造瘘管周围有类似营养液渗出或腹腔引流管引流出类似营养液的液体，应怀疑营养液进入腹腔。处理：①立即停输营养液。②协助清除或引流出渗漏的营养液。③应用抗生素避免继发性感染。

(3) 如造瘘口处出血，造瘘管移位、脱出，造瘘口周围有渗漏、梗阻，应及时通知医生，并协助处理。

考点：肠内营养常见的并发症

(二) 肠外营养

1. 心理护理　护士应耐心解释置管的必要性、导管护理要点，同时告知肠外营养支持治疗的费用及可能产生的并发症，以得到病人及家属的理解、配合和支持。

2. 肠外营养液的配制与保存　营养液在无菌环境下配制，营养液内不宜添加其他治疗用药。营养液配制后若暂时不用，应保存于 4℃冰箱内，并在 24 小时内输完。

3. 肠外营养的输注

(1) 控制输液速度：应从小剂量、低浓度开始，慢速输注。葡萄糖输入速度应小于 5mg/(kg·min)；20% 的脂肪乳剂 250ml 需输注 4~5 小时，以防发生高血糖、高血脂。

(2) 输注采用全封闭输液系统，且应保持输注过程的连续性，不宜中断，以防引起空气栓塞。

4. 加强病情和并发症的观察　一旦发现病人尿量突然增多、神志改变甚至昏迷,应疑有高渗性非酮性高血糖性昏迷;若病人脉搏加速、面色苍白及四肢湿冷,应疑有低血糖反应。发现异常立即报告医生,并配合医生处理。

考点:肠外液的保存、输注要求,并发高渗性非酮性高血糖性昏迷的表现

5. 做好导管的护理　TPN 导管必须专用,严禁进行营养支持外的任何其他用途。每天在无菌操作下更换与静脉导管相连接的输液管及输液瓶。

(三) 健康指导

(1) 告知病人营养不良对机体可能造成的危害,使之认识合理营养支持的临床意义及其饮食的区别。介绍营养支持的方法、过程、临床意义及注意事项。

(2) 向病人说明肠内营养对维护肠道结构与功能、避免肠源性感染的重要意义。

(3) 告知病人恢复经口饮食后应遵循由少到多、由稀到浓、由细到粗、循序渐进的原则,逐步恢复正常饮食,认识平衡膳食。

情境案例 8-1:问题 3 分析

护理的重点:①指导经口补充营养,指导病人选择高热量、高蛋白、高维生素、易消化、少刺激的饮食。②遵医嘱做好肠外营养支持(该病人一般选用周围静脉营养支持)。严格无菌操作,控制输液速度,加强病情观察,做好导管护理,避免并及时发现各类并发症。

五、护理评价

病人营养是否得到改善;病人及家属是否了解管饲的知识,是否能主动参与护理;病人是否无并发症发生,或发生并发症时是否得到及时发现和处理。

小结

外科病人由于疾病与手术常引起机体代谢改变而影响病人的营养状况,营养不良的发生率达 50%。营养支持的途径包括肠内营养和肠外营养。肠内营养包括经口、经消化道造瘘补充营养,肠外营养主要通过静脉途径补充营养。营养失调病人的护理主要重点是密切观察病情,积极协助医生处理原发疾病;正确做好肠内、肠外营养的护理,防止并发症;同时要做好病人的心理护理及健康教育,促进病人康复。

(刘爱芸)

自　测　题

A₁ 型题

1. 创伤及感染时机体的代谢特点不包括
   A. 能量代谢率增高
   B. 蛋白质丢失增多
   C. 机体对糖的利用率增加
   D. 能量代谢增高程度随创伤严重程度增加
   E. 脂肪利用增加

2. 营养支持的适应证不包括
   A. 高代谢状态
   B. 急性重症胰腺炎
   C. 骨髓移植
   D. 恶性肿瘤终末期
   E. 化疗病人

3. 肠内营养治疗时胃肠道并发症最多见的是

   A. 呕吐　　　　B. 腹痛
   C. 腹泻　　　　D. 便秘
   E. 腹胀

4. 以下有关肠内营养支持的叙述正确的是
   A. 当不能采用肠外营养时
   B. 要素饮食是有渣饮食
   C. 最常见的并发症是便秘
   D. 液化饮食是人工合成的营养成分
   E. 最严重的并发症是误吸

5. 灌注要素饮食时体位最好取
   A. 半卧位　　　B. 左侧卧位
   C. 右侧卧位　　D. 垫枕平卧位
   E. 去枕平卧位

A₂ 型题

6. 病人,女性,56 岁。肺癌术后用周围静脉给予营养

剂,其时间一般不能超过

A. 3 天　　　　　　B. 5 天

C. 7 天　　　　　　D. 10 天

E. 14 天

7. 病人,男性,37 岁。大面积烧伤后 5 天,在全胃肠外营养支持过程中,出现口渴、尿量增多、烦躁、意识模糊,该病人可能发生的情况是

A. 低血糖　　　　　B. 脂肪肝

C. 肝功能损害　　　D. 高渗性非酮性高血糖性昏迷

E. 高血糖

8. 病人,男性,45 岁。急性胰腺炎,行肠外营养支持。下述正确的描述是

A. 首选周围静脉途径

B. 同一输注通道可同时使用抗生素

C. 小剂量、低浓度、低速度开始

D. 怀疑导管脓毒症时,首选抗生素治疗

E. 葡萄糖、脂肪酸和脂肪乳最好单独输注

A_3/A_4 型题

(9、10 题共用题干)

病人,男性,36 岁。暴饮暴食后突发腹痛,疼痛持续性并阵发加重,伴呕吐,体温升高,诊断为急性坏死性胰腺炎,急诊行手术治疗。

9. 该病人手术后第 2 天营养供给应采取

A. 普食　　　　　　B. 管饲流食

C. 要素饮食　　　　D. 部分胃肠外营养

E. 完全胃肠外营养

10. 术后第 4 天病人体温降至正常后又升高至 39.5℃,精神委靡,寒战,无腹痛、腹胀,伤口无异常,应警惕可能发生了

A. 空气栓塞　　　　B. 低血糖

C. 高血糖症　　　　D. 导管脓毒症

E. 急性胰腺炎复发

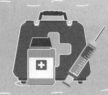
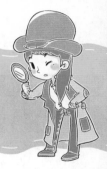

第9章
外科感染病人的护理

外科感染在外科领域中最常见,占所有外科疾病的 1/3～1/2。外科感染的因素众多,一旦发生,除使病人身心痛苦外,还会对预后造成不良影响,延长住院时间,严重者甚至诱发脓毒血症,增加死亡的危险性。

第1节 概 述

感染是指病原微生物侵入人体,并在人体内生长繁殖所引起的局部或全身炎症反应。外科感染是指需要外科治疗的感染,常发生在创伤、手术、器械检查或留置导管等侵入操作之后。

一、外科感染的特点

1. 常为多种细菌引起的混合感染。
2. 大部分感染病人有明显而突出的局部症状和体征,严重时可有全身表现。
3. 常需清创、引流、切开等外科处理。

考点:外科感染的特点

二、外科感染的分类

(一) 按致病菌种类和病变性质分类

1. 非特异性感染　又称化脓性或一般性感染,是外科感染中最常见的类型,如疖、痈、丹毒、急性乳腺炎、急性阑尾炎等。常见致病菌有葡萄球菌、链球菌、大肠埃希菌等。其特点是:①同一种致病菌可以引起几种不同的化脓性感染,如金黄色葡萄球菌能引起疖、痈、脓肿、伤口感染等;②不同的致病菌又可引起同一种疾病,如金黄色葡萄球菌、链球菌和大肠埃希菌都能引起急性蜂窝织炎、软组织脓肿、伤口感染等;③有化脓性炎症的共同性特征,即红、肿、热、痛和功能障碍。不同的非特异性感染在防治上也有共同性。

2. 特异性感染　如结核病、破伤风、气性坏疽等。其特点是:①一种致病菌只能引起特定的感染;②感染的病程演变和防治措施各有特点。

(二) 按病变进程分类

1. 急性感染　病变以急性炎症为主,病程在 3 周以内。
2. 慢性感染　病程持续超过 2 个月。
3. 亚急性感染　病程介于急性与慢性感染之间。

(三) 其他分类

按感染的发生情况来分,可分为原发感染、继发感染、混合感染、二重感染、条件性感染和医院内感染等。

三、外科感染常见致病菌及脓液特点（表9-1）

表9-1　外科感染常见致病菌及脓液特点

致病菌	致病特点	脓液特点
金黄色葡萄球菌	革兰阳性,局限性组织破坏,常引起疖、痈、伤口感染等多种感染	脓液稠厚、黄色、不臭,易发生转移性脓肿
链球菌	革兰阳性,溶血性链球菌、绿色链球菌和粪球菌最常见,常引起丹毒和急性蜂窝织炎等	脓液稀薄、淡红色、量较多,感染易扩散
大肠埃希菌	革兰阴性,常与其他致病菌一起引起混合感染,如阑尾周围脓肿,急性胆囊炎	脓液稠厚、灰白色、恶臭或粪臭
铜绿假单胞菌	革兰阴性,对多数抗生素不敏感,易引起继发感染,尤其是大面积烧伤的创面感染,有时能引起严重的脓毒症	脓液淡绿色、甜腥臭
变形杆菌	革兰阴性,为尿路感染、急性腹膜炎和大面积烧伤感染的致病菌之一,对大多数抗生素不敏感	脓液有特殊的恶臭
脆弱类杆菌	厌氧菌,有产气性,多与需氧菌形成混合感染,是腹腔感染的主要致病菌	脓液恶臭

四、外科感染的转归

外科感染的转归、演变,受到致病菌的毒力、局部组织抵抗力、全身抵抗力及是否正确治疗等因素的影响。

1. 局限化、吸收或形成脓肿　人体抵抗力占优势,感染便局限化。

2. 转为慢性感染　人体抵抗力与致病菌毒力处于相持状态。此时,病灶内仍有致病菌,在人体抵抗力降低时,感染可以重新急性发作。

3. 感染扩散　在致病菌的毒力占优势的情况下,感染可迅速向四周扩散或进入淋巴系统和血液循环,引起严重的全身性感染。

第2节　浅部软组织化脓性感染病人的护理

情境案例9-1

梁女士因"寒战、发热、头痛、呕吐1小时"入院。自述1天前曾挤压上唇部一红肿的结节。查体: T 39.3℃,P 105 次/分,R 26 次/分,BP 100/80mmHg。上唇肿胀明显。血常规检查显示 WBC $18×10^9$/L。

问题:

1. 梁女士发生了何种情况?

2. 应如何对梁女士进行健康指导?

一、概　　述

浅部软组织化脓性感染是指发生于皮肤、皮下组织、淋巴管、淋巴结、肌间隙及周围疏松结缔组织处,由化脓性致病菌引起的各种感染。常见的有疖、痈、急性蜂窝织炎、丹毒、急性淋巴管炎与淋巴结炎、脓肿等。

1. 疖　是指单个毛囊及其所属皮脂腺的急性化脓性感染。多个疖同时或反复发生在身体各部位,称为疖病。常见致病菌为金黄色葡萄球菌。好发于头、面、颈、腋下、会阴等毛囊及皮脂腺丰富的部位。发病与皮肤不洁、局部损伤、机体抵抗力低下有关。

2. 痈　指多个邻近的毛囊及其所属皮脂腺的急性化脓性感染,也可由多个疖融合而成。主要致病菌为金黄色葡萄球菌。好发于颈项、背部等皮肤厚韧的部位。与皮肤不洁、擦伤、人体抵抗力下降有关。

3. 急性蜂窝织炎 指皮下、筋膜下、肌间隙或深部疏松结缔组织的急性弥漫性化脓性感染。常见致病菌为溶血性链球菌,其次为金黄色葡萄球菌、大肠埃希菌。常因软组织损伤引起,亦可由局部化脓灶扩散而发生。

4. 丹毒 指皮肤及其网状淋巴管的急性炎症。常见致病菌为乙型溶血性链球菌。好发于下肢与面部。常伴有足癣、口腔溃疡、皮肤损伤等。

5. 急性淋巴管炎和淋巴结炎 指致病菌经破损的皮肤、黏膜或其他感染灶侵入淋巴管,引起淋巴管及其周围组织的感染。主要致病菌为乙型溶血性链球菌、金黄色葡萄球菌。急性淋巴管炎分为网状淋巴管炎(丹毒)和管状淋巴管炎。管状淋巴管炎多见于四肢,以下肢更常见。若感染波及所属区域淋巴结,可引起急性淋巴结炎,好发于颈部、腋窝、腹股沟等处。

6. 脓肿 是急性感染后,病灶局部组织发生坏死、液化后形成脓液,脓腔壁将其包绕,与正常组织界限清楚。常见致病菌为金黄色葡萄球菌。一般在感染原发病灶部位形成脓肿,但致病菌也可通过血液循环致身体其他部位形成转移性脓肿。

7. 手部化脓性感染

(1) 甲沟炎:是甲沟及其周围组织的化脓性感染。致病菌以金黄色葡萄球菌为主。其多见于手指轻微损伤,如刺伤、挫伤、剪指甲过深、逆剥皮刺引起。

(2) 脓性指头炎:是手指末节掌面的皮下组织化脓性感染。致病菌以金黄色葡萄球菌为主。可由手指损伤、甲沟炎蔓延所致。

考点:疖、痈的区别在于感染范围的不同

二、护 理 评 估

(一) 健康史

评估病人年龄、营养状况;了解病人卫生习惯、生活居住环境;评估皮肤黏膜有无损伤、有无足癣、糖尿病等疾病;近期有无服用过糖皮质激素、化疗药物、免疫抑制剂等。

(二) 身体状况

1. 躯体表现 浅表软组织感染一般具有共性的局部表现:局部红、肿、热、痛和功能障碍,感染中央部位逐渐坏死、化脓,最后脓肿破溃。如局部感染严重、感染处理不及时、引流不畅等,则可引起寒战、发热、头痛、食欲缺乏等全身表现。不同的浅表软组织感染各具特点。

(1) 疖:初起时,局部皮肤出现红、肿、痛的小硬结,逐渐增大呈锥形隆起;数天后,结节中央组织化脓、坏死,红、肿、痛的范围扩大,触之有波动感,中央可见黄白色脓栓。长在面部"危险三角区"内的疖被挤压时,致病菌可经内眦静脉、眼静脉进入颅内,引起化脓性海绵状静脉窦炎,病人可有寒战、发热、头痛等症状,危及生命。

情境案例 9-1:问题 1 分析

王女士的疖长在唇部,属"危险三角区"部位,因挤压后导致致病菌经内眦静脉、眼静脉进入颅内,并发了化脓性海绵状静脉窦炎,出现寒战、发热、头痛、呕吐等颅内感染症状。

(2) 痈:早期小片皮肤红、肿、硬,界限不清,其中可有多个脓点,随着病情进展,皮肤硬肿范围增大,脓点破溃流脓,破溃处呈"火山口"状,向周围和深部组织浸润,伴区域淋巴结肿大。病人多有寒战、发热、食欲减退和全身不适等症状。唇痈可因口唇多动或挤压引起化脓性海绵状静脉窦炎。

(3) 急性蜂窝织炎:局部皮肤和组织红肿、疼痛,边界不清并向四周蔓延,中央部位常出现缺血坏死区;深部组织的急性蜂窝织炎,局部组织肿胀和深压痛,全身症状明显。发生在口底、颌下、颈部等处的蜂窝织炎可致喉头水肿而压迫气管,引起呼吸困难甚至窒息。

(4) 丹毒:局部皮肤出现片状红疹,微隆起,颜色鲜红,中间稍淡,边界清楚,有灼痛感,一般不化脓。可出现水疱,附近淋巴结常肿大。常有寒战、发热、头痛、全身不适等症状。下肢丹毒反复发作导

致淋巴水肿,发展成"象皮肿"。

(5) 急性淋巴管及急性淋巴结炎:①急性淋巴管炎,可分为浅、深两种。浅层急性淋巴管炎,在病灶表面出现一条或多条"红线",触之硬而有压痛;深层急性淋巴管炎,无表面红线。但患肢肿胀,沿淋巴管有压痛。②急性淋巴结炎,局部淋巴结肿大、疼痛和触痛,与周围软组织分界清楚,可形成脓肿,伴有全身症状。

(6) 脓肿:浅部脓肿局部红、肿、热、痛明显,可触及波动感。深部脓肿压痛、全身症状明显,在压痛明显处穿刺,可抽出脓液。

(7) 手部化脓性感染:①甲沟炎,在一侧甲沟皮下出现红肿、疼痛。红肿区内有波动感,可见白色脓点,但不易破溃出脓。感染加重时有疼痛加剧和发热等全身症状。②脓性指头炎,炎症早期,局部红肿、疼痛,手下垂时加剧。若出现手指搏动性疼痛,提示指动脉受压。若指动脉受压过久,手指末梢循环未改善,可导致末节指骨缺血坏死,或发生骨髓炎。

考点:面部"危险三角区"的疖、痈不能挤压;唇痈禁忌切开,以免引起化脓性海绵状静脉窦炎;急性蜂窝织炎、丹毒局部表现;脓性指头炎指动脉受压的表现

2. **心理-社会状况** 评估病人对疾病的认识及有无焦虑、恐惧等心理反应;评估病人的家庭支持情况。

(三) 辅助检查

1. **实验室检查** 血常规显示白细胞计数、中性粒细胞比例升高;血液、分泌物、渗出物、脓液、穿刺物涂片、细菌培养可明确致病菌种类。

2. **生化检查** 了解病人有无糖尿病、低蛋白血症等慢性疾病。

3. **影像学检查** B超、CT可发现深部脓肿。

(四) 治疗要点及反应

1. **局部处理** 保护感染部位,用理疗与外用药物,促进炎症消退或局限成脓肿;脓肿形成后及时手术切开引流,排除脓液。

(1) 疖:早期选用热敷、超短波、红外线等理疗措施,或敷贴鱼石脂软膏;局部化脓时及早排脓;危险三角区的疖禁忌挤压。

(2) 痈:初期红肿时,用50%硫酸镁湿敷,同时静脉给予抗生素。已出现多个脓点、表面紫褐色或已破溃流脓时,需要及时切开引流,采用"+"、"++"切口,较大创面行植皮术以加快修复。唇痈禁忌切开。

(3) 急性蜂窝织炎:早期50%硫酸镁湿敷,或敷贴金黄散、鱼石脂等;形成脓肿应切开引流;颈部、口底及颌下急性蜂窝织炎应及早切开减压,以防喉头水肿、压迫气管。

(4) 丹毒:卧床休息,抬高患肢。局部以50%硫酸镁湿热敷。丹毒具有接触传染性,应注意床旁隔离。

(5) 急性淋巴管(结)炎:治疗原发感染灶,抬高患肢并制动。局部热敷或硫酸镁湿热敷。淋巴结脓肿形成即切开引流。

(6) 脓肿:一旦确诊脓肿形成,应立即切开引流。

(7) 手部化脓性感染:①甲沟炎,初起局部应用鱼石脂软膏,超短波、红外线等理疗;脓肿形成时,在甲沟旁切开引流;甲根处的脓肿,需拔除部分指甲或全部指甲。②脓性指头炎,抬高患肢,限制活动,局部理疗,当出现搏动性跳痛时,及时在患指末节侧面做纵行切开减压,不能等待脓肿形成再切开;若有死骨片时应清除。

2. **全身治疗** 严重感染或发生全身化脓性感染时,应早期、足量和联合使用抗生素;细菌培养结果明确后,根据病原微生物种类选择敏感抗生素治疗;给予全身支持治疗和对症处理。

考点:颈部、口底及颌下急性蜂窝织炎应及早切开减压,以防喉头水肿、压迫气管;丹毒需床旁隔离;脓肿形成应切开引流;脓性指头炎病人一旦出现搏动性跳痛,应立即切开减压

三、护理诊断与合作性问题

1. 急性疼痛　与炎性刺激有关。
2. 体温过高　与感染有关。
3. 潜在并发症:脓毒症、感染性休克、颅内感染、窒息、指骨坏死等。

四、护理目标

病人自述疼痛减轻;病人体温恢复正常;病人并发症得到有效预防或及时处理。

五、护理措施

(一) 一般护理

1. 休息与活动　保证病人充分的休息和睡眠,患肢抬高、制动,促进静脉、淋巴回流,减轻肿胀。
2. 饮食与营养　给予高蛋白、高热量、高维生素、易消化饮食,多饮水。

(二) 病情观察

1. 严密观察病人体温、脉搏变化,高热时给予物理降温或药物降温。
2. 对"危险三角区"的疖、唇痈应避免挤压,观察病人有无寒战、高热、头晕、头痛等症状,尽早发现并控制颅内化脓性感染等严重并发症。
3. 对轻度感染者,观察局部病灶,若脓肿已形成,报告医生及时行脓肿切开术;对严重感染者,严密观察病情,定时测量生命体征,并注意神志变化,定期检查血常规,同时警惕脓毒症或感染性休克的发生。
4. 口底、颌下、颈部等部位的急性蜂窝织炎应严密观察病人有无呼吸费力、呼吸困难,甚至窒息等症状,警惕发生喉头水肿或痉挛,做好气管插管或气管切开等急救准备。
5. 脓性指头炎病人密切观察患指颜色、肿胀、疼痛情况,一旦出现搏动性跳痛,立即通知医生,及时切开减压。

(三) 配合治疗护理

1. 局部治疗　局部热敷、理疗,外敷中、西药物,促进炎症消散。脓肿切开者,及时换药,保持引流通畅,注意引流液的量、颜色。
2. 全身治疗　有全身感染者,遵医嘱合理、正确使用抗生素,注意观察疗效及不良反应。
3. 营养支持　年老体弱、感染严重者,遵医嘱营养支持,维持体液平衡,必要时输新鲜血。
4. 对症治疗　高热者予物理降温或药物降温。疼痛严重者,遵医嘱使用止痛药。

护考链接

病人,女性,28岁,4天前不慎刺伤手指,当时有少量流血,2天后患指出现肿胀,呈搏动性跳痛,患指下垂时加重。

1. 该病人应首先考虑　A. 甲沟炎　B. 甲下脓肿　C. 化脓性腱鞘炎　D. 脓性指头炎　E. 化脓性滑膜炎
2. 针对上述情况,应采取的措施为　A. 热敷　B. 应用抗生素　C. 超短波理疗　D. 外敷金黄散　E. 切开减压引流

点评:①病人有手指刺伤史,2天后患指出现肿胀,呈搏动性跳痛等特点,表明病人已发生脓性指头炎;②脓性指头炎病人出现搏动性跳痛,说明脓肿形成,应立即切开减压,以免指骨坏死。

(四) 其他

丹毒具有接触传染性,应注意做好接触隔离防护措施。

(五) 心理护理

向病人解释疾病的康复过程,关心鼓励病人,消除紧张焦虑情绪,使其积极配合治疗和护理。

（六）健康指导

注意个人及环境卫生；加强劳动保护，防止损伤；积极治疗足癣、糖尿病等慢性疾病；合理营养，增强体质。

情境案例 9-1：问题 2 分析

指导病人卧床休息，避免对"危险三角区"的疖进行挤压，保护感染部位，遵医嘱合理使用抗生素，合理营养，注意个人卫生，增强体质等。

六、护理评价

病人疼痛是否减轻；病人体温是否恢复至正常范围内；病人并发症是否达到有效预防或及时处理。

第 3 节　全身化脓性感染病人的护理

全身化脓性感染是指致病菌侵入人体血液循环，并在体内生长繁殖或产生毒素而引起的严重的全身性感染或中毒症状，即脓毒症。菌血症是脓毒症的一种，血培养检出致病菌，有明显的感染症状。

一、概　　述

全身性感染常继发于严重创伤后的感染或各种化脓性感染，如大面积烧伤创面感染、开放性损伤合并感染、急性弥漫性腹膜炎、急性梗阻性化脓性胆管炎、绞窄性肠梗阻等。全身性感染的致病菌包括：革兰阴性杆菌（最常见）、革兰阳性球菌、无芽胞厌氧菌和真菌。

导致全身性感染的主要原因是致病菌数量多、毒力强，而机体的抗感染能力低下。其危险因素有：局部病灶处理不当、长期留置导管、机体营养不良、免疫功能低下、大剂量使用广谱抗生素等。

二、护理评估

（一）健康史

了解病人是否有严重创伤、局部感染情况等；病人有无静脉内留置导管、留置的时间等；病人有无免疫缺陷、营养不良、糖尿病等全身性疾病；有无长期应用广谱抗生素、免疫抑制剂、糖皮质激素或抗肿瘤药等。

（二）身体状况

1. 躯体表现

（1）共性的临床表现：①起病急，病情重，寒战、高热，可达 40～41℃ 或体温不升，心率加快、脉搏细速、呼吸急促甚至困难。②头痛、头晕、恶心、呕吐、腹胀、面色苍白或暗红、出冷汗、神志淡漠或烦躁、谵妄，甚至昏迷。③肝脾肿大，可出现黄疸或皮下出血、瘀斑。④可出现水、电解质、酸碱平衡紊乱等。

（2）特征表现：①革兰阳性细菌脓毒症，主要致病菌是金黄色葡萄球菌，发热呈稽留热或弛张热。病人面色潮红，四肢温暖、干燥，多呈谵妄和昏迷。常有皮疹、腹泻、呕吐，可出现转移性脓肿，易并发心肌炎。感染性休克发生较晚，血压下降较缓慢。②革兰阴性杆菌脓毒症，常为大肠埃希菌、铜绿假单胞菌、变形杆菌所引起，一般以寒战开始，发热可呈间歇热，严重时体温不升。病人四肢厥冷、发绀、少尿或无尿。有时白细胞计数增加不明显或反见减少。感染性休克发生早，持续时间长。

2. 心理-社会状况　病人起病急、病情重、发展快，病人和家属常有焦虑、恐惧等表现。应评估病人和家属的心理状态，对疾病、拟采取治疗方案和预后的认知程度；家庭经济及社会支持情况。

（三）辅助检查

1. 实验室检查

（1）血常规：白细胞计数明显升高或降低，核左移，幼稚型粒细胞增多，出现中毒颗粒。

（2）血生化：肝、肾功能异常，血脂、血糖水平异常。

（3）血培养：为提高血培养阳性率，应在病人寒战、高热时采血。对血培养阳性者，可进行药物敏

感试验。

2. 影像学检查　X 线、B 超、CT 有助于原发病灶、转移性脓肿等的诊断。

（四）治疗要点与反应

处理原发感染灶、积极控制感染和全身支持疗法。

1. 积极处理原发感染灶　包括清除坏死组织和异物、消灭无效腔、充分引流脓肿等；尽早消除与感染相关的因素。

2. 应用抗生素　在未获得细菌培养结果前，根据原发感染灶的性质，及早、联合应用足够剂量的抗生素。细菌培养及药物敏感试验结果明确后，调整有效抗生素。对于真菌性脓毒症，应尽量停用广谱抗生素，改用抗真菌药物。

3. 全身支持疗法　补液，维持水、电解质和酸碱平衡，补充营养，纠正低蛋白血症。

4. 其他　对症治疗，控制高热。有重要器官功能障碍者，给予相应的处理。

知识拓展

高压氧在外科感染中的治疗作用

组织内氧分压对伤口的正常愈合是非常重要的。临床实践证明，高压氧在外科感染中有着积极、明确的治疗作用。高压氧可以促进血管再生，上皮形成，肉芽组织增生，减轻受感染区域的水肿和改善该部位的循环，提高机体的抵抗力和修复机制。对于临床手术、抗生素治疗效果不理想，尤其是疑难性、顽固性、多重感染、多种抗生素耐药的病人，应尽早配合高压氧治疗，可以明显提高疗效，缩短住院周期，减轻病人的经济负担。

资料来源：李秀杰　世界最新医学信息文摘 2013 年第 13 卷第 21 期。

三、护理诊断与合作性问题

1. 体温过高　与病原菌感染有关。

2. 营养失调：低于机体需要量　与机体分解代谢升高有关。

3. 潜在并发症：感染性休克、水电解质代谢紊乱。

四、护理目标

病人感染得到控制，体温恢复到正常范围；病人营养状况得到改善；病人并发症得到有效预防或及时处理。

五、护理措施

（一）一般护理

1. 休息与活动　卧床休息，协助病人取舒适体位，定时翻身。

2. 饮食与营养　鼓励病人进食高蛋白、高热量、富含维生素、易消化、少刺激饮食。无法进食者可通过肠内或肠外途径提供足够的营养支持。严重感染者，可遵医嘱输入新鲜血液、免疫球蛋白等。

（二）病情观察

（1）密切观察病情变化，若发现病人意识障碍、体温升高或降低、心率加快、血压下降、呼吸急促、面色苍白或发绀、白细胞计数明显增高或降低等感染性休克表现，应及时报告医生，配合处理。

（2）注意观察病人有无皮肤弹性降低、尿量减少、眼窝凹陷、口干舌燥等脱水表现，监测病人电解质、血气分析变化，发现异常及时报告医生。

（3）对置管病人严格执行无菌操作，注意观察局部伤口有无红、肿、疼痛、渗出等炎症表现。

（三）配合治疗护理

（1）协助医生处理原发病。遵医嘱及时、准确应用抗生素，观察药物疗效及不良反应。

（2）血培养标本在病人寒战、高热时采集，以提高检出率。

（3）高热病人，给予物理或药物降温，纠正水、电解质、酸碱失衡。

（4）有休克时首先纠正休克。严重病人可在有效抗生素使用的前提下给予激素治疗。

考点：血培养标本采集的时间

（四）心理护理

关心理解病人，稳定病人情绪，解释病情的发展过程，鼓励病人积极配合治疗。

（五）健康指导

注意个人日常卫生，保持机体清洁；加强饮食卫生，避免肠源性感染；发现身体局部感染灶应及早就诊，以免延误治疗。避免滥用抗生素。

六、护理评价

病人感染是否得到控制，体温是否恢复正常；病人营养状况是否得到改善；病人并发症是否得到有效预防及处理。

第4节　特异性感染病人的护理

情境案例 9-2

　　王女士因头晕、头痛、咀嚼无力3天，张口困难1天就诊。经询问得知7天前左脚被生锈的铁钉刺伤，伤口较深，当时只做简单包扎，未做其他处理。查体：神志清楚、牙关紧闭、苦笑面容、颈项强直、全身肌群阵发性痉挛。初步诊断为"破伤风"。

　　问题：

　　1. 王女士需要怎样的休息环境？

　　2. 为避免诱发王女士抽搐发作，实施护理操作应注意哪些问题？

　　特异性感染包括破伤风、气性坏疽、结核病等，本部分只介绍破伤风疾病。破伤风是由破伤风梭菌经皮肤或黏膜伤口侵入人体，在缺氧环境下生长繁殖、产生毒素而引起的一种特异性感染。常继发于各种创伤后，亦可发生在不洁条件下分娩的产妇和新生儿。

一、概　　述

（一）病因与发病机制

致病菌为破伤风梭菌，是革兰阳性厌氧芽胞梭菌，存在于泥土和粪便中，广泛分布于自然界。破伤风梭菌不能侵入正常皮肤黏膜。其发病必须具备3个条件：①破伤风梭菌侵入伤口；②缺氧环境；③病人抵抗力低下。若损伤污染重、伤口深而窄、坏死组织多、填塞过紧，局部缺血，同时伴需氧菌感染，更易发生本病。

考点：破伤风发病的条件

（二）病理生理

在缺氧环境中，破伤风梭菌迅速繁殖并产生大量外毒素，即痉挛毒素和溶血毒素。痉挛毒素是引起症状的主要毒素，经血液循环和淋巴系统作用于脊髓、脑干等处，抑制突触释放抑制性传递介质。运动神经元因失去中枢抑制而兴奋性增强，导致全身横纹肌持续性收缩和阵发性痉挛；还可阻断脊髓对交感神经的抑制，使交感神经过度兴奋，引起血压升高、心率增快、出汗等症状。溶血毒素可引起局部组织坏死和心肌损害。

二、护理评估

（一）健康史

评估病人有无开放性损伤，注意伤口的污染程度、深度、大小，受伤后的处理经过。评估产妇分娩

接生过程、新生儿脐带残端消毒情况。

（二）身心状况

1. 躯体症状

（1）潜伏期：通常为 6~12 日，短至 24 小时，最长达数月、数年。潜伏期越短者，预后越差。新生儿破伤风一般在断脐后 7 天左右发生，故常称"七日风"。

（2）前驱期：症状缺乏特异性，可有全身乏力、头晕、头痛、失眠、多汗、烦躁不安、打呵欠、咀嚼无力、咀嚼肌发紧和酸胀，并感到舌和颈部发硬等。一般持续 12~24 小时。

（3）发作期：典型症状是在肌肉紧张性收缩的基础上，呈现阵发性痉挛。通常最先受影响的肌群是咀嚼肌，随后为面部表情肌、颈项肌、背腹肌、四肢肌、膈肌、肋间肌、咽喉肌。病人相应地出现咀嚼不便、张口困难、牙关紧闭、苦笑面容、颈项强直、角弓反张、屈膝弯肘、半握拳等痉挛姿态，甚至出现呼吸困难、窒息。在肌肉紧张性收缩的基础上，任何轻微的刺激，如声、光、接触、进食等均可诱发全身性的阵发性痉挛。每次发作时间由数秒至数分钟不等。发作时病人面色发绀、呼吸急促、大汗淋漓，病人神志清楚、表情痛苦。病程一般为 3~4 周，从第 2 周起痉挛症状逐渐减轻。新生儿破伤风症状有时不典型，常表现为不能啼哭、不能吸吮乳汁、活动减少、呼吸弱甚至呼吸困难。

（4）并发症：强烈痉挛导致肌肉断裂、骨折；膈肌等呼吸肌受影响后，可出现呼吸困难，甚至窒息；膀胱括约肌痉挛时可引起尿潴留；大量出汗导致水电解质、酸碱平衡失调，严重者出现心力衰竭。病人死亡的主要原因是窒息、心力衰竭、肺部感染。

考点：发作期肌群受累顺序，病人死亡的主要原因

2. 心理-社会状况　因痉挛反复发作和隔离治疗，病人常会产生恐惧、焦虑和孤独的感觉，应评估病人恐惧、焦虑和紧张的程度。了解病人及家属对本病的认识程度和心理承受能力，病人对医院环境的适应情况等。

（三）辅助检查

1. 伤口渗液涂片检查　可见大量革兰染色阳性的破伤风梭菌。

2. 血常规检查　合并肺部等感染时，白细胞计数、中性粒细胞比例升高。

（四）预防措施

破伤风是可以预防的疾病。创伤后早期彻底清创，改善局部血液循环是预防破伤风发生的关键。人工免疫是有效的预防方法，包括主动免疫和被动免疫。

1. 主动免疫　按计划接种破伤风类毒素，使人体产生抗体以达到免疫的目的。

2. 被动免疫　对受伤后的病人，于伤后 12 小时内注射破伤风抗毒素（TAT）1500U（成人与儿童剂量相同）。对伤口污染重、伤后超过 12 小时的病人，破伤风抗毒素注射剂量加倍。深部创伤或潜在厌氧菌感染的病人，1 周后追加注射 1 次。破伤风抗毒素易引起过敏反应，注射前必须进行过敏试验，如过敏试验结果阳性，应按脱敏注射法注射。

考点：TAT 的用量、用法（成人和儿童）

（五）治疗要点与反应

治疗要点包括清除毒素来源、中和游离毒素、控制和解除痉挛、保持呼吸道通畅、防治并发症等。

1. 清除毒素来源　伤后（伤口不愈者）彻底清创，清除坏死组织和异物，敞开伤口，用 3% 过氧化氢溶液或 1：5000 高锰酸钾溶液冲洗和湿敷。

2. 中和游离毒素　破伤风抗毒素可中和血液中的游离毒素，应早期使用。常规用量为 2 万~5 万 U 加入 5% 葡萄糖溶液 500~1000ml 中，缓慢静脉滴注，或一次性肌内注射破伤风人体免疫球蛋白（TIG）3000~6000U。

3. 控制和解除痉挛　是治疗的中心环节。根据病情可交替使用镇静及解痉药物，以减少病人的

痉挛和痛苦。常用地西泮、苯巴比妥钠、冬眠Ⅰ号等。抽搐频繁者,可持续静脉维持镇静药,或使用硫喷妥钠和肌肉松弛药。在使用肌肉松弛药之前应做好气管切开、人工辅助呼吸的准备。

4. 防治并发症　对抽搐频繁者,应尽早气管切开,以改善通气,清除呼吸道分泌物,必要时使用呼吸机辅助呼吸。注意纠正水、电解质失衡和给予营养支持。加强监护,防止心力衰竭。

考点:治疗破伤风的关键环节、中心环节,中和游离毒素的方法

三、护理诊断与合作性问题

1. 有窒息的危险　与呼吸肌痉挛及呼吸道分泌物堵塞有关。
2. 有受伤害的危险　与强烈肌肉痉挛有关。
3. 恐惧　与病情危急、反复痉挛发作,担心预后有关。
4. 营养失调:低于机体需要量　与摄入不足、能量消耗增加有关。
5. 潜在并发症:肺部感染、尿潴留、心力衰竭等。

四、护理目标

病人呼吸道通畅,呼吸平稳;病人不发生坠床、舌咬伤及骨折等意外伤害;病人恐惧感减轻,病人营养需求得以维持;病人并发症得到有效预防及及时处理。

五、护理措施

(一) 一般护理

1. 严格执行消毒隔离制度　将病人置于单人隔离病室,室内遮光、安静、温湿度适宜。医护人员进入病房穿隔离衣、戴口罩、帽子、手套,身体有伤口者不能参与护理;病人用过的物品、排泄物应严格消毒后处理,伤口更换的敷料放进双层医疗袋并标志"破伤风",按规定处理。尽量使用一次性物品。

2. 减少外界刺激　医护人员要做到"四轻",避免光、声、寒冷、疼痛等因素刺激病人;护理治疗操作敏捷,尽量集中在使用镇静剂后30分钟进行;谢绝探视病人。

3. 饮食护理　给予高热量、高蛋白、高维生素、易消化饮食。不能进食者,在控制痉挛后给予鼻饲或肠外营养,避免误吸。遵医嘱静脉补液,维持体液平衡。

4. 安全护理　病床使用护栏;痉挛发作时应用牙垫,以防舌咬伤;剧烈抽搐时勿强行按压肢体,关节部位放置软垫,以防肌腱断裂、骨折及关节脱位;床上放置气垫,防止压疮。

(二) 病情观察

密切观察病情变化,每4小时测量体温、脉搏、呼吸1次,根据需要测量血压。观察并记录痉挛、抽搐发作次数,持续时间及有无伴随症状,发现异常及时报告医生,并协助处理。

(三) 配合治疗护理

1. 准备气管切开包、氧气吸入装置、急救药品等,对抽搐频繁、持续时间长、药物不易控制、有窒息危险的病人,配合医生尽早行气管切开,做好呼吸道管理。

2. 痉挛发作控制后,协助病人翻身、叩背、排痰,痰液黏稠时,给予雾化吸入。

3. 遵医嘱使用镇静解痉药物、破伤风抗毒素、抗生素等,注意观察疗效与不良反应。在每次痉挛发作后检查静脉通路,防止静脉输液不畅影响治疗。

4. 对尿潴留病人施行留置导尿,注意防止泌尿系统感染。记录24小时出入液量。

情境案例 9-2:问题分析

1. 因破伤风通过伤口分泌物接触传染,同时,声音、光线、疼痛等因素均可刺激病人发作痉挛,故应置病人于单人隔离病室,室内遮光、安静、温湿度适宜,谢绝探视。

2. 护理中要注意:减少外界刺激,医护人员要做到"四轻",避免光、声、寒冷等因素刺激病人;护理治疗操作敏捷,尽量集中在使用镇静剂后30分钟进行;注意安全,加用床栏,不强制约束病人;谢绝探视,尽量少搬动病人。

（四）心理护理

安慰病人及家属,稳定情绪,减轻恐惧。解释疾病相关知识,鼓励病人及家属积极配合各项治疗和护理工作。

（五）健康指导

1. 做好破伤风预防宣传工作,加强劳动保护,预防开放性损伤。
2. 正确处理伤口,及时注射破伤风抗毒素。
3. 普及科学接生,以防止新生儿及产妇破伤风。
4. 儿童按计划进行破伤风类毒素免疫接种。

考点:病室要求;减少痉挛发作的护理措施;敷料用后处理

六、护理评价

病人呼吸道是否通畅,有无呼吸困难;病人是否发生坠床、舌咬伤或骨折等意外伤害;病人恐惧等不良情绪是否减轻;病人营养、体液是否维持平衡;病人并发症是否有效预防或被及时发现和处理。

小结

外科感染常与创伤、手术、介入性操作有关,需要通过外科手段治疗,常为多种致病菌引起的混合感染;按致病菌种类和病变性质可分为非特异性感染与特异性感染。非特异性感染局部表现为红、肿、热、痛、功能障碍,若感染扩散,可引起全身化脓性感染(脓毒症),甚或导致感染性休克。护理中要注意局部抬高、制动、理疗等,脓肿形成应切开引流,必要时使用抗生素。特异性感染包括破伤风、气性坏疽、结核病等。破伤风为由外毒素引起的毒血症,表现为全身肌肉的强直性痉挛,主要死因是窒息。预防的关键是正确清创,治疗的中心环节是控制和解除痉挛,TAT 可以中和血中的游离毒素。护理破伤风病人,要加强病室隔离管理,操作"四轻",避免刺激痉挛的各项因素,预防肺部感染等并发症。

（吴慧琼）

自 测 题

A₁型题

1. 有关外科感染的特点,下列描述不恰当的是
   A. 多需手术治疗或发生于创伤和手术后
   B. 多为混合感染
   C. 多有明显的局部症状和体征
   D. 一般为单一细菌的感染
   E. 愈合后常形成瘢痕组织,导致患部功能障碍

2. 疖与痈的主要区别在于
   A. 致病菌　　　　B. 感染范围
   C. 有无脓栓　　　D. 白细胞计数
   E. 全身症状

A₂型题

3. 病人,男性,27 岁。3 天前上唇出现肿胀,后局部出现多个脓包,诊断为唇痈。下列治疗方法不恰当的是
   A. 让病人充分休息
   B. 饮食以流食为主
   C. 全身使用抗生素
   D. 局部药物外敷

E. 早期切开减压

4. 病人,男性,25 岁。患颈部蜂窝织炎,局部红肿明显,应特别注意观察
   A. 呼吸　　　　　B. 体温
   C. 神志　　　　　D. 血压
   E. 吞咽

5. 病人,男性,55 岁。突然出现畏寒、发热、头痛,T 40℃。体检:小腿内侧见片状红疹,中央淡,边界清楚并隆起,有灼痛感。首先应考虑
   A. 痈　　　　　　B. 丹毒
   C. 疖　　　　　　D. 急性淋巴管炎
   E. 急性蜂窝织炎

6. 病人,男性,20 岁。背部出现一片隆起的紫红色浸润区,界限不清,表面有突出脓点,疼痛较轻,5 天后脓肿破溃,内含坏死组织及脓液,呈蜂窝状;同时病人出现寒战、发热,食欲减退等症状。拟抽取血标本做细菌培养,最佳的抽血时间是
   A. 发热时　　　　B. 寒战时
   C. 体温正常时　　D. 清晨

E. 使用抗生素后

A₃/A₄型题

（7~11题共用题干）

病人，女性，25岁。1周前不慎被生锈的铁钉刺伤足底，自行包扎处理。2小时前病人出现头痛、烦躁、张口困难、面部僵硬。诊断为破伤风。

7. 破伤风病人最主要的死亡原因是

    A. 尿潴留   B. 窒息

    C. 高热   D. 心脏损害

    E. 酸中毒

8. 护士采取的控制痉挛的护理措施，不包括

    A. 保持病室安静

    B. 护理措施要集中进行

    C. 病室遮光

    D. 鼻饲流质饮食

    E. 减少探视

9. 该病人足底刺伤后，正确的处理是

    A. 清洗伤口，注射抗生素

B. 彻底清创后注射 TAT

C. 用肥皂水冲洗伤口后包扎

D. 敞开伤口，不予包扎

E. 碘伏消毒后包扎伤口

10. 护士为病人家属解释住院期间限制探视的主要目的是

    A. 避免亲友受感染

    B. 保护医务人员

    C. 预防病人继发感染

    D. 减少对病人的刺激

    E. 维持病房良好秩序

11. 护士向病人介绍使用破伤风抗毒血清的目的是

    A. 中和游离毒素

    B. 解除痉挛

    C. 中和已经结合的毒素

    D. 预防并发症

    E. 镇静、止痛

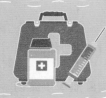

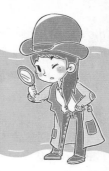

第10章
损伤病人的护理

损伤是现代社会的一种常见病与多发病,尤以创伤最为多见。随着交通事故的高发,以及工伤事故、自然灾害等的发生,各类损伤的发生率增高,致死率和伤残率也大幅增高,严重影响着人们的生命质量。护士如能正确认识损伤,对损伤病人实施及时有效的急救护理,将有利于提高护理质量。

第1节　创伤病人的护理

情境案例 10-1

45岁的王先生在出差途中不幸发生车祸,右腿受硬物碰撞后1小时入院。病人神志清楚,表情痛苦,右腿青紫、肿胀,疼痛剧烈。查体:P 100次/分,R 22次/分,BP 100/70mmHg。X线检查未见骨折。

问题:
1. 该病人属于哪类损伤?
2. 护理的重点是什么?

一、概　　述

损伤是指各种致伤因素作用于人体造成的组织结构完整性破坏或功能障碍及其所引起的局部和全身反应。引起损伤的原因有:①机械因素,如锐器切割、钝器打击、重物挤压等。②物理性因素,如高温、冷冻、电流、放射线等。③化学性因素,如强酸、强碱、毒气等。④生物性因素,如犬、猫、毒蛇、昆虫等。

创伤是指由机械性致伤因素作用于人体造成的组织结构完整性破坏或功能障碍,是临床最常见的一种损伤。

(一) 创伤分类

1. 按受伤部位分类　分为头颅损伤、颌面颈部损伤、脊柱脊髓部损伤、胸部损伤、腹部损伤和四肢损伤。

2. 按受伤组织分类　分为软组织损伤、骨骼损伤或内脏器官损伤。

3. 按皮肤完整性分类

(1) 闭合性创伤:皮肤或黏膜保持完整的损伤,无开放性伤口,如挫伤、扭伤、挤压伤、爆震伤等。

(2) 开放性创伤:指皮肤或黏膜有破损的损伤,有开放性伤口,如擦伤、刺伤、切割伤、裂伤、撕脱伤等。

情境案例 10-1:问题 1 分析

病人发生了右下肢闭合性创伤。原因:右下肢受硬物碰撞后,出现青紫、肿胀,疼痛,而皮肤无开放性伤口,符合闭合性创伤的特征。

(二) 病理

创伤后机体在局部和全身两方面可发生一系列变化。局部变化是在多种细胞因子参与下所发生的创伤性炎症反应、细胞增生和组织修复过程。全身性反应是因受到严重创伤时细胞变性坏死释放

出大量炎性介质和细胞因子,造成全身性病理反应,主要包括发热反应、神经内分泌系统反应、代谢反应及免疫反应。

（三）伤口愈合类型

1. 一期愈合　见于组织损伤少,创缘整齐,无感染,经缝合后对合良好的伤口;伤口愈合快,瘢痕少。

2. 二期愈合　见于组织缺损较多,创缘不整齐或伴有感染的伤口,需由较多的肉芽组织填充创腔的伤口;愈合时间较长,瘢痕形成较多。

（四）影响伤口愈合的因素

1. 局部因素　伤口感染是最常见的影响原因。其他如异物存留、失活组织过多、局部血液循环障碍、局部制动不够等。

2. 全身性因素　主要影响因素有老年、营养不良及各种免疫功能低下的疾病等。

二、护理评估

（一）健康史

了解有无锐器、钝性暴力、弹片或高气压等暴力作用于身体。了解受伤的时间、部位、所处姿势、伤后处理经过及药物过敏史。

（二）身体状况

1. 局部表现

（1）疼痛:根据损伤的程度和部位,疼痛的程度不一。伤处活动时疼痛加重,制动可减轻。疼痛一般在伤后 2~3 日缓解,但严重损伤并发休克时,伤员常不诉疼痛;内脏损伤所致的疼痛常定位模糊,若疼痛持续或加重,则可能继发感染。

（2）肿胀:因受伤局部出血和创伤性炎症反应所致,可伴有青紫、瘀斑、血肿等。严重肿胀可致局部组织或远端肢体血供障碍。

（3）功能障碍:因解剖结构破坏、疼痛或炎症反应所致。

（4）伤口和出血:开放性创伤可见不同情况的伤口,其大小、形状、深浅不一,有出血。

考点:创伤的局部表现

2. 全身反应

（1）体温升高:伤处血液、渗出液及坏死组织分解产物吸收后可引起发热,一般在 38℃ 左右。如发生脑损伤或继发感染,则可出现高热。

（2）全身炎症反应综合征（SIRS）:指由感染或严重创伤等因素引起的全身炎症反应,可有发热、脉快、血压升高、呼吸加快、乏力、食欲缺乏等全身表现。SIRS 必须具以下两项或两项以上的体征:①T>38℃ 或<36℃。②P>90 次/分。③R>20 次/分或 $PaCO_2$<32mmHg。④白细胞数>12×10^9/L 或<4×10^9/L 或幼稚细胞>10%。SIRS 严重者可致多器官功能障碍综合征（MODS）。

3. 心理-社会状态　创伤发生时,病人常出现复杂的心理反应,可能出现焦虑、恐惧、易怒,甚至失去理智;肢体的伤残、面容的受损,常使病人情绪抑郁,意志低沉,表现出自责、抱怨、悔恨甚至绝望等心理。

（三）辅助检查

1. 实验室检查　血常规可了解失血、血液浓缩及感染情况;尿常规可提示有无体液不足、泌尿系统损伤;血尿淀粉酶有助于判断胰腺是否损伤;血生化和血气分析可了解水、电解质、酸碱平衡失调状况及有无呼吸功能障碍。

2. 穿刺等检查　胸、腹腔穿刺检查可用以判断内脏受损破裂情况；导尿检查可帮助诊断尿道、膀胱损伤。

3. 影像学检查　X 线检查可证实骨折、气胸、气腹等；超声检查可诊断胸、腹腔脏器损伤和积血、积液等情况；CT 检查可辅助诊断颅脑损伤和某些腹部实质性器官、腹膜后损伤。MRI 有助于诊断颅脑、脊柱、脊髓等损伤。

（四）治疗要点与反应

1. 急救处理　急救处理是否得当，直接影响病人的预后。急救工作要求做到判断快、救治快、转送快，处理原则是抢救生命、重点检查、包扎伤口、固定转运。

2. 一般软组织闭合性损伤处理　如无深部重要组织、器官损伤，多不需特殊处理；合并内脏损伤者按内脏损伤治疗原则处理。

3. 软组织开放性损伤处理　应尽早施行清创缝合术，使污染伤口转为清洁伤口，争取一期愈合。如伤口已有明显的感染现象，则应积极控制感染，加强换药，促其尽早二期愈合。

考点：创伤的急救原则

三、护理诊断与合作性问题

1. 疼痛　与损伤、局部炎症反应或伤口感染有关。
2. 组织完整性受损　与致伤因子导致组织结构破坏有关。
3. 体液不足　与创伤后失血、失液过多有关。
4. 潜在并发症：感染、休克、多器官功能障碍综合征等。

四、护理目标

病人疼痛缓解或消失；病人受损组织逐渐修复；病人体液平衡得到恢复和维持；病人未发生并发症或发生并发症时得到及时发现和处理。

五、护理措施

（一）急救护理

1. 抢救生命　首先处理危及生命的紧急情况，如心跳呼吸骤停、窒息、大出血、张力性或开放性气胸、休克、腹腔内脏脱出等。

2. 保持呼吸道通畅　创伤病人可被血块、呕吐物或泥土等堵塞鼻咽腔和气管，以及昏迷后舌后坠，都可造成窒息，应迅速采取有效方法，恢复呼吸道的通畅。

3. 包扎伤口及止血　根据条件，以无菌或清洁的敷料包扎伤口，防止加重污染和继续出血。如有出血病人，应进行紧急止血。使用止血带止血，需注意正确的缚扎部位、方法和持续时间。

4. 妥善固定骨折、脱位　可用夹板或代用品，亦可用躯体或腱肢以中立位固定伤肢，注意远端血运。已污染的开放性骨折，可予受伤位包扎固定。搬运病人前应妥善固定四肢骨折，防止再次损伤和发生医源性损害。

5. 安全转运病人　对疑有脊柱骨折者，要以平托法或滚动法将其轻放、平卧在硬板上，防止脊髓损伤。在运送途中保持病人适当体位，尽量避免颠簸，病人应头部朝后（与运行方向相反），避免脑缺血突然死亡。保证有效输液，给予止痛、镇静，预防休克；密切观察病情变化，并认真做好记录。

考点：创伤的急救护理

（二）一般软组织闭合性创伤的护理

1. 一般护理　抬高患肢 $15°\sim30°$，局部制动，减轻肿胀和疼痛。伤处可用绷带或夹板等包扎固定，避免继发出血和加重损伤。指导病人进食高热量、高蛋白、高维生素、易消化饮食。

2. **病情观察** 对伤情较重者应注意观察局部症状、体征的发展;密切观察生命体征的变化,注意有无深部组织器官损伤;对挤压伤病人需观察尿量、尿色、尿比重,注意有否发生急性肾衰竭。

3. **治疗配合** 小范围软组织创伤后24小时内给予局部冷敷,以减少渗血和肿胀。24小时以后改用热敷和理疗,可促进吸收和炎症消退。对血肿较大者,应在无菌操作下穿刺抽吸,并加压包扎,预防感染。遵医嘱外敷中西药物,以消肿止痛。

4. **促进功能恢复** 病情稳定后,配合应用理疗、按摩和功能锻炼,促进伤肢功能尽快恢复。

考点:软组织局部创伤早期的处理方法

(三)一般软组织开放性创伤的护理

1. **清创术配合** ①告知病人清创术的相关知识;②协助病人采取适当的体位,并用约束带适当固定肢体;③准备所需物品;④协助医生清理伤口,包括清创、缝合、包扎和固定,必要时安放引流物。

2. **体位与制动** 抬高患肢并适当制动,以利伤口引流和减轻肿胀,并指导病人将损伤肢体的关节置于功能位。

3. **伤口护理** ①定期换药,保持敷料清洁干燥。②观察伤口,健康的肉芽组织色泽新鲜呈粉红色、较坚实、表面呈细颗粒状、触之易出血,可用等渗盐水或凡士林纱条覆盖;若肉芽生长过快、突出于伤口、阻碍周围上皮生长,应予剪平后压迫止血,或用10%~20%硝酸银烧灼后生理盐水湿敷;若肉芽水肿、创面淡红、表面光滑、触之不易出血,可用3%~5%氯化钠溶液湿敷,促使水肿消退;若肉芽苍白或暗红、质硬、表面污秽或有纤维素覆盖,可用搔刮、部分肉芽清除等方法处理。③保持引流通畅,伤口内橡皮片引流条应于术后24~48小时拔除。④如伤口已化脓,应及时拆除缝线,敞开伤口,加强换药。

4. **其他**

(1) 防治感染:遵医嘱使用抗生素,注射破伤风抗毒素。

(2) 防治休克:对血容量不足者,按医嘱给予输液、输血,维持体液平衡和充足的血容量。

(3) 功能锻炼:病情稳定后,鼓励并协助病人进行早期活动,指导其进行肢体功能锻炼。

(四)心理护理

安慰病人,稳定情绪。尤其是对容貌受损或有致残可能的病人,医务人员及家属都应与病人沟通,进行心理疏导,减轻其心理痛苦,积极配合治疗。

情境案例 10-1:问题 2 分析

按软组织闭合性损伤护理:①抬高患肢15°~30°,患肢限制活动。②局部冷敷,以减少渗血和肿胀;24小时以后改用热敷和理疗,可促进吸收和炎症消退。

(五)健康指导

1. 宣传安全知识,加强安全防护意识。

2. 一旦受伤,无论是开放性或闭合性损伤,应及时到医院就诊,开放性损伤时尽早接受清创术,并注射破伤风抗毒素。

3. 强调功能锻炼的重要性,指导病人正确进行功能锻炼,防止肌萎缩和关节僵硬等并发症的发生。

六、护理评价

病人疼痛是否缓解;病人组织修复是否良好;病人的体液平衡是否恢复;病人有否发生并发症,或发生并发症是否得到及时发现和处理。

第 2 节　烧伤病人的护理

情境案例 10-2

　　18 岁的小王是一高三学生,体重 60kg,今晨不慎被沸水烫伤 2 小时,面部、颈、胸腹部、双前臂、双手布满大水疱,剧痛,双小腿水疱较小,有拔毛痛,双足呈蜡白色,可见树枝状栓塞血管网。被人急送入医院。

　　问题:

　　1. 该病人的烧伤面积、烧伤深度分别如何?

　　2. 伤后第一个 24 小时的补液总量是多少? 其中电解质、胶体各是多少?

　　3. 该病人入院后应做好哪些护理工作?

　　烧伤是指由热力(火焰、热液、蒸汽、高温固体)、电能、化学腐蚀剂、放射线等致伤因子作用于人体而引起的损伤。通常狭义的烧伤指因热力所致的组织损伤,临床最多见。烧伤不仅损伤皮肤,还可累及肌肉、骨骼,严重者因出现休克、脓毒血症等一系列病理生理变化而危及生命。

一、概　　述

(一) 病因

烧伤见于平时或战时,可为意外事故导致的个体烧伤,也可为群体烧伤。

(二) 病理生理

一般将烧伤的临床过程分为三期,三期之间可互相重叠、互相影响。

1. 休克期(急性渗出期)　休克主要发生于伤后 48 小时内,是烧伤后早期主要的并发症和死亡原因。大面积烧伤的热力作用,使毛细血管通透性增加,导致大量血浆外渗至组织间隙及创面,引起有效循环血量锐减,从而发生低血容量性休克。体液渗出多自烧伤后 2~3 小时开始,6~8 小时最快,至 36~48 小时达高峰,随后组织水肿开始回吸收。

2. 感染期　创面从渗出转为吸收,创面及组织中的毒素和坏死组织分解产物吸收入血,引起中毒症状。加之烧伤使皮肤失去防御功能,污染创面的细菌易在坏死组织中生长繁殖并产生毒素。烧伤越深,面积越大,感染机会越多,感染越严重。感染是烧伤病人死亡的主要原因。

3. 修复期　组织烧伤后,在炎症反应的同时,创面已开始修复过程。包括创面修复期和功能修复期。浅度烧伤多能自行修复。深Ⅱ度烧伤如无感染等并发症,3~4 周后自愈,留有瘢痕。Ⅲ度烧伤或严重感染的深Ⅱ度烧伤需靠皮肤移植修复。

考点:烧伤后发生低血容量性休克的时间、机制;烧伤早期死亡原因、烧伤主要死亡原因

二、护理评估

(一) 健康史

了解病人烧伤的性质,是热力、电流、放射线,还是强酸、强碱等因素造成的。询问受伤的时间及部位,伤后处理方式等。评估有无危及生命的情况。

(二) 身体状况

1. 烧伤程度估计　烧伤程度主要取决于烧伤面积和深度。

(1) 烧伤面积估算:以皮肤烧伤区域占全身体表面积的百分比表示。测算烧伤面积的主要方法有:①新九分法,主要适用于成人和较大面积烧伤的评估。该法将人体表面积分成 11 个 9% 的等份,再加 1%,构成 100% 的体表面积;12 岁以下小儿头部面积相对较大,双下肢面积相对较小,测算方法应结合年龄进行计算(表 10-1 和图 10-1)。②手掌法,不论性别、年龄,以病人自己(五指并拢)的 1 个手掌面积为 1% 计算,适用于较小面积烧伤的估算或作为新九分法的补充。

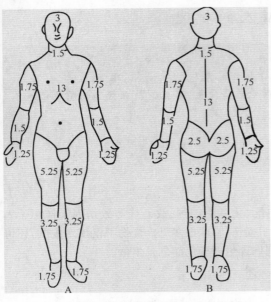

图 10-1　成人各部体表面积(%)示意图

A. 正面；B. 背面

表 10-1　体表面积新九分法

部位	成人各部位面积(%)	小儿各部位面积(%)
头颈	9×1＝9(发部3、面部3、颈部3)	9+(12-年龄)
双上肢	9×2＝18(双手5、双前臂6、双上臂7)	9×2
躯干	9×3＝27(腹侧13、背侧13、会阴1)	9×3
双下肢	9×5+1＝46(双臀5、双大腿21、双小腿13、双足7)	46-(12-年龄)

注：Ⅰ度烧伤仅伤及表皮，病理反应轻微，痊愈时间快，一般不计入烧伤总面积之中。

考点：烧伤面积的评估

链接：烧伤面积记忆口诀

> 3、3、3 头、面、颈，5、6、7 双上肢，5、7、13、21(双臀、双下肢)，13、13(躯干)会阴1。

（2）烧伤深度估计：按组织损伤的层次，用三度四分法将烧伤分为Ⅰ度、浅Ⅱ度、深Ⅱ度和Ⅲ度烧伤（表 10-2 和图 10-2）。Ⅰ度、浅Ⅱ度属浅度烧伤；深Ⅱ度、Ⅲ度烧伤则属深度烧伤。

表 10-2　烧伤深度的评估

分度	损伤深度	临床表现	愈合过程
Ⅰ度（红斑）	表皮层	红、肿、热、痛、烧灼感，无水疱	3～5日后痊愈，无瘢痕
Ⅱ度（水疱）			
浅Ⅱ度	真皮浅层	水疱较大，剧痛，创底肿胀潮红	2周左右愈合，无瘢痕，可有色素沉着
深Ⅱ度	真皮深层	水疱较小或无水疱，感觉迟钝，创面浅红或红白相间，或可见网状栓塞血管	3～4周可愈合，有瘢痕
Ⅲ度（焦痂）	全层皮肤，有时深达皮下组织、肌肉和骨骼	无水疱，蜡白或焦黄，皮革状，甚至炭化，感觉消失，或可见树枝状栓塞血管	2～4周后，焦痂自然分离，形成肉芽组织

考点：烧伤深度的评估

知识拓展　烧伤的四度五分法

　　近年来，国际对烧伤的原诊断提出修正。基本变化是把超越皮肤和皮下的深度烧伤定位为四度，形成四度五分法。其组织学划分为：Ⅰ度烧伤、Ⅱ度烧伤（浅Ⅱ度、深Ⅱ度）如前所述。Ⅲ度烧伤：系全层皮肤的损伤，表皮、真皮及其附件全部烧伤。Ⅳ度烧伤：深及肌肉甚至骨骼、内脏器官等。

（3）烧伤程度判断：①轻度烧伤，Ⅱ度烧伤面

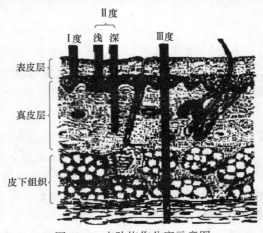

图 10-2　皮肤烧伤分度示意图

积小于 9%。②中度烧伤, Ⅱ度烧伤面积 10%～29%, 或Ⅲ度烧伤面积小于 9%。③重度烧伤, 总面积 30%～49%, 或Ⅲ度烧伤面积 10%～19%, 或烧伤总面积不足 30%, 但已发生休克、呼吸道烧伤或较严重的复合伤。④特重烧伤, 总面积大于 50%, 或Ⅲ度烧伤 20% 以上, 或已有严重并发症。

2. 特殊部位的烧伤

（1）呼吸道烧伤: 常与头面部烧伤同时发生, 因吸入浓烟、火焰、蒸汽、热气或吸入有毒、有刺激性的气体所致。可出现呛咳、声嘶、吞咽疼痛、呼吸困难、发绀、肺部啰音等表现。易发生窒息或肺部感染。

情境案例 10-2: 问题 1 分析

①该病人的烧伤面积为 50%。采用新九分法: 面部 3%＋颈部 3%＋胸腹部 13%＋双前臂 6%＋双手 5%＋双小腿 13%＋双足 7%＝50%。②根据三度四分法评估, 浅Ⅱ度烫伤面积为 30%（面部、颈、胸腹部、双前臂、双手水疱大、剧痛）; 深Ⅱ度为 13%（双小腿水疱较小、有拔毛痛）; Ⅲ度为 7%（双足呈蜡白色, 可见树枝状静脉栓塞网）。

（2）头面颈部烧伤: 其临床特点叙述如下。①常合并眼、耳、鼻及呼吸道烧伤。②肿胀明显。③易发生呼吸困难、休克和脑水肿。④伤后容易发生感染。

3. 心理-社会状况　烧伤属于意外事故, 病人多无任何思想准备, 易造成严重心理打击。病人早期有精神紧张、行为异常等反应; 中期因换药疼痛、手术治疗等而焦虑不安、恐惧; 后期可能因面容损毁、躯体功能障碍或致残而产生长期精神困扰, 甚至悲观厌世。

（三）辅助检查

1. 实验室检查　较严重的烧伤可出现血红蛋白尿, 尿量减少。感染时血白细胞计数及中性粒细胞比例明显增高。

2. 肾功能检查　烧伤后体内蛋白质分解代谢增强, 尿素氮增高。

（四）治疗要点与反应

1. 处理创面　正确处理创面能有效减少全身性感染等并发症, 大幅度提高烧伤的治愈率, 是治愈烧伤的关键环节。创面处理的目的是保护创面、防治感染、促进愈合、最大限度恢复功能。处理创面的措施有清创、选用包扎疗法或暴露疗法, Ⅲ度烧伤者去痂和植皮。

2. 防治休克　中度以上烧伤病人应及早采用液体疗法, 维持有效循环血量, 防治低血容量休克, 防治多系统器官功能衰竭。

3. 防治感染　是烧伤病程中的重要环节, 需在创面局部和全身使用高效抗生素; 同时还需应用免疫增强疗法, 提高免疫力。

三、护理诊断与合作性问题

1. 急性疼痛　与组织损伤、感染、换药、体位改变等因素有关。
2. 体液不足　与创面大量渗出有关。
3. 皮肤完整性受损　与烧伤导致组织破坏有关。
4. 潜在并发症: 低血容量性休克、脓毒症、肢体畸形等。

四、护　理　目　标

病人自述疼痛缓解; 病人有效循环血量恢复, 生命体征平稳; 病人伤口得以妥善处理, 受损组织逐渐修复; 病人无并发症发生, 或并发症能得到及时发现和治疗。

五、护　理　措　施

（一）现场急救护理

现场救护原则在于使病人尽快消除致伤原因, 脱离现场和进行必要的急救。对于轻症进行妥善

的创面处理,对于重症做好转运前的准备并及时转送。

1. 迅速消除致伤因素　指导和协助伤者尽快脱离险境:①如火焰烧伤应尽快灭火,脱去燃烧衣物,就地翻滚或跳入水池熄灭火焰,以阻止高温继续向深部组织渗透,并减轻创面疼痛。互救者可用毛毯、大衣等物品覆盖,隔绝灭火。切忌用手扑打火焰、奔跑呼叫,以免增加损伤。②若被热液等烫伤,应立即脱去或剪开浸湿的衣服。面积较小的四肢烧伤,可将肢体浸泡于冰水或凉水中,以减轻疼痛和热力的继续损害。③对酸、碱等化学物质烧伤,应立即脱去或剪开沾有酸、碱的衣服,以大量清水冲洗;如系生石灰烧伤,应先除去石灰粉粒,再用清水长时间冲洗,以避免石灰遇水产热加重损伤。磷烧伤时立即将烧伤部位浸入水中或用大量清水冲洗,同时在水中拭去磷颗粒,不可将创面暴露在空气中以避免磷继续燃烧。创面忌用油质敷料包裹。④电击伤时迅速使病人脱离电源,呼吸心跳停止者,立即行口对口人工呼吸和胸外心脏按压等复苏措施。

2. 抢救生命　去除致伤原因后,要配合医生首先处理窒息、心搏骤停、外伤性大出血、开放性气胸等危急情况。对头颈部烧伤或疑有呼吸道烧伤时,应保持口、鼻腔通畅,必要时及时协助医生做气管切开手术。

3. 预防休克　遵医嘱给予镇静止痛药。伤后应尽快补充液体,口渴者可口服淡盐水或烧伤饮料。中度以上烧伤需远途转送者,须建立静脉输液通道,必要时遵医嘱快速静脉输入生理盐水或平衡盐溶液 1000~1500ml 及右旋糖酐 500ml,途中需保持输液。

4. 保护创面　就地取材,用无菌敷料或清洁布类包裹创面,避免再污染和损伤。创面勿涂任何药物等。

5. 转送病人　一般要求尽早转运,转送时必须维持呼吸道通畅,继续输液;有休克者,先抗休克,待病情平稳后再转送。转运前和转运中避免使用冬眠药物和呼吸抑制剂。

考点:烧伤现场急救护理原则

(二) 一般护理

做好降温、保持呼吸道通畅及其他基础性护理工作。

(三) 病情观察

1. 观察全身情况　伤后密切观察神志、血压、脉搏、呼吸等情况变化,应注意神志改变常是脓毒症的早期症状;留置导尿管,记录尿量;重症烧伤应监测中心静脉压。

2. 观察创面情况　烧伤早期应每日观察创面病情变化,若创面水肿、渗出液增多、肉芽颜色转暗、创缘下陷,或上皮停止生长,原来干燥的焦痂变得潮湿、腐烂,创面有出血点等都是脓毒症的征象。若创面出现紫黑色出血性坏死斑,是铜绿假单胞菌感染的征象。发现异常情况,应及时向医生报告。

(四) 治疗配合

1. 静脉补液的护理　烧伤后48小时内因大量渗出而导致体液不足,可引起低血容量性休克。液体疗法是防治烧伤休克的主要措施。

(1) 补液量估计:我国目前常用的补液方案是伤后第 1 个 24 小时补液量按病人每公斤体重每1%烧伤面积(Ⅱ度、Ⅲ度)补液 1.5ml(儿童 1.8ml、婴儿 2.0ml)计算,即第一个 24 小时补液量=体重(kg)×1.5ml+2000ml(每日生理需要量),即为补液的总量。晶体与胶体溶液的比例一般为2:1,特重度烧伤为 1:1。

(2) 液体的种类与安排:晶体溶液首选平衡盐溶液,其次为生理盐水。胶体液首选血浆,以补充渗出丢失的血浆蛋白,也可用血浆代用品和全血,因烧伤后第 1 个 8 小时内渗液最快,故应在首个 8 小时内输入胶、晶体液总量的1/2,其余分别平均在第 2、第 3 个 8 小时内输入。生理需要量用5%的葡萄糖溶液补充,应在 24 小时内平均分配(表10-3)。

（3）补液原则：一般原则是先晶后胶，先盐后糖，先快后慢，晶、胶体溶液交替输入。特别注意不能集中在一段时间内输入单一种类液体，如大量输入水分可引起水中毒。

（4）调节输液量和速度的指标：①尿量，是反映组织器官灌流状况的简便而有效的指标。对重度以上烧伤或外生殖器深度烧伤病人应留

表 10-3　烧伤后第 1 个 24 小时液体输入比例

液体种类	第 1 个 8 小时	第 2 个 8 小时	第 3 个 8 小时
电解质溶液（平衡盐）	1/2	1/4	1/4
胶体溶液（血浆等）	1/2	1/4	1/4
5% 葡萄糖溶液	1/3	1/3	1/3

置尿管，一般要求成人尿量大于 30ml/h，小儿尿量不少于 1ml/（h·kg）。若低于上述水平，表示补液量不足，应加快输液；但某些情况，如老年人、心血管病病人、呼吸道烧伤或合并颅脑损伤者，输液不能太快，只要求尿量为 20ml/h 即可；有血红蛋白尿时要维持在 50ml/h 以上。②其他指标，如血压、脉搏、末梢循环情况、精神状态、中心静脉压等，应维持基本正常。以下情况说明血容量已基本恢复：收缩压在 90mmHg 以上；心率成人在 120 次/分以下，儿童在 140 次/分以下；病人安静；肢端温暖，中心静脉压正常。

考点：烧伤后第 1 个 24 小时补液量的估计，补液种类与安排，尿量监测

情境案例 10-2：问题 2 分析

①该病人第 1 个 24 小时的补液总量 = 60（体重）×50（面积）×1.5（成人系数）+2000（生理需要量）= 6500ml。②病人Ⅱ度、Ⅲ度烧伤面积为 50%，属于特重度烧伤，电解质、胶体溶液按 1 : 1 计算。因此，电解质、胶体溶液为各 2250ml。

护考链接

病人，男性，45 岁，锅炉房工人，工作中不慎被开水烫伤，左上肢、颈部、胸腹部、双小腿和双足均为大水疱，有剧痛；右手掌焦痂呈皮革样，不痛，面部红斑，表面干燥，已发生低血容量性休克。

1. 估计该病人Ⅱ度烫伤面积为　A. 56%　B. 49%　C. 69%　D. 45%　E. 39%
2. 输液护理中，判断血容量已补足的简便、可靠的观察依据是　A. 收缩压 >90mmHg　B. 脉搏 <120 次/分　C. 尿量 >30ml/h　D. 中心静脉压正常　E. 安静，肢端温暖

点评：①Ⅱ度烧伤面积为 9% +3% +13% +13% +7% =45%。右手掌焦痂皮革样为Ⅲ度烧伤，不属于本题要求计算的内容；面部红斑属Ⅰ度烧伤，不计烧伤面积。②尿量是反映组织器官灌流状况的简便而有效的指标，也是判断血容量已补足和简便、可靠的观察依据。

2. 创面的护理

（1）创面的早期护理：在良好的止痛和无菌条件下，协助医师尽早进行清创。先剃除或剪去创面及周围毛发，修剪指（趾）甲，清洁创面周围正常皮肤，随后用碘伏消毒周围皮肤和创面，去除异物。浅Ⅱ度创面的完整水疱皮予以保留，已脱落及深Ⅱ度创面的水疱皮应予去除。此后根据烧伤病情及医疗条件采用包扎、暴露或半暴露疗法。清创术后应注射 TAT，必要时及早使用抗生素。

（2）包扎疗法的护理：适用于四肢Ⅰ度、Ⅱ度烧伤。采用敷料对烧伤创面包扎封闭固定的方法，目的是减轻创面疼痛，预防创面感染，同时一定的压力可部分减少创面渗出，减轻创面水肿。方法是经清创处理后，创面上先敷几层药液纱布，其上再覆盖 2～3cm 厚、吸水性强的纱垫，用绷带自肢体远端向近心端包扎，注意显露指（趾）末端以观察血液循环。创面包扎后，每日检查有无松脱、臭味或疼痛，注意肢端末梢循环情况；敷料浸湿后及时更换，以防感染；抬高患肢，注意保持肢体功能位置。

（3）暴露疗法的护理：暴露疗法指病人经清创处理后，使创面完全暴露在清洁、干燥和温暖的空气中。适用于Ⅲ度烧伤、特殊部位（头面部、颈部或会阴部）及特殊感染（如铜绿假单胞菌、真菌）的创面、大面积创面。暴露疗法的病房应具备以下条件：室内清洁，有必要的消毒与隔离条件；恒定的温、

湿度,要求室温保持在28~32℃,相对湿度以50%~60%为宜。可用烤灯或红外线辐射促进创面结痂;若有渗液,可用无菌纱布或棉球拭干创面;创面涂收敛、抗菌等药物;保护创面,适当约束肢体,防止无意抓伤,用翻身床或定时翻身,防止创面因受压而加深。

（4）去痂和植皮的护理:深度烧伤创面自然愈合慢或难以愈合,而自然愈合所形成的瘢痕可导致各种畸形并引起功能障碍。因此,Ⅲ度烧伤常需要采取切痂、削痂和植皮,应做好植皮手术前后的护理工作。

（5）感染创面的处理:加强烧伤创面的护理,及时清除脓液及坏死组织。痂下感染时应剪去痂皮或坏死组织,以清洁和引流创面。根据创面感染程度和脓液多少,决定每日换药次数,根据感染特征或细菌培养和药敏试验选择外用药,如乙酸磺胺米隆、烧伤膏剂或油剂等中、西药制剂。待感染基本控制,肉芽组织生长良好,及时植皮促使创面愈合。

考点:创面的护理要点

（6）特殊部位烧伤护理

1）呼吸道烧伤:①床旁应备急救物品,如气管切开包、吸痰器、气管镜等。②保持呼吸道通畅,如行气管切开者,应做好气管造口护理。③吸氧。④观察并积极预防肺部感染。

2）头颈部烧伤:病人多采用暴露疗法,应安置病人取半卧位,观察有无呼吸道烧伤,必要时予以相应处理。做好五官护理,如及时用棉签拭去眼、鼻、耳的分泌物,保持其清洁干净;双眼使用抗生素眼药水或眼膏,避免角膜干燥而发生溃疡;避免耳郭受压;做好口腔护理,防止口腔黏膜溃疡及感染。

3）会阴部烧伤:保持局部干燥,将大腿上外展,使创面暴露;避免大小便污染,便后用生理盐水清洗肛门、会阴部,注意保持创面周围的清洁。

3. 防治感染的护理

（1）遵医嘱应用抗生素:及时做创面细菌培养及抗生素药物敏感试验,以便选用有效抗生素。应用抗生素时,注意不良反应及多重耐药菌感染的发生。

（2）做好消毒隔离工作:病房用具应专用;工作人员出入病室要更换隔离衣、鞋、帽;接触病人前后要洗手,做好病房的终末消毒工作。

4. 改善营养状况　补充高蛋白、高热量及多种维生素食物。依据不同病情给予口服、鼻饲或胃肠外营养,促进创面修复及身体功能的康复。对大面积烧伤病人,遵医嘱每日或隔日输入适量血浆、全血或人体白蛋白,也可应用免疫球蛋白等,以增强抵抗力。

（五）心理护理

应根据不同病人的心理状态,采取相应措施。对缺乏自制力者,要加强安全措施,严防病人再次受伤;对有恐惧反应或压抑反应者,鼓励病人表达情感,帮助寻找消除恐惧及悲哀情绪的方法;对伤残或者面容受损害者,应注意沟通技巧,令其精神放松。

（六）健康指导

1. 指导保护皮肤　告知病人创面愈合后一段时间内,可能出现皮肤干燥、瘙痒、全身闷热等反应,应嘱咐病人避免使用刺激性大的肥皂和接触过热的水,不能搔抓初愈的皮肤;可在已愈合创面涂擦润滑剂,穿纯棉内衣,1年内烧伤部位避免太阳暴晒。

2. 指导功能锻炼　鼓励病人尽早下床活动,与病人及家属共同制订康复计划,指导病人进行正确的肢体和关节功能锻炼。

六、护理评价

病人自述疼痛是否缓解;病人有效循环血量是否恢复,生命体征是否平稳;病人伤口是否得以妥善处理,受损组织是否逐渐修复;病人有无并发症发生,或并发症是否得到及时发现和治疗。

◆ 入院护理工作过程

迎接病人,护送入烧伤病房、为病人戴腕带→通知医师→给予半卧位→测量生命体征(下肢测量血压),评估神志、烧伤面积与深度、尿量、肢端温度,并记录→了解辅助检查结果→安慰病人→建立静脉通道,遵医嘱快速输液→办理入院手续→填写护理评估单及护理表格→入院宣教。

◆ 住院护理工作过程

留置导尿管→正确实施补液计划→观察病情,测尿量→配合医生清创→采用暴露疗法→用棉签拭去眼、鼻、耳的分泌物→吸氧,保持呼吸道通畅,床旁备急救物品(气管切开包、吸痰器、气管镜等)→如行气管切开,做好气管造口护理→遵医嘱应用抗生素→预防肺部等感染→配合医生做切痂、削痂和植皮术→做好创面、口腔及饮食的护理→心理护理→健康教育→填写护理记录单。

◆ 出院护理工作过程

处理出院医嘱→撤销卡片、整理出院病历、做好出院登记→出院宣教:功能锻炼、初愈创面的保护、后续整形等→征求病人意见和建议→通知护工、膳食科→消毒病室及清洁床单位→填写出院护理记录。

病人家属:护士,我儿子现在有生命危险吗?

护士:叔叔,您儿子烧伤面积50%,是严重烧伤,病情较重。这两天面临的第一个危险是体液丢失的问题,必须通过大量输液来维持体液的平衡。我们有专门的医护人员在为他提供监护、治疗,现在已经在快速补液了。

病人家属:那如果过了这一关,以后还有危险吗?

护士:烧伤破坏了您儿子大面积的皮肤,失去了相应的保护功能,很有可能发生感染,这是稍后会面临的难关。现在他在烧伤病房,里面的环境、用物都是无菌的,要限制探视。为了预防感染,在用有效的抗生素,我们会加强对他的创面保护,全力控制感染的发生。

病人家属:饮食上我们应该为他准备些什么?

护士:现在病情还不稳定,暂时不能吃,医生会给他静脉补充营养的。等病情稳定后,应加强营养,补充高蛋白、维生素等,如鱼虾、瘦肉、牛奶、蛋羹、新鲜蔬菜与水果等,只要他能吃,都是可以的。到时我会告诉您准备的。

病人家属:好的,谢谢你。

……

病人:太谢谢你们医护人员了,我明天要出院了。

护士:好啊,小王,恢复得不错,这与您的积极配合和您父亲的照顾是分不开的。出院后要注意适当活动,锻炼肢体。近3个月洗澡水不能太热,也不要用肥皂,1年内烧伤部位不能暴晒太阳。不能搔抓初愈的皮肤,要穿纯棉内衣。

病人:好的,谢谢您!

第3节　毒蛇咬伤病人的护理

一、概　述

毒蛇咬伤主要见于我国南方农村和山区,以夏秋季多见。我国蛇类有150余种,其中毒蛇约40种,以蝮蛇、银环蛇、眼镜蛇、竹叶青、蝰蛇等较多见。毒蛇一般色彩斑斓,头部扁平或呈三角形,有一对毒牙与毒腺排毒导管相通,毒蛇咬人时,毒腺排出毒液(图10-3),经过毒牙注入皮下或肌肉组织内,通过淋巴吸收进入血液循环,引起局部和全身中毒症状,若不及时救治,重者可致死亡。

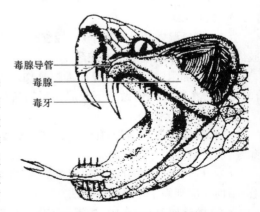

毒腺导管
毒腺
毒牙

图 10-3　毒蛇的咬肌及毒器

（一）病因及发病机制

蛇毒是含有多种毒性蛋白质、溶组织酶及多肽的复合物,蛇毒依其对人体作用可分为三类:①神经毒,如金环蛇、银环蛇分泌的毒素,对中枢神经和神经肌肉节点有选择性毒性作用,可引起呼吸肌麻痹、神经肌肉瘫痪。②血液毒,如竹叶青、五步蛇分泌的毒素,对血细胞、血管内皮及组织有破坏作用,可引起出血、溶血、休克和心力衰竭等。③混合毒,如蝮蛇、眼镜蛇分泌的毒素,兼有神经毒和血液毒的作用。

（二）躯体表现

1. 伤口反应　毒蛇咬伤后,留下一对较深的齿痕,局部伤处疼痛,肿胀蔓延迅速,淋巴结肿大,皮肤出现血疱、瘀斑,甚至局部组织坏死。

2. 全身反应　神经毒类毒蛇咬伤后1~6小时可出现头晕、视力模糊、眼睑下垂、言语不清、四肢软瘫、吞咽和呼吸困难,最后可致循环呼吸衰竭。血液毒类毒蛇咬伤后有皮下瘀斑、血尿等全身出血现象,出现肾功能不全及多脏器衰竭。混合毒兼有神经毒和血循毒的表现。

二、护理要点

（一）现场急救

局部紧急处理的目的是阻止蛇毒的吸收和加速排出毒液。

1. 缚扎　被毒蛇咬伤后,病人应保持镇静,尽量少动,切忌惊慌奔跑,以减少毒液吸收和扩散。迅速在伤口的近心端5~10cm处用止血带、布条、绳子等物品缚扎,松紧度以阻止静脉血回流但不影响动脉血流为原则,同时将患肢下垂。

2. 排毒　用生理盐水、高锰酸钾溶液、过氧化氢溶液（现场也可用大量清水、肥皂水）等反复冲洗伤口及周围皮肤,以减少毒素吸收,破坏蛇毒。伤口冲洗后,在局麻下以牙痕为中心做组织切开,深达真皮下,将患肢下垂,用手自上而下向创口处挤压,排出毒血,持续10~20分钟。血循毒蛇咬伤后,则不应扩创,以免伤口流血不止。

3. 局部降温　将伤肢浸入冷水,或用冰袋冷敷,以减轻疼痛,减少毒素的吸收,降低毒素中酶的活力和局部代谢。

考点:毒蛇咬伤后的急救措施

（二）病情观察

密切监测生命体征、神志、尿量的改变,随时注意发生中毒性休克及心、肺、肾衰竭和出血倾向等情况。如发现异常情况时,应及时报告医师处理。

（三）配合治疗护理

1. 伤口处理

（1）伤口湿敷和外敷中草药:经急救处理后,可用高渗盐水或1:5000高锰酸钾溶液湿敷伤口;肢体肿胀处可外敷中草药或蛇药。

（2）局部阻滞疗法:一般在毒蛇咬伤后1~4小时内,取胰蛋白酶2000U加入0.05%普鲁卡因10~20ml,在伤口外周做皮下及肌层浸润注射。胰蛋白酶有直接破坏蛇毒的作用。

2. 全身治疗护理

（1）解毒排毒:蛇药具有解毒、消炎、止血等作用,可遵医嘱选用相应蛇药,并可注射呋塞米、甘露醇等,加快血液内蛇毒排出。

（2）抗蛇毒血清的应用:选用单价或多价抗蛇毒血清能中和蛇毒,缓解症状。使用前需做过敏试验,阳性反应则需采用脱敏注射法。

（3）防治感染:咬伤后,需使用破伤风抗毒素和抗生素防治感染。

（4）重症病人治疗:部分受伤时间较长、中毒较重病人,可出现多脏器功能衰竭等严重并发症,应加强支持疗法,维护各重要脏器功能。

（四）心理护理

病人入院后,及时与之沟通,稳定其情绪,消除恐惧心理。

（五）健康指导

1. 宣传防范毒蛇咬伤知识,强化自我防范意识。步行应尽可能避开树林茂密、人烟稀少的地段,在山村、丘陵地带应穿鞋行走,同时可将裤口、袖口扎紧。

2. 告知人们被毒蛇咬伤后切忌慌乱奔跑,学会就地缚扎、冲洗、排毒等急救方法。

第 4 节　伤　口　护　理

一、清　创　术

清创术又称扩创术,是用手术处理污染伤口,使其转化为清洁伤口的一种治疗方法。对开放性创伤的伤口应实施清创术。

（一）目的要求

在无菌操作下,使污染伤口变为较清洁伤口,减少感染机会,促进伤口一期愈合。包括清洗伤口周围皮肤、除去伤口内的污物和异物、切除失去活力和污染严重的组织、修整创缘、彻底止血、修复组织、缝合伤口。

（二）清创时机

清创术应力争在伤后 6~8 小时内施行。在此时间内,细菌仅存在创口表面,尚未形成伤口感染,是清创术的最佳时机。头面部伤口,污染较轻,早期已应用有效抗生素,清创缝合的时限可延长至伤后 12 小时,甚至更长时间;关节附近及有神经、大血管、内脏等重要组织器官暴露的伤口,如无明显感染现象,尽管时间较长,原则上也应清创并将伤口缝合。

考点:清创术的目的和时机

（三）操作步骤

1. 术前准备　对大失血病人或出血较多的清创术需准备血源;根据损伤部位和程度选择适当的麻醉方法;用无菌纱布覆盖伤口,剃除伤口周围的毛发,清除污物等。

2. 清洗消毒　用消毒软毛刷蘸软皂液自内向外刷洗创口周围皮肤,然后用无菌生理盐水进行冲洗,如此 2~3 遍;除去创口上纱布,分别用生理盐水、3% 过氧化氢溶液等冲洗创口,以无菌纱布拭干伤口及周围皮肤,术者更换无菌手套后常规消毒,铺无菌巾。

3. 伤口清创　仔细检查伤口,去除伤口内血凝块及异物,切除失去活力和已游离的组织及脱离骨膜的碎骨片,修剪创缘皮肤 1~2mm,使创缘整齐;术中注意严格止血。

4. 修复组织　清创后,再次冲洗伤口及消毒皮肤,重铺无菌巾,更换手术器械及手套,最后修复损伤的肌腱、神经、重要血管等深部组织并缝合伤口;根据损伤部位和伤情决定缝合方式。清创后的伤口内还应酌情放置各种引流物,以促使分泌物排出、减少毒素吸收、控制感染、促进肉芽生长。

5. 包扎伤口　目的是保护伤口,减少污染、固定敷料和有助于止血。伤口缝合后,覆盖并固定无菌纱布,保持敷料清洁干燥。

二、换　　药

换药又称更换敷料,是对经过初期治疗的伤口(包括手术切口)做进一步处理。其目的是动态观察伤口变化,保持引流通畅,控制局部感染,保护并促使肉芽组织和上皮健康生长,促使伤口尽快愈合。

（一）换药原则

1. **无菌原则** 严格遵守无菌操作原则,凡接触伤口的器械、敷料等物品必须无菌,防止发生医院内感染。换药过程中始终坚持两把镊子操作(双手执镊法),即右手持镊接触伤口,左手持镊从换药碗中夹取无菌物品并传递给右手无齿镊,两镊不可直接接触。

2. **换药时间** 换药时要求室内空气清洁,光线明亮,温度适宜。一般下列情况不安排换药:①晨间护理时;②病人进餐时;③病人睡眠时;④家属探视时;⑤手术人员上手术台前。

3. **换药顺序** 根据伤口情况安排换药顺序。应先换清洁伤口,再换污染伤口,再到感染伤口,最后换特殊感染伤口。

4. **换药次数** 应根据伤口情况而定。一般伤口在术后 2~3 天换药 1 次,如无感染,至拆线时再换药;感染伤口分泌物不多,肉芽组织生长良好的伤口,每日或隔日换药 1 次;严重的感染伤口或分泌物多的伤口,每日 1 次或数次。

考点: 换药原则、换药顺序

（二）换药步骤和方法

1. **换药前准备** ①病人准备:做好沟通工作,协助病人取舒适体位,充分暴露创面、便于操作,同时注意保暖。严重损伤或大面积烧伤的病人,必要时在换药前应用镇静剂或止痛剂。②换药者准备:按无菌操作原则穿工作服,戴好帽子和口罩;操作前七步洗手。③用物准备:2 个无菌换药碗,分别盛放适量无菌敷料和乙醇棉球、盐水棉球、引流物、2 把镊子,根据病人伤口情况,适量准备其他所需器械物品、药品、胶布等。

2. **换药操作方法** ①揭除伤口敷料:外层绷带和敷料可用手揭去,内层敷料用镊子取下。揭除敷料的方向应与伤口纵轴方向平行;如敷料与创面黏着,可取盐水棉球湿润敷料后揭除,以减轻疼痛和伤口损伤。②处理创面:换药时用双手持镊操作法夹持乙醇棉球由创缘向外擦拭消毒伤口周围皮肤 2 次,消毒范围大于敷料范围;化脓伤口由外向创缘消毒。用盐水棉球清洗伤口分泌物,禁止用干棉球、干敷料擦拭伤口,以防损伤肉芽组织。③覆盖无菌敷料并固定:覆盖大小和厚度适当的纱布敷料,用胶布固定。

3. **换药后整理** 换药结束后,将换药碗、镊子等已使用物品放入有盖箱子内,特殊感染病人器械单独存放,送供应室处理;污染敷料和用物分类放进医疗垃圾、生活垃圾或锐器垃圾桶内。

考点: 换药的操作方法

（三）换药注意事项

1. 严格遵守无菌操作原则和换药原则。

2. 换药时注意去除伤口内异物和坏死组织,同时动作应轻柔。

3. 换药完毕,须将一切用具放回指定的位置,认真洗净双手后方可给另一位病人换药。

小结

创伤是最常见的损伤,分为开放性创伤和闭合性创伤,创伤急救应优先抢救生命。闭合性软组织创伤后 24 小时内给予局部冷敷。烧伤面积估算有新九分法和手掌法,深度判断采用三度四分法,病程分为休克期、感染期、修复期。烧伤后 2 日内的护理重点是预防低血容量性休克;感染是烧伤病人的主要死因,正确处理创面是治愈烧伤的关键环节。毒蛇咬伤后,现场应立即施行缚扎、排毒等急救措施。清创术最佳时间是在伤后 6~8 小时内施行,换药应严格遵守无菌操作原则。

（刘爱芸）

自　测　题

A₁ 型题

1. 一般伤口清创的最佳时机是伤后
   - A. 12 小时内
   - B. 12~24 小时内
   - C. 6~8 小时内
   - D. 10 小时内
   - E. 18 小时内

2. 可用清水冲洗的化学烧伤,下列除外的是
   - A. 强碱烧伤
   - B. 强酸烧伤
   - C. 磷烧伤
   - D. 氨水烧伤
   - E. 生石灰烧伤

3. 烧伤创面包扎疗法,下列哪种情况,应立即改为暴露疗法
   - A. 敷料湿透
   - B. 病人发热
   - C. 创面疼痛
   - D. 敷料渗液呈绿色
   - E. 血检白细胞增高

4. 病人,男性,24 岁。在火灾中头面部烧伤,急救时应特别注意
   - A. 预防休克
   - B. 包敷创面,避免污染
   - C. 及时清创
   - D. 保持呼吸道通畅
   - E. 早用 TAT,预防破伤风

A₂ 型题

5. 病人,男性,35 岁。胸、腹、双下肢Ⅱ度烧伤后急送入院。护士为其输液时,在第 1 个 8 小时输入了电解质液和胶体液总量的 1/2,是因为
   - A. 疼痛剧烈
   - B. 毛细血管扩张
   - C. 尿量过多
   - D. 促进毒素排出
   - E. 创面渗出最快

6. 患儿,女性,4 岁。下肢被开水烫伤,见大小不等水疱。该创面适用
   - A. 包扎疗法
   - B. 暴露疗法
   - C. 药物湿敷
   - D. 半暴露疗法
   - E. 浸浴疗法

7. 病人,男性,18 岁。踢球时不慎扭伤踝关节,2 小时后来医院就诊。可采取的处理措施是
   - A. 局部按摩
   - B. 热水泡脚
   - C. 局部使用热水袋
   - D. 局部用冰袋
   - E. 局部理疗

8. 病人,男性,29 岁。左下肢开放性损伤,清创术后,换药的基本操作下列不正确的是
   - A. 外层敷料可用手揭除
   - B. 内层敷料应用镊子揭除
   - C. 粘贴胶布应与肢体躯干纵轴平行
   - D. 敷料与伤口粘连宜浸湿后再揭除
   - E. 根据伤口情况选择湿敷药液

9. 患儿,男性,6 岁。在玩耍时不慎被砸碎的玻璃划破手臂,伤口深、出血多,压迫止血后 6 小时来医院就诊。查体后发现一长约 2cm 的伤口,边缘整齐,无明显污染。此时采取的处理方法是
   - A. 清创后一期缝合
   - B. 清创后二期缝合
   - C. 清创后不缝合
   - D. 伤口冷敷
   - E. 控制感染,加强换药

10. 病人,女性,35 岁。左手被砸伤 2 小时,左手肿胀,皮肤发绀,压痛明显,X 线检查未见骨折,其受伤类型为
    - A. 裂伤
    - B. 擦伤
    - C. 挤压伤
    - D. 挫伤
    - E. 扭伤

11. 病人,男性,23 岁。因车祸受伤,下列关于转送方法错误的是
    - A. 如有四肢骨折,搬运前妥善固定
    - B. 如疑有脊柱骨折,应三人以平托法将病人轻放于硬板床上
    - C. 如并发重型胸部损伤,应卧于患侧
    - D. 转运途中将病人头部朝前
    - E. 保证有效输液,预防休克

A₃/A₄ 型题

(12~15 题共用题干)

患儿,男性,6 岁,体重 20kg。在家玩耍时不慎打翻开水瓶,双下肢(不含臀)被开水烫伤后皮肤出现大水疱,疼痛明显,水疱破裂后创面为红色。

12. 该病人的烧伤面积为
    - A. 30%
    - B. 35%
    - C. 40%
    - D. 46%
    - E. 50%

13. 该病人的烧伤深度为
    - A. Ⅰ度
    - B. 浅Ⅱ度
    - C. 深Ⅱ度
    - D. Ⅲ度
    - E. Ⅳ度

14. 该病人烧伤后第一个 24 小时应补的晶体和胶体液量为
    - A. 1050ml
    - B. 1080ml
    - C. 1260ml
    - D. 1440ml
    - E. 1800ml

15. 对于该病人的现场处理不正确的是
    - A. 迅速脱离热源
    - B. 创面涂抹甲紫
    - C. 用自来水冲洗双下肢
    - D. 补液或口服含盐饮料
    - E. 迅速送往医院

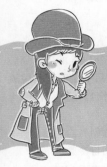
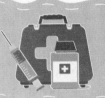

第11章
肿瘤病人的护理

随着疾病谱的改变,肿瘤已成为目前人类死亡的常见原因之一,病死率仅次于心脑血管疾病而居第二位。全世界每年约760万人死于恶性肿瘤,有1000余万人患恶性肿瘤,已成为男性第二位死因、女性第三位主要死因。护士应熟悉肿瘤的相关知识,以极大的耐心和热情为病人服务,提高病人的生活质量。

情境案例 11-1

病人张某,在照镜子时无意中发现颈部有一肿块。家人劝张某到医院就诊,但张某说:"不痛不痒的,大惊小怪干什么?"拒绝去医院检查。

问题:张某真的不用去医院就诊吗?

一、概　　述

肿瘤是机体细胞在体内、外各种有害因素的长期作用下,发生过度增生和异常分化所形成的新生物。根据肿瘤的生长特性和对人体的危害程度,分为良性肿瘤、恶性肿瘤及介于良、恶性之间的交界性肿瘤。良性肿瘤一般称为"瘤";来源于上皮组织的恶性肿瘤称为"癌";来源于间叶组织的恶性肿瘤称为"肉瘤";组织形态和生物学行为介于良性与恶性之间者称为交界性肿瘤。恶性肿瘤对生命造成极大威胁,已成为人类死亡的常见原因之一。

考点:肿瘤的定义和分类

(一) 病因

恶性肿瘤的病因目前尚未完全了解,目前认为肿瘤的发生多由外源性因素和内源性因素共同作用所致。

1. 外源性因素

(1) 化学因素:如烷化剂(有机农药等)、亚硝酸盐、黄曲霉素、多环芳香烃类化合物、氨基偶氮类染料等。

(2) 物理因素:如电离辐射、紫外线长期照射等。

(3) 生物因素:主要为病毒感染和寄生虫病,如乙型肝炎与肝癌有关,EB病毒与鼻咽癌有关等。

(4) 其他:不良生活方式,如饮食、吸烟;慢性刺激与炎症,如长期局部炎症刺激、慢性胃溃疡等。

2. 内源性因素

(1) 遗传因素:恶性肿瘤有遗传倾向性。相当数量的食管癌、肝癌、胃癌、乳腺癌、鼻咽癌病人有家族史。

(2) 内分泌因素:某些激素与肿瘤的发生有关,如雌激素和催乳素与乳腺癌、子宫内膜癌的发生有关;生长激素可以刺激癌肿的发展。

(3) 免疫因素:先天性或后天性免疫缺陷及长期使用免疫抑制剂者,恶性肿瘤的发生率较高。

(4) 心理-社会因素:如经历重大精神刺激、剧烈情绪波动或抑郁者易患恶性肿瘤。

(二) 病理

良性肿瘤细胞形态近似正常细胞,少有核分裂象。恶性肿瘤细胞有未分化或不典型增生现象,表

现为浸润性生长伴转移。

1. **恶性肿瘤的发生发展**　包括癌前期、原位癌和浸润癌三个阶段。癌前期上皮增生明显,伴有不典型增生;原位癌指癌变细胞仅限于上皮层,尚未突破基膜的早期癌;当原位癌突破基膜向周围组织浸润、发展,侵蚀和破坏周围组织正常结构时称为浸润癌。

2. **肿瘤细胞的分化**　恶性肿瘤细胞分为高分化、中分化和低分化(未分化)三类,或Ⅰ级、Ⅱ级、Ⅲ级。高分化(Ⅰ级)细胞形态接近正常,恶性程度低,预后较好;未分化(Ⅲ级)细胞核分裂较多,恶性程度高,预后差;中分化(Ⅱ级)的恶性程度介于两者之间。

3. **转移途径**　主要有直接蔓延、淋巴转移、血行转移和种植转移。

考点:肿瘤的病理特点

二、护理评估

(一)健康史

(1)了解病人有无吸烟、长期饮酒、不良饮食习惯或与职业有关的接触史、暴露史及感染史;家族中有无肿瘤病人;有无经历重大刺激、剧烈情绪波动或抑郁等致癌与促癌的相关因素。询问有无身体其他部位肿瘤病史或手术治疗史,有无其他系统伴随疾病。

(2)既往身体状况,是否伴有糖尿病、严重低蛋白血症、慢性肝肾疾病等。

(二)身心状况

1. 躯体表现

(1)局部表现

1)肿块:是肿瘤最常见的局部表现,也是病人就诊的主要原因。良性肿瘤的肿块表面光滑,能活动,边界清楚;恶性肿瘤的肿块无包膜,生长迅速,边界不清,形状不规则,表面不光滑,多数质硬,活动度小,甚至固定不动。

2)疼痛:良性和早期恶性肿瘤一般无疼痛或疼痛较轻,疼痛性质不一。当肿瘤生长到一定程度,如压迫神经、阻塞、膨胀等会引起较明显疼痛,晚期肿瘤疼痛常难以忍受。

3)溃疡:体表及空腔脏器的恶性肿瘤因生长过快,血供不足而继发坏死,可形成溃疡,有恶臭及血性分泌物。

4)出血:恶性肿瘤发生溃疡或侵蚀血管可发生出血。如消化道肿瘤可有呕血、黑便;肺部肿瘤可有咯血或血痰;泌尿系统肿瘤可有血尿等。

5)梗阻:良性和恶性肿瘤都可能影响呼吸道、胃肠道、胆道或泌尿道的通畅性,引起呼吸困难、腹胀、呕吐、黄疸或尿潴留等表现。

6)浸润与转移症状:如肺癌可引起胸腔积液,胃癌和肝癌可引起腹水,骨肿瘤可引起病理性骨折等。恶性肿瘤经淋巴转移可有区域淋巴结肿大;胃肠道恶性肿瘤可经血行转移引起转移性肝癌。

考点:肿瘤的局部表现

情境案例 11-1:问题分析

肿块是肿瘤最常见的局部表现,良性和早期恶性肿瘤一般无疼痛或疼痛较轻。张某发现颈部有一肿块,可能是良性肿物,也可能是恶性肿瘤的早期。因此,为明确诊断,张某应该尽快到医院就诊,以免延误诊治时机。

---

(2)全身表现:一般良性肿瘤和恶性肿瘤早期无全身表现;恶性肿瘤中晚期可出现消瘦、乏力、体重减轻、贫血及发热,甚至全身衰竭等表现。

(3)恶性肿瘤的分期

1)临床分期:恶性肿瘤临床上分早、中、晚三期。早期肿瘤体积小,局限于原发部位,无转移;中期肿瘤体积增大,向附近组织和器官侵犯,区域淋巴结转移,常出现不同程度的症状和体征;晚期肿瘤明显增大,广泛浸润至附近组织器官,有区域淋巴结转移或远处转移,症状及体征严重,甚至出现恶病

质表现。

2) TNM 分期:T 代表原发肿瘤,未见原发肿瘤为 T_0,有原发肿瘤,依其大小分为 T_1、T_2、T_3、T_4。N 表示区域淋巴结,无区域淋巴结转移为 N_0,有区域淋巴结转移,依其范围分为 N_1、N_2、N_3。M 表示远处转移,无远处转移为 M_0,有远处转移为 M_1。不同 TNM 的组合,确定肿瘤的不同病期。

考点:肿瘤的 TNM 分期

2. **心理-社会状况** 肿瘤病人根据不同的文化、经济、社会状况及心理特征,一般会产生以下一系列心理反应。①震惊、否认期:表现为不相信患病事实,可能会到处查资料、咨询专家,希望是弄错了,其实是病人对重大刺激的心理防御反应,但本期历时过久,可能延误治疗。②愤怒期:表现为激动、烦躁,病人常对家属及医护人员提出一些不合理的要求,显得格外"难伺候",这是恐惧、绝望的心理反应。③磋商(协议)期:病人渴望延长生命,得到有效的治疗,有非常好的治疗依从性。④抑郁期:当病情反复,甚至恶化,病人可能预感到生存希望渺茫,甚至严重意志消沉,自杀意识和倾向明显增高。⑤接受期:病人心境变得平静,并能理性地对待治疗和预后。

考点:肿瘤病人的心理反应

护考链接

病人,男性,60 岁。因晚期胃癌入院,病人情绪不稳,多次要求医生尽快为其复查,逢人便讲"我身体一直很好的,一定是搞错了",病人此时的心理反应处于   A. 否认期   B. 愤怒期   C. 协议期   D. 忧郁期   E. 接受期

点评:恶性肿瘤病人的心理变化分为:震惊否认期、愤怒期、磋商(协议)期、抑郁期和接受期。否认期表现为不相信患病事实,可能会到处查资料、咨询专家,希望是弄错了。所以选 A。

(三) 辅助检查

1. **实验室检查** 血、尿、粪的阳性结果常可提供诊断肿瘤的线索。目前,用免疫学技术检测肿瘤标志物,具有特异性和灵敏性。如甲胎蛋白(AFP)对原发性肝癌诊断特异性很高,血清癌胚抗原(CEA)测定,用于结肠癌预后的判断。

2. **影像学检查** 包括 X 线透视、摄片、造影、断层扫描、磁共振成像、超声波检查、放射性核素扫描及选择性血管造影等,都可为肿瘤提供定位诊断。

3. **内镜检查** 内镜有金属制和纤维光束两类。通过内镜可窥视肿瘤的肉眼改变、采取组织或细胞行病理形态学检查,或向输尿管、胆总管或胰管插入导管做 X 线造影检查,可大大提高肿瘤诊断的准确性。

4. **病理学检查** 是目前确定肿瘤最直接、最可靠的方法,具有定性意义。病理学检查包括细胞学检查和组织学检查两种。

考点:诊断肿瘤最可靠的方法

(四) 治疗要点与反应

手术治疗是治疗恶性肿瘤最重要的手段,尤对早、中期恶性肿瘤应列为首选方法。手术方式有根治手术(适用于早、中期肿瘤)和姑息手术(适用于部分晚期肿瘤)。必要时辅以化学药物治疗(化疗)、放射疗法(放疗)、生物治疗等综合治疗。治疗期间应注意围手术期、化学疗法和放射治疗等并发症。

考点:肿瘤治疗的首选方法

三、护理诊断与合作性问题

1. **焦虑/恐惧** 与担心麻醉、术中危险、器官功能丧失、医疗费用、预后和死亡危险有关。

2. **营养失调:低于机体需要量** 与肿瘤生长消耗了大量的营养和放疗、化疗后胃肠功能受影响有关。

3. 疼痛　与肿瘤侵犯神经干或神经末梢、手术创伤有关。

4. 潜在并发症:感染、骨髓抑制、静脉炎等。

四、护理目标

病人能正视和接受病情,恐惧程度减轻;病人能维持基本营养需要,营养状况改善;病人疼痛减轻;病人无并发症发生,或发生并发症能得到及时发现和治疗。

五、护理措施

(一) 心理护理

1. 加强与病人及家属的沟通,解释手术的重要性,解释放疗、化疗的目的和注意问题、可能出现的反应和应对方法等,并介绍成功病例,使病人正确认识疾病,树立战胜疾病的信心,积极配合治疗和护理。

2. 护士要具有高度的同情心和责任感,充分理解病人焦虑不安的心情,热诚关怀并尊重病人。密切观察病人各期的心理反应,给予相应的心理支持和疏导。①对震惊、否认期的病人,应鼓励家属给予情感上的支持、生活上的关心,使其有安全感。坦诚温和回答病人的询问,因人而异地逐渐使病人了解病情真相。②对愤怒期的病人,尽量让其表达自身的想法,有宣泄情感的机会。给予病人宽容、关爱和理解,注意安全,适时陪伴。③磋商期病人易接受他人的劝慰,有良好的遵医行为。应注意维护病人的自尊,尊重病人的隐私,满足其需要,积极引导,减轻压力。④对抑郁期病人,应给予更多关爱和抚慰,诱导其发泄不满,帮助其树立生活的信心。同时加强防范措施,如加强巡视、避免病人独处、鼓励家人陪伴等,防止发生意外。⑤对进入接受期的病人,应尊重其意愿,满足其需求,尽可能提高生活质量。

(二) 一般护理

给予高热量、高蛋白、高维生素、清淡、易消化的食物。多吃新鲜蔬菜、水果,多饮水,忌烟酒,可根据病人的口味选择适当的烹调方法。对不能从口进食者,或严重呕吐、腹泻者,给予静脉补液,纠正水、电解质、酸碱平衡失调,必要时输血,或给予要素饮食或胃肠外营养,以增强病人对治疗的耐受性,促进病人恢复。

(三) 配合治疗护理

1. 疼痛的护理　护士应密切观察病人疼痛的部位、性质、持续时间,与病人共同探索控制疼痛的途径。分散病人注意力、建立安静舒适的环境有助于肿瘤疼痛病人减轻心理生理的异常。目前,药物控制肿瘤疼痛是各国都在普遍使用的方法。

(1) 有效控制疼痛:根据肿瘤疼痛程度按阶梯给药;口服给药是首选的给药途径;遵医嘱按时给药,无论给药当时病人疼痛是否发作;用药剂量个体化,由于个体对麻醉药品的敏感度差异很大,凡能使疼痛得到缓解且副反应最低的剂量就是最佳剂量;评估止痛效果,防治药物副作用。

(2) 晚期肿瘤疼痛的三级阶梯镇痛方案:①一级止痛,轻度疼痛者选用非麻醉性镇痛药,如阿司匹林、对乙酰氨基酚等。②二级止痛,中度持续性疼痛者使用弱阿片类麻醉剂,如布桂嗪、可待因、美沙酮等。③三级止痛,强烈持续性疼痛者使用强阿片类麻醉剂,如吗啡、哌替啶等。

考点:肿瘤三级阶梯镇痛方案

2. **手术治疗病人的护理**

(1) 手术前护理:实施围手术期病人的一般常规护理。向病人解释手术的必要性及重要性,使其理解手术造成机体的正常功能破坏,如失语、截肢、人工肛门等。进行护理操作时,动作应轻柔,以防刺激肿瘤引起癌细胞扩散。

(2) 手术后护理:①密切观察病情,加强引流管和切口护理,加强皮肤和口腔护理;鼓励病人勤翻身、深呼吸、有效咳嗽、咳痰,早期下床活动。②重视器官残障和身体形象改变的护理,指导病人进行

功能锻炼,训练自理能力,提高自信心。

3. 化学治疗病人的护理

(1)化疗前的心理护理:向病人讲解化疗的目的、给药途径和注意事项,消除病人的紧张感和不必要的顾虑。如有些化疗药可致脱发,病人或家属应有心理准备,一般停用化疗后 3~6 个月即可长出新发,不致造成长期影响;病人间个体差异较大,避免产生化疗后有严重副作用的自我暗示。

(2)化疗常见的副反应和护理

1)组织坏死和栓塞性静脉炎:化疗药物刺激性强,溢出静脉外可引起组织坏死。应了解药物刺激性,熟练掌握静脉穿刺和注射刺激性药物的技术,注射前应将药物稀释至要求的浓度,并在规定时间内用完。一旦发现药物溢出时,应立即停止给药,保留针头,换接注射器回抽溢出的药液,局部注射解毒剂后拔针,并冰敷 24 小时,切忌热敷,常用解毒剂有硫代硫酸钠和碳酸氢钠。长期静脉化疗者,应有计划地使用静脉,保证受刺激的静脉有足够的时间恢复。一旦出现静脉炎应及时处理,可予局部热敷、理疗,外用可的松软膏等。

2)胃肠道反应:多为厌食、恶心、顽固性呕吐、腹痛、腹泻等。化疗期间多饮水有助于减轻胃肠道反应。宜给予少油腻、易消化、富含维生素的饮食,恶心、呕吐严重者给予镇静止吐药物。

3)骨髓抑制:化疗前及化疗期间,每周检查白细胞和血小板,当白细胞低于 $4×10^9$/L,血小板低于 $80×10^9$/L 时,应暂停给药,给予升血细胞药物,加强营养,保护性隔离,预防交叉感染。观察病人有无出血倾向和感染表现。静脉穿刺时慎用止血带,注射完毕按压针眼 5 分钟,严防利器伤及病人皮肤。

4)口腔黏膜反应:保持口腔清洁,合并真菌感染时,用 3% 的碳酸氢钠溶液漱口,并用制霉菌素 10 万 U/ml 含漱。

5)皮肤反应:表现为皮肤干燥、色素沉着。皮肤瘙痒时,可外用炉甘石洗剂,切忌搔抓;出现斑丘疹时,要防止破溃感染;全身剥脱性皮炎,须用无菌布单保护隔离。

6)脱发:可用头皮降温方法。注药前 5~10 分钟,头部放置冰帽,注药后维持 30~40 分钟,可防止药物对毛囊的刺激。

知识拓展

化疗操作时的护士个人防护

①穿低渗透的隔离衣;②帽子遮盖全部头发;③戴护目镜,戴十层纱布的口罩,外戴一次性口罩,药物配置完毕后丢弃外层口罩;④先戴聚氯乙烯手套,外面再戴乳胶手套。操作中要防止手套破损,发现破损要立即更换。

考点:肿瘤化疗的副作用及护理

4. 放射治疗病人的护理

(1)放疗前护理:向病人介绍放疗的相关知识,让病人对放疗有所了解,避免紧张情绪;加强营养,改善全身状况;做好照射野器官的护理,如头颈部照射,要做好口腔护理、治疗牙周炎或牙龈炎、拔除龋齿;做好照射野的定位标志。

(2)放疗中护理:放疗过程中根据情况适时调整治疗方案及照射剂量,尽量保护照射部位以外的其他部位,同时给予镇静剂、维生素 B 类药物,充分摄入水分,以减轻全身反应及避免局部放射损伤。若放疗中出现头晕、乏力、厌食、恶心、呕吐等症状时,应及时对症处理;放射线对骨髓有明显的抑制作用,注意经常观察血象变化,若白细胞低于 $3×10^9$/L,血小板低于 $80×10^9$/L 时,应暂停放疗,给予综合治疗。每次照射后病人静卧半小时对预防全身反应有一定帮助。

(3)放疗后护理

1)皮肤反应的护理:放疗所致的皮肤损伤分为以下三种。①一度反应:出现红斑、有烧灼和刺痒感,可以有脱屑,称干反应,可涂羊毛脂或 0.2% 薄荷淀粉止痒。②二度反应:出现高度充血、水肿,有渗出、糜烂,称湿反应,可涂 2% 甲紫或氢化可的松霜剂后暴露创面,避免合并感染。③三度反应:溃疡

形成,难以愈合,应给予换药处理。照射后的局部皮肤要保持清洁干燥,可用温水和柔软毛巾轻轻蘸洗,禁用肥皂擦洗或热水浸浴;禁用碘酊、乙醇等刺激性消毒剂;忌外涂化妆品;避免冷、热刺激和日光直射;选用全棉柔软内衣,避免粗糙衣物摩擦。

2)黏膜反应的护理:放疗期间保持局部黏膜清洁。口腔可用盐水或复方硼砂溶液漱口;放射性鼻炎可用鱼肝油、复方薄荷油滴鼻;放射性喉炎可用雾化吸入;放射性眼炎可用氯霉素眼药水和四环素可的松眼膏。

3)照射野器官的护理:食管放疗后应保持口腔清洁,细软饮食,每次餐后饮水冲洗食管,注意观察疼痛、吞咽困难、呛咳、出血等表现;直肠放疗后应软化大便,避免粪便过硬损伤直肠。胸部放疗后可出现放射性肺纤维变,膀胱放疗后出现血尿,以及小肠出现黏膜溃疡、出血等,应严密观察,发现异常及时报告医生,必要时暂停放疗。

考点:肿瘤放射治疗病人的护理

(四)健康指导

1. 疾病知识指导　向病人和家属介绍诊断性检查、治疗、护理和康复方面的知识,如各种检查的意义,化疗、放疗的目的、方法及注意事项等。

2. 功能锻炼　术前教会病人锻炼方法,有利于病人术后及早开始锻炼。术后指导并鼓励病人学会重建器官的功能锻炼,尽早适应社会和身体功能的改变。

3. 肿瘤三级预防宣教　①一级预防:即病因预防,消除或减少可能致癌的因素,降低发病率,如保护环境、控制污染、纠正不良的饮食习惯等。②二级预防:即诊治预防,以实现疾病的早发现、早诊断、早治疗,提高生存率,降低死亡率,如对高发地区和危险人群定期普查、治疗癌前病变、重视早期症状。③三级预防:即康复预防,提高生存质量、减少痛苦及延长寿命。如有效止痛,预防术后及化疗、放疗的并发症等。

4. 定期复查　治疗后 3 年内至少每 3 个月复查 1 次,3 年后每 6 个月复查 1 次,5 年后每年复查 1 次。

考点:肿瘤的三级预防

六、护理评价

病人是否能正视和接受病情,焦虑恐惧程度是否减轻;病人是否能维持营养需要,营养状况是否得到改善;病人疼痛是否减轻;病人是否有并发症发生,或发生并发症是否能得到及时发现和治疗。

小结

肿瘤由外源性因素和内源性因素共同作用所致,分为良性、恶性和交界性肿瘤。恶性肿瘤包括癌前期、原位癌和浸润癌三个发展阶段,转移方式有直接蔓延、淋巴转移、血行转移和种植转移,其中淋巴转移是主要的转移途径。肿瘤局部表现为肿块、疼痛、溃疡、出血和梗阻等症状,全身表现早期不典型,恶性肿瘤中、晚期可出现慢性消耗和中毒症状,甚至恶病质表现。病理学检查是确诊肿瘤的最可靠方法。肿瘤治疗以手术治疗为主,采用综合疗法。在护理中,要关注病人的心理反应,做好心理护理、营养护理、疼痛护理、手术护理、化疗与放疗的护理,做好健康指导。

（米可热依·哈斯木）

自 测 题

A₁型题

1. 肿瘤临床表现最主要的特征是

　　A. 肿块　　　　　B. 疼痛

　　C. 消瘦　　　　　D. 贫血

　　E. 溃疡

2. 关于恶性肿瘤的扩散转移途径错误的是

　　A. 直接浸润　　　B. 淋巴转移

　　C. 血行转移　　　D. 接触转移

　　E. 种植转移

3. 不属于化疗副反应的是

A. 恶心、呕吐　　　　B. 白细胞下降

C. 脱发　　　　　　　D. 血尿

E. 疼痛加重

A₂型题

4. 病人，女性，60岁。右侧乳腺癌，$T_3N_1M_1$。其中 M_1 代表

A. 原发肿瘤　　　　　B. 有远处转移

C. 淋巴结　　　　　　D. 有淋巴结转移

E. 无远处转移

5. 病人，男性，75岁，肺癌晚期。对该病人的护理中下列不妥的是

A. 护士要有高度的责任感和同情心

B. 关怀并尊重病人

C. 与病人建立良好关系

D. 如实告诉病人病情，以争取其积极配合治疗

E. 耐心倾听病人陈述，消除不良刺激

6. 病人，男性，36岁。肝硬化10年，近半个月来持续肝区胀痛，因难以忍受而入院。查体：明显消瘦，腹部膨隆，肝大质硬，表面凹凸不平，移动性浊音（+）。考虑发生了

A. 上消化道出血　　　B. 电解质紊乱和酸中毒

C. 原发性肝癌　　　　D. 腹部感染

E. 肝肾综合征

7. 病人，男性，57岁。食管癌放疗期间，照射部位皮肤最初出现红斑、瘙痒，继而出现水肿、水疱，正确的处理是

A. 照射部位用肥皂水清洗，以保持局部清洁，防止感染

B. 照射部位可涂搽油膏、乳剂和水剂，以保持局部湿润

C. 皮肤有脱屑时，应撕揭下来

D. 水肿、水疱部用红外线照射

E. 湿反应可涂2%甲紫或氢化可的松霜剂，并进行包扎

A₃/A₄型题

（8、9题共用题干）

病人，男性，62岁。胃癌晚期，遵医嘱进行外周静脉化疗。1周后注射部位沿静脉走向出现条索状红线，局部组织肿胀、发红，病人主诉有疼痛感。

8. 该病人发生静脉炎的原因是

A. 输液速度过快　　　B. 输液量过大

C. 溶液含有致热物质　D. 化疗药液对静脉的刺激

E. 输液速度过慢

9. 对该病人，预防和处理静脉炎的措施错误的是

A. 更换给药静脉

B. 药液稀释至规定浓度

C. 两臂静脉交替使用，由近至远

D. 最好采用深静脉置管（PICC）进行化疗

E. 局部热敷、理疗，外涂可的松软膏

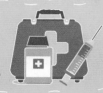
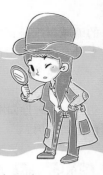

第 12 章
颅脑疾病病人的护理

常见的颅脑外科疾病有颅脑损伤、感染、肿瘤、脑血管病变等,大多数病人存在意识障碍、局灶性神经功能缺失等表现,并可引起颅内压增高、脑疝等危及生命的变化。颅脑疾病病人病情重,进展快,致残率和病死率均较高,并发症和后遗症多见。颅脑疾病已严重威胁人类的生命和健康,并给家庭、社会和国家带来巨大的经济负担。

第 1 节 颅内压增高病人的护理

情境案例 12-1

41 岁的张先生因车祸伤及头部伴头痛、呕吐 30 分钟被送入医院。入院后病人头痛进行性加重,频繁呕吐和用力咳嗽后突然意识不清。体检:血压 150/82mmHg,脉搏 56 次/分,呼吸 14 次/分,左侧瞳孔直径 5mm,对光反应消失,右侧瞳孔直径 2.5mm,右侧肢体无自主运动。

问题:

1. 病人可能发生了什么情况?
2. 病人目前主要的护理诊断有哪些?
3. 护士该做好哪些护理工作?

由于各种病因导致颅内压持续高于 200mmH$_2$O(2.0kPa),超过颅腔可代偿的范围,引起相应的临床表现,即为颅内压增高。

一、概　　述

(一) 分类

颅内压增高根据病因可分为两类:弥漫性颅内压增高和局灶性颅内压增高。其根据病变发展的急缓可分为三类:急性颅内压增高、亚急性颅内压增高和慢性颅内压增高。

(二) 病因

1. 颅腔内容物体积或量的增加:如脑组织的创伤、炎症、缺血缺氧、中毒等原因引起的脑水肿;脑脊液的分泌和吸收失调,如脑积水;脑血流量或静脉压的持续增加,如二氧化碳蓄积、颅内静脉回流受阻、恶性高血压等。

2. 颅内占位性病变致使颅内空间相对缩小:如各种颅内血肿、脑肿瘤、脑脓肿等。

3. 颅腔容积缩减:如狭颅畸形、颅底凹陷症、颅骨大面积凹陷骨折、颅骨异常增生症、向内生长的颅骨骨瘤等。

(三) 发病机制

颅内压指颅内容物对颅腔内壁所产生的压力。颅腔内容物包括脑组织、血液和脑脊液,三者的体积与颅腔容积相适应并使颅内保持一定的压力,通常以人体侧卧位腰椎穿刺时测得的脑脊液压力来表示。成人正常颅内压为 70 ~ 200mmH$_2$O(0.7 ~ 2.0kPa),儿童正常颅内压为 50 ~ 100mmH$_2$O(0.49 ~ 0.98kPa)。其中任何一项颅腔内容物体积和量的增加,均会导致另两项内容物

的缩减以维持正常的颅内压。当颅内容物增加或颅腔容积缩减超出了代偿范围时,即产生颅内压上升。颅内压增高时,脑血流量减少,脑组织处于缺血缺氧状态。严重的脑缺氧会造成脑水肿,进一步加重颅内压增高,形成恶性循环。

当颅内压增高到一定程度时,尤其是占位性病变使颅内各分腔间的压力不平衡,会使一部分脑组织通过生理性间隙从高压区向低压区移位,形成脑疝。脑疝是颅内压增高的危急并发症和导致死亡的主要原因。

考点: *颅内压增高导致脑疝的机制*

知识拓展

颅内压测定方法

颅内压测定方法包括有创颅内压监测和无创颅内压监测。有创颅内压监测通常采用脑室穿刺或腰椎穿刺置管,连接监测仪测量,是测量颅内压最准确的方法。无创颅内压监测是通过光电子技术将信号传到无创颅内压监测仪而测得颅内压,测得值在一定程度上是估计性的,但随着研究的深入和技术的进步,并因其操作简便、无损伤,越来越受到临床工作者的关注。

二、护 理 评 估

(一)健康史

1. 询问病人有无颅脑外伤、脑肿瘤、高血压等病史,初步判断颅内压增高的原因。

2. 了解病人有无其他系统的疾病;有无咳嗽、便秘、癫痫等导致颅内压增高的诱因。

3. 询问症状出现的时间和病情进展情况,以及发病以来所做的检查和用药等情况。

(二)身体状况

1. 躯体表现

(1)颅内压增高"三主征":头痛、呕吐、视神经乳头水肿。①头痛:是最常见的症状,以早晨和晚间较重,多位于前额和颞部,程度可随颅内压增高而加重,当低头、弯腰、用力、咳嗽时加重。②呕吐:呈喷射状,可伴有恶心,与进食无关,呕吐后头痛可有缓解。③视神经乳头水肿:是颅内压增高的重要客观体征,因视神经受压,眼底静脉回流受阻,眼底镜检查可见视神经乳头水肿、充血、模糊不清、中央凹陷消失,视网膜静脉怒张,严重者可见出血。急性颅内压增高病情进展迅速,眼底检查不一定见到视神经乳头水肿。

考点: *颅内高压"三主证"*

(2)意识障碍:急性颅内压增高时常有进行性意识障碍。疾病初期可出现嗜睡、反应迟钝,严重病例可出现昏睡、昏迷。慢性颅内压增高的病人,常为神志淡漠,反应迟钝,症状时轻时重。

(3)生命体征变化:早期(颅内高压代偿期)生命体征变化为血压升高,脉搏缓慢有力,呼吸加深变慢,即"二慢一高",称为库欣(Cushing)反应。这种改变是脑组织对急性缺氧的一种代偿反应。病危状态时(颅内高压失代偿期)则血压下降,脉搏细速,呼吸不规则甚至呼吸停止,终因呼吸、循环衰竭而死亡。

考点: *颅内高压生命体证变化特点*

(4)脑疝:是由于颅内压增高超过一定限度,脑组织从高压力区向低压力区移位,导致脑组织、血管及脑神经等重要结构受压和移位,从而产生的一系列严重临床症状和体征。脑疝的发生是颅内压增高的最危重后果。可分为小脑幕切迹疝、枕骨大孔疝、大脑镰下疝(图12-1)。

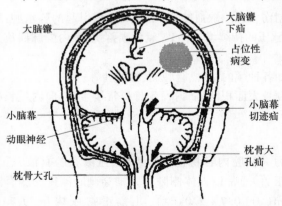

图12-1 小脑幕切迹疝、枕骨大孔疝和大脑镰下疝

1）小脑幕切迹疝：又称颞叶钩回疝。是颞叶的海马回、钩回通过小脑幕切迹被推移至幕下所形成的疝。典型的临床表现是：在颅内高压的基础上，出现进行性意识障碍，患侧瞳孔先暂时缩小后逐渐散大、对光反射减弱或消失，病变对侧肢体瘫痪，生命体征紊乱，最后呼吸、心跳停止。

2）枕骨大孔疝：又称小脑扁桃体疝，是小脑扁桃体及延髓经枕骨大孔被推挤向椎管而形成的疝。病人常有剧烈头痛，频繁呕吐，颈项强直，生命体征紊乱出现较早，意识障碍出现较晚，瞳孔可忽大忽小。由于延髓呼吸中枢受压，病人可突发呼吸、心跳停止而死亡。

3）大脑镰下疝：又称扣带回疝。是一侧半球的扣带回经镰下孔被挤入对侧分腔。

（5）其他症状和体征：可有头昏、复视、头皮静脉怒张、猝倒等。婴幼儿病人可有头颅增大、前囟饱满、颅缝增宽或分裂等表现。

考点：小脑幕切迹疝与枕骨大孔疝的典型表现

2. 心理-社会状况　颅内压增高的病人可因头痛、呕吐等引起烦躁不安、焦虑、紧张等心理反应。

情境案例 12-1：问题 1 分析

病人有头部受伤史，伤后出现头痛、呕吐等表现，在用力咳嗽后，生命体征"二慢一高"等颅内压增高的表现更加明显，又有患侧瞳孔先小后大，对侧肢体瘫痪等典型表现，故可考虑为：颅内压增高、小脑幕切迹疝。

（三）辅助检查

1. CT　是对颅内占位性病变进行定性与定位诊断首选的检查方法。
2. MRI　在 CT 不能确诊的情况下，可行 MRI 检查，以利于进一步确诊。
3. 头颅 X 线　可显示颅内压增高征象，如颅缝增宽、指状压迹增多、鞍背骨质稀疏、蝶鞍扩大等。
4. 脑血管造影　主要用于疑有脑血管畸形或动脉瘤等疾病的病例。
5. 腰椎穿刺　通过腰椎穿刺间接测量颅内压，同时可做脑脊液检查，但腰椎穿刺对颅内压明显增高的病人有引起脑疝的危险，应慎用。

考点：颅内高压慎做腰椎穿刺检查

（四）治疗要点与反应

根本的治疗方法是去除颅内压增高的病因，如手术去除占位性病变；有脑积水者，行脑脊液分流术；脑室穿刺外引流术等。对病因不明或暂时不能去除病因者可先采取降低颅内压的方法，如限制液体入量，应用脱水剂和糖皮质激素，冬眠低温疗法等以减轻脑水肿，降低颅内压。

三、护理诊断与合作性问题

1. 组织灌注量改变　与颅内压增高，导致脑血流下降有关。
2. 急性疼痛　与颅内压增高有关。
3. 有体液不足的危险　与频繁呕吐和应用脱水剂有关。
4. 潜在并发症：脑疝。

情境案例 12-1：问题 2 分析

根据该病人表现，考虑存在下列主要护理诊断。①潜在并发症：脑疝；②清理呼吸道无效　与昏迷、呕吐有关；③有体液不足的危险　与频繁呕吐和应用脱水剂有关。

四、护理目标

病人脑组织灌流量改善；病人颅内压降低，头痛减轻，病情逐渐平稳；病人水、电解质代谢和酸碱平衡得到维持；病人未发生并发症，或发生时得到及时发现和处理。

五、护理措施

（一）一般护理

1. 体位　平卧位，抬高床头 15°～30°呈斜坡位，有利于颅内静脉回流，减轻脑水肿。昏迷病人应

取侧卧位或平卧时将头偏向一侧,以防止误吸。

2. 吸氧　保持呼吸道通畅,吸氧,以改善脑缺氧,减轻脑水肿。

3. 控制液体摄入量　不能进食者,成人一般每日输液不超过 2000ml,其中等渗盐水不超过 500ml,保持每日尿量在 600ml 以上;控制输液速度,防止输液过快而加重脑水肿;注意水、电解质、酸碱及营养代谢平衡,防止体液代谢紊乱。

4. 其他　加强皮肤护理,防止压疮;保持大小便通畅,尿潴留病人可在经诱导刺激无效后行导尿术;便秘者可给予缓泻剂、低压灌肠;大小便失禁者应注意保持会阴部清洁干燥,预防发生会阴部湿疹、皮炎、糜烂。

考点: 颅内压增高病人体位安置及出入液量控制

(二) 病情观察

1. 意识　反映大脑皮质和脑干(结构)的功能状态。评估意识障碍的程度、持续时间和演变过程,是分析病情变化的重要指标。意识障碍的评估,目前通用的是格拉斯哥昏迷计分法(Glasgow coma scale,GCS)。评定睁眼、语言及运动反应,以三者积分来表示意识障碍轻重,最高 15 分,表示意识清醒,8 分以下为昏迷,最低 3 分(表 12-1)。

表 12-1　格拉斯哥昏迷计分表(GCS)

睁眼反应	评分	语言反应	评分	运动反应	评分
自动睁眼	4	回答正确	5	遵指令做动作	6
呼唤睁眼	3	回答错乱	4	刺痛能定位	5
刺痛睁眼	2	语无伦次	3	刺痛时躲避	4
无反应	1	只能发声	2	刺痛后屈曲	3
		无反应	1	刺痛后过伸	2
				无反应	1

2. 瞳孔　对比双侧瞳孔是否等大、等圆,是否扩大或缩小,有无对光反应。

3. 生命体征　观察脉搏的频率、节律及强度;血压、脉压;呼吸的频率、幅度和类型;体温变化,有无继发感染性发热或中枢性高热。

4. 肢体功能　是否存在对侧肢体肌力的减弱和瘫痪;是否存在双侧肢体自主活动的消失;有无阳性病理征等。

(三) 防止颅内压骤升

1. 休息与活动　安静卧床休息,减少搬动,不能坐起。避免情绪激动,以免血压骤升而加重颅内压升高。

2. 避免导致颅内压增高的诱因　避免剧烈咳嗽和用力排便使胸、腹压上升导致颅内压增高;便秘者可用缓泻剂或低压灌肠。

3. 保持呼吸道通畅　及时清除分泌物和呕吐物;舌后坠者要托起下颌和放置口咽通气管;对意识不清或排痰困难者,应配合医生尽早施行气管切开术。

4. 控制癫痫发作　遵医嘱及时或定期给予抗癫痫药物。

考点: 引起颅内压增高的因素

(四) 治疗配合

1. 脱水疗法护理　遵医嘱应用高渗性脱水剂和利尿剂,以增加水分排出,减少脑组织中的水分,达到降低颅内压的目的。常用高渗性脱水剂如 20% 甘露醇 250ml,于 15～30 分钟内快速静脉滴注,每

日 2~3 次;使用利尿剂如呋塞米(速尿)20~40mg,静脉注射,可重复使用。脱水剂和利尿剂的使用可引起水、电解质紊乱,要监测血压、出入液体量、血电解质变化等,注意用药疗效与副作用。

考点:脱水剂的正确使用方法

2. 应用糖皮质激素护理 常用地塞米松 5~10mg,静脉注射,每日 1~2 次。可降低毛细血管通透性,防治脑水肿和颅内压增高。要注意防止感染、应激性溃疡、高血糖等。

3. 冬眠低温疗法护理 低温能降低脑细胞耗氧量,提高神经细胞对缺氧的耐受力,减轻脑水肿,降低颅内压。常用药物为复方氯丙嗪、冬眠I号和冬眠II号等。按医嘱先静脉滴注冬眠药物,通过滴速控制冬眠的深度。应用冬眠药物半小时,机体进入睡眠状态后,方可进行物理降温。降温速度以每小时下降 1℃为宜,体温降至肛温 32~34℃为理想,体温过低易诱发心律失常。在冬眠降温期间谨慎移动病人,以防发生体位性低血压。严密观察病人意识、瞳孔、生命体征和神经系统征象,若脉搏超过 100 次/分、收缩压低于 100mmHg、呼吸慢而不规则,应立即通知医生停用冬眠药物。冬眠的时间一般为 3~5 日。停止冬眠疗法时,应先停止物理降温,再停用冬眠药物,予加盖棉被让体温自然回升,忌复温过快。

考点:人工冬眠的操作程序和降温程度

4. 对症处理 观察病人头痛情况,遵医嘱给予镇痛剂,禁用吗啡、哌替啶;躁动病人应寻找原因,必要时给予镇静剂,切忌强行约束;抽搐病人给予镇静剂、抗癫痫药。

5. 脑疝的急救与护理 脑疝是颅内压增高引起的严重并发症,可危及生命。护理人员应尽早发现脑疝发生的早期征象:①剧烈头痛、恶心呕吐、出冷汗。②烦躁不安或表现兴奋。③进行性意识障碍加重。④强迫头位或体位。⑤双侧瞳孔变小,或由等大转为患侧瞳孔先缩小再扩大。⑥血压升高或脉搏缓慢(<60 次/分)。⑦呼吸有进行性减慢趋势(≤14 次/分)。

一旦发生脑疝,应迅速采取急救护理措施:①快速静脉滴注或静脉注射 20% 甘露醇、呋塞米等脱水剂和利尿剂。②密切观察病人呼吸、心跳、瞳孔的变化。③紧急做好术前准备。④保持呼吸道通畅,给予氧气吸入,呼吸骤停者立即进行气管插管及辅助呼吸。

考点:脑疝的征象与急救措施

情境案例 12-1:问题 3 分析

护士应做好如下工作:①取平卧位,头偏向一侧,床头抬高 15°~30°呈斜坡位;②同时,立即通知医生;③遵医嘱快速静脉滴注或静脉注射 20% 甘露醇、呋塞米;④吸氧,保持呼吸道通畅,准备气管插管、辅助呼吸、吸痰等设备;⑤密切观察生命体征、瞳孔、意识等变化;⑥遵医嘱紧急做好术前准备。

6. 脑室引流病人的护理 脑室引流术是经颅骨钻孔或椎孔穿刺侧脑室放置引流管,将脑脊液引流至体外,从而降低颅内压的一种治疗与急救措施。护理要点如下所述。

(1) 正确连接引流管,并妥善固定:在严格无菌操作下,将引流管连接引流袋(瓶)。引流管开口要高于侧脑室平面 10~15cm,以维持正常的颅内压。搬动病人时要暂时夹闭引流管,防止脑脊液逆流而引起颅内感染。

(2) 控制引流速度和量:正常脑脊液分泌量为每日 400~500ml,故每日引流量不宜超过 500ml,但颅内感染时脑脊液分泌量增多,引流量可相应增加。引流过多过快可导致颅内压骤降,引起意外发生。可通过适当地抬高或降低引流袋(瓶)的位置,达到控制引流速度和引流量的目的。

(3) 保持引流通畅:引流管要防止受压、折叠、扭曲、成角等情况。若引流管内不断有脑脊液流出,管内的液面随病人的呼吸、脉搏波动,表示引流管通畅;反之即为阻塞,要查明原因,立即纠正。常见原因:①引流管放入脑室过深,在脑室内折叠成角,应请医生将引流管向外拔出少许至脑脊液流出通畅,再行固定。②引流管内口紧贴脑室壁,应将引流管轻轻旋转,至脑脊液流出。③若怀疑为血块或组织阻塞,可在严格消毒管口后,用无菌注射器轻轻向外抽吸,不可向内注入生理盐水冲洗,以免阻塞物被冲至脑室狭窄处引起脑脊液循环受阻。如无效则应更换引流管。④颅内压低于 120~

$150cmH_2O$，引流管内可能无脑脊液流出，证实方法是将引流袋(瓶)降低，观察有无脑脊液流出。

（4）观察脑脊液的颜色、性质及量：正常脑脊液无色透明，手术后 1～2 日可略呈血性，并逐渐变淡转为橙黄色。如脑脊液中有较多血液或血色加深，提示脑室内出血；如为混浊、有絮状物，则提示有感染存在。如有异常情况时应及时通知医生，并可留取脑脊液标本送检。

（5）严格遵守无菌操作原则：每日更换引流袋(瓶)，更换时先夹闭引流管以免脑脊液逆流入脑室内。注意保持整个装置无菌。

（6）拔管：引流时间一般不超过 5～7 天，否则有发生颅内感染的可能。开颅手术后脑室引流一般 2～3 天，待脑水肿消退、颅内压降低时，可考虑拔管。拔管前应先行头颅 CT 检查，并试行抬高或夹闭引流管 24 小时，以了解脑脊液循环是否通畅，有无颅内压再次增高的现象。若病人出现头痛、呕吐等症状，要及时通知医生并降低引流袋(瓶)或开放夹闭的引流管，继续引流。若无颅内压增高征象则可拔管。拔管后若伤口处有脑脊液流出，应报告医生处理。

（五）心理护理

对意识清醒的病人讲解疾病有关知识，以缓解病人紧张情绪或恐惧心理。帮助病人和家属消除焦虑和不安，积极应对疾病带来的改变，更好配合治疗护理。

（六）健康指导

1. 向病人和家属介绍疾病的知识、治疗方法、康复的知识和技能。

2. 指导病人要防止剧烈咳嗽、便秘、负重等使颅内压增高的因素，以免加重病情，诱发脑疝。如出现头痛、呕吐、视力变化等，应立即就诊。

3. 颅脑手术后可能遗留神经系统功能障碍，病人应遵循康复计划，循序渐进地进行多方面的训练，以最大程度恢复生活能力。

护考链接

病人，男性，35 岁。头部外伤后昏迷 1 小时，曾呕吐数次。入院时血压 150/80mmHg，脉搏 60 次/分，呼吸 14 次/分。考虑为脑挫裂伤，给予非手术治疗。

1. 医嘱立即输入 20% 甘露醇，其目的是 A. 增加血容量 B. 升高颅内压 C. 降低颅内压 D. 利尿 E. 改善毛细血管通透性

2. 为及时发现小脑幕切迹疝，应重点观察 A. 瞳孔、肢体活动 B. 血压、脉搏、尿量 C. 意识、肌张力 D. 呼吸、体温、血压 E. 压迫眶上孔的反应

3. 护理该病人时，应避免发生 A. 侧卧位或头偏向一侧 B. 便秘时大量不保留灌肠 C. 避免剧烈咳嗽或用力排便 D. 呼吸不畅可行气管插管 E. 限制液体摄入量

点评：①颅内高压的主要非手术疗法是应用脱水剂，降低颅内压。②患侧瞳孔先小后大、对光反射减弱或消失，对侧肢体瘫痪是小脑幕切迹疝的典型表现。③大量灌肠可使腹压上升，导致颅内压增高。

六、护理评价

病人脑组织灌流量是否改善；病人头痛症状是否得到缓解；病人水、电解质代谢和酸碱平衡是否得到维持；病人是否发生并发症，或发生时是否得到及时发现和处理。

第 2 节　头皮损伤病人的护理

情境案例 12-2

张先生路过某一行人道时，被砖块砸中头部 15 分钟。自诉局部疼痛，余无不适。查体：头皮上有一肿块，约 2cm×3cm×3cm，质地较硬，触痛明显。

问题：作为接诊护士，该采取哪些措施？

头皮损伤是因外力作用使头皮的完整性受损或皮内结构发生改变,是最常见的颅脑损伤。常见的头皮损伤有头皮血肿、头皮裂伤和头皮撕脱伤。

一、护理评估

(一)健康史

了解病人有无外伤史,询问受伤当时的情况及受伤后的意识情况,有无其他不适。

(二)身心状况

1. 躯体表现

(1)头皮血肿:多因钝器击伤所致。按血肿存在于头皮内的具体层次可分为皮下血肿、帽状腱膜下血肿和骨膜下血肿三种(表12-2,图12-2)。

表 12-2　三种头皮血肿鉴别表

	皮下血肿	帽状腱膜下血肿	骨膜下血肿
部位	皮下组织	帽状腱膜下层	颅骨骨膜下层
范围	小	弥散,可超过骨缝	限于某一颅骨范围内
触诊	张力大,压痛明显	有波动感	张力较高

(2)头皮裂伤:多由锐器或钝器打击所致,其中钝器所致裂伤形态大多不规则。头皮裂伤出血较多,可引起失血性休克。

(3)头皮撕脱伤:多因发辫受机械力牵扯,致使大块头皮自帽状腱膜下层被撕脱,或整个头皮甚至连额肌、颞肌或部分骨膜一起撕脱,使骨膜或颅骨外板暴露。可因失血和疼痛导致神经源性休克。

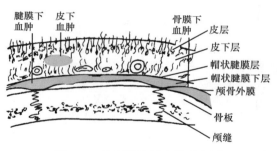

图 12-2　头皮层次及血肿示意图

考点:头皮损伤的分类与特点

2. 心理-社会状况　病人可因出血、疼痛出现不同程度的紧张、焦虑或恐惧心理。

(三)治疗要点与反应

1. 较小的头皮血肿一般在1~2周可自行吸收,早期可加压冷敷;血肿较大者可在严格无菌操作下穿刺抽吸后加压包扎。

2. 头皮裂伤要在24小时内清创缝合。

3. 头皮撕脱伤除紧急加压包扎止血、防止休克外,要将撕脱的头皮用无菌巾包好,随病人速送医院,争取在6~8小时内进行清创植皮。

考点:头皮血肿的治疗要点

二、护理诊断与合作性问题

1. 急性疼痛　与损伤有关。

2. 组织完整性受损　与损伤有关。

3. 潜在并发症:感染、休克。

三、护 理 目 标

病人疼痛减轻或消除;病人组织受损得以较好修复;病人并发症被有效预防或控制。

四、护理措施

（一）病情观察

密切观察病人生命体征、神志、瞳孔变化，注意有无脑损伤和颅内压增高的发生。

（二）伤口护理

注意创面有无渗血，有无疼痛，保持敷料清洁干燥，保持引流通畅。头皮撕脱伤植皮术后，注意有无皮瓣坏死、感染等。

（三）预防感染

按医嘱给予抗生素、破伤风抗毒素。观察有无局部感染或全身感染发生。

情境案例12-2：问题分析

接诊护士应做好如下工作：①关心病人，介绍受伤情况，消除紧张情绪；②通知医生；③头高位休息，测量生命体征，检查瞳孔；④局部冷敷，配合医生做好加压包扎等处理；⑤观察病情，排除颅内组织损伤。

五、护理评价

病人疼痛是否减轻或消除；病人组织受损是否得到修复；病人并发症是否得到有效预防或控制。

第3节　颅骨骨折病人的护理

情境案例12-3

50岁的林先生10分钟前不慎从3米高处跌落，右侧颞部着地。出现视物模糊，有淡血性液体从鼻腔流出。检查：神志清楚，右眼睑青紫肿胀、球结膜下出血。

问题：
1. 该病人可能发生了什么情况？
2. 首优护理诊断是什么？护理工作的重点是什么？

颅骨骨折指颅骨受暴力作用所致颅骨结构改变，常合并脑损伤。颅骨骨折的严重性并不在于骨折本身，而在于可能同时存在颅内血肿和脑损伤而危及生命。颅骨骨折按骨折部位分为颅盖骨折与颅底骨折；按骨折形态分为线形骨折与凹陷性骨折；按骨折是否与外界相通分为开放性骨折与闭合性骨折。

一、护理评估

（一）健康史

1. 询问病人受伤的过程，如暴力的作用方式、大小、方向。
2. 了解病人有无意识障碍及耳鼻流血、流液情况，初步判断有无脑损伤和其他损伤。

（二）身心状况

1. 躯体表现

（1）颅盖骨折：常是直接暴力所致，分线形骨折和凹陷性骨折两种，以线形骨折居多，可单发或多发。①线形骨折：呈线状裂纹，需X线检查方能确诊。伤处可有压痛、肿胀，可同时存在头皮血肿。若骨折线超越脑膜中动脉沟，要高度警惕硬脑膜外血肿；超越鼻旁窦者，则应预防和控制颅内感染。②凹陷性骨折：骨折片向颅腔内塌陷，伤处可能触及骨凹陷。骨折片陷入颅内可导致脑损伤，出现相应的症状和体征；若引起颅内血肿，可出现颅内高压表现。

（2）颅底骨折：多因强烈的间接暴力作用于颅底所致。根据发生部位可分为颅前窝骨折、颅中窝骨折和颅后窝骨折。主要表现为皮下和黏膜下淤血、瘀斑，脑脊液外漏和脑神经损伤三方面（表12-3）。

表 12-3 三种颅底骨折的临床特征

骨折部位	软组织出血	脑脊液漏	脑神经损伤
颅前窝	眼眶青紫,球结膜下出血,呈"熊猫眼"征	自鼻或口腔流出	嗅神经——嗅觉障碍 视神经——视觉减退或失明
颅中窝	咽黏膜下、乳突部皮下淤血、瘀斑	自耳道流出	面神经——周围性面瘫 听神经——耳鸣,听力障碍
颅后窝	乳突后、枕下区皮下淤血、淤斑	漏至乳突后皮下及胸锁乳突肌	偶有Ⅸ、Ⅹ、Ⅺ、Ⅻ对脑神经损伤

考点: 颅底骨折的典型表现

2. 心理-社会状况　病人可因头部外伤而出现焦虑、恐惧等心理反应,对骨折后的康复存在担心。

(三) 辅助检查

颅盖线形骨折依靠头颅正侧位 X 线检查才能发现。颅底骨折做 X 线检查意义不大,主要依靠临床表现,但 CT、MRI 检查有诊断价值。

(四) 治疗要点与反应

颅盖线形骨折、下陷程度较轻的凹陷性骨折,一般不需特殊处理;凹陷性骨折,如有脑组织受压或直径大于 5cm,深度达 1cm 者,应予手术整复。颅底骨折本身无须特别治疗,应着重处理脑脊液漏、脑神经损伤等并发症。脑脊液漏者,绝大多数漏口会在伤后 1~2 周内自行愈合。如脑脊液漏超过 1 个月,应手术修补硬脑膜。开放性骨折应给予抗生素和破伤风抗毒素。

情境案例 12-3:问题 1 分析

该病人考虑发生了右侧颅前窝骨折。依据有:①高处坠落右颞着地;②右眼睑青紫、球结膜下出血;③脑脊液鼻漏;④视神经受损表现。

二、护理诊断与合作性问题

1. 疼痛　与头部创伤和颅骨骨折有关。
2. 焦虑　与头痛、对脑脊液外漏和脑神经损伤愈后担忧等因素有关。
3. 潜在并发症:颅内出血、颅内感染等。

三、护 理 目 标

病人疼痛减轻或消失;病人焦虑情绪减轻或消失,并能主动配合治疗和护理;病人无并发症发生,或并发症发生时能及时发现和处理。

四、护 理 措 施

(一) 病情观察

密切观察病人的意识、瞳孔、生命体征、肢体活动,注意有无颅内压增高和颅内感染征象。

(二) 脑脊液外漏的护理

护理重点是防止因脑脊液逆行导致颅内感染。具体措施如下所述。

1. 绝对卧床休息,取平卧位或患侧卧位,床头抬高 15°~30°,目的是借助重力作用促使脑组织移向颅底,促进漏口封闭。

2. 保持鼻腔、口腔、外耳道清洁,每日清洁、消毒 2 次。

3. 严禁阻塞鼻腔和外耳道;禁止从耳、鼻滴药、冲洗;严禁经鼻腔吸氧、吸痰和插胃管。

4. 禁忌挖耳、抠鼻,避免用力咳嗽、擤鼻涕、打喷嚏、用力排便等使胸膜腔内压、腹内压骤升、骤降的因素。

5. 禁忌做腰椎穿刺。

6. 观察和记录脑脊液流出量。

考点: 脑脊液外漏的护理措施

情境案例 12-3:问题 2 分析

①该病人的首优护理诊断是潜在并发症:颅内感染。②护理工作的重点:预防颅内感染。因该病人存在脑脊液外漏,属于开放性骨折和开放性颅脑损伤,存在脑脊液逆流等感染危险因素。因此,护理工作的重点是做好脑脊液外漏的护理,防止因脑脊液逆行导致颅内感染。

(三)配合治疗护理

按医嘱预防性应用抗生素和破伤风抗毒素。

(四)心理护理

向病人介绍病情、治疗方法和注意事项,以取得配合,消除紧张情绪。

(五)健康指导

向病人讲解颅骨骨折后的康复知识。指导颅底骨折的病人避免引起颅内压骤然升降的各种因素。

护考链接

病人,男性,30 岁。汽车撞伤头部,自诉头痛,听觉声音比较遥远,未发生呕吐,未昏迷。查体:乳突部皮下瘀斑,左耳有血性液体流出。

1. 该病人可能的诊断是　A. 脑挫裂伤　B. 颅底骨折　C. 硬脑膜外血肿　D. 脑震荡　E. 头皮血肿

2. 护理错误的是　A. 床头抬高 15°~30°　B. 禁忌堵塞鼻腔　C. 用抗生素溶液冲洗鼻腔　D. 禁止腰椎穿刺　E. 枕部垫无菌巾

点评:①该病人头部外伤后,乳突部皮下瘀斑、脑脊液耳漏、听力障碍,是颅中窝骨折的表现。②发生脑脊液漏时为预防逆流,病人取头高位,禁止用抗生素溶液冲洗和禁止堵塞鼻腔、禁止腰椎穿刺等。

五、护理评价

病人是否自诉疼痛减轻或消失;病人焦虑情绪是否减轻或消失,是否能主动配合治疗和护理;病人是否发生并发症,或并发症发生时能否得到及时发现和处理。

第 4 节　脑损伤病人的护理

情境案例 12-4

李先生从事高空作业时,不慎坠落,当即昏迷,约 10 分钟后清醒,主诉头痛、恶心,呕吐 1 次,双侧瞳孔等大等圆,对光反射存在,肢体活动尚可。2 小时后,病人再次昏迷。检查:血压 150/88mmHg,脉搏 58 次/分,呼吸 16 次/分,右侧瞳孔散大,对光反射消失,左侧肢体瘫痪,腱反射亢进,巴宾斯基征(Babinski 征)阳性。

问题:

1. 该病人最主要的病变是什么?

2. 护士应如何护理该病人?

脑损伤指脑膜、脑组织、脑血管及脑神经的损伤。按伤后脑组织与外界相通与否其可分为两类:开放性脑损伤和闭合性脑损伤。按脑损伤机制及病理改变具可分为原发性脑损伤和继发性脑损伤两类,前者指暴力作用后立即发生的脑损伤,如脑震荡、脑挫裂伤;后者是指受伤一段时间后出现的脑受损病变,包括脑水肿和颅内血肿等。

一、护理评估

(一) 健康史

1. 了解病人的受伤经过,如暴力的性质、大小、方向及速度。

2. 了解身体状况,有无意识障碍及程度和持续时间,有无其他表现。

3. 了解现场急救情况和既往健康情况。

(二) 身心状况

1. 躯体表现

(1) 脑震荡:是一过性的脑功能障碍,无明显器质性脑组织损害。主要表现:①伤后立即出现短暂的意识障碍,常为数秒或数分钟,一般不超过 30 分钟。②病人清醒后大多不能回忆受伤经过乃至伤前一段时间内的情况,称为逆行性遗忘。③同时可伴有面色苍白、出汗、血压下降、心动过缓、呼吸浅慢、肌张力降低、各种生理反射迟钝等表现,随意识恢复而恢复正常。此后可能出现头痛、头晕、恶心、呕吐、失眠、心悸等症状,短期内可自行缓解。④神经系统检查无阳性体征,脑脊液检查无异常情况,头部 CT 检查无异常发现。

考点:脑震荡典型表现

(2) 脑挫裂伤:为脑实质的损伤,包括脑挫伤、脑裂伤,两者常并存。因受伤部位不同临床表现差异较大。

1) 意识障碍:为最突出的临床表现,伤后立即出现,其程度和持续时间与脑挫裂伤的程度、范围有关,多数在 30 分钟以上,严重者可长期昏迷。

2) 局灶性症状与体征:受伤时立即出现与受伤部位相应的神经功能障碍和体征,如语言中枢受损出现失语,运动中枢受损出现对侧肢体瘫痪等。

3) 生命体征改变:由于脑水肿和颅内高压,早期可出现血压升高、脉搏缓慢、呼吸深慢等生命体征改变,严重者呼吸、循环衰竭。

4) 脑膜刺激征:合并蛛网膜下隙出血时,病人有剧烈头痛、颈项强直、病理反射阳性,脑脊液检查有红细胞。

(3) 颅内血肿:是颅脑损伤中最常见、最危险的继发性病变。如不及时处理,其引起的颅内压增高及脑疝可危及病人的生命。根据来源和部位血肿分为硬脑膜外血肿、硬脑膜下血肿和脑内血肿。根据血肿引起颅内压增高及出现症状的时间,分为急性血肿(在 3 日内出现症状)、亚急性血肿(在 3 日至 3 周内出现症状)和慢性血肿(在 3 周以后才出现症状)。

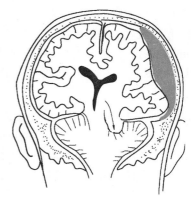

图 12-3 硬脑膜外血肿

1) 硬脑膜外血肿:出血积聚于颅骨与硬脑膜之间,与颅骨损伤有密切关系(图 12-3)。其典型临床表现是在原发性意识障碍后有一段中间清醒期,然后再度意识障碍,并逐渐加重。两次意识障碍的原因不同,前者是由原发性脑损伤引起,后者为继发性血肿及颅内压增高所致。由于原发性损伤程度不同,继发血肿治疗时间与方法有异,中间清醒期仅在部分病人中出现,如出血量大、血肿形成快,病人可表现为持续昏迷。病变发展可有颅内压增高的其他表现、血肿压迫所致的神经局灶症状和体征,甚至有脑疝的表现。

考点:硬脑膜外血肿典型的意识障碍

2) 硬脑膜下血肿:血液积聚在硬脑膜下腔,是最常见的颅内血肿(图 12-4)。多因脑挫裂伤导致脑实质内血管破裂所致。因多数与脑挫裂伤和脑水肿同时存在,故伤后持续性昏迷且进行性加重。

较早出现颅内压增高和脑疝表现。

3）脑内血肿：发生在脑内，常与硬脑膜下血肿共同存在（图 12-5）。临床表现与脑挫裂伤和急性硬脑膜下血肿类似；常常缺乏定位体征，若血肿累及重要脑功能区，可出现偏瘫、失语、癫痫等表现。

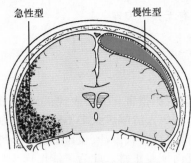

图 12-4　硬脑膜下血肿

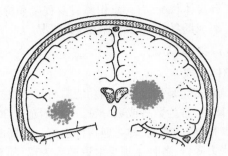

图 12-5　脑内血肿

2. 心理-社会状况　因脑损伤多有不同程度的意识障碍和肢体功能障碍，故清醒病人在伤后对脑损伤及其功能的恢复有较重的心理负担，常表现为焦虑、悲观、恐惧等；病人意识和智力的障碍使家属有同样心理反应；此外，家庭对病人的支持程度和经济能力也影响着病人的心理状态。

（三）辅助检查

X 线检查可了解有无颅骨骨折。CT、MRI 能清楚显示脑挫裂伤、颅内血肿的部位、范围和程度。

情境案例 12-4：问题 1 分析

病人伤后意识障碍呈现"中间清醒期"，生命体征表现"二慢一高"，并有右侧瞳孔散大、对光反射消失、左侧肢体瘫痪的表现。上述信息提示首先考虑的病变是：右侧硬脑膜外血肿、颅内压增高、小脑幕切迹疝。可通过头部 CT 确诊。

（四）治疗要点与反应

脑损伤治疗重点是处理继发性脑损伤，特别是颅内血肿的早期发现和处理，脑疝的预防和早期发现，以争取较好的疗效。脑震荡无需特殊治疗，一般卧床休息 1~2 周，适当予以镇静、镇痛等对症处理，预后良好。脑挫裂伤的一般处理包括卧床休息，保持呼吸道通畅，给予营养支持及维持水、电解质和酸碱平衡，防治脑水肿，对症处理等。重度脑挫裂伤在颅内压增高明显时应做脑室减压术或局部病灶清除术。颅内血肿确诊后根据血肿大小，采取手术或者保守治疗。

二、护理诊断与合作性问题

1. 意识障碍　与脑损伤、颅内压增高有关。
2. 清理呼吸道无效　与意识障碍，不能有效排痰有关。
3. 体温过高　与体温调节中枢受损有关。
4. 营养失调：低于机体需要量　与伤后进食障碍及高代谢状态有关。
5. 潜在并发症：颅内压增高、脑疝、感染、癫痫、压疮等。

三、护理目标

病人意识逐渐恢复；病人呼吸道通畅，未发生窒息；病人体温正常；病人能维持较好的营养需求；病人潜在并发症得以有效控制或处理。

四、护理措施

（一）急救护理

1. 保持呼吸道通畅　病人头偏向一侧，及时清除呕吐物、呼吸道分泌物；舌根后坠者放置口咽通

气管;必要时行气管插管或气管切开;通气量显著下降者,应采用机械辅助通气。

2. 妥善处理伤口　单纯头皮裂伤清创后加压包扎。开放性颅脑损伤应剪短伤口周围头发,伤口局部不清洗、不用药,用无菌纱布保护外露的脑组织以避免受压。按医嘱尽早应用抗生素和破伤风抗毒素。

3. 防治休克　有休克征象者要查明有无其他部位的损伤和出血,如多发性骨折、内脏破裂等,要及时补充血容量,做好手术前准备。

4. 做好护理记录　记录受伤经过、初期检查发现及处理经过;观察记录生命体征、意识、瞳孔及肢体活动的变化等。

(二) 一般护理

1. 体位　意识清醒者采取床头抬高 15°~30° 斜坡位,以利颅内静脉回流,减轻脑水肿。昏迷或吞咽功能障碍病人取侧卧位,以防误吸。

2. 营养支持　无法进食的病人及早采用胃肠外营养,并尽早恢复肠内营养。待肠蠕动恢复后,若仍不能进食者,可经鼻胃管补充营养。定期评估病人的营养状况,如体重、血糖、血电解质、血浆蛋白、氮平衡等,及时调整营养供给量和配方。

3. 基础护理　加强口腔护理,预防口腔感染;加强皮肤护理,定时翻身,预防压疮;保持四肢关节功能位,每日做四肢活动及按摩;留置导尿者,要定时消毒尿道口和更换无菌引流袋;防止便秘,必要时给予缓泻剂、开塞露,禁忌高压灌肠;高热者做好降温护理。

考点: 脑损伤病人的体位

(三) 病情观察

动态的病情观察在颅脑损伤病人的护理中具有十分重要的意义,其目的是为了观察疗效,及时发现继发性病变,预防和处理并发症。

1. 意识　反映大脑皮质和脑干的功能,意识障碍的程度可反映脑损伤的轻重,意识障碍出现的早晚和有无加重,是区别原发性脑损伤和继发性脑损伤的重要依据。应注意观察有无中间清醒期、有无意识好转或意识障碍的进行性加重,观察有无脑疝发生的先兆表现。可按 Glasgow 昏迷评分法对病人的意识状态进行评估。

2. 瞳孔　其变化可因动眼神经、视神经、脑干损伤引起。观察瞳孔的大小、形态、对光反射、眼裂大小、眼球的位置及活动情况,注意两侧对比。伤后一侧瞳孔进行性散大,对侧肢体瘫痪伴意识障碍,提示脑受压或脑疝。伤侧瞳孔先缩小后散大,伴对侧肢体运动障碍,提示伤侧颅内血肿。双侧瞳孔散大、对光反射消失、眼球固定伴深昏迷,提示脑干损伤或临终表现。要注意使用某些药物会影响瞳孔的观察,如阿托品、麻黄碱可使瞳孔扩大,吗啡、氯丙嗪使瞳孔缩小。

考点: 瞳孔的变化和脑损伤部位、病情的关系

3. 生命体征　为避免病人活动影响准确性,应先测呼吸、脉搏,最后测血压。颅脑损伤病人以呼吸变化最敏感和多变,注意呼吸频率、节律及呼吸型态的变化;注意脉率、脉律及血压、脉压的变化。如伤后血压上升、脉搏减慢、呼吸深慢,则提示颅内压增高;若同时出现意识障碍和瞳孔的变化,则可能发生脑疝。另外,下丘脑和脑干损伤常出现中枢性高热。

4. 神经系统体征　原发性损伤引起的偏瘫等局灶体征,在受伤当时已出现且不再继续加重。颅内血肿、脑水肿、颅内压增高是继发性的,其导致的局灶体征在伤后逐渐出现,若同时还有瞳孔变化、意识障碍进行性加重等表现,提示发生脑疝。

5. 其他　剧烈头痛、喷射性呕吐是颅内压增高的表现;颅内压监测,常用于部分重度脑损伤的病人。

(四) 配合治疗护理

1. 手术前后的护理

(1) 术前护理:做好颅脑手术前常规准备,如备皮、剃头、留置导尿管、药物过敏试验、必要的检查

等。已行脑室引流者在搬动时应先夹闭引流管,待病人卧于手术台上,再将引流袋(瓶)固定于合适高度,再开放引流。

(2)术后护理:①减少搬动。搬动病人时动作需轻稳,防止头颈部扭转或受震动。搬动后应监测呼吸、脉搏、血压及瞳孔。②引流管护理。如脑室引流、创腔引流等,应严格执行无菌操作,保持引流通畅,并观察引流液的性质和数量,做好记录。③术后脑脊液漏者应严格执行脑脊液漏的护理原则,严防颅内感染的发生。④术后并发症的观察及护理。

2. 控制脑水肿　严重脑水肿可引起颅内压增高、导致脑疝,常是致命因素。按医嘱采取有效措施,如应用甘露醇、利尿剂、糖皮质激素、限制液体出入量等控制脑水肿,防治颅内压增高。

3. 防治感染　按医嘱预防性应用抗生素,防止感染的发生。已发生感染的选用有效、足量的抗生素治疗。

4. 防治水、电解质和酸碱平衡失调　监测病人电解质、酸碱平衡情况,记录出入液量,保持水、电解质和酸碱平衡。

5. 对症处理

(1)高热:常为中枢性高热,也可由感染引起。常用物理降温,必要时采用人工冬眠疗法。冬眠药物可降低血管张力,并使咳嗽反射减弱,使用时需严密监测呼吸、血压。

(2)外伤性癫痫:应掌握其先兆,做好预防措施,如采用床栏、床头竖放枕头,按医嘱给予抗癫痫药以预防发作;发作时应专人护理,不强行约束,用牙垫防止舌咬伤,及时吸出呼吸分泌物,保持呼吸道通畅。

(3)躁动:突然的躁动不安常为意识恶化的征兆,提示有脑水肿或颅内血肿的可能;意识模糊的病人出现躁动,可能为疼痛、颅内压增高、尿潴留、体位或环境不适造成的,应先寻找原因做相应处理,然后考虑给予镇静剂。

> **■ 护考链接 ■**
>
> 病人,男性,27岁。额部受伤后立即出现昏迷,送医院途中转清醒,4小时后再度昏迷。检查:呼吸 12 次/分,脉搏 60 次/分。
>
> 1. 该病人考虑为　A. 脑震荡　B. 脑挫裂伤　C. 硬脑膜外血肿　D. 硬脑膜下血肿　E. 蛛网膜下隙出血
>
> 2. 医嘱给予应用糖皮质激素治疗,其目的是　A. 制止脑出血　B. 减轻脑水肿　C. 预防感染　D. 预防应激性溃疡　E. 预防心动过缓
>
> 点评:①根据病人额部受伤史,伤后典型的"中间清醒期"表现,可判断为硬脑膜外血肿。②糖皮质激素,可降低毛细血管通透性,从而防治脑水肿和颅内压增高。

(五)心理护理

对清醒病人,应充分理解其紧张焦虑的心情,关心、安慰病人,给予耐心、细致的护理;病情严重者,各项操作应轻柔,尽量减少病人的痛苦。鼓励病人及家属树立战胜疾病的信心,积极配合治疗与护理。

(六)健康指导

1. 康复指导　大多数脑损伤的病人留有不同程度的后遗症,如语言、智力、运动功能障碍等,要鼓励病人尽早在康复医师的指导下进行康复训练,以改善生活自理能力和社会活动能力。

2. 预防癫痫发作　有外伤性癫痫者,指导其按时服药,不擅自减药停药,不做登高、游泳等危险性活动,以防意外发生。向病人及家属介绍癫痫的生活照顾、预防措施、急救办法等。

3. 向病人家属介绍有关生活护理的方法和注意事项。

情境案例 12-4：问题 2 分析

◆ **入院护理工作过程**

为病人安置头高斜坡位，头偏向一侧→为病人戴腕带→立即通知医师→吸氧，保持呼吸道通畅→按医嘱用药：20% 甘露醇、呋塞米、糖皮质激素等→安慰家属，解释病情，指导家属不要随意搬动病人→按危重病病人护理，床旁备好气管插管或气管切开、机械呼吸用物→每 15～30 分钟评估病人的神志、生命体征、瞳孔、肢体活动、出入液体量等，并记录。

◆ **住院手术护理工作过程**

做好术前准备，与手术室护士做好交接→准备麻醉床→术毕回病房，做好交接，安置体位→检查各类引流管、吸氧管，并妥善固定→评估神志、生命体征、瞳孔、伤口敷料等情况→生命体征平稳后取头高斜坡位→按医嘱用药，维持颅内压、生命体征正常，维持营养与体液的平衡→指导并协助生活护理、肢体运动，预防并发症→心理护理→伤口护理、引流管护理，配合拔管→护理记录。

◆ **出院护理工作过程**

处理出院医嘱、撤销单据及卡片、整理出院病历、做好出院登记→指导出院康复训练计划：病人自主康复运动、家属协助康复运动、专业康复机构康复→训练与活动的安全指导→用药指导→生活护理指导→征求病人意见和建议→通知护工、膳食科→常规清洁消毒床单位→填写出院护理记录。

五、护 理 评 价

病人意识是否逐渐恢复；病人呼吸道是否通畅，有无误吸发生；病人是否能维持较好的营养需求；病人体温是否恢复正常；病人并发症有否发生，或发生后是否得到有效控制或处理。

情境案例 12-4：护患对话

病人家属（妻子）： 王护士，我丈夫醒过来后又昏迷了，是不是很严重？

护士： 你丈夫摔伤了头部，按照昏迷的表现和 CT 检查结果，提示颅内有出血，是很严重的。现在给他用了药，尽可能控制颅内的血肿和减少对脑组织的影响。现在正准备手术，以止血和清除颅内的血块。

病人家属： 头部做手术危险吗？以后会不会对身体和智力有影响？

护士： 手术风险是挺大的，但如果不手术，颅内血块越来越大，压迫到脑组织，会出现更加严重的情况，甚至有生命危险，所以手术是最佳的治疗办法。为您丈夫手术的主刀医生是很有经验的颅脑外科医生，我们一起等待他手术出来。术后还有很多治疗，还要面对并发症、后遗症等诸多问题，我们一起努力，尽最大力量帮助您的丈夫康复。

……

护士： 您丈夫的手术很顺利，引流管就保持这个高度位置，不要压到、折叠或调整它的高度。

家属： 好的，我知道了。他口很干，我能蘸点水给他口腔湿润一下吗？

护士： 他现在虽然有些意识了，但吞咽可能还会误吸入气管，湿润的棉签不要太湿，不要滴水。他的右手乱动，怕会拉掉导管，所以给他约束了。他的左手、左下肢，要帮助他运动，来，我教你……经常这样给他做做运动，可以避免肌肉萎缩、关节僵硬，还可促进血液循环，恢复起来会更快。

家属： 哦，我知道了，谢谢您！

……

护士： 李先生，您醒来了，知道现在是什么时候吗？

病人： 是上午。

护士： 好的。让我检查一下您右边肢体的活动能力……您的病情恢复得很快，现在开始我们要功能训练了，我们一起来制订训练计划……可能有些累，但您要坚持训练，争取尽早恢复正常生活能力。

病人家属： 王护士，他这两天大便很干，解不出。

护士： 大便不能太用力。你可以给他吃些香蕉等水果，多喝些水，帮助他沿顺时针方向按摩中、下腹部，如果还是解不出，我会报告医生给他开些通大便的药，也可以用开塞露。

病人和家属： 谢谢您，护士。

……

护士： 李先生，祝贺您，明天可以出院了。您出院后要继续吃一段时间的药，这里写了服药的方法。要坚持康复锻炼，活动时要注意安全。您的病历卡上写清楚了具体的情况，出院后请到附近的社区卫生服务站去登记一下，社区医生和社区护士也会免费给您帮助的。如果有什么不适，要及时来医院就诊。

病人和家属： 您做得真周到！谢谢您，王护士！

第5节　颅内肿瘤病人的护理

颅内肿瘤又称脑瘤,约半数为恶性肿瘤,是常见的神经外科疾病。以20～50岁年龄组最为常见,男性略多于女性。

颅内肿瘤的病因目前尚不明确,少数系先天发育过程中胚胎性残余组织演变而成。颅内肿瘤依据组织来源可分为两类:①原发性肿瘤,来源于脑组织、脑膜、脑血管、脑垂体、脑神经及残余胚胎组织。②继发性肿瘤,系颅外其他部位的恶性肿瘤转移到颅内。

成年人以神经胶质瘤最常见,其次为脑膜瘤和垂体腺瘤等,称为颅内三大原发性肿瘤。少年儿童以髓母细胞瘤、星形细胞瘤多见。发病部位以大脑半球最多,其次是鞍区、小脑脑桥角、小脑等部位。

一、护 理 评 估

(一) 健康史

1. 询问症状出现的时间和病情进展情况,以及发病以来所做的检查和用药等情况。

2. 询问病人是否有脑肿瘤家族史、有无颅脑外伤史及其他颅脑疾病病史。

(二) 身心状况

1. 躯体表现

(1) 颅内压增高:约90%以上的病人出现颅内压增高的症状和体征,通常呈慢性、进行性加重过程。随着肿瘤增大,若未得到及时治疗,轻者引起视神经萎缩,病人视力减退,重者可引起脑疝。

(2) 局灶症状和体征:随不同部位脑肿瘤对脑组织的浸润破坏、直接刺激和压迫的不同,引起的症状亦各异,如一侧肢体运动和感觉障碍、精神异常、视觉障碍、共济失调等;鞍区肿瘤会引起视力改变和内分泌功能障碍;临床上可根据局灶症状判断病变部位。位于脑干等重要部位的肿瘤早期即出现局部症状,而颅内压增高症状出现较晚。

2. 心理-社会状况　颅内肿瘤的病人可产生悲观、恐惧心理。

考点:颅内高压是颅内肿瘤的重要体证

(三) 辅助检查

1. 影像学检查　包括头颅X线检查、脑血管造影、脑室造影及超声波、CT和MRI检查。CT和MRI是目前最常用的辅助检查,对确定肿瘤部位和大小、脑室受压和脑组织移位、瘤周脑水肿范围有重要意义。

2. 血清内分泌激素检查　垂体腺瘤临床上出现内分泌功能障碍的表现,血清内分泌激素检查有助于确诊。

(四) 治疗要点与反应

手术切除肿瘤是主要的治疗方法,辅以化疗和放疗。神经导航、微创外科技术在神经外科的应用,拓宽了手术适应证和范围。晚期病人亦可采用姑息性手术治疗,如脑室引流、去骨瓣减压术等以缓解颅内高压。

考点:颅内肿瘤的主要治疗方法

二、护理诊断与合作性问题

1. 疼痛　与颅内肿瘤压迫脑组织导致颅内高压有关。

2. 自理缺陷　与肿瘤压迫导致肢体瘫痪或开颅手术有关。

3. 潜在并发症:脑疝、颅内出血、癫痫、尿崩症。

三、护 理 目 标

病人自述头痛症状减轻或消除;病人生活自理能力改善;病人并发症得到有效控制或治疗。

四、护 理 措 施

（一）术前护理

1. 颅内压增高的护理　严格卧床休息，采取床头抬高 15°~30° 的斜坡卧位，利于颅内静脉回流，降低颅内压。避免剧烈咳嗽和用力排便，防止颅内压骤然升高导致脑疝的发生。便秘时可使用缓泻剂，禁止灌肠。

2. 预防意外损伤　评估病人生活自理的能力及颅内压增高与癫痫发作的危险因素，采取相应的预防措施，防止跌倒及撞伤。

3. 皮肤准备　按头颅手术要求准备，病人手术前每日清洁头发，术前一天检查病人头部皮肤是否有破损或毛囊炎，手术前 2 小时剃光头发后，消毒头皮戴上手术帽。

（二）术后护理

1. 一般护理　①体位安置。如病人生命体征平稳后抬高床头 15°~30°，以利颅内静脉回流，手术后体位要避免压迫减压窗而引起颅内压增高。为病人翻身时，应有人扶持头部，使头、颈、躯干成一直线，防止头颈部过度扭曲或震动。幕下开颅取去枕侧卧位或侧俯卧位；脑神经受损、吞咽功能障碍者取侧卧位，以免造成误吸；巨大占位性病变清除后，因颅腔留有较大空隙，24 小时内手术区保持高位，以免突然翻动时发生脑组织和脑干移位。②做好饮食护理。肠功能恢复后可予富营养、易消化饮食，不能进食者可予鼻饲。

2. 病情观察　密切观察生命体征、意识、瞳孔、肢体活动状况等，并按 Glasgow 昏迷计分法进行评分和记录。注意切口敷料及引流情况，观察有无脑脊液漏，一旦发现脑脊液漏，应及时通知医师，按脑脊液漏病人护理。

3. 配合治疗

（1）保持呼吸畅通：颅后窝手术或听神经瘤手术易发生舌咽、迷走神经功能障碍，病人咳嗽及吞咽反射减弱或消失，气管内分泌物不能及时排出，极易并发肺部感染。应积极采取保持呼吸道通畅的措施，如翻身、拍背、雾化吸入、吸痰等，必要时做好气管切开的准备。

（2）引流管的护理：在肿瘤切除后的创腔内放置引流物，达到引流手术残腔内血性渗液和气体、使残腔逐步闭合的目的。手术后创腔引流袋（瓶）放置于头旁枕上或枕边，高度与头部创腔保持一致，以保证创腔内一定的压力，可避免脑组织移位。手术 48 小时后，可将引流袋（瓶）略放低，以便较快引流出腔内残留的液体，使脑组织膨出，以减少残腔，避免局部积液造成颅内压增高。引流管放置 3~4 日，待血性脑脊液转清，即可拔除引流管，以免形成脑脊液漏。

4. 手术后并发症的观察和护理

（1）颅内出血：多发生在手术后 24~48 小时内。病人表现为引流液持续血性，意识清醒后又逐渐嗜睡，甚至昏迷或意识障碍进行性加重，并有颅内压增高和脑疝症状。一旦发现病人有颅内出血征象，应及时报告医师，并做好再次手术止血的准备。

（2）癫痫：手术后因脑损伤、脑缺氧、脑水肿等因素而诱发癫痫，癫痫发作时采取保护性措施，立即松解病人衣领，头部偏向一侧，保持呼吸道通畅。使用牙垫防止舌咬伤，保障病人安全。保持病室安静，减少外界刺激，禁止口腔测量体温，按时服用抗癫痫药，控制症状发作。

（3）尿崩症：垂体腺瘤等手术累及下丘脑影响抗利尿激素分泌，病人出现多尿、多饮、口渴，每日尿量大于 4000ml，尿比重低于 1.005。在给予垂体后叶素治疗时，应准确记录出入液量，根据尿量和血清电解质浓度调节用药剂量。

（三）心理护理

鼓励安慰病人，解除病人脑部手术后的恐惧心态；帮助病人建立战胜疾病的信心，以乐观的心态面对生活。

（四）健康指导

向病人和家属介绍后续治疗的必要性和方法;术后有功能障碍者,应与病人和家属制订康复计划;嘱病人出院后定期复查。

护考链接

病人,男性,48 岁。头痛 5 个月,进行性加重,CT 检查诊断为颅内肿瘤。护士将病人床头抬高 15°~30°,其主要目的是　A. 有利于改善呼吸　B. 有利于改善心功能　C. 有利于进食　D. 有利于颅内静脉回流　E. 防止呕吐物误入呼吸道

点评:因病人患颅内肿瘤,可因颅内压增高引起头痛,病人取头高位可促进脑部血液的回流,减轻脑水肿,从而减轻头痛。

五、护理评价

病人自述头痛症状是否减轻或消除;病人生活自理能力是否得到改善;病人并发症是否得到有效控制或治疗。

小结

各种颅脑疾病发展到一定阶段可导致颅内压增高。颅内高压"三主征"为头痛、呕吐及视神经乳头水肿。要严密观察颅内压增高和脑疝的表现,在治疗护理中,要降低颅内压,避免颅内压升高的各类因素,预防脑疝及其他并发症的发生。颅脑损伤包括头皮损伤、颅骨骨折和脑损伤,治疗与护理的措施取决于病人有无脑损伤、脑脊液漏、颅内压增高和脑疝。颅内肿瘤半数为恶性,手术摘除是主要的治疗方法,护理工作重点是做好手术前后的护理。

（杨建芬）

自　测　题

A_1型题

1. 颅内压增高最重要的体征是

   A. 头痛　　　　　　B. 呕吐
   C. 视神经乳头水肿　D. 肢体活动障碍
   E. 瞳孔变化

A_2型题

2. 病人,男性,46 岁。颅内压增高,行腰椎穿刺脑脊液检查后,突然呼吸停止,双侧瞳孔逐渐散大,血压下降。该病人可能出现的情况是

   A. 脑出血　　　　　B. 脑缺血
   C. 脑血栓形成　　　D. 小脑幕切迹疝
   E. 枕骨大孔疝

3. 病人,女性,55 岁。外力撞击头部后,出现头皮血肿,蔓延整个头顶,有波动感。血肿部位考虑在

   A. 皮下血肿　　　　B. 骨膜下血肿
   C. 帽状腱膜下血肿　D. 硬脑膜外血肿
   E. 硬脑膜下血肿

4. 病人,男性,20 岁。从 3 米高处跌下,头部着地,伤后出现头痛,耳后乳突区青紫,耳道有血性水样液体流出。可能诊断是

   A. 颅中窝骨折　　　B. 颅前窝骨折
   C. 颅后窝骨折　　　D. 颞骨骨折
   E. 耳部外伤

5. 病人,男性,25 岁。头部受伤后意识模糊约 20 分钟,醒来后诉头痛,对受伤经过不能回忆,查体无异常发现,诊断为脑震荡。对该病人的处理正确的是

   A. 静脉滴注 20% 甘露醇　B. 静脉注射地塞米松
   C. 卧床休息 1~2 周　　　D. 头部冷敷
   E. 使用抗生素

6. 病人,女性,33 岁。头部受伤导致右侧硬脑膜下血肿,意识模糊、躁动,喷射性呕吐数次。其最危急的并发症是

   A. 失血性休克　　　B. 脑疝
   C. 癫痫　　　　　　D. 肢体功能障碍
   E. 肺部感染

7. 病人,女性,56 岁。车祸伤及头部,深昏迷,两侧瞳孔大小多变,对光反射消失,眼球固定,可能诊断是

   A. 硬脑膜下血肿　　B. 脑挫裂伤
   C. 脑桥损伤　　　　D. 小脑损伤
   E. 脑干损伤

8. 病人,男性,36 岁。颅脑损伤,昏迷 2 天,生命体征极不平稳,右瞳孔散大,对光反射消失,左瞳孔 2mm,对光反射迟钝。医嘱予头部使用冰帽,目的是
   A. 降低体温
   B. 使病人尽快苏醒
   C. 促进脑部血液循环
   D. 减轻脑出血
   E. 降低脑细胞代谢,提高脑细胞对缺氧的耐受性,减轻脑水肿

9. 病人,男性,31 岁。车祸致重症颅脑外伤,护士接诊时首先应该做到
   A. 检查神志、瞳孔
   B. 保持呼吸道通畅
   C. 测量呼吸、脉搏、血压
   D. 应用脱水剂
   E. 给予止血剂

A_3/A_4 型题

(10~12 题共用题干)

病人,女性,33 岁。头部外伤后昏迷 6 小时,曾呕吐 3 次,躁动不安。入院时测血压 160/85mmHg,脉搏 58 次/分,呼吸 14 次/分。

10. 关于该病人生命体征的变化,描述正确的是

A. 颅内压正常,呼吸抑制
B. 颅内压增高代偿期,库欣反应
C. 颅内压增高失代偿期,潮式呼吸
D. 提示脑疝
E. 呼吸道不畅

11. 医嘱予 20% 甘露醇 250ml 静脉滴注,正确的用法是
   A. 15~30 分钟内滴完
   B. 30~60 分钟内滴完
   C. 60~90 分钟内滴完
   D. 每分钟不超过 60 滴
   E. 速度快慢不影响疗效

12. 对该病人,不正确的治疗护理措施是
   A. 床头抬高 15°~30°
   B. 使用脱水剂和利尿剂
   C. 控制液体的摄入量
   D. 躁动时强制约束
   E. 使用抗生素

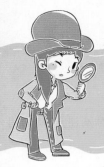
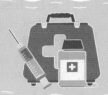

第13章
颈部疾病病人的护理

　　甲状腺疾病是由于多种原因引起的甲状腺功能增强、减弱,合成和分泌甲状腺激素过多、过少,所导致的一类内分泌系统疾病。主要包括甲状腺功能亢进(俗称甲亢)、甲状腺功能减退(俗称甲减)、单纯性甲状腺肿、甲状腺炎、甲状腺瘤、甲状腺癌等。甲状腺疾病病人进行外科手术治疗发生的并发症多,护士应充分做好各项护理工作,促进病人早日康复。

第1节　甲状腺功能亢进症病人的护理

情境案例13-1

　　23岁的吴女士,感觉自己近几个月来脾气急躁、容易出汗、失眠、浑身无力、手抖、食量明显增加。医生为其查体,发现吴女士有轻度突眼,甲状腺呈弥漫性肿大,质软,颈部可闻及血管杂音,测得基础代谢率(BMR)为+45%。医生决定为吴女士行手术治疗。

　　问题:

　　1. 吴女士最可能患的疾病是什么?

　　2. 术后吴女士在饮水时发生呛咳,可能发生了什么情况?

一、概　　述

　　甲状腺功能亢进症是由于多种病因导致甲状腺激素分泌过多而出现的机体代谢亢进和自主神经系统功能紊乱等的临床综合征,多见于女性。

(一)分类

　　按引起的原因不同甲亢可分为以下3类。

　　1. 原发性甲亢　最常见,多见于20~40岁的女性。多伴眼球突出,又称为突眼性甲状腺肿。

　　2. 继发性甲亢　较少见,发病年龄多在40岁以上,一般无突眼。通常在结节性甲状腺肿的基础上出现甲亢。

　　3. 高功能腺瘤　较少见,无突眼,腺体内有单个自主性高功能结节。腺体呈结节状肿大。

　　考点:最常见的甲亢类型

(二)病因与病理

　　甲亢的病因迄今未明,近年来认为原发性甲亢是一种自身免疫性疾病,过度劳累、病毒感染、精神刺激及严重应激等因素可引起发病。继发性甲亢和高功能腺瘤可能与结节自身的自主性分泌紊乱有关。

　　甲亢病人甲状腺病理学改变主要表现为甲状腺腺体内血管增多、扩张,淋巴细胞浸润;滤泡壁细胞多呈高柱状增生,并形成乳头状突起伸入滤泡腔内,腔内胶质减少。

二、护理评估

(一)健康史

　　了解病人的病情,病程长短,有无家族史。继发性甲亢或高功能腺瘤的病人,了解有无结节性甲

状腺肿或甲状腺瘤病史。

（二）身心状况

1. 躯体表现

（1）局部表现：甲状腺呈弥漫性、对称性肿大，一般无局部压迫症状，由于腺体内血流加速、血管扩张，可触及震颤，听诊可闻及血管杂音。

（2）全身表现

1）交感神经功能亢进（图 13-1）：病人易激动、精神过敏、急躁易怒、多语多动、双手震颤、失眠紧张、喜冷怕热、多汗、食欲亢进、体重减轻等。

2）心血管功能改变：如心悸、脉搏快而有力、脉率常在 100 次/分以上，休息或睡眠时仍快；收缩压升高、舒张压降低，因而脉压增大（大于 40mmHg）。

3）突眼征：原发性甲亢常可伴有突眼，继发性甲亢一般无突眼。典型者双侧眼球突出，眼裂增宽。严重者，上下眼睑难以闭合，甚至不能盖住角膜，两眼内聚能力差等。

考点：甲亢病人的临床表现

4）内分泌紊乱：女性病人可出现月经失调甚至闭经，男性病人可出现阳痿或乳房发育等。

2. 心理-社会状况 病人常无意中发现颈部肿块，往往担心肿块性质和预后。受交感神经功能亢进影响，出现易激动、不合作、失眠、稍不随意就产生抱怨情绪等心理反应。

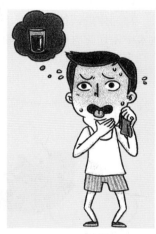

图 13-1 甲亢病人交感
神经功能亢进

（三）辅助检查

1. 基础代谢率（BMR）测定 可用基础代谢测定器测定，也可根据脉压和脉率按公式计算：基础代谢率（%）=（脉率+脉压）-111。±10%为正常，+20%～+30% 为轻度甲亢，+30%～+60% 为中度甲亢，+60% 以上为重度甲亢。必须在病人起床前安静、空腹、无精神紧张时测定脉率和血压。

考点：BMR 的计算方法和正常值

情境案例 13-1：问题 1 分析

病人吴女士发生了甲亢。原因分析：①脾气急躁、容易出汗、失眠、浑身无力、手抖、食量明显增加；②轻度突眼，甲状腺呈弥漫性肿大，质软，颈部可闻及血管杂音；③基础代谢率（BMR）为+45%。以上符合甲亢的表现和检查特征。

2. 甲状腺摄^{131}碘（^{131}I）率测定 吸^{131}I 高、吸^{131}I 高峰提前出现，都提示有甲亢。

3. 血清 T3、T4 测定 T3（三碘甲状腺原氨酸）和 T4（四碘甲状腺原氨酸）可反映甲状腺的功能状态。甲亢发生早期，T3 的上升较早且快，约 4 倍于正常值；而 T4 上升较缓，仅 2.5 倍于正常值，故测定 T3 对甲亢的诊断更有临床意义。

（四）治疗要点与反应

1. 药物治疗 适用于 20 岁以下及症状较轻者。代表药物有甲基硫氧嘧啶、甲巯咪唑等。但副作用多、停药后易复发。

2. 手术治疗 中度以上甲亢最常用和有效的方法是甲状腺大部切除术，治愈率达 95% 以上，但手术可引起多种并发症。青少年病人、症状较轻者、老年病人及患有其他严重疾病者禁用。

三、护理诊断与合作性问题

1. 焦虑/恐惧 与神经系统功能改变、担心手术及预后有关。

2. 营养失调:低于机体需要量　与甲亢时机体处于高代谢状态有关。

3. 自我形象紊乱　与突眼和甲状腺肿大引起机体外形改变有关。

4. 清理呼吸道无效　与咽喉部及气管受刺激、切口疼痛及分泌物增多有关。

5. 潜在并发症:呼吸困难或窒息、喉返神经损伤、喉上神经损伤、手足抽搐、甲状腺危象。

四、护理目标

病人自述情绪稳定,焦虑情绪减轻或消失;病人能摄取足够的营养,体重增加,耐受力增强;病人能否正确认识疾病和自体外形的变化;病人能及时有效清理呼吸道分泌物;病人无并发症发生,或发生并发症时能及时发现和处理。

五、护理措施

(一) 术前护理

1. 一般护理

(1) 体位训练:病人入院后要教会其在手术中的体位,即头颈过伸位(图 13-2)。反复练习,以便在术中密切配合手术。

考点:术前训练病人取何种体位

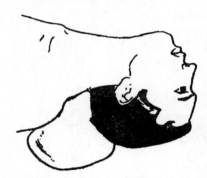

图 13-2　头颈过伸位

(2) 休息与活动:减少活动,避免体力过多消耗。睡眠时应抬高枕头取侧卧位,颈部微屈,以减轻肿大的甲状腺对气管的压迫。

(3) 饮食护理:应给予高蛋白、高热量、高维生素饮食,鼓励病人多饮水。忌咖啡、浓茶、烟酒及辛辣刺激性食物。

2. 病情观察　注意病情变化,以便更好地掌握手术时机,减少术后并发症发生。

3. 配合治疗护理

(1) 药物准备:甲亢病人手术前准备的重要环节是用药物控制甲亢症状,使甲状腺缩小、变硬,可先用硫氧嘧啶类药物,待甲亢症状控制后,改口服复方碘化钾溶液。碘剂可以减少甲状腺血流,使腺体变小、变硬,但碘剂只能抑制甲状腺激素的释放,而不能抑制其合成。因此,非手术治疗病人禁用碘剂。术前用法:口服,每日 3 次,第一日每次 3 滴,第二日每次 4 滴,依此逐日每次增加 1 滴至每次 16 滴为止,然后维持此剂量。服碘剂时,将其稀释,滴在冷开水中或馒头、面包等固体食物上服用,以减少对口腔和胃黏膜的刺激。当病人情绪稳定,睡眠好转,体重增加,脉搏稳定在 90 次/分以下,基础代谢率在+20% 以下,腺体缩小变硬时,即达到手术指征,可施行手术。

考点:复方碘化钾溶液使用方法和注意事项

(2) 突眼护理:对于眼球突出及眼裂增宽的病人,卧床时要保持半卧位或头部抬高位,避免眼部充血。睡眠时应使用眼药膏或用潮湿纱布盖在眼部,避免结膜受损而发生溃疡。

(3) 其他:术前做好皮肤准备和手术后紧急抢救的准备,如气管切开包、吸引器等。

4. 心理护理　向病人及家属进行疾病知识教育,介绍术前准备对疾病预后的重要性,消除病人的顾虑和紧张心理。减少外来刺激,对精神过度紧张或失眠病人,可遵医嘱给予镇静催眠类药物。

(二) 术后护理

1. 一般护理

(1) 体位:血压平稳后取半卧位,有利于呼吸和渗出液的引流。

(2) 饮食护理:术后 6 小时病人清醒,无呕吐,先试饮少量温水或凉水,若无呛咳、误咽等不适,可进微温流食,食物不可过热,过热可使手术部位血管扩张,加重渗血。术后第 2 日改半流食,并逐渐过

渡到普食。

2. 病情观察　密切观察病人生命体征、发音情况、进食时有无呛咳及切口敷料及引流情况。做好以下术后并发症的观察和护理。

（1）呼吸困难和窒息：是术后最危急的并发症。常发生在术后 48 小时内。多因切口内出血压迫气管、喉头水肿、气管塌陷、双侧喉返神经损伤等原因引起。表现为进行性呼吸困难、烦躁、发绀，甚至窒息；切口大量渗血、颈部肿胀等。因切口内出血引起呼吸困难者，应立即床边拆除切口缝线，敞开伤口，清除血块，并立即报告医生，再急送手术室止血，必要时做气管切开。

（2）喉返神经损伤：主要是由手术操作直接损伤引起，少数是由于血肿压迫或瘢痕组织牵拉引起。一侧喉返神经损伤出现声音嘶哑；双侧喉返神经损伤导致双侧声带麻痹，引起失音、呼吸困难，甚至窒息，应立即行气管切开。术后应通过与病人交谈，观察病人有无声音嘶哑，然后根据损伤程度给予药物治疗、理疗、针灸等方法促进康复。

（3）喉上神经损伤：内支受损可使喉部黏膜感觉丧失，饮水时可发生呛咳、误咽。外支受损可引起声带松弛，音调降低。一般经针刺、理疗等可自行恢复。

情境案例 13-2：问题 2 分析

吴女士饮水时出现呛咳，这是喉上神经内侧支损伤的表现。

（4）甲状旁腺损伤：甲状旁腺有维持血中钙离子浓度的作用，术中一旦挫伤或误切甲状旁腺，可引起低钙性抽搐。轻者仅有面部、口唇周围和手足出现针刺、麻木或强直感；重者可发生喉肌或膈肌痉挛，引起呼吸困难甚至窒息。发生手足抽搐后，应限制摄入含磷高的食物（如肉类、蛋类和乳制品等）。抽搐发作时，遵医嘱立即静脉注射 10% 葡萄糖酸钙 10～20ml。最有效的方法是口服二氢速固醇，可提高血钙浓度，降低神经、肌肉兴奋性。

护考链接

病人，女性，38 岁。患甲状腺功能亢进症，医生为其行甲状腺次全切除术。术后第 2 天，病人自我感觉口唇周围有麻木感，夜里睡觉的时候脚部和小腿出现抽搐症状。

1. 首先考虑为　A. 气管软骨环软化　B. 喉返神经损伤　C. 切口内出血　D. 误切甲状旁腺　E. 喉头水肿

2. 假如病人再次出现抽搐的情况，应如何处理　A. 通知医师进行抢救　B. 拆除缝线，清除血块　C. 颈部冰袋冷敷　D. 气管切开　E. 立即静脉注射 10% 葡萄糖酸钙

点评：①病人感觉口唇周围有麻木感，手足抽搐，这是术中误切甲状旁腺引起的；②抽搐发作时，可遵医嘱立即静脉注射 10% 葡萄糖酸钙 10～20ml，缓解症状。

（5）甲状腺危象：多发生在术后 12～36 小时内。术前准备不充分，甲亢症状没有得到很好控制，术中大量甲状腺激素入血，均可诱发甲状腺危象。一旦病人出现高热、脉快（120 次/分以上）、烦躁、谵妄甚至昏迷并伴有呕吐、腹泻等症状，即提示出现了甲状腺危象。应立即吸氧、物理降温、静脉输入葡萄糖溶液，并报告医生。根据医嘱给予镇静剂，静脉滴注碘剂、氢化可的松、普萘洛尔等药物，使病人处于安静状态，体温降至 37.5℃ 以下，脉搏 100 次/分以下。预防甲状腺危象的关键，是术前稳定病人情绪，做好药物准备，使各项指标达到手术要求。

考点：甲亢术后并发症产生的原因、防治及护理

3. 配合治疗护理

（1）切口及引流护理：切口局部用冰袋压迫，可使血管收缩、减少出血；切口敷料若浸湿应立即更换。保持引流通畅，观察并记录引流液的量及性质，引流管或引流橡皮片一般于术后 24～48 小时拔除。

（2）保持呼吸道通畅：床边常规准备气管切开包、氧气和吸痰设备及抢救药品。鼓励或帮助病人咳嗽、咳痰，以免痰液阻塞气道。

（3）继续服用复方碘化钾溶液：每日 3 次，从每次 16 滴开始，逐日每次减少 1 滴，直至每次 3 滴时止。

（三）心理护理

向病人介绍有关甲亢的知识，帮助病人树立信心，消除悲观情绪，积极配合治疗，促进早日康复。

（四）健康指导

1. 指导病人合理安排休息和工作时间，避免过度紧张和劳累，自我控制情绪，避免情绪过激；避免剧烈活动，做到动静结合。

2. 注意有无甲亢复发或甲状腺功能减退的症状，定期复查。

3. 术后颈部无力，护士要有计划地指导病人做好颈部转、低、仰等肌肉训练，促进其功能恢复。

六、护理评价

病人情绪是否稳定，焦虑情绪是否减轻或消失；病人能否摄取足够的营养，体重是否增加，耐受力是否增强；病人能否正确认识疾病和自体外形的变化；病人是否能及时有效清理呼吸道分泌物；病人有无并发症发生，或发生并发症时能否及时发现和处理。

第 2 节　甲状腺肿瘤病人的护理

一、概　　述

甲状腺肿瘤分为良性和恶性两大类。最常见的良性肿瘤为甲状腺腺瘤，常见的恶性肿瘤为甲状腺癌。

表 13-1　各类甲状腺癌的临床特点

病理类型	临床特点
乳头状癌	约占成人甲状腺癌的 60%，儿童的全部。以 20~40 岁女性最常见。分化好，生长缓慢，恶性程度低。预后较好
滤泡状癌	约占 15%，多见于 50 岁妇女。发展较快，中度恶性；可经血行转移，预后较乳头状癌差
未分化癌	占 5%~10%，多见于老年人。发展迅速，高度恶性，约半数者早期即有颈淋巴结转移；还常经血行转移至肺和骨。预后很差
髓样癌	少见，发生于滤泡旁细胞（C 细胞），可分泌降钙素，其间质内有淀粉样沉着。恶性程度中等，可有颈淋巴结转移和血行转移

（一）病因

甲状腺腺瘤病因尚不明确，多见于 40 岁以下的女性。可分为滤泡状腺瘤（较常见）和乳头状囊性腺瘤两种。滤泡状腺瘤具有完整的包膜，肿瘤生长速度较慢，数年后仍为单发。乳头状囊性腺瘤因囊壁血管破裂可发生囊内出血。

甲状腺癌是头颈部常见的恶性肿瘤，约占全身恶性肿瘤的 1%，女性比男性多见。目前病因尚不清楚，医学界多认为与放射线和地方性甲状腺肿有关。

（二）病理

甲状腺癌按病理学分类可分为乳头状腺癌、滤泡状腺癌、未分化癌、髓样癌四种（表 13-1）。

二、护理评估

（一）甲状腺腺瘤

1. 健康史　了解甲状腺腺瘤出现的时间、生长速度、近期有无变化，既往有无甲状腺病史。

2. 身心状况

（1）躯体表现：早期多无自觉症状，常在无意中发现颈部肿块，单发，呈圆形或椭圆形，表面光滑，质地较软，无压痛，界限清楚，生长缓慢，随吞咽动作上下移动。乳头状囊性腺瘤发生出血时肿瘤可在短时间内迅速增大，并伴有局部胀痛。

（2）心理-社会状况：因肿瘤的性质没有确定和惧怕手术，病人处于紧张状态。可出现失眠、食欲减退等症状。

3. 辅助检查

（1）放射性 ^{131}I 或 ^{99m}Tc（锝）扫描：多为温结节。

（2）B 超：可发现甲状腺肿块的位置和大小。

4. 治疗要点与反应　有 10% 病人可发生癌变,20% 的病人可继发甲亢,故应及早手术切除。

（二）甲状腺癌

1. 健康史　评估家族中有无类似病人；了解甲状腺肿瘤出现的时间和年限,近期生长速度有无变化；既往身体状况。

2. 身心状况

（1）躯体表现：初期无明显症状,主要表现为甲状腺肿块,表面高低不平,质硬、增长迅速、活动度差；晚期压迫气管、食管、神经时,可出现相应的呼吸困难、吞咽困难、声音嘶哑等症状。若压迫颈交感神经节,可产生 Horner 综合征,并可伴有颈淋巴结肿大等转移症状。不同病理类型,其临床特点各异（见表 13-1）。

（2）心理-社会状况：病人对疾病的预后、经济承受能力等产生忧虑情绪。还可能因为手术的痛苦而产生恐惧心理。

3. 辅助检查

（1）放射性 ^{131}I 或 ^{99m}Tc 扫描：甲状腺癌多为冷结节,边缘一般较模糊。

（2）细针穿刺细胞学检查：用细针从 2~3 个不同方向刺入结节并抽吸、涂片,检查准确率可达 80% 以上。

（3）B 超：可测定甲状腺大小,结节的位置、大小、数目及与邻近组织的关系。结节若为实质性并呈不规则反射,则恶性可能性大。

（4）X 线：颈部正、侧位片,可了解有无器官移位、狭窄、肿块钙化及上纵隔增宽。甲状腺部位出现细小的絮状钙化影,可能为恶性。

4. 治疗要点与反应　手术治疗是除未分化癌以外各型甲状腺癌的基本治疗方法,并辅以甲状腺激素和放射等治疗。

三、护理诊断与合作性问题

1. 焦虑/恐惧　与对所患的疾病心理准备不充分及担心预后有关。

2. 疼痛　与手术有关。

3. 自我形象紊乱　与颈部外形改变有关。

4. 有窒息的危险　与气管受压、肿瘤切除后气管软化及气管壁塌陷、术后出血有关。

5. 潜在并发症：切口出血、切口感染、甲状腺功能低下等。

四、护 理 目 标

病人焦虑减轻或消失,能积极主动配合医护人员工作；病人疼痛减轻或消失；病人能正确认识自我,注意修饰、改善自我形象；病人呼吸平顺,气道通畅,无窒息发生；病人无并发症发生,或一旦发生能及时发现和处理。

五、护 理 措 施

（一）术前护理

1. 一般护理　为适应手术体位,将软枕垫于病人肩部下面,保持头颈过伸位。

2. 配合治疗. 常规做好备皮、配血等术前准备。

3. 心理护理　了解病人对甲状腺肿瘤的认识及对拟行治疗方案的想法；说明手术的必要性,术后恢复过程及预后情况；对于过度紧张或失眠病人,遵医嘱给予镇静催眠类药物如地西泮等,使其身

心处于接受手术的最佳状态。

（二）术后护理

1. 一般护理

（1）体位：术后血压平稳者改半卧位，有利于呼吸和引流。

（2）饮食护理：病人病情平稳或全麻清醒后，可少量饮水。如无不适，鼓励其进食或经吸管吸入便于吞咽的流质饮食，逐步过渡为半流食、普食。

2. 病情观察　监测生命体征，尤其注意病人的呼吸、脉搏变化；了解病人的发音和吞咽情况，判断有无声音嘶哑或音调降低、误咽、呛咳；及时查看敷料情况，浸湿予以更换；注意引流液的颜色、量及性状的变化，出现异常尽快通知医生。若血肿形成并压迫气管，立即配合床旁抢救，拆除切口缝线、清除血肿。

3. 配合治疗　床边常规准备气管切开包。若癌肿较大、长期压迫气管，术后可造成气管软化，可出现窒息，应密切注意病人呼吸情况，一旦有窒息危险，立即配合医生行气管切开。

4. 心理护理　根据病人术后病理结果，指导病人调整心态，配合后续治疗。

（三）健康指导

1. 引导病人正确对待所患的疾病，树立战胜疾病的信心。

2. 保证充足的睡眠时间，避免劳累。

3. 坚持颈部功能锻炼，促进颈部的功能恢复。

4. 甲状腺全切除者，应遵医嘱坚持长期服用甲状腺素制剂。

5. 让病人除学会自查颈部外，嘱其出院后要定期复查，若出现颈部肿块或淋巴结肿大等，应及时就诊。

六、护理评价

病人焦虑是否减轻或消失，能否积极主动配合医护人员工作；病人疼痛是否减轻或消失；病人能否正确认识自我，改善自我形象；病人是否呼吸平顺，气道是否通畅及是否发生窒息；病人有无并发症发生，或发生并发症时是否及时发现和处理。

> **小结**
>
> 甲亢病人常表现为高代谢状态，主要为多食、消瘦、情绪易激动、甲状腺肿大、甲状腺血管杂音、基础代谢率增高等。处理原则首选为药物治疗，当药物治疗无效、复发及出现并发症时，行手术治疗。甲状腺术后并发症多，可出现呼吸困难和窒息、喉上神经损伤、喉返神经损伤、甲状旁腺损伤、甲状腺危象等并发症。应充分做好术前准备。甲状腺肿瘤可分为良性和恶性两种，手术是主要治疗方法，要做好病人手术前后护理。

（隋丽荣）

自 测 题

A₁型题

1. 下列哪类甲状腺肿病人不宜行甲状腺大部切除术

　A. 轻度甲亢

　B. 巨大甲状腺肿影响工作和生活者

　C. 结节性甲状腺肿继发有功能亢进者

　D. 胸骨后甲状腺肿

　E. 肿大的甲状腺压迫气管、食管或喉返神经而引起临床症状者

2. 甲状腺大部分切除手术前病人应练习的体位是

　A. 半卧位　　　　　　　　B. 俯卧位

　C. 头颈过伸位　　　　　　D. 侧卧位

　E. 去枕平卧位

3. 判断甲亢病情严重程度主要根据

　A. 突眼程度　　　　　　　B. 甲状腺大小

　C. 情绪是否稳定　　　　　D. 体重是否增加

　E. 脉率和脉压大小

4. 对下列哪种甲状腺肿病人不宜行甲状腺大部切除术

A. 患弥漫性单纯性甲状腺肿的 16 岁女性病人

B. 胸骨后甲状腺肿

C. 压迫气管、食管或喉返神经而引起临床症状者

D. 结节性甲状腺肿继发有功能亢进者

E. 结节性甲状腺肿疑有恶变者

A₂型题

5. 病人,女性,28 岁。行甲状腺次全切除术中,突然挣扎、呼吸困难、失声、发绀,应考虑为
   A. 血肿压迫气管　　　B. 一侧喉返神经损伤
   C. 一侧喉上神经损伤　D. 双侧喉返神经损伤
   E. 喉头水肿

6. 病人,女性,55 岁。行甲状腺大部分切除术后,出现误咽、呛咳,可能是术中损伤了
   A. 喉上神经内侧支　　B. 喉上神经外侧支
   C. 单侧喉返神经　　　D. 双侧喉返神经
   E. 甲状旁腺

7. 病人,男性,32 岁。颈部甲状腺弥漫性增大,出现 Horner(霍纳)综合征,是由于肿大的甲状腺压迫哪项器官所致
   A. 食管　　　　　　　B. 气管
   C. 喉返神经　　　　　D. 颈交感神经
   E. 颈部大静脉

8. 病人,男性,34 岁。甲状腺手术后声音嘶哑,是下列哪项损伤引起的
   A. 喉上神经损伤　　　B. 喉返神经损伤
   C. 甲状旁腺损伤　　　D. 气管误伤
   E. 甲状腺切除过多

9. 病人,女性,42 岁。患有继发性甲亢,其最不可能具有的临床特点是
   A. 先有结节性甲状腺肿大多年,以后逐渐出现功能亢进症状
   B. 常伴有眼球突出
   C. 肿大腺体呈结节状,两侧多不对称
   D. 易发生心肌损害
   E. 年龄多在 40 岁以上

10. 病人,女性,25 岁。孕 5 个月,诉近来呼吸困难来诊,查体见甲状腺体较大,脉搏 115 次/分,两手颤动,对该病人治疗以下哪项为宜
    A. 无需特殊处理,观察病情发展
    B. 口服治疗甲亢药物如甲亢平
    C. 口服碘剂
    D. 做术前准备,手术治疗
    E. 放射治疗

11. 病人,女性,34 岁。因患原发性甲亢而行甲状腺大

部切除术,术后 1 天时病人感到烦躁、憋闷、口唇发绀,出现进行性呼吸困难,切口敷料呈红色,颈部肿胀,应立即
    A. 予以吸氧
    B. 静脉注射氢化可的松
    C. 吸氧,同时加用毛地黄制剂
    D. 气管切开
    E. 剪开缝线,敞开切口,迅速清除血肿

12. 病人,男性,35 岁。因甲状腺大部切除术,术后发音时音调低钝,但饮水时并不出现误咽、呛咳,可能是术中损伤了
    A. 喉上神经内侧支　　B. 喉上神经外侧支
    C. 双侧喉返神经　　　D. 单侧喉返神经
    E. 甲状旁腺

13. 病人,女性,20 岁。颈前区中线甲状软骨下方可扪及一个 2cm 大小的肿块,表面光滑,边界清楚,质地中等。考虑为
    A. 甲状腺癌　　　　　B. 甲状腺功能减退
    C. 单纯性甲状腺肿　　D. 甲状腺腺瘤
    E. 甲状腺功能亢进症

A₃/A₄型题

(14~17 题共用题干)

病人,男性,33 岁。甲状腺肿大,突眼、心慌、失眠、心率 100 次/分、血压 145/90mmHg,诊断为甲状腺功能亢进症。

14. 病人的基础代谢率为
    A. 20%　　　　　　　B. 29%
    C. 30%　　　　　　　D. 39%
    E. 44%

15. 测得基础代谢率判定该病人甲亢程度为
    A. 正常　　　　　　　B. 轻度甲亢
    C. 中度甲亢　　　　　D. 重度甲亢
    E. 偏低

16. 术前服用碘剂的目的
    A. 减少甲状腺血流,使腺体缩小变硬
    B. 抑制甲状旁腺激素释放
    C. 抑制甲状腺素合成
    D. 增加甲状腺球蛋白分解
    E. 防止缺碘

17. 术前不宜使用
    A. 碘剂　　　　　　　B. 甲基硫氧嘧啶
    C. 普萘洛尔　　　　　D. 阿托品
    E. 丙基硫氧嘧啶

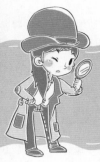

第14章
乳房疾病病人的护理

乳房疾病是成年女性的常见病,常见的有急性乳腺炎、乳腺癌、乳腺囊性增生病、乳腺纤维腺瘤和乳管内乳头状瘤等。在工作压力和紧张的生活节奏下,精神负担过重、作息紊乱、内分泌失调等因素都是现代女性患乳房疾病的诱因。环境污染、饮食失衡、遗传因素等让女性罹患乳腺癌的概率大大提升,乳腺癌已逼近年轻女性,发病率正趋于低龄化,乳腺癌的防治工作不容忽视。

情境案例 14-1

苏女士第一胎产后4周,纯母乳喂养。自述4天前出现右乳胀痛,局部红肿、发热,乳汁减少,今日体温升高,浑身发冷,来院就诊。查体:T 39.6℃,P 92 次/分,R 20 次/分,BP 94/68mmHg,右乳房压痛性肿块,右侧腋窝淋巴肿大,被诊断为急性乳腺炎,拟接受非手术治疗。

问题:
1. 请列出该病人的主要护理诊断。
2. 为了避免再次发生急性乳腺炎,预防的关键是什么?

第1节 急性乳腺炎病人的护理

一、概 述

急性乳腺炎是乳腺的急性化脓性感染,多见于产后哺乳期妇女,尤以初产妇多见,发病多在产后3~4周。

(一)病因

乳汁淤积是急性乳腺炎最主要的原因,其次是细菌入侵所致。主要致病菌为金黄色葡萄球菌,少数为化脓链球菌。细菌沿着输乳管侵入,在淤积的乳汁内繁殖导致感染;或从乳头皮肤破损处沿着淋巴管侵入乳腺实质,引起乳腺急性化脓性感染。

炎症初期乳房内可以是一个或多个炎性病灶,进一步发展形成脓肿,感染严重的并发全身感染。

考点:急性乳腺炎的好发人群与病因

(二)病理

病理改变早期为蜂窝织炎样表现,数日后可出现炎性肿块。浅表脓肿可向外溃破或破入乳管自乳头溢出;深部脓肿可穿至乳房与胸肌间的疏松组织中,常形成乳房内脓肿、乳晕下脓肿或乳房后脓肿(图14-1)。感染严重者可并发脓毒症。临床主要表现为局部炎性肿块。

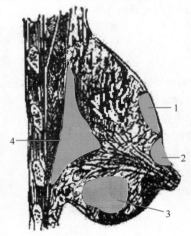

图 14-1 乳房脓肿的不同部位
1. 乳房浅部脓肿;2. 乳晕下脓肿;
3. 乳房深部脓肿;4. 乳房后脓肿

二、护理评估

(一)健康史

评估有无乳头凹陷、过小或乳管不通等引起乳汁淤积的原因;哺乳是否正常,了解有无乳头破损或皲裂。

（二）身心状况

1. 局部表现区　患侧乳房胀痛，局部红、肿、热、痛，并有压痛性肿块。常在较短期内形成脓肿。浅表脓肿局部可出现波动感，易被发现；深部脓肿波动感不明显，但局部有深压痛。脓肿溃破时，可见脓液自皮肤或乳头溢出，常伴有患侧腋窝淋巴结肿大和触痛。

2. 全身表现　病人可有寒战、高热、脉速等全身症状。

3. 心理-社会状况　由于病人多为初产妇，缺乏哺乳相关知识。出现乳腺炎后，病人常因患侧不能进行哺乳担心婴儿喂养问题等，可表现出精神紧张、恐惧或焦虑等。

（三）辅助检查

1. 实验室检查　血常规可见白细胞计数及中性粒细胞比例升高。

2. 诊断性穿刺　深部脓肿可在乳房压痛明显处穿刺，抽出脓液即可确诊。

（四）治疗要点与反应

1. 局部治疗　炎症早期患乳暂停哺乳，排空乳汁，局部理疗，并应用抗菌药物，促使炎症消散吸收；脓肿形成后应及时切开引流。

2. 全身治疗　应用足量有效的抗生素，也可服用清热解毒类中药，感染严重或并发乳瘘者应断乳。

三、护理诊断与合作性问题

1. 急性疼痛　与乳房炎症、肿胀、乳汁淤积有关。

2. 体温过高　与乳腺炎症有关。

3. 知识缺乏　缺乏哺乳和预防急性乳腺炎的知识。

情境案例 14-1：问题 1 分析

因病人出现右乳胀痛，局部红肿、发热，乳汁减少，T 39.6℃，浑身发冷，右乳房压痛性肿块，右侧腋窝淋巴肿大，故存在下列主要护理诊断：①急性疼痛　与乳房炎症、肿胀、乳汁淤积有关；②体温过高　与乳腺炎症有关。

四、护理目标

病人疼痛减轻或消失；病人体温恢复正常；病人能说出预防急性乳腺炎的方法。

五、护理措施

（一）一般护理

病人应适当休息，注意个人卫生；增加营养；用宽松的乳罩托起两侧乳房，以减轻疼痛。

（二）病情观察

定时监测生命体征，观察局部炎性肿块有无改变，并定时查血常规，了解白细胞计数及分类变化，观察伤口敷料有无脱落、引流是否通畅等。

（三）配合治疗护理

1. 用药护理　做好局部药物外敷、物理疗法的护理，促使炎症消散或局限。遵医嘱合理使用抗生素。

2. 脓肿形成后护理　做好术前准备和心理护理，以便进行脓肿切开引流术。应循乳管方向做放射状切口，切至乳晕处止，避免损伤乳腺导管形成乳瘘（图14-2）。术后应及时更换渗湿的敷料，做好换药与引流。

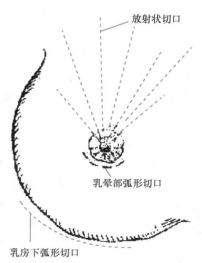

放射状切口

乳晕部弧形切口

乳房下弧形切口

图14-2　乳房脓肿切口示意图

（四）心理护理

鼓励病人说出焦虑原因,介绍乳腺炎防治的相关知识,指导病人及家属合理喂养婴儿,消除病人的思想顾虑,保持心情舒畅。

（五）健康指导

1. 保持乳头清洁　孕期经常用肥皂和温水清洗乳头,妊娠后期每日清洗 1 次,产后哺乳前后均用温开水清洗乳头,保持局部清洁干燥。

2. 矫正乳头内陷　乳头内陷者在妊娠期和哺乳期每日挤捏、提拉乳头,矫正内陷。

3. 养成良好的哺乳习惯　定时哺乳,每次哺乳时将乳汁吸净,如有淤积应通过按摩或用吸乳器排空乳汁;不让婴儿含乳头睡觉。

4. 防止细菌　保持婴儿口腔卫生,及时治疗婴儿口腔炎症。

5. 及时处理乳头破损　乳头、乳晕破损或皲裂者,暂停哺乳,改用吸乳器吸出乳汁哺育婴儿;局部用温水清洗后涂抗生素软膏,待伤口愈合后再哺乳;症状严重者应及时诊治。

考点：急性乳腺炎的健康指导

情境案例 14-1：问题 2 分析

该病人第一胎产后 4 周,纯母乳喂养,出现右乳胀痛主要原因是哺乳后没有及时把乳房排空导致乳汁淤积,故病人目前预防的关键在于避免乳汁淤积,防止乳头损伤,并保持其清洁。

六、护理评价

病人疼痛是否减轻或消失;病人体温是否恢复正常;病人能否说出预防急性乳腺炎的方法。

第 2 节　乳腺癌病人的护理

情境案例 14-2

43 岁的李女士右乳出现肿块 5 天,无疼痛、发热。体检发现右乳房外上象限近乳晕区有一 3cm×2cm 的肿块,质硬,边界不清,活动度差,无压痛。右腋下可触及一枚 1.5cm×1cm 质韧淋巴结,钼靶 X 线检查可见边界不规则,呈毛刺状的高密度影。

问题：

1. 该病人最可能发生了什么?
2. 作为一名护士,你如何对病人实施护理?

一、概　述

乳腺癌是女性常见的恶性肿瘤之一,在我国,乳腺癌的发病率呈逐年上升趋势,部分大城市报告乳腺癌占女性恶性肿瘤首位。乳腺癌大多数发生在 40～60 岁,其中以更年期和绝经期前后的妇女尤为多见,男性乳腺癌少见。

（一）病因

乳腺癌病因目前尚不清楚,通常认为与下列因素有关。

1. 内分泌因素　绝经期前后由于卵巢功能衰退,腺垂体激素分泌过多,作用于肾上腺皮质产生过多的雌激素,从而刺激乳腺上皮细胞过度增生。

2. 月经及生育史　月经初潮早、绝经年龄晚、不孕及初次足月产年龄较大者发病机会增加。

3. 遗传因素　大量研究发现,乳腺癌的发生呈家族聚集倾向,其一级亲属的发病率明显高于一般人群。

4. 癌前病变　某些乳房良性病变与乳腺癌的发生也有一定关系,如乳腺纤维腺瘤等。

5. 其他因素　长期接触放射线、应用致癌药物等与乳腺癌的发生呈正相关;高脂饮食是乳腺癌发病的重要因素之一,尤其是肥胖的妇女。

（二）病理

1. 病理分型　①非浸润性癌:如导管内癌、小叶原位癌及乳头湿疹样乳癌。此型属早期,预后较好。②早期浸润性癌:如早期浸润性导管癌、早期浸润性小叶癌。此型仍属早期,预后良好。③浸润性特殊癌:如乳头状癌、髓样癌、小管癌、鳞状细胞癌等。此型分化较高,预后尚好。④浸润性非特殊癌:如浸润性小叶癌、浸润性导管癌、硬癌等。此型分化较低,预后较差。

2. 转移途径　①直接浸润:癌细胞沿导管或筋膜间隙向胸肌及周围组织和皮肤蔓延;②淋巴转移:癌细胞沿淋巴管侵入同侧腋窝淋巴结,然后侵入锁骨上、下淋巴结,癌灶位于内侧,则向胸骨旁淋巴结转移;③血行转移:癌细胞经淋巴途径进入静脉,也可直接侵入血循环而向远处转移。最常见的远处转移部位依次为肺、骨和肝。有些早期乳腺癌已有血行转移。

二、护理评估

（一）健康史

了解病人的年龄、月经初潮、婚育史、绝经时间、饮食习惯;家族中有无同类病人;既往身体状况,有无乳腺良性病变等。

（二）身心状况

1. 躯体表现

（1）乳房肿块:早期表现为无痛、单发、质硬、表面不光滑的肿物。肿物与周围组织分界不清,且不易推动。病人常无自觉症状,多在洗澡、更衣或查体时无意中发现,肿物最常见于乳房外上象限（45%～50%）,其次为乳晕区（15%～20%）和内上象限（12%～15%）。

考点:乳腺癌的好发部位

（2）乳房外形改变:随着肿块增大,侵及周围组织可引起乳房外形改变。若癌块侵犯连接腺体与皮肤的 Cooper 韧带,使之收缩,导致皮肤表面凹陷,称为"酒窝征"（图 14-3）。如癌肿侵犯近乳头的大乳管,就可使乳头偏移、抬高或内陷,造成两侧乳头位置不对称;少数病人的乳头会溢出血性液体。癌肿继续增大,与皮肤广泛粘连,当皮内或皮下淋巴管被癌细胞堵塞时,可出现皮肤淋巴水肿,在毛囊处形成许多点状凹陷,使皮肤呈"橘皮样"改变（图 14-4）。若乳房较小而癌肿较大时,肿块可隆起于乳房表面。晚期癌肿增大,与皮肤和胸壁粘连,出现多数坚硬小结（卫星结节）或条索,有时皮肤溃破而形成溃疡。

考点:乳腺癌外形改变特点

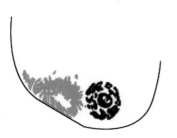 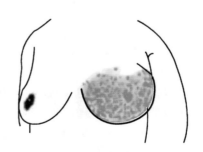

图 14-3　乳房"酒窝征"　　　　图 14-4　乳房"橘皮征"

（3）转移征象:发生腋窝淋巴结转移后,可触及肿大的少数散在的淋巴结,质硬,无压痛,尚可推动。往后肿大的淋巴结增多,相互粘连成团,并与皮肤和深部组织粘连,不易推动。当累及腋窝神经丛时,患侧上肢出现麻木或疼痛;如果堵塞腋窝主要淋巴管时,则会发生上肢淋巴水肿;压迫腋静脉

时,可引起上肢青紫、水肿。晚期可有锁骨上淋巴结转移;当癌肿转移到肺时,可有胸痛、咳嗽、气急;骨转移则有骨骼固定部位的疼痛;肝转移可发生肝肿大和黄疸等。

考点:乳腺癌最常见的转移途径

(4) 特殊类型乳腺癌

1) 炎性乳腺癌:多见于年轻女性,表现为整个乳房肿大发硬、明显的红肿热痛,病程发展迅速,对侧乳房常被侵及,预后极差,病人常在发病数月内死亡。

2) 乳头湿疹样乳腺癌:表现为乳头刺痒、灼痛,乳晕周围出现糜烂、结痂等慢性湿疹样病变。晚期乳腺癌有肺、肝、骨等远处转移症状。该型恶性程度低,淋巴转移较迟。

(5) 临床分期:根据癌肿的大小、与皮肤或胸肌粘连程度及腋窝淋巴结的转移情况,乳腺癌分为四期(表 14-1)。

表 14-1　乳腺癌的临床分期

分期	表现
第Ⅰ期	癌肿直径不超过 3cm,与皮肤无粘连,无腋窝淋巴结肿大
第Ⅱ期	癌肿直径不超过 5cm,与皮肤粘连,尚能推动,同侧腋窝有数个散在、活动的淋巴结
第Ⅲ期	癌肿直径超过 5cm,与皮肤或胸肌粘连,同侧腋窝淋巴结已融合成团,但尚可推动
第Ⅳ期	癌肿广泛扩散到皮肤,或与胸肌、胸壁粘连固定;同侧腋窝淋巴结已融合固定,或锁骨上淋巴结肿大,或有远处转移

情境案例 14-2:问题 1 分析

病人右乳无痛性肿块 5 天,肿块质硬不光滑,分界不清,活动度差的肿块。右腋下淋巴结肿大。钼靶 X 线检查可见边界不规则、呈毛刺状的高密度影。故最可能是发生了乳腺癌,可进一步活体检查确诊。

---

2. 心理-社会状况　评估病人有无因疾病、手术、各种治疗等产生不良心理反应及其应对情况;评估病人对拟采取的手术方式及术后康复锻炼知识的了解和掌握程度;家属尤其是配偶对本病及其治疗、预后的认知程度及心理承受能力。

(三) 辅助检查

1. 影像学检查

(1) X 线检查:常用方法是钼靶 X 线检查,正确诊断率可达 90% 以上。

(2) B 超:能发现直径在 1cm 以上的肿瘤。

2. 活体组织病理学检查　目前常用细针穿刺细胞学检查,多数病例可获得较肯定的细胞学诊断,但有一定局限性。

(四) 治疗要点与反应

手术治疗为主,辅以化学药物、内分泌、放射、生物等治疗措施。

1. 手术治疗

(1) 乳腺癌根治术:切除整个乳房、胸肌、腋窝及锁骨下淋巴结。适用于第Ⅰ期、Ⅱ期乳腺癌。根治性手术后可能出现皮瓣下积液、皮瓣坏死、患侧上肢肿胀等并发症。

(2) 乳腺癌改良根治术:单纯乳腺切除,同时做腋窝淋巴结清除,术后外观效果较好,是目前常用的手术方式。适用于第Ⅰ期乳腺癌。

(3) 保留乳房的乳腺癌切除术:完整切除肿块,并行腋窝淋巴结清扫。

(4) 乳腺癌扩大根治术:在根治术的基础上再行胸廓内动、静脉及其周围淋巴结清除术。

(5) 单纯乳房切除术:切除整个乳房,包括腋窝部及胸大肌筋膜。

2. 化学药物治疗　应在术后早期开始,一般主张联合用药,治疗期不宜过长,以半年左右为宜。

3. 放射治疗　是局部治疗的重要手段之一,根据情况可在手术前或手术后进行。

护考链接

病人,女性,42 岁,无意中发现左侧乳房内上方约 2cm×1.5cm 的质硬肿块,无疼痛,肿块表面有"橘皮样"改变。体格检查又发现左腋窝有散在的质地较硬的淋巴结。

1. 该病人确诊的检查方法是　A. B 超　B. X 线　C. CT　D. 核扫描　E. 肿块穿刺细胞学检查

2. 该病人首先应考虑的治疗措施为　A. 单纯包块切除　B. 化疗　C. 放疗　D. 乳腺癌根治术 E. 内分泌治疗

点评:①根据病人的表现,初步考虑为乳腺癌,做肿块穿刺细胞学检查为确诊乳腺癌的可靠方法。②手术是治疗早、中期癌症的首选方法,因此病人宜首先考虑行乳腺癌根治术。

三、护理诊断与合作性问题

1. 恐惧/焦虑　与担心麻醉、术中危险、外形改变、癌症治疗的预后等因素有关。
2. 自我形象紊乱　与乳腺癌切除术造成乳房缺失和术后瘢痕形成有关。
3. 有组织完整性受损的危险　与留置引流管、患侧上肢淋巴引流不畅等有关。
4. 潜在的术后并发症:患侧上肢水肿、皮瓣下积血、皮瓣坏死、感染等。

四、护 理 目 标

病人自述焦虑缓解,情绪稳定;病人及家属正确接受手术所致乳房外形改变;病人手术创面愈合良好,患侧上肢肿胀减轻或消失;病人无发生并发症,或并发症发生时得到及时发现和治疗。

五、护 理 措 施

(一)术前护理

同一般外科病人的术前准备,妊娠期和哺乳期发生乳腺癌的病人,应立即终止妊娠和哺乳。乳腺癌根治术范围广,应按手术要求的范围准备皮肤。如需植皮者,要做好供皮区的皮肤准备。对乳房皮肤溃疡的病人,术前每日换药至创面好转。乳头凹陷者应清洁局部。

(二)术后护理

1. 一般护理

(1)卧位:待血压平稳后,取半卧位,以利引流和呼吸。

(2)饮食:病人术后 6 小时无麻醉反应可给予正常饮食,注意加强营养补充,以利于病人术后的恢复。

2. 病情观察　①观察生命体征的变化和切口敷料渗血、渗液情况;②对扩大根治术后病人注意有无胸闷、呼吸困难等症状;③观察手术侧上肢皮肤颜色和温度、感觉、运动、有无肿胀等,若出现异常,应协助医生及时调整绷带的松紧度;④观察并记录皮瓣的颜色,注意有无皮下积液、皮瓣坏死的发生。

3. 配合治疗护理

(1)伤口护理:伤口用多层敷料或棉垫加压包扎,妥善固定皮瓣,使胸壁与皮瓣紧密贴合,包扎松紧度要适当。出现渗血、渗液要及时更换敷料。

(2)引流管护理:手术后常规放置皮瓣下引流管做持续负压吸引,应妥善固定,并保持引流通畅。密切观察引流液性质和量,术后第 1~2 天,一般每天有 50~200ml 血性渗液,以后逐渐变淡、减少,术后 4~5 天渗出基本停止,可拔除引流管,继续用绷带加压包扎伤口。

(3)预防患侧上肢水肿:术后患侧肘部应垫一软枕,抬高上肢,促进静脉和淋巴回流,应用弹性绷

带包扎,指导或协助病人自远端向近端按摩患肢,进行适当的握拳和屈肘运动,避免长时间下垂等。局部感染时应用抗生素治疗,可使患肢水肿减轻。绝对禁止在手术侧手臂量血压、注射或抽血,以免加重循环障碍。

(4) 患肢功能锻炼:无特殊情况要早期活动,术后24小时内开始活动手指及腕部,可做伸指、握拳、屈腕等锻炼;术后1~3天,可用健侧上肢或他人协助患侧上肢进行屈肘、伸臂等锻炼;术后4~7天,鼓励病人用患侧手洗脸、刷牙、进食等,并做以患侧手触摸对侧肩部及同侧耳朵的锻炼;术后1~2周,可做肩关节活动。伤口愈合后,指导病人循序渐进地增加肩部功能锻炼,如做手指爬墙运动、转绳运动、举杆运动、拉绳运动,用患侧手梳头或经头顶摸对侧耳郭等动作。

考点:乳腺癌术后患肢功能锻炼的时间与方法

(5) 放、化疗的观察:对于术后行化疗和放疗的病人应注意有无化疗和放疗的不良反应。

4. 心理护理 术后应继续给予病人及家属心理上的支持,鼓励夫妇双方坦诚相待,诱导正向观念,理解失去一侧乳房与失去生命的价值。用雄激素治疗的病人,会出现多毛症、喉音变粗等男性化现象,应预先做好解释工作,取得病人的合作。

(三) 健康指导

1. 乳房定期检查 凡20岁以上妇女,特别是高危人群应每月进行1次乳房自我检查,术后病人也应每月自查1次,以便早期发现复发征象。检查时间最好选在月经周期的第7~10日,或月经结束后2~3天,已经绝经的女性应选择每个月固定的1日检查。40岁以上女性或乳腺癌术后病人每年还应行钼靶X线检查。乳房自我检查方法叙述如下。

(1) 视诊:脱去上衣,面对穿衣镜,两臂下垂,可观察两侧乳房的大小和外形轮廓是否对称,有无局限性隆起、凹陷,或皮肤橘皮样改变;注意有无乳头回缩或抬高,乳晕区有无湿疹。然后,两臂高举过头,再看乳房外形有无改变。

(2) 触诊:仰卧,肩胛下垫薄枕,左前臂枕于头下,尽量放松肌肉使左侧乳房平铺于胸壁。右手各指并拢,用手指掌面轻柔平按,扪摸左侧乳房,切忌重按或抓捏。一般检查是从乳房内上象限开始,依次为内下、外下、外上象限,最后扪摸乳晕区,要注意乳头有无溢液。然后左臂放下,用右手再摸左侧腋窝有无淋巴结肿大。用同样的方法检查另一侧。

2. 做好防癌教育 尤其对乳房某些良性肿块,应密切观察,及时正确治疗。

3. 活动 近期避免患侧上肢搬动或提拉过重物品,继续进行功能锻炼。

4. 预防复发 遵医嘱坚持化疗或放疗,定期做局部自我检查、定期到医院复查。告知病人术后5年内避免妊娠。

考点:乳腺癌术后避免复发的重要措施

护考链接

病人,女性,40岁。无意中发现左乳房内上方约3cm×2cm的质硬肿块,无疼痛,肿块表面有"橘皮样"改变。体格检查又发现左腋窝有1.2cm×1cm大小的质硬淋巴结,肿块穿刺细胞学检查诊断左乳乳腺癌。

1. 乳癌表现皮肤"橘皮样"改变的原因是 A. 乳房皮下淋巴管阻塞 B. 侵及Cooper韧带 C. 肿瘤侵犯较低大乳管 D. 肿瘤与皮肤深部粘连 E. 肿瘤侵犯皮下静脉

2. 针对该病人的术后护理措施,错误的是 A. 保持引流管通畅 B. 避免在患侧肢体测血压、抽血 C. 患侧皮瓣加压包扎 D. 抬高患侧上肢 E. 术后1~3天活动肩部

点评:①癌肿增大,皮内或皮下淋巴管被癌细胞堵塞,皮肤呈"橘皮样"改变。②术后1~3天,可用健侧上肢或他人协助患侧上肢进行屈肘、伸臂等锻炼;需到术后1~2周,方可做肩关节活动。

六、护 理 评 价

病人自述恐惧与焦虑是否缓解,情绪是否稳定;病人及家属能否正确接受手术所致乳房外形改

变;病人手术创面愈合是否良好,患侧肢体肿胀是否减轻或消失;病人是否发生并发症或并发症是否得到预防或及时处理。

情境案例14-2:问题2分析

◆入院护理工作过程

迎接病人→送病人到病床→为病人戴腕带→通知医师→护理评估,初步评估病人神志、生命体征、乳房症状、体征情况,了解乳腺钼靶X线检查等辅助检查结果→安慰病人→填写护理评估记录。

◆住院护理工作过程

按医嘱做好术前准备、病人及家属的心理指导→护送病人手术并与手术室护士交接→术毕回病房,正确安置体位,与手术室人员做好交接并记录→评估病人神志、生命体征、伤口敷料、引流管等情况→生命体征平稳后取半卧位→正确执行医嘱、鼓励早期活动→加强病情观察,做好伤口、引流管和饮食护理→心理护理、健康教育→填写护理记录单。

◆出院护理工作过程

处理出院医嘱、撤销单据及卡片、整理出院病历、做好出院登记→出院宣教、健康指导,嘱病人术后5年内避免妊娠→征求病人意见和建议→通知护工、膳食科→常规清洁消毒床单位→填写出院护理记录。

情境案例14-2:护患对话

护士:李阿姨,您好。您好像有心事,我能帮您什么忙吗?

病人(笑笑):没有。

护士:(坐在病人身边,与其交谈)医生查房时已经告诉您,明天要做手术了,是吗?

病人:是的,我有点怕。

护士:阿姨,您的担忧和想法我能理解,隔壁7床和您是一样的手术,您看她恢复得多好,您可以去同她聊聊。您也不必对术后形体的改变有所顾虑,手术后可以做乳房再造术或佩戴义乳以达到美观的效果,别人是看不出来的。

病人:唉……

护士:您还担心术后丈夫对您的感情会有所疏远吗? 我想您可能多虑了,这些天您的丈夫经常向我们询问有关您术后康复的注意事项,包括一些细节他都考虑到了,可见他有多爱您,您就放心地做手术吧!

病人:哦,我知道了,谢谢您!

……

病人:刘护士,我的伤口痛,您昨天教我咳嗽,我不敢咳,有影响吗?

护士:当然有影响,不敢咳嗽和及时排痰容易并发肺部感染和肺不张,希望您能够按我们的要求做有效咳嗽排痰,顺利渡过此关。来,一起试试,深吸气、吹气、深吸气……对,就这样练习。

病人:好的,请您教我活动右侧上肢。

护士:阿姨,好样的。您现在是术后第3天,可用左侧上肢或叫您先生协助右侧上肢进行屈肘、伸臂等锻炼;再过2~3天,您可用右手做一些简单的活动,如洗脸、刷牙、进食等;等术后1~2周,可做肩部活动,以后逐步增加活动量,每天都要练习,我们还会指导您做手指爬墙运动,直至您的患侧手指能够高举过头,能够梳理头发,并且能够端碗吃饭。

病人:好的,谢谢您!

……

护士:李阿姨,您后天就要出院了,出院后要避免用右侧上肢搬动、提拉重物,不宜在右侧上肢测血压、行静脉穿刺,防止肢体肿胀,遵照医嘱要坚持放、化疗,定期到医院复查,等完全康复后可佩戴塑料泡沫乳罩或行乳房再造术。

病人:好的,谢谢刘护士!

……

第3节　其他常见乳房良性肿块病人的护理

一、乳腺囊性增生病

乳腺囊性增生病多见于中年妇女。其发生与卵巢功能失调有着密切的关系,因雌激素水平升高与黄体素比例失调,致使乳腺上皮增生,乳管囊性扩张,乳管周围纤维组织增生,形成大小不等的肿块。典型表现为:①周期性乳房胀痛,月经来潮前发生或加重,月经过后疼痛消失或减轻。②乳房肿块,在一侧或双侧内有大小不等、质韧、边界不清的结节性肿块,可推动,与皮肤和基底不相连。③乳头溢液,少数病人可有黄绿色、棕色或血性溢液。一般不做手术治疗。症状明显者可口服药物,可缓解疼痛;如疑有恶变者,应做活组织切片检查,若上皮细胞增生活跃,应施行单纯乳房切除术。护理:向病人解释疼痛发生的原因,指导病人用宽松乳罩托起乳房,以减轻病人疼痛和焦虑心理;指导病人注意病情的变化,定期复查和进行乳房自我检查,发现异常及时就诊。

二、乳腺纤维腺瘤

乳腺纤维腺瘤多见于20~25岁的青年女性,临床上较常见。其发生与体内雌激素水平增高有关。表现为乳房无痛性肿块,约75%为单发,少数多发。肿块增大缓慢,质似硬橡皮球的弹性感,表面光滑,易于推动。月经周期对肿块的大小无影响。因有恶变可能,一经确诊即及早手术切除,切除标本常规送病理检查。护理:向病人解释纤维腺瘤的病因及治疗方法,密切观察肿块的变化,指导病人做好手术切除的准备。

三、乳管内乳头状瘤

乳管内乳头状瘤多见于40~50岁的中年妇女。75%发生于近乳头的乳管壶腹部,瘤体很小,因血管丰富,故易出血。最常见的症状是乳头血性溢液,溢液也可为暗棕色或黄色液体。由于瘤体小常不能触及。本病恶变率为6%~8%,因此诊断明确者以手术治疗为主,切除标本常规做病理检查。护理:向病人解释乳头溢液的病因、手术治疗的必要性,解除病人思想顾虑;术后保持切口敷料干洁;定期复查。

小结

本章主要叙述了急性乳腺炎、乳腺癌、乳房囊性增生病、乳腺纤维腺瘤和乳管内乳头状瘤等乳房疾病。急性乳腺炎多见于产后3~4周的哺乳期妇女,以初产妇多见。若治疗不及时,可形成脓肿。其防治的关键就在于对孕产妇做好健康指导。乳腺癌常发生于40~60岁绝经期前后的妇女,其发病与性激素紊乱有关;癌肿常位于乳房外上象限,可出现"酒窝征"、"橘皮征"、乳头偏移、抬高或内陷的乳房外形的改变;并向患侧腋窝淋巴结转移,晚期可发生血行转移;乳腺癌术后应5年内避免妊娠。定期进行自我乳房检查可及时发现常见乳房良性肿块,一旦发现应及早手术治疗。

(刘雪萍)

自测题

A_1型题

1. 急性乳腺炎的主要病因是

  A. 乳汁淤积　　　　B. 乳头破损

  C. 乳头内陷　　　　D. 乳头畸形

  E. 乳管堵塞

2. 乳腺癌常发生于乳房的

  A. 外上象限　　　　B. 乳腺内上侧

  C. 乳腺外下象限　　D. 乳腺尾叶

  E. 乳腺内下象限

A_2型题

3. 病人,女性,30岁。因乳腺癌做根治术,并经化疗,出院前进行健康指导,以下哪项对预防复发最重要

  A. 加强营养　　　　B. 经常自查乳房

  C. 定期来院复查　　D. 5年内避免妊娠

E. 参加体育活动增强体质

4. 病人,女性,28 岁。第一胎产后 4 周,右侧乳房红肿、疼痛一天,查体:右侧乳头破损,外上象限有 3cm×2cm 质硬肿块,触痛明显,皮肤红肿。该病人发病的主要原因是
　A. 体质虚弱　　　　　B. 乳头破损
　C. 初产妇　　　　　　D. 哺乳习惯不良
　E. 乳头不清洁

5. 病人,女性,30 岁。经前乳房胀痛并出现肿块,月经后自行消退,应考虑为
　A. 乳腺癌　　　　　　B. 乳腺纤维腺瘤
　C. 乳腺肉瘤　　　　　D. 乳腺囊性增生病
　E. 乳管内乳头状瘤

6. 病人,女性,23 岁。一周前无意中发现左乳有一无痛性肿块,查体发现肿块位于左乳内上象限,光滑,活动度大,质韧,双侧腋窝未扪及肿大淋巴结,该病人应采取的治疗措施是
　A. 长期口服三苯氧胺
　B. 局部热敷
　C. 肿块切除,术中病理检查
　D. 乳腺腺叶切除
　E. 乳房切除

7. 病人,女性,40 岁。近 2 个月来间断出现左侧乳头血性溢液。局部乳房无明显红、肿、热、痛,挤捏乳头时血性溢液增多,乳房内未扪及肿块。首先考虑的疾病是

　A. 乳腺纤维腺瘤　　　B. 乳腺囊性增生病
　C. 急性乳腺炎　　　　D. 乳腺癌
　E. 乳管内乳头状瘤

8. 病人,女性,50 岁。右乳乳腺癌根治术后上肢活动受限。护士指导其患侧肢体康复锻炼,应达到的目的是
　A. 手能摸到同侧耳朵　B. 肩能平举
　C. 肘能屈伸　　　　　D. 手摸到对侧肩部
　E. 手经头摸到对侧耳朵

A₃/A₄型题

(9、10 题共用题干)

病人,女性,67 岁。自诉洗澡时偶然发现右乳内一个无痛性肿块来院就诊,被诊断为乳腺癌。今日行乳腺癌改良根治术,手术顺利,安返病房。

9. 该病人右胸部手术部位留置了一根引流管,该引流管应该
　A. 接无菌引流袋　　　B. 接持续负压吸引
　C. 接无菌引流瓶　　　D. 经常冲洗以保持通畅
　E. 末端封闭,不接任何装置

10. 该引流管的作用是
　A. 防止手术区皮肤与胸壁粘连
　B. 促进手术区的淋巴回流
　C. 防止手术区皮下积液和皮瓣坏死
　D. 促进手术区的血液循环
　E. 减少胸腔压力,促进呼吸

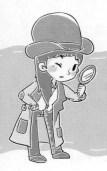
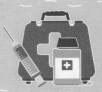

第15章
胸部疾病病人的护理

胸部疾病涉及胸部损伤、胸部感染及胸部肿瘤等疾病。胸部损伤常发生于各种意外伤害,可并发气胸、血胸,同时并发胸部感染,临床较常见。胸部肿瘤常见有肺癌和食管癌,肺癌与吸烟关系密切,其发病率和死亡率已居男性恶性肿瘤的首位,女性发病率更是逐年升高。食管癌是典型的生活方式癌,治疗的关键在于早发现、早诊断和早治疗。

第1节　胸部损伤病人的护理

情境案例15-1

　　小刘是某大学的应届毕业生,现在工作于某运输公司。今天早上驾驶汽车运输货物时,由于车速过快,一不留神直接撞上了路灯柱。由于未系安全带,胸部受到严重撞击。小刘感到胸部疼痛剧烈,呼吸费力。急救医生到场后,发现小刘右侧局部胸壁肿胀、畸形、软化,出现了反常呼吸运动,呼吸时可闻及骨擦音。

　　问题:如果你是120急救护士,该如何进行现场急救?

　　胸部损伤包括肋骨骨折、气胸和血胸。

一、肋骨骨折

　　肋骨骨折是最常见的胸部损伤,好发于第4～7肋骨。根据骨折后对生理功能的影响分为单根(多根)肋骨单处骨折和多根多处肋骨骨折。

考点:肋骨骨折的好发部位

(一)概述

1. 病因

(1)外来暴力:肋骨骨折多为直接暴力或间接暴力所致。直接暴力常引起受力处肋骨向内弯曲折断,刺破胸膜、肺组织而形成气胸和血胸;间接暴力常因挤压胸部而致肋骨在腋中线附近向外过度弯曲而折断,易刺破皮肤形成开放性骨折。

(2)病理因素:老年人偶尔可因咳嗽或喷嚏引起肋骨骨折;肿瘤侵犯肋骨或营养不良者易发生病理性骨折。

2. 病理生理

(1)单根(多根)肋骨单处骨折:若上、下仍有完整的肋骨支撑胸廓,则对呼吸的影响不大,但若尖锐的肋骨断端向内移位,刺破壁胸膜和肺组织,可产生气胸、血胸、皮下气肿、咯血等。若刺破肋间血管,可引起出血;若刺破动脉可引起大出血,病情迅速恶化。

(2)多根多处肋骨骨折:前侧局部胸壁因失去完整肋骨的支撑而软化,可出现反常呼吸运动,表现为吸气时软化区的胸壁内陷;呼气时软化区的胸壁向外凸出,这种胸廓称为连枷胸(图15-1)。若软化区的范围扩大,呼吸时胸膜腔的压力不均衡,可导致纵隔左右摆动,影响肺通气和静脉血的回流,引起缺氧和二氧化碳潴留,重者可发生呼吸和循环衰竭。

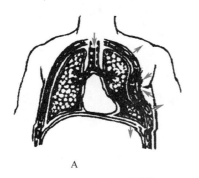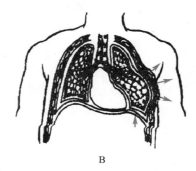

图 15-1 反常呼吸运动
A. 吸气;B. 呼吸

考点:反常呼吸运动的发病机制

(二)护理评估

1. **健康史** 询问病人有无胸部受伤史,了解病因是直接暴力还是间接暴力。

2. **身心状况**

(1)躯体表现

1)症状:单根(多根)肋骨单处骨折主要表现为骨折部位疼痛,在深呼吸、咳嗽或改变体位时加重;多根多处肋骨骨折可因出现反常呼吸运动而发生气促、呼吸困难、发绀或休克等。

2)体征:骨折局部可有肿胀、压痛、畸形,有时可触及骨折断端和骨擦感(音)。多根多处肋骨骨折时,伤侧胸壁可有反常呼吸运动及皮下气肿。

(2)心理-社会状况:肋骨骨折损伤程度不同,病人可有不同的心理反应。一般病人情绪较为稳定,但当出现反常呼吸、呼吸困难时,病人可表现出紧张、烦躁及恐惧的情绪反应。

3. **辅助检查**

(1)实验室检查:肋骨骨折伴大量出血者,血常规检查可见血红蛋白和血细胞比容下降。

(2)影像学检查:胸部 X 线检查可显示骨折部位及骨折错位情况、血气胸等。但无移位的线形骨折或不完全的肋骨骨折早期 X 线不能发现。

4. **治疗要点与反应**

(1)闭合性单根肋骨单处骨折:治疗重点是镇痛、固定胸廓和防治并发症。①疼痛较轻者,一般不需特殊处理;疼痛重者可口服吲哚美辛、布洛芬、可待因等镇痛药物;也可用 1%的普鲁卡因溶液行肋间神经阻滞或封闭骨折处。②疼痛剧烈,影响呼吸者,可用多头胸带或宽胶布条叠瓦式缠绕固定胸廓两周。③辅助病人有效呼吸和咳嗽,清理呼吸道,预防肺不张、肺炎等并发症。

(2)闭合性多根多处肋骨骨折:①局部处理。止痛、包扎、固定。②反常呼吸运动的处理。牵引固定或厚棉垫加压包扎。③对咳嗽无力、不能有效排痰或呼吸功能不全者,行气管插管或气管切开,呼吸机辅助呼吸。④清除呼吸道分泌物,防止感染。

(3)开放性肋骨骨折:①对伤口彻底清创,修齐骨折断端;②根据骨折情况妥善固定,分层缝合后包扎;③术后应用抗生素和 TAT 预防感染;④合并血气胸者,需做胸腔闭式引流。

考点:反常呼吸运动的处理方法

情境案例 15-1:问题分析

反常呼吸运动会影响肺通气和静脉血回流,导致缺氧和二氧化碳潴留,故应迅速消除反常呼吸运动,可用厚敷料覆盖软化区的胸壁,再用绷带加压包扎固定。

(三)护理诊断与合作性问题

1. **疼痛** 与胸部损伤、肋骨骨折有关。

2. 气体交换受损　与多根多处肋骨骨折引起反常呼吸等有关。

3. 清理呼吸道无效　与局部胸痛致病人不敢有效咳嗽等有关。

4. 潜在并发症:血气胸、脓胸等。

（四）护理目标

病人疼痛减轻或消失;病人气体交换正常;病人气道通畅,呼吸平顺;病人无并发症发生,或发生并发症时能得到及时处理。

（五）护理措施

1. 现场急救　对多根多处肋骨骨折病人要迅速控制反常呼吸运动,可用厚敷料覆盖软化区的胸壁,再用绷带加压包扎固定。如有大面积的胸壁软化区常需做骨折牵引固定术。

2. 一般护理　胸部损伤合并休克、昏迷者给予平卧位,呕吐时注意预防误吸;病情稳定后采取半坐卧位,有利于呼吸和循环功能恢复,还能有助于引流和减轻伤口疼痛。

3. 病情观察　严密观察生命体征,尤其是呼吸频率、节律和幅度的变化,以及有无气促、发绀、呼吸困难等症状。还应注意观察瞳孔、腹部、胸部和肢体活动情况,判断有无复合伤以便得到及时处理。

4. 配合治疗护理

（1）保持呼吸道通畅:鼓励、协助病人深呼吸、有效咳嗽、排痰,痰液黏稠不易咳出时,可给予超声雾化吸入以稀释痰液。及时清除呼吸道内的血液和分泌物以预防窒息。

（2）疼痛的护理:当病人咳嗽时,指导病人双手按压、固定胸壁,减少胸壁的震动以减轻疼痛。也可使用宽胶布或多头胸带包扎、固定胸部。必要时遵医嘱给予止痛药。

（3）预防肺部并发症:遵医嘱使用抗生素、化痰药物,鼓励病人早期下床活动、深呼吸,协助病人咳嗽、排痰等。

5. 心理护理　护理病人时应耐心、细致、周到,鼓励病人对治疗充满信心,积极主动地配合治疗和护理。

6. 健康指导　鼓励并指导病人早期活动,并说明其意义;告知病人出院3个月后复查胸部X线,以了解骨折愈合情况;注意合理休息和加强营养;合并有心肺损伤严重者出院后定期来院复查。

考点:肋骨骨折病人的呼吸道护理要点

（六）护理评价

病人疼痛是否减轻或消失;病人气体交换是否正常;病人气道是否通畅,呼吸是否平顺;病人有无并发症发生,或发生并发症时是否得到了及时处理。

二、损伤性气胸

情境案例 15-2

23 岁的周先生在上班途中遭遇歹徒抢劫,左侧胸部被匕首刺伤,病人胸痛、呼吸急促、口唇发绀。半小时后被路人送到医院。医生查体:P 120 次/分,BP 70/40mmHg,左侧胸壁有伤口,呼吸时能听到空气出入伤口的响声,气管移向健侧,患侧叩诊呈鼓音。

问题:

1. 该病人属哪一种类型的气胸?

2. 该病人目前最重要的急救措施是什么?

（一）概述

胸膜腔内积气称为气胸,发生率在胸部损伤中仅次于肋骨骨折。多因利器或肋骨骨折断端刺破胸膜、肺或支气管后,空气进入胸膜腔所致。

根据气胸的病理特点,将气胸分为以下三类。

1. 闭合性气胸　空气经肺或胸壁的伤口进入胸膜腔后,伤口立即闭合,气体不再继续进入胸膜腔。由于空气只进入一次,故胸膜腔内压力仍低于大气压,导致伤侧肺部分萎陷。

2. 开放性气胸　胸壁有开放性伤口,使胸膜腔与外界相通,空气随呼吸而自由出入胸膜腔。胸膜腔内压力接近大气压。

开放性气胸会出现纵隔扑动,即吸气时,健侧胸膜腔负压升高,与伤侧压力差增大,纵隔向健侧进一步移位;呼气时,两侧胸膜腔压力差减小,纵隔移回伤侧,导致纵隔位置随呼吸运动而左右摆动(图15-2)。纵隔扑动影响静脉回流,导致循环功能严重障碍。

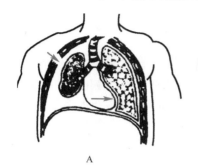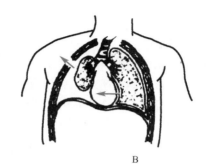

图 15-2　纵隔扑动
A. 吸气;B. 呼气

考点:纵隔扑动的发生机制

3. 张力性气胸　多见于较大的肺泡破裂、肺裂伤或支气管破裂,其裂口与胸膜腔相通且形成单向活瓣。吸气时,气体从裂口进入胸膜腔,而呼气时活瓣关闭,气体不能排出胸膜腔,致使胸膜腔内气体不断增多,压力不断增高,又称为高压性气胸。

胸膜腔内的高压迫使伤侧肺逐渐萎缩,并将纵隔推向健侧,挤压健侧肺,产生呼吸和循环功能严重障碍。有时胸膜腔处于高压下,积气被挤入纵隔并扩散至皮下组织,形成颈部、面部、胸部等处的皮下气肿(图15-3)。

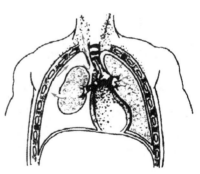

图 15-3　张力性气胸

（二）护理评估

1. 健康史　询问病人有无胸部受伤史,了解致伤因素是钝器、锐器、火器或其他因素。

2. 身心状况

（1）躯体表现

1）闭合性气胸:其表现取决于气体进入胸膜腔的量和肺萎陷程度。胸膜腔内小量积气,肺萎陷在 30% 以下,可在伤后 1~2 周内自行吸收,病人可无明显症状;肺萎陷在 30%~50%(中量气胸)或 50% 以上(大量气胸),可出现胸闷、气促、胸痛、呼吸困难等症状。胸部体检发现患侧肋间隙饱满,气管向健侧移位,叩诊呈鼓音,听诊呼吸音减弱或消失。

2）开放性气胸:病情多较严重,病人有明显的气促、烦躁不安、呼吸困难,重者口唇发绀,甚至出现休克症状。胸部体检发现伤侧胸壁有伤口,呼吸时可闻及空气自由进出伤口所发出的"嘶嘶"声;胸部和皮下可触及捻发音,患侧胸部叩诊呈鼓音,听诊呼吸音减弱或消失;气管和心脏移向健侧。

3）张力性气胸:病人表现为极度呼吸困难、发绀、烦躁、意识障碍、大汗淋漓等,体检可见患侧胸部饱满,肋间隙增宽,呼吸运动减弱,气管移向健侧,颈静脉怒张,可触及明显的皮下气肿。叩诊呈鼓音,听诊呼吸音消失。

（2）心理-社会状况:因发病突然,病人可出现焦虑、恐惧、不安、愤怒等心理反应。

考点：开放性气胸和张力性气胸的临床表现

情境案例 15-2：问题 1 分析

病人的气胸类型最可能是开放性气胸，依据如下：①表现为胸痛、呼吸急促、口唇发绀；查体示左侧胸壁有伤口，呼吸时能听到空气出入伤口的响声。②受伤史。

3. 辅助检查　X 线检查是诊断气胸的重要方法，能显示肺萎陷的程度，肺内病变的情况。闭合性气胸显示不同程度的肺萎陷和胸膜腔积气；开放性气胸显示胸膜腔大量积气，气管、心脏、纵隔向健侧移位；张力性气胸时显示胸膜腔严重积气。

4. 治疗要点与反应　以抢救生命为首要原则，包括封闭胸壁开放性伤口，进行胸腔闭式引流排出积气、积液和防治感染。

（1）闭合性气胸：肺萎陷在 30% 以下者，不需特殊治疗。超过 30% 者可经锁骨中线第 2 肋间隙行胸膜腔穿刺抽尽积气，或行胸腔闭式引流术，促使肺尽早膨胀。同时应用抗生素预防感染。

（2）开放性气胸：立即封闭胸壁的伤口，用无菌敷料如凡士林纱布加棉垫封闭伤口，再用胶布或绷带包扎固定，使开放性气胸变为闭合性气胸。同时给予吸氧、补充血容量纠正休克、清创，缝合胸壁伤口、行胸腔闭式引流术、应用抗生素和 TAT 预防感染，若有胸腔内器官损伤或进行性出血者，需剖胸探查止血。

（3）张力性气胸：急救措施是立即排气，降低胸腔内压力。可用粗针头在伤侧锁骨中线第 2 肋间穿刺排气减压，并外接单向活瓣装置，呼气时能排出胸膜腔内气体，吸气时防止气体进入。送达医院后行胸腔闭式引流术，在积气最高部位放置胸腔引流管（通常在伤侧锁骨中线第 2 肋间），连接水封瓶引流。一般肺裂口多在 3～7 日内闭合，待漏气停止 24 小时，经 X 线检查证实肺已膨胀后拔出引流管。若通过以上处理呼吸困难仍无改善，应立即剖胸探查，并积极抗休克及抗感染治疗。

考点：开放性气胸和张力性气胸的急救原则

情境案例 15-2：问题 2 分析

开放性气胸发生后主要是控制纵隔来回摆动，故应迅速封闭胸壁的伤口。用无菌敷料如凡士林纱布加棉垫封闭伤口，再用胶布或绷带包扎固定，使开放性气胸变为闭合性气胸。

（三）护理诊断与合作性问题

1. 气体交换受损　与胸腔内压力升高、肺萎缩及通气/血流比例失调有关。
2. 心搏出量减少　与纵隔偏移影响静脉血液回流入心脏有关。
3. 低效性呼吸型态　与肺萎陷、气道阻塞有关。
4. 疼痛　与胸部损伤有关。
5. 潜在并发症：肺不张、脓胸等。

（四）护理目标

病人气道通畅，呼吸平顺；病人循环功能改善，生命体征平稳；病人能维持正常的呼吸功能；病人疼痛减轻或消失；病人无并发症发生，或发生并发症时能得到及时发现与处理。

（五）护理措施

1. 急救护理　对开放性气胸，应立即用凡士林纱布加厚敷料或毛巾等物品在病人呼气末封闭伤口并加压包扎，变开放性气胸为闭合性气胸，阻止气体继续进出胸膜腔；对于张力性气胸要立即用粗针头在伤侧锁骨中线第 2 肋间穿刺抽气减压，可在针尾缚一橡皮指套，末端剪开 1cm 的小口使气体只能排出而不能进入胸膜腔，并用血管钳将针头固定于胸壁。同时应积极抗休克治疗，按医嘱使用止痛剂，并及时转送到有条件的医院治疗。

2. 一般护理　胸部损伤合并休克、昏迷者取平卧位；血压平稳后可取半坐卧位，以增加心排血

量,促进肺扩张。

3. 病情观察 应严密观察生命体征及病情变化。如发现病人出现烦躁、口渴、面色苍白、呼吸短促、脉搏快弱、血压下降等,应考虑病人已进入休克状态,及时报告医生并协助处理。

4. 配合治疗护理

（1）保持呼吸道通畅:吸氧、鼓励或协助病人有效排痰、及时清除呼吸道异物以预防窒息。

（2）协助医生做好胸腔穿刺抽气或胸腔闭式引流术,保持胸腔闭式引流通畅,观察引流的效果等（详见胸腔闭式引流护理）。

5. 心理护理 做好病人的安抚工作,向病人解释胸腔闭式引流的目的和注意事项,解除病人的顾虑,让病人积极配合治疗和护理。

6. 健康指导

（1）指导病人训练腹式呼吸:病人仰卧,腹部安置3~5kg重沙袋,吸气时保持胸部不动,腹部上升鼓起,呼气时尽量将腹壁下降呈舟状,呼吸动作缓慢、均匀,每分钟8~12次。

（2）鼓励并指导病人早期活动并说明其意义。

（3）加强体育锻炼,提高肺活量,预防呼吸道感染。

（六）护理评价

病人气道是否通畅,呼吸是否平顺;病人循环功能是否改善,生命体征是否平稳;病人能否维持正常的呼吸功能;病人疼痛是否减轻或消失;病人是否无并发症发生,或发生并发症时是否得到及时发现与处理。

三、损伤性血胸

胸部损伤导致胸膜腔内积血称为损伤性血胸。血胸可与气胸同时存在,称为血气胸。

（一）概述

1. 病因 胸膜腔内积血大多来自于肺组织裂伤出血、肋间血管或胸廓内血管破裂出血和心脏大血管破裂出血。

2. 病理生理 肺组织裂伤出血时,由于肺循环的压力较低,出血量小而缓慢,可自行停止;肋间血管、胸廓内动脉破裂出血时,常不易自行停止,常需手术止血;心脏和大血管受损破裂,出血量多且急,难于控制,常因造成严重的呼吸和循环障碍而死亡。

大量出血一方面造成血容量减少;另一方面使肺受压萎缩,纵隔移向健侧,从而阻碍腔静脉血液回流,严重影响呼吸和循环功能。由于心包、肺和膈肌的运动具有去纤维蛋白的作用,故积血不易凝固;若出血快而多时,去纤维蛋白作用不完全,血液即可凝固成血块成为凝固性血胸;凝血块机化后形成的纤维组织包裹肺和胸廓的运动,导致呼吸功能障碍,即形成机化性血胸;细菌侵入胸腔并发感染,最终形成脓胸。

（二）护理评估

1. 健康史 了解病人胸部受伤史,评估病人发生血胸的可能性。

2. 身心状况

（1）躯体表现:①小量血胸（成人出血量在500ml以下）,无明显症状。②中量血胸（500~1000ml）和大量血胸（1000ml以上）,特别是急性失血者,可出现面色苍白、脉搏细速、血压下降等低血容量性休克的表现。气管移向健侧、患侧胸部叩诊呈浊音、呼吸音减弱或消失等胸腔积液体征。③其他,并发感染时可表现为寒战、高热、乏力、头痛和出汗等感染中毒症状。

（2）心理-社会状况:病人焦虑不安,大量血胸出现呼吸困难和休克表现时,病人往往产生濒死恐惧感。

考点:小量、中量、大量血胸出血量

3. 辅助检查

（1）实验室检查：血常规可见血红蛋白和血细胞比容下降；合并感染者，白细胞计数升高，中性粒细胞比例升高。

（2）影像学检查

1）胸部 X 线检查：小量血胸者，胸部 X 线检查仅显示肋膈角消失；大量血胸时，显示胸膜腔有大片阴影，纵隔移向健侧；合并气胸者可见液平面。

2）胸部 B 超检查：可见大片液性暗区，可明确位置和量。

（3）胸膜腔穿刺：抽出不凝固血液即可确诊。

考点：*胸膜腔穿刺的诊断意义*

4. 治疗要点与反应

（1）进行性血胸：大量持续出血所致的胸膜腔积血称为进行性血胸。治疗要点在于及时补充血容量，防治低血容量性休克；开胸探查出血原因，止血。

（2）非进行性血胸：可根据积血量多少行胸腔穿刺抽血或胸腔闭式引流术。小量血胸不需特殊治疗，可自行吸收；中、大量血胸，行胸腔闭式引流，促进肺膨胀，改善呼吸功能。

（3）其他：凝固性血胸，为预防感染和血块机化，应尽早开胸取出血块；机化性血胸，应做纤维板剥脱术；血胸感染则按脓胸处理。

（三）护理诊断与合作性问题

1. **低效性呼吸型态**　与肺萎陷、气道阻塞有关。

2. **心搏出量减少**　与胸膜腔内积血、出血量多致有效循环血量减少有关。

3. **气体交换受损**　与肺萎陷、循环血量减少致通气/血流比例失调有关。

4. **体液不足**　与血液丢失有关。

（四）护理目标

病人能维持正常的呼吸功能；病人循环功能改善，生命体征平稳；病人气道通畅，呼吸平顺；病人体液保持平衡。

（五）护理措施

1. **一般护理**　病人卧床休息，减少活动，病情稳定后取半卧位。

2. **病情观察**

（1）严密观察生命体征，注意呼吸频率、节律、幅度变化及有无缺氧症状，如有异常，及时报告医生。

（2）出现下列情况提示胸膜腔进行性出血，应立即剖胸探查止血：①脉搏逐渐增快，血压下降，或经补充血容量后血压仍不稳定；②胸腔闭式引流每小时超过 200ml，连续 3 小时；③血红蛋白、红细胞计数、血细胞比容进行性下降；④胸部 X 线检查胸内阴影逐渐增大。

考点：*胸膜腔进行性出血的征象*

3. **配合治疗护理**

（1）维持呼吸功能：给予吸氧，保持呼吸道通畅，必要时吸痰。

（2）维持循环功能：建立静脉通道，输血、输液，积极补充血容量抗休克。

（3）协助医生做好胸膜腔穿刺和胸腔闭式引流术。

（4）术前准备：需要开胸止血者，做好备皮、配血等术前常规准备工作。

（5）预防感染：充分引流，遵医嘱合理使用抗生素。

4. **心理护理**　加强与病人及其家属的沟通，解释各种症状和不适的原因、持续时间和预后，说明各种诊疗、护理操作及手术的必要性和安全性，关心、理解、同情病人，帮助病人树立信心，配合治疗、

护理。

5. 健康指导

（1）解释吸氧、胸膜腔穿刺、胸腔闭式引流等操作的意义和注意事项，以取得合作。

（2）解释半坐卧位的目的和意义，指导病人练习腹式呼吸。

（3）鼓励并指导病人早期活动，并说明其意义。

（六）护理评价

病人能否维持正常的呼吸功能；病人循环功能是否改善，生命体征是否平稳；病人气道是否通畅，呼吸是否平顺；病人体液是否得以保持平衡。

第 2 节　脓胸病人的护理

一、概　　述

脓胸是指胸膜腔内感染积脓，临床上以发热、胸痛、食欲缺乏、咳嗽、咳脓痰为主要特征。按感染受累范围，其可分为局限性脓胸和全脓胸；按致病菌种类，可分为化脓性脓胸、结核性脓胸和特异性脓胸；按病程长短可分为急性脓胸和慢性脓胸。

1. 急性脓胸　多为继发性感染，最常见的原发感染灶在肺部。主要致病菌为金黄色葡萄球菌，其次是肺炎双球菌、链球菌等。常见感染途径：肺部病灶（肺炎、肺脓肿）直接侵入胸膜或破溃至胸膜腔；邻近器官感染（膈下脓肿）侵入胸膜腔；全身化脓性感染时，致病菌随血流侵入胸膜腔；胸部开放性损伤或胸膜腔内手术时，致病菌直接经伤口侵入胸膜腔。

2. 慢性脓胸　主要因急性脓胸治疗不及时、不恰当所引起，一般急性脓胸的病程不超过 3 个月，否则即进入慢性脓胸期。此外手术后合并有支气管胸膜瘘或食管瘘、胸腔内有慢性感染灶、肺结核灶破溃、胸腔内异物存留等也可引发。

二、护理评估

（一）健康史

了解胸膜腔细菌来源、感染途径及胸部创伤史或胸膜腔手术史。

（二）身心状况

1. 躯体表现

（1）急性脓胸：病人出现高热、脉速、呼吸急促、食欲减退、咳嗽、胸痛、乏力等全身中毒症状。胸膜腔积液较多时可有胸闷、咳嗽、咳痰症状，重者可出现发绀和休克。查体：患侧呼吸运动减弱，肋间隙饱满，语颤减弱，气管移向健侧，叩诊浊音，听诊呼吸音减弱或消失。

（2）慢性脓胸：病人常有长期低热、食欲缺乏、消瘦、贫血、低蛋白血症等慢性全身中毒症状，可伴有气促、咳嗽、咳脓痰。查体：患侧胸廓内陷，肋间隙变窄，呼吸运动减弱，气管移向患侧，叩诊浊音，呼吸音减弱或消失。可有杵状指（趾），重者脊柱侧凸。

2. 心理-社会状况　急性脓胸病人因起病急，全身中毒症状明显，常有焦虑、不安等情绪。慢性脓胸病人因病情反复、时间长，常对疾病治疗丧失信心，产生悲观、抑郁等情绪。

（三）辅助检查

1. 急性脓胸　X 线显示患侧有积液影，合并气胸者有气液面。B 超探及积液部位及积液量。胸腔穿刺可抽出脓液，可做细菌培养和药敏试验。

2. 慢性脓胸　X 线显示胸廓内陷，肋间隙变窄，气管移向患侧。CT 显示脓腔的位置和范围。

3. 胸膜腔穿刺　抽得脓液即可确诊。将脓液做细菌培养和药敏试验，可为细菌定性和选用抗生素提供依据。

考点：脓胸的诊断方法

（四）治疗要点与反应

1. 急性脓胸　为了控制感染及改善呼吸,应尽早行胸膜腔穿刺抽脓。

2. 慢性脓胸　主要是去除病因,常用纤维板剥脱术、胸廓成形术等促使肺复张,恢复呼吸功能,做好手术前后护理。

三、护理诊断与合作性问题

1. 低效性呼吸型态　与脓胸压迫肺组织、胸廓运动受限有关。

2. 营养失调:低于机体需要量　与营养摄入不足、消耗增加有关。

3. 体温过高　与感染有关。

四、护理目标

病人呼吸功能改善,呼吸平稳;病人营养状况得到改善;病人体温逐渐恢复正常。

五、护理措施

（一）一般护理

病人取半卧位,鼓励并协助病人咳嗽、排痰,有利于呼吸和引流,必要时给予吸氧。加强营养,鼓励病人进食高蛋白、高热量和富含维生素的饮食。慢性脓胸病人若行胸廓成形术,应取术侧卧位,用厚棉垫、胸带加压包扎,并根据肋骨切除范围,在胸廓下垫一硬枕或加 $1 \sim 2kg$ 沙袋压迫,以控制反常呼吸。

（二）病情观察

严密观察病情变化,若出现高热、谵妄或意识不清,要警惕感染性休克。急性脓胸经过抗感染治疗 3 个月以上,肺内病变无明显吸收,表明已转入慢性期。慢性脓胸:若病人行胸膜纤维板剥脱术,术后易发生大量渗血,应严密观察生命体征及引流液的性状和量。若血压下降、脉搏增快、尿量减少、烦躁不安且呈贫血貌,或胸腔闭式引流术后 $3 \sim 5$ 小时内每小时引流量大于 200ml 且呈鲜红色,应立即快速输血,酌情给予止血药,必要时准备再次开胸止血。

（三）配合治疗护理

1. 急性脓胸　①遵医嘱使用抗生素;②协助医师及早进行胸膜腔穿刺抽脓,每日或隔日一次,抽脓后根据药物敏感试验注入合适的抗生素,若脓液较多,每次抽脓不超过 1000ml。穿刺过程中注意观察病人有无不良反应。脓液稠厚、抽吸困难或伴有支气管胸膜瘘者应行胸腔闭式引流。

2. 慢性脓胸　①加强口腔护理:咳脓痰时每天用生理盐水漱口,减轻口臭。②胸腔引流的护理:引流管不能太细,位置要恰当,勿插入过深,以免影响脓液的排除。若脓腔明显缩小,脓液不多,纵隔已固定,可改为开放式引流。用氧化锌软膏涂抹引流口周围皮肤,防止发生皮炎。③功能锻炼:胸廓成形术后容易引起脊柱侧弯及手术侧肩关节活动障碍。故练习头部的回旋运动;上半身的前屈及左右弯曲运动,使之恢复到健康时的活动水平。

考点：急性脓胸穿刺抽脓的注意事项

（四）心理护理

关心、安慰病人,告知疾病治疗的相关知识,以减轻或消除病人的焦虑情绪,让病人积极配合治疗、护理工作。

（五）健康指导

告知病人要多进食高热量、高蛋白及高维生素饮食,多进行深呼吸锻炼和吹气球训练。胸廓成形术后教会病人正确进行头部及上半身的功能锻炼。

六、护理评价

病人呼吸功能是否改善,呼吸是否平稳;病人营养状况是否得到改善;病人体温是否恢复正常。

第 3 节　胸部肿瘤病人护理

一、肺癌病人的护理

(一)概述

肺癌多数起源于支气管黏膜上皮,因此也称为原发性支气管肺癌,是最常见的肺部原发性恶性肿瘤。发病年龄多在 40 岁以上,以男性多见,男女发病率为(3~5):1,在发达国家和我国大城市中,肺癌的发病率和死亡率已居男性恶性肿瘤首位。

1. 病因与发病机制　肺癌的病因和发病机制尚未明确,危险因素包括以下几方面。①吸烟:是肺癌最重要的危险因素,烟草中含有致癌物质,主要是苯并芘;②职业因素:长期接触石棉、砷、烟尘和沥青等职业者发病率高;③空气污染:如汽车废气、工业废气、烹调时的烟雾、室内用煤、装修材料等;④其他:电离辐射、饮食习惯、遗传因素、肺部慢性炎症等。

考点:肺癌的主要危险因素

2. 分类及病理

(1)按解剖学部分分类:中央型肺癌,多为鳞状上皮癌和小细胞未分化癌;周围型肺癌,以腺癌较多见。

(2)按组织学分类:分为鳞状细胞癌(鳞癌)、小细胞癌(小细胞未分化癌)、腺癌、大细胞癌(大细胞未分化癌)4 种,其中鳞癌最常见,与吸烟的关系最密切。小细胞癌恶性程度最高。

肺癌的分布,右肺多于左肺,上叶多于下叶。肺癌最常见的转移途径是淋巴转移,常转移到右锁骨上淋巴结。

考点:肺癌最常见的转移途径和部位

(二)护理评估

1. 健康史

(1)个人生活史:询问病人的年龄,有无吸烟史,吸烟年限,数量等。

(2)职业史:了解病人是否长期接触石棉、铬、砷等,是否长期生活在空气污染的环境中。

(3)其他相关病史:了解病人有无肺部慢性感染病史,家族中有无类似病人等。

2. 身心状况

(1)早期:多无明显症状,咳嗽是最早出现的症状,为刺激性干咳或阵发性呛咳,有小量黏液痰,癌肿加大时为持续性高调金属音,抗生素治疗无效。此外还会出现血痰,表现为痰中带血或断续的少量咯血。癌肿侵犯大血管时会引起大咯血,但是比较少见。少数病人由于肿瘤造成支气管不同程度的阻塞,可出现胸闷、哮鸣、气促、发热和胸痛等症状。

(2)晚期:肺癌压迫、侵犯邻近器官、组织或发生远处转移时,可发生与受累组织相关的征象。①压迫或侵犯喉返神经时出现声带麻痹、声音嘶哑;②癌肿侵犯胸膜和胸壁时可引起持续性剧烈胸痛;③侵入纵隔后压迫食管,引起吞咽困难;④Homer 综合征,由于颈交感神经受压所致,多见于肺尖癌,表现为患侧眼睑下垂,瞳孔缩小,眼球内陷,球结膜充血及额部少汗等;⑤压迫上腔静脉时面部、颈部、上肢和上胸部静脉怒张,皮下组织水肿,上肢静脉压升高;⑥血运转移后,出现远处转移的症状,如肝大、黄疸、抽搐、昏迷等。

考点:肺癌的早期表现和常见压迫症状

3. 心理-社会状况　当病人被诊断为肺癌时,会产生对癌症的恐惧,同时面对手术及其他治疗带来的不良反应和高额费用而感到焦虑、担忧、无助甚至绝望。

4. 辅助检查

（1）胸部 X 线检查：是最基本、应用最广泛的检查方法。中央肺癌可有不规则的肺门增大阴影，周围型肺癌可见边界毛糙的结节状或团块状阴影。

（2）痰细胞学检查：是简单有效的早期诊断肺癌的方法，可用于肺癌的普查。

（3）纤维支气管镜检查：结合病理学检查是诊断肺癌最可靠的方法。

（4）其他：CT、肺活检、胸腔积液癌细胞检查、淋巴结活检等。

考点：肺癌的普查方法和确诊方法

护考链接

病人，男性，58 岁。咳嗽、咳少量白痰 8 年余。近 3 个月来咳嗽加剧，痰中带血丝，乏力、低热，应用抗生素治疗无效。胸部 X 线检查肺部有一块状阴影，边缘不清，周围有毛刺。病人吸烟 18 年，平均每天 1~2 包。拟诊断为支气管肺癌，为明确诊断，应选择的诊断方法是　A. 痰培养　B. 经胸壁穿刺活检　C. 胸部 CT　D. 纤维支气管镜+病理检查　E. 胸部 X 线检查

点评：纤维支气管镜可直接看到肿瘤大小、部位和范围，并可取组织做病理学检查，是肺癌最可靠的诊断方法。

5. 治疗要点与反应　以手术治疗为主，辅以放疗、化疗等综合治疗手段。

（1）手术治疗：是肺癌最重要和最有效的治疗手段，目的是切除肺部原发癌肿病灶和局部及纵隔淋巴结，尽可能保留健康的肺组织。

（2）放射治疗：在肺癌各类型中，小细胞癌对放疗最敏感，鳞癌次之，腺癌最低。术前放疗可提高肺癌病灶的切除率，术后放疗可清除残留病灶。晚期病人可行姑息放疗，以缓解症状。

（3）化学药物治疗：用于手术前、后辅助治疗，提高治愈率。也可单独用于晚期病人缓解症状。对小细胞癌疗效较好。需要注意的是，化学药物治疗可引起骨髓造血功能抑制、严重胃肠道反应等副作用。

（4）中医中药治疗和免疫治疗：可缓解部分病人的症状，增强人体免疫功能，延长生存时间。

考点：肺癌的治疗原则

（三）护理诊断与合作性问题

1. 低效性呼吸型态　与肿瘤阻塞支气管、肺不张、肺换气功能降低等有关。

2. 焦虑/恐惧　与疼痛及担心手术和疾病预后有关。

3. 疼痛　与手术所致组织损伤有关。

4. 潜在并发症：胸腔内出血、肺不张、支气管胸膜瘘、心律失常等。

（四）护理目标

病人呼吸功能改善，呼吸平稳；病人焦虑、恐惧减轻或消失；病人疼痛减轻或消失；病人未发生并发症，或并发症得到及时发现和处理。

（五）护理措施

1. 手术前护理　呼吸道管理是术前护理重点。

（1）防治呼吸道感染：①吸烟者术前戒烟 2 周以上，以减少呼吸道分泌物；②注意口腔卫生，若有龋齿、口腔溃疡、口腔慢性感染者应先治疗；③对有上呼吸道感染、慢性支气管炎、肺内感染、肺气肿的病人，遵医嘱应用抗生素。

（2）保持呼吸道通畅：协助病人有效咳嗽、咳痰。若有大量支气管分泌物，应先体位引流。痰液黏稠不易咳出者，行超声雾化吸入，遵医嘱应用支气管扩张剂、祛痰剂等。大量咯血时，用吸引器吸出或取头低足高位引流出口腔和呼吸道内的血液，以防窒息，并遵医嘱给予镇静剂、止血剂和静脉输液

等。对呼吸功能失常的病人,根据需要应用机械通气治疗。

（3）纠正营养和水分不足:术前改善病人营养状况,增强机体抵抗力以利于术后恢复。

考点:肺癌病人的术前呼吸道准备

2. 手术后护理

（1）一般护理:全身麻醉未清醒的病人取平卧位,头偏向一侧,以避免误吸。待麻醉清醒、血压平稳后改为半卧位,以利于呼吸和引流;肺叶切除术后可取完全侧卧位,一般情况下可以翻向任何一侧。其中,健侧卧位有利于患肺的膨胀。但呼吸功能较差的病人,可取患侧卧位,以免压迫健侧肺而限制通气;一侧全肺切除的病人,可采取患侧 1/4 侧卧位;一般每 1~2 小时给病人翻身一次,以利于预防压疮和呼吸系统、循环系统并发症。

（2）病情观察:监测生命体征,每 15 分钟一次,待麻醉苏醒、血压平稳后改为 30 分钟至 1 小时一次,生命体征平稳后改为每日 3 次,连续观察一周。同时观察病人神志、面色、末梢循环情况。检查切口敷料有无渗湿,局部有无皮下气肿等。

（3）配合治疗护理

1）呼吸道护理:术后护理的重点。保持呼吸道通畅,常规给予吸氧。术后 24~48 小时内,每隔 1~2 小时叫醒病人做深呼吸 5~10 次。鼓励病人有效咳嗽排痰:①翻身、叩背,可使存在于肺叶、肺段处的分泌物流至支气管咳出;②指压胸骨切迹上方的气管能刺激病人咳痰;③病人咳嗽时固定其胸壁伤口,减轻疼痛,指导病人先慢慢轻咳,再将痰咳出;④痰液黏稠不易咳出时,可雾化吸入。对于咳痰无力的病人,可行鼻导管深部吸痰。术后气管插管的病人,要严密观察导管的位置,并观察呼吸频率、幅度和节律,监测血氧饱和度,若有异常及时通知医生处理。

考点:肺癌病人术后呼吸道护理要点

2）营养和输液:术后遵医嘱静脉输液,维持体液平衡。严格掌握输液量和速度,全肺切除术者,24 小时补液量控制在 2000ml 以内,速度以每分钟 20~30 滴为宜。当胃肠蠕动恢复后,即可进食,营养不良者,可行肠内或肠外营养,以提高机体抵抗力,促进切口愈合。

3）胸腔闭式引流的护理:维持引流通畅,术后初期每 30~60 分钟向水封瓶方向挤捏引流管一次。观察引流液的量、颜色和性质。全肺切除术后胸腔引流一般呈钳闭状态,以保证术后病人胸腔内有一定的积气、积液,减轻或纠正明显的纵隔移位。但要根据胸腔内压力的改变酌情放出适量的气体或液体,以维持气管、纵隔于中间位置。每次放液量不超过 100ml,速度宜慢,避免快速多量放液引起纵隔突然移位,导致心脏停搏。

4）手臂和肩关节的活动:目的是预防术侧胸壁肌肉粘连、肩关节强直和失用性萎缩。

5）术后并发症的护理:①肺不张、肺炎,表现为烦躁不安、脉速、发热、哮鸣、呼吸困难等症状,护理重点在于预防。若出现以上情况,应立即给氧,遵医嘱应用抗生素,鼓励病人有效咳嗽、排痰,必要时吸痰。②支气管胸膜瘘:是肺切除术后严重并发症之一,多发生于术后一周。病人可出现发热、呼吸急促、刺激性咳嗽伴血痰等,患侧出现气液胸体征。若将亚甲蓝溶液 1~2ml 注入胸膜腔,病人咳出带有蓝色痰液即可确诊。主要护理措施是行胸腔闭式引流,遵医嘱应用抗生素,必要时做好手术修补瘘口的准备。

3. 心理护理　向病人及其家属解释手术方案、各种治疗的意义、方法、过程和配合要点,让病人有充分的心理准备。为病人提供良好的环境,促进病人休息。

4. 健康指导

（1）让病人了解吸烟的危害,力劝病人戒烟。

（2）说明手术后活动与锻炼的重要意义,指导病人出院后继续锻炼。

（3）保持良好的口腔卫生,预防呼吸道感染。术后一段时间内避免出入公共场所或与上呼吸道感染病人接触,避免与烟雾、化学刺激物接触。

(4) 保持良好的营养状况,注意休息与活动。

(5) 出院后定期复查。如有进行性疲倦、伤口疼痛、剧烈咳嗽、咯血等症状,应考虑复发的可能,及时复诊。

(六) 护理评价

病人呼吸功能是否改善,呼吸是否平稳;病人焦虑、恐惧是否减轻或消失;病人疼痛是否减轻或消失;病人是否发生并发症,或并发症是否得到及时发现和处理。

二、食管癌病人的护理

情境案例 15-3

张某最近两个月来,进食时感觉食管内有异物感、哽噎感,喝水后有所减轻,无吞咽困难,由家人送医就诊。医生为其查体发现病人一般情况良好,全身各处淋巴结无肿大、腹软、无压痛,心肺听诊无异常,食管吞钡 X 线示食管中段充盈缺损。问诊病人得知该病人平素喜欢热食、硬食,最近食欲缺乏,体重明显减轻。病人十分关心自己的病情,担心病情严重,预后不好。

问题:

1. 该病人最可能得了什么病?
2. 该病人目前的护理诊断有哪些?

(一) 概述

食管癌是常见的消化道恶性肿瘤,发病年龄多在 40 岁以上,男性发病率高于女性。我国食管癌发病率占各部位癌肿死亡的第二位,仅次于胃癌,每年因食管癌死亡的人数高达 15 万。

1. **病因** 食管癌的病因至今尚未明确,其发生发展可能与下列因素有关。

(1) 化学物质:如长期进食含亚硝胺较高的食物。

(2) 生物因素:如某些真菌能促使亚硝胺及其前体形成。

(3) 缺乏某些微量元素:如钼、铁、锌、氟、硒等。

(4) 缺乏维生素:如维生素 A、维生素 B_2、维生素 C。

(5) 饮食习惯:嗜烟、酒、热食、热饮、口腔不洁和慢性炎症等因素。

(6) 遗传因素。

2. **病理分型** 95% 以上的食管癌属于鳞状上皮癌,其次为腺癌。中胸段食管癌最多,其次为下胸段和上胸段。淋巴转移是食管癌的主要转移途径,血行转移发生较晚。

考点:食管癌的好发部位

(二) 护理评估

1. **健康史** 了解病人的饮食习惯、居住地生活习惯,有无长期酗酒、吸烟、进食过快、食物过硬、食物过热等生活史;了解病人的营养状况;有无慢性食管炎、食管良性狭窄、食管白斑病等食管疾病;注意询问病人是否生活在食管癌的高发区及有无家族史。

2. **身心状况**

(1) 躯体表现

1) 早期:症状不明显,在吞咽粗硬食物时可出现各种不适感,如哽噎感、停滞感或异物感及胸骨后烧灼样、针刺样疼痛等。哽噎、停滞感可通过饮水而缓慢消失,症状时轻时重,进展缓慢。

2) 中晚期:典型症状是进行性吞咽困难。先是难咽干硬食物,继而半流质,最后连水和唾液也不能咽下,病人逐渐出现消瘦、贫血、乏力、脱水及营养不良。持续胸痛或背痛为晚期症状,表示癌肿已侵犯食管外组织;癌肿侵及喉返神经出现声音嘶哑;累及气管形成食管气管瘘,出现呛咳和肺部感染;侵入主动脉,溃烂破裂时,可引起大量呕血;晚期出现恶病质。此外,还可出现锁骨上淋巴结肿大、肝

大、胸腔积液、腹水等转移体征。

（2）心理-社会状况：当病人被诊断为食管癌，出现进行性加重的进食困难症状，并对家庭经济承受能力、治疗预后的担忧等因素，可使病人产生不同程度的焦虑、恐惧、悲哀或绝望感。

考点：食管癌早期和中晚期典型症状

3. 辅助检查

（1）影像学检查：①食管吞钡 X 线双重对比造影，可见食管黏膜皱襞紊乱、粗糙或有中断现象；局限性管壁僵硬；充盈缺损、龛影；食管不规则狭窄，狭窄以上食管有不同程度的扩张。②CT、超声内镜检查（EUS）等可用于判断食管癌的浸润层次、向外扩展程度，以及有无纵隔、淋巴结或腹内脏器转移等。

（2）脱落细胞学检查：我国用带网气囊食管细胞采集器作食管拉网检查脱落细胞，早期病变阳性率可达 90%～95%，是一种简便易行的普查筛选方法。

（3）纤维食管镜检查：可直视肿块部位、大小及钳取活组织做病理组织学检查。

考点：食管癌普查方法

情境案例 15-3：问题 1 分析

病人最可能得了食管癌，依据如下：①主要表现为进食时食管内有异物感、哽噎感，喝水后有所减轻，这是食管癌的早期表现；②病人平素喜欢热饮、硬食，有损害食管的因素存在；③食管吞钡 X 线片示食管中段充盈缺损。

4. 治疗要点与反应　以手术治疗为主，辅以放射、化疗等综合治疗手段。

（1）手术治疗：是食管癌的首选治疗方法。根治性手术适用于早期病例，可彻底切除肿瘤；非根治性手术适用于中、晚期食管癌，可达到切除肿瘤、清扫淋巴结、解除梗阻、改善营养、延长生存期的目的。

（2）放射治疗：可用于手术前或手术后，增加手术切除率，也可单独用于上段食管癌或晚期癌的治疗。

（3）化学药物治疗：一般为手术后辅助治疗。

考点：食管癌的治疗原则

（三）护理诊断与合作性问题

1. 营养失调：低于机体需要量　与进食量减少或不能进食、消耗增加等有关。

2. 体液不足　与吞咽困难、水分摄入不足有关。

3. 焦虑　与疾病进展不能进食及担心疾病的预后等有关。

4. 潜在并发症：出血、肺不张、肺部感染、吻合口瘘、乳糜胸等。

情境案例 15-3：问题 2 分析

①病人由于进食后异物感、哽噎感，最近食欲缺乏，体重减轻，故存在护理诊断——营养失调：低于机体需要量　与进食量减少、消耗增加有关。②病人十分关心、担心自己的疾病预后，故存在护理诊断——焦虑　与担心疾病的预后等有关。

（四）护理目标

病人营养状况改善；病人水、电解质维持平衡；病人焦虑情绪减轻；病人无并发症发生，或发生并发症时能得到及时发现和处理。

（五）护理措施

1. 术前护理

（1）心理护理：加强与病人及其家属的沟通，讲解治疗的新进展和配合治疗的注意事项。实施耐

心的心理疏导,为病人营造安静、舒适的环境,促进睡眠,必要时使用镇静类药物。

(2)加强营养支持:大多数食管癌病人因不同程度的吞咽困难而出现营养不良、水电解质失衡,使机体对手术的耐受力下降。故术前应保证病人的营养摄入。能口服者,指导病人合理进食高热量、高蛋白、富含维生素的流质或半流质饮食。观察进食反应,若病人感到食管黏膜有刺痛时,可给予清淡无刺激的食物。若病人仅能进食流质或长期不能进食且营养状况较差,可补充液体、电解质或提供肠内、肠外营养。

(3)呼吸道准备:吸烟者,术前2周戒烟。指导并协助病人有效咳嗽和训练腹式呼吸,以减少术后呼吸道分泌物,增加肺部通气量、改善缺氧、预防术后肺炎和肺不张的发生。

(4)胃肠道准备

1)食管癌可引起不同程度的梗阻和感染。术前1周遵医嘱给予病人分次口服抗生素溶液,预防感染。

2)术前3天改为流质饮食,术前1天禁食。

3)对梗阻明显者冲洗食管,用庆大霉素、甲硝唑加生理盐水100ml经鼻胃管冲洗。

4)结肠代食管手术病人,术前3~5天口服新霉素、庆大霉素或甲硝唑,术前2天进无渣流质,手术前晚清洁灌肠。

5)手术日晨放置胃管。胃管通过梗阻部位时不能强行插入,以免穿破食管,可于手术中再插入。

考点:食管癌术前胃肠道准备要点

2. 术后护理

(1)一般护理

1)饮食护理:是食管癌术后护理重点。①由于食管血供差,又缺乏浆膜层,吻合口愈合较慢,故术后应严格禁饮、禁食3~5日,在此期间行胃肠减压、静脉输液,禁食期间不可下咽唾液,以免感染造成食管吻合口瘘。②术后3~4日待肛门排气、胃肠减压引流量减少后拔出胃管。拔管24小时后先试饮少量水,若无异常,术后5~6日可给全流质饮食,术后10日给半流质饮食,术后3周病人可进普通饮食。③注意少食多餐、由稀到干、逐渐增加食量的原则,防止进食过多、过快,避免坚硬、刺激性食物,以免导致后期吻合口瘘。④留置十二指肠营养管者,遵医嘱早期经营养管注入40℃左右的营养液。一般在手术后7~10日拔管。

考点:食管癌术后饮食护理要点

2)体位与活动:病人餐后取半卧位,以防进食后反流、呕吐。活动时应注意掌握活动量,避免疲劳,保证充足睡眠。术后早期不宜下蹲大小便,以免引起直立性低血压或发生意外。

(2)病情观察:监测并记录生命体征,每30分钟1次,平稳后可1~2小时1次;注意是否发生吻合口瘘、乳糜胸等并发症;注意放疗和化疗是否出现全身或局部反应。

(3)配合治疗护理

1)呼吸道护理:应密切观察呼吸状态、频率和节律,听诊双肺呼吸音是否清晰,有无缺氧征兆。气管插管前,随时吸痰,保持气道通畅。

2)维持胸腔闭式引流通畅:术后监测引流量,有无活动性出血、乳糜胸和吻合口瘘的发生,并认真记录。

3)胃肠减压护理:食管癌术后留置胃肠减压管,目的是减轻腹胀,减少残胃胀气对吻合口的影响。严密观察引流量、性状、气味并准确记录。经常挤压胃管,勿使管腔堵塞。胃管不通畅时,可用少量生理盐水冲洗并及时回抽,避免胃扩张增加吻合口张力而并发吻合口瘘。胃管脱出后应严密观察病情,不应再盲目插入,以免戳穿吻合口,造成吻合口瘘。术后3~4日待肛门排气、胃肠减压引流量减少后,拔除胃管。

考点:食管癌术后胃肠减压护理要点

（4）手术后并发症的护理

1）吻合口瘘：是食管癌术后最严重的并发症，多发生在术后 5~10 日，病死率高达 50%。发生的原因主要是与手术技巧有关，其次是吻合口周围感染、低蛋白血症、进食不当等。

吻合口瘘发生后病人表现为呼吸困难，胸腔积气、积液，高热，严重时发生休克。急救措施包括：①嘱病人立即禁食，直至吻合口瘘愈合；②行胸腔闭式引流并常规护理；③加强抗感染治疗及肠外营养支持；④严密观察生命体征，若出现休克症状，应积极抗休克治疗；⑤需再次手术者，应积极配合医生完善术前准备。

考点：食管癌术后最严重的并发症

2）乳糜胸：多发生于术后 2~10 日，少数病例可在 2~3 周后出现，多因伤及胸导管所致。乳糜液大量积聚于胸腔内，可压迫肺及纵隔移向健侧，病人出现胸闷、气急、心悸，甚至血压下降。由于乳糜液中 95% 以上是水，并含有大量脂肪、蛋白质、胆固醇、酶、抗体和电解质，若未及时治疗，可在短时期内造成全身消耗、衰竭而死亡。

应及时配合医生处理：严密观察有无乳糜胸的表现；一旦出现乳糜胸应立即行胸腔闭式引流，以引流乳糜液，促使肺膨胀；给予肠外营养支持、行胸导管结扎术。

3）肺不张、肺内感染：由于胃上提胸腔，使肺受压，疼痛限制病人呼吸、咳嗽等因素，术后易发生肺不张、肺内感染。患有慢性肺部疾病者，术前戒烟、控制肺内感染；术后加强呼吸道管理、叩背、协助病人有效咳痰。

护考链接

病人，男性，48 岁。因进食时哽噎、胸骨后有异物感和烧灼样疼痛 3 个月就诊。诊断为食管癌，准备行手术治疗。

1. 病人手术后的护理措施特别需要注意　A. 留置导尿管　B. 观察生命体征变化　C. 术后禁食 3~5 日　D. 胸腔闭式引流　E. 心理安慰

2. 病人术后最严重的并发症是
A. 深静脉血栓形成　B. 肺不张　C. 吻合口瘘　D. 切口渗血　E. 反流性食管炎

点评：①由于食管血供差，又缺乏浆膜层，吻合口愈合较慢，故术后应严格禁饮、禁食 3~5 日，以免吻合口瘘；②吻合口瘘是食管癌术后最严重的并发症，发生的原因与手术技巧、吻合口感染、低蛋白血症、进食不当等有关。

3. 心理护理　加强护患沟通，建立良好的护患关系。密切观察病人心理反应及分期，给予相应的心理支持和疏导，关心、理解、同情病人，帮助病人树立信心，配合治疗。

4. 健康指导

（1）食管胃吻合术后病人，可能有胸闷、进食后呼吸困难，应告知病人是由于胃已拉入胸腔，肺受压暂不能适应所致。指导病人少食多餐，经 1~2 个月后，此症状多可缓解。

（2）告诉病人定期到医院复诊，坚持后续治疗。术后 3 周仍有吞咽困难时，可能为吻合口狭窄，应及时复诊。

（3）结肠代食管的病人，因结肠逆蠕动，病人常嗅到粪便气味，需向病人解释原因，并指导其注意口腔卫生，此情况一般半年后逐步缓解。

（4）胃造瘘口周围皮肤护理：每次灌食后用温水拭净皮肤，必要时在瘘口周围涂氧化锌软膏，以减少胃液对皮肤的刺激。

（5）放疗、化疗可致造血系统受抑制，血白细胞计数减少，病人易发生感染，应限制会客，注意口腔卫生，预防上呼吸道感染。放疗病人注意保持照射部位皮肤的清洁，防止放射线对皮肤的损伤。

（六）护理评价

病人营养状况是否得到改善；病人水、电解质是否维持平衡；病人焦虑是否减轻；病人有无并发症

发生,或发生并发症时能否得到及时发现和处理。

第4节　胸腔闭式引流的护理

胸腔闭式引流是根据胸腔生理性负压机制设计的,即依靠水封瓶中的液体使胸腔与外界隔离。

一、目　的

1. 引流胸膜腔内的积气、积液和渗液。
2. 重建胸膜腔内负压,维持纵隔的正常位置。
3. 促进肺的膨胀。

二、适　应　证

1. 中量、大量血胸,开放性气胸,张力性气胸。
2. 胸腔穿刺术治疗后肺无法复张者。
3. 剖胸手术后引流。

三、置管位置和管径要求

置管位置和管径要求见表 15-1。

表 15-1　胸腔引流管的安置

目的	置管位置	引流管管径
排气	患侧锁骨中线第 2 肋间	1cm 的塑胶管
排液	患侧腋中线或腋后线第 6~8 肋间	1.5~2cm 的橡皮管
排脓	脓腔的最低点	1.5~2cm 的橡皮管

考点:引流管置管位置

四、闭式引流装置

传统的胸腔闭式引流有单瓶、双瓶和三瓶三种。目前临床广泛使用的是一次性硅胶胸腔引流装置。

(一) 单瓶水封式系统

一个容量 2000~3000ml 的广口瓶,瓶内盛无菌生理盐水约 500ml,水封瓶橡胶瓶塞上有 2 个孔,分别插入长、短玻璃管。长管的下端插至水平面下 3~4cm,短管下口在水面以上(图 15-4)。胸腔引流管接水封瓶的长玻璃管,接通后即见管内水柱上升,高出水平面 8~10cm,并随呼吸上下波动。

(二) 双瓶水封式系统

双瓶水封式系统包括一个空瓶收集引流瓶,而另外一个是水封瓶。空引流瓶介于病人和水封瓶之间,引流瓶的橡皮塞上插入两根短管,一根管子与病人胸腔引流管连接;另一根管子用一短橡皮管连到水封瓶的长管上(图 15-5)。

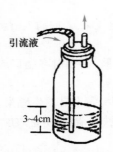
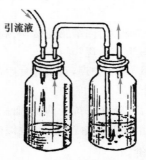

图 15-4　单瓶水封式系统示意图　　　图 15-5　双瓶水封式系统示意图

五、护 理 措 施

（一）保持管道的密闭性

1. 保持管道的密闭、固定（图15-6），随时检查。

2. 水封瓶的长玻璃管没入水中 3～4cm，并始终保持直立。

3. 引流管周围用油纱布包盖严密。

4. 搬动病人或更换引流瓶时，需用双重钳夹闭引流管。

5. 引流管连接处脱落或引流瓶损坏，应立即双钳夹闭胸壁引流导管。若引流管从胸腔滑脱，立即用手捏闭伤口处皮肤，并协助医师做进一步处理。

（二）严格无菌操作

1. 保持装置无菌。

2. 保持胸壁引流口处敷料清洁干燥，若渗湿应及时更换。

3. 引流瓶应低于胸壁引流口平面 60～100cm，防止逆流。

4. 按时更换引流瓶，严格无菌操作。

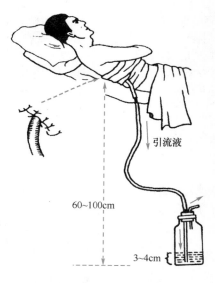

图 15-6　胸腔闭式引流示意图

（三）保持引流管通畅

1. 病人取半坐卧位。

2. 定时挤压引流管，防止阻塞、扭曲、受压。

3. 鼓励病人咳嗽、深呼吸和变换体位，以促进肺膨胀。

（四）观察和记录

1. 注意观察长玻璃管中的水柱波动。因为水柱波动的幅度反映无效腔和胸膜腔内负压的大小。一般情况下水柱随呼吸上下波动 4～6cm；波动过高，可能肺不张；若无波动，则表示引流管不畅或肺已完全扩张；但若病人出现胸闷气促、气管向健侧移位等肺受压的症状，应疑为引流管被血块堵塞，挤压并立即通知医生处理。

2. 观察引流液体的量、性质和颜色，并准确记录。

考点：胸腔闭式引流管水柱波动的意义

（五）拔管指征、方法及注意事项

1. 拔管指征　引流管无气体逸出或引流量明显减少且颜色变淡，即 24 小时引流液<50ml，脓液<10ml，胸部 X 线片示肺膨胀良好无漏气，病人无呼吸困难，即可拔出引流管。

2. 拔管方法　病人坐在床边缘或躺向健侧，嘱病人深吸气后屏气迅速拔管，并立即用凡士林纱布覆盖，再盖上纱布后用胶布固定。对于引流管放置时间长、放置粗引流管者，拔管前留置缝合线，去管后结扎，封闭引流管口。

3. 注意事项　拔管后观察病人有无呼吸困难，引流管口有无渗液、漏气，管口周围有无皮下气肿等，若发现异常应及时告知医生处理。

考点：胸腔闭式引流管拔管指征及方法

> **小结**
>
> 　胸部损伤时，应优先处理致命伤，并确保呼吸道通畅，预防休克。多根多处肋骨骨折用厚敷料加压包扎控制反常呼吸；各种气胸的处理原则首先是变开放性气胸为闭合性气胸，再穿刺放气、行胸腔闭式引流。护

理的重点是加强病情观察,确保胸腔闭式引流通畅。肺癌的发生与吸烟关系密切,最常转移到右锁骨上淋巴结,纤维支气管镜检查可直接看到肿瘤,并可取活组织做病理学检查,手术治疗是最重要的治疗方法,术前术后均需加强呼吸道管理。食管癌的早期症状是进食哽噎感或胸骨后刺痛,随着病情的发展出现典型症状,即进行性吞咽困难;手术是最有效的治疗措施。术后应注意加强观察,保持有效的胃肠减压,做好胸腔闭式引流管的护理等。

（马海龙）

自 测 题

A₁型题

1. 肋骨骨折最易发生在
   A. 第1~2肋　　　　　B. 第2~3肋
   C. 第4~5肋　　　　　D. 第4~7肋
   E. 第1~4肋

2. 成人大量血胸是指胸膜腔内积血
   A. ≥300ml　　　　　B. ≥500ml
   C. ≥800ml　　　　　D. ≥1000ml
   E. ≥1200ml

3. 张力性气胸病人,行胸腔闭式引流,位置置于
   A. 伤侧锁骨上窝
   B. 伤侧肩胛下线第2肋间
   C. 伤侧腋后线第6肋间
   D. 伤侧肩胛下线第6肋间
   E. 伤侧第2、3肋间与锁骨中线交界处

4. 最常见的肺癌病理类型是
   A. 鳞癌　　　　　　　B. 小细胞未分化癌
   C. 细支气管肺泡癌　　D. 腺癌
   E. 大细胞癌

5. 食管癌多发于
   A. 颈段　　　　　　　B. 中胸段
   C. 上胸段　　　　　　D. 下胸段
   E. 贲门

A₂型题

6. 病人,女性,23岁。骑车时发生车祸,胸部受到撞击后出现了反常呼吸运动,现场急救措施是
   A. 立即排气减压　　　B. 止痛
   C. 厚棉垫加压包扎　　D. 立即封闭伤口
   E. 清创

7. 病人,女性,20岁。因车祸导致胸部受损,胸部有一开放性伤口,可听到空气自由进出的声音,该病人的诊断是
   A. 开放性气胸　　　　B. 闭合性气胸
   C. 张力性气胸　　　　D. 血胸
   E. 脓胸

8. 病人,男性,65岁。吸烟史15年,咳嗽、咳痰病史5年,咳嗽呈高调金属音,痰中带血,食欲减退,体重明显下降。胸部X线片示右肺局限性小斑片状阴影,密度较淡。初步诊断为肺癌,下列最有诊断意义的是
   A. 血培养　　　　　　B. 痰结核菌检查
   C. 胸部CT　　　　　　D. 胸部磁共振
   E. 痰脱落细胞学检查

9. 病人,男性,67岁,肺癌病人。该病人的首发症状可能是
   A. 刺激性咳嗽　　　　B. 胸闷
   C. 咯血　　　　　　　D. 胸痛
   E. 气促

10. 病人,男性,58岁。因进行性吞咽困难就诊,诊断为食管癌,行食管癌根治术。术后第7天,进少量饮食后出现呼吸困难、高热。应考虑为
    A. 肺不张　　　　　　B. 乳糜胸
    C. 吻合口瘘　　　　　D. 肺部感染
    E. 吻合口狭窄

A₃/A₄型题

（11、12题共用题干）

病人,男性,25岁。下楼时不慎摔倒,左侧第4~7肋骨折后并发气胸。病人自述呼吸极度困难,查体:病人口唇发绀,出冷汗。血压70/55mmHg,气管向右侧移位,左侧胸廓饱满,叩诊呈鼓音,颈、胸部有广泛皮下气肿。

11. 考虑病人并发的气胸是
    A. 闭合性气胸　　　　B. 开放性气胸
    C. 张力性气胸　　　　D. 单根多处肋骨骨折
    E. 血气胸

12. 急救措施首要的是
    A. 立即封闭伤口　　　B. 立即胸膜腔穿刺排气
    C. 厚棉垫加压包扎　　D. 清创
    E. 给氧

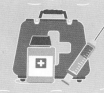

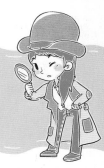

第16章
腹外疝病人的护理

体内某个脏器或组织离开其正常解剖部位,通过先天或后天形成的薄弱点、缺损或孔隙进入另一个部位,称为疝。疝多发于腹部,以腹外疝最多见。腹外疝是外科最常见的腹部疾病之一,护士应掌握其发病的原因、表现和护理,加强健康指导。

情境案例 16-1

赵先生发现自己左侧腹股沟包块已有3年。当站立时,阴囊出现包块,平卧时包块消失。2小时前用力排便时,包块增大不能回纳,伴轻度疼痛。查体:左腹股沟区有一梨形包块,有轻度压痛,无肌紧张及反跳痛。拟行手术治疗。

问题:
1. 病人可能发生了什么?
2. 目前该病人处理的原则是什么?

第1节 概　述

腹腔内脏器或组织连同壁腹膜,经腹壁薄弱点或缺损处向体表突出形成的包块,即为腹外疝。常见的有腹股沟疝、股疝、脐疝、切口疝等。

一、病　因

腹外疝发病的主要原因有两个:一是腹壁强度降低;二是腹内压增高。

(一)腹壁强度降低

1. 先天性因素　在胚胎发育过程中,某些器官或组织穿过腹壁造成局部腹壁强度降低,如股动、静脉穿过的股管,脐血管穿过的脐环,精索或子宫圆韧带穿过的腹股沟管,以及腹股沟三角区均为腹壁薄弱区。

2. 后天性因素　腹壁外伤或感染造成腹壁缺损、腹部手术切口愈合不良、年老体弱或过度肥胖引起腹壁肌肉萎缩等,均可导致腹壁强度降低。

(二)腹内压增高

腹内压增高是引起腹外疝发生的重要诱因。导致腹内压增高的常见因素有负举重物、从事重体力劳动、长期便秘、排尿困难、慢性咳嗽、腹水、妊娠、婴儿经常啼哭等。

考点:腹外疝的病因

二、病理解剖

典型的腹外疝包括疝环、疝囊、疝内容物和疝外被盖四部分(图16-1)。

1. 疝环　是腹壁的薄弱或缺损处。通常以疝环所在的部位为疝命名,如腹股沟疝、股疝、脐疝、切口疝等。

2. 疝囊　是壁腹膜从疝环向外突出所形成的囊袋状结构,分为

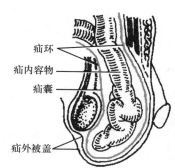

图 16-1　腹外疝的病理结构

疝囊颈、疝囊体、疝囊底三部分,通常呈梨形或半球形。疝囊颈是疝囊与腹腔间的通道,其位置相当于疝环处。

3. 疝内容物　是进入疝囊内的腹腔内脏器或组织,最常见的是小肠,其次是大网膜。

4. 疝外被盖　指覆盖在疝囊以外的各层腹壁组织,一般包括筋膜、肌肉、皮下组织和皮肤。

考点:腹外疝的病理结构

三、病理类型

1. 易复性疝　疝内容物很容易回纳入腹腔的疝,又称为可复性疝。当病人站立、行走、举重、咳嗽及排便等腹内压增高时,疝内容物进入疝囊,在腹壁上出现包块;而当平卧休息或用手推送疝块时,疝内容物可回纳腹腔,腹壁上出现包块便消失,故俗称"疝气"。临床上最常见。

2. 难复性疝　病程较长,疝内容物与疝囊壁粘连,疝内容物不能完全回纳腹腔,称为难复性疝,其内容物大多数是大网膜。少数病程长、疝环大的腹外疝,如盲肠、乙状结肠、膀胱等,也随小肠、网膜等滑入疝囊,并成为疝囊壁的一部分,这种疝称为滑动性疝,是难复性疝中较特殊的一类。

3. 嵌顿性疝　当腹内压骤然升高时,疝内容物强行扩张疝环而进入疝囊,并随即被弹性回缩的疝环卡住,使疝内容物不能回纳腹腔,称为嵌顿性疝。

4. 绞窄性疝　若嵌顿时间过久,疝内容物发生缺血坏死,则形成绞窄性疝。嵌顿性疝和绞窄性疝实际上是同一个病理过程的两个不同阶段,临床上很难截然分开。

考点:腹外疝的病理类型

第2节　常见腹外疝病人的护理

腹外疝根据发生部位分为腹股沟疝(腹股沟斜疝和腹股沟直疝)、股疝、脐疝、切口疝等。

一、护理评估

(一) 健康史

了解病人有无腹部外伤及手术史,有无感染、切口愈合不良等情况,分析有无引起腹壁薄弱或缺损的原因。是否存在过度肥胖、糖尿病、年老体弱等腹壁肌肉萎缩的因素。详细评估有无引起病人腹内压增高的因素,如习惯性便秘、慢性咳嗽、从事重体力劳动等。

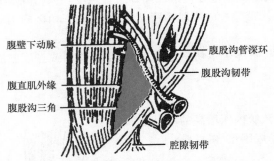

图16-2　腹股沟斜、直疝的疝环位置(后面观)

海氏三角)突出者,称为腹股沟直疝(图16-2)。

(二) 身心状况

1. 躯体表现

(1)腹股沟疝:腹腔内脏器或组织从腹股沟区的孔隙或薄弱点突向体表,称为腹股沟疝。以男性多见,男女发病率之比约为15:1,右侧比左侧多见。腹股沟疝分为斜疝和直疝两种,以腹股沟斜疝最多见。凡腹腔内脏器或组织经腹股沟管深环(内环)突出,经过腹股沟管,再穿出腹股沟管浅环(外环)的疝,可进入阴囊,称为腹股沟斜疝。若经腹股沟三角(直疝三角,又称

知识拓展

腹股沟三角是由腹壁下动脉(外侧边)、腹直肌外缘(内侧边)、腹股沟韧带(底边)构成的三角形的区域。

1) 腹股沟斜疝:是临床最常见的腹外疝,多见于儿童及青壮年男性。一般无明显症状,可仅有局

部坠胀感。主要表现为腹股沟区出现可回纳性疝块,并可进入阴囊或大阴唇,常在腹内压增高时出现。疝块呈梨形或椭圆形,其近端呈蒂柄状,平卧或用手向腹腔推送时,疝块可回纳入腹腔。疝块回纳腹腔后,可感到浅环宽大松弛,嘱病人咳嗽,指尖可有冲击感;将用手指紧压腹股沟管深环处,让病人站立并咳嗽,疝块不再出现,但放开手指后疝块又可出现。

考点:最常见的腹股沟疝

2)腹股沟直疝:多见于年老体弱者,其临床特点有别于腹股沟斜疝(表16-1)。一般无自觉症状,偶尔感下腹胀满不适、行走不便。当病人站立或腹内压增高时,在腹股沟内侧和耻骨结节外上方出现一半球形肿块,不降入阴囊。疝块容易回纳,极少发生嵌顿。

表 16-1　斜疝和直疝的鉴别

鉴别点	斜疝	直疝
发病年龄	多见于儿童及青壮年	多见于老年
突出途径	经腹股沟管突出,可进阴囊	由直疝三角突出,不进阴囊
疝块外形	椭圆或梨形,上部呈蒂柄状	半球形,基底较宽
回纳疝块后压迫深环	疝块不再突出	疝块仍可突出
疝囊颈与腹壁下动脉关系	疝囊颈在腹壁下动脉外侧	疝囊颈在腹壁下动脉内侧
精索与疝囊的关系	精索在疝囊后方	精索在疝囊前外方
嵌顿机会	较多	极少

考点:腹股沟斜疝和直疝的鉴别

(2)股疝:腹腔内脏器或组织经股环、股管,自卵圆窝突出的疝,称为股疝(图16-3)。发病率占腹外疝的5%,多见于中年以上经产妇。因股环较窄小而周围组织坚韧,且疝块沿股管垂直而下,至卵圆窝处向前转折成锐角,故股疝极易嵌顿,是最易嵌顿和绞窄的腹外疝,故一经诊断,应尽早手术治疗。

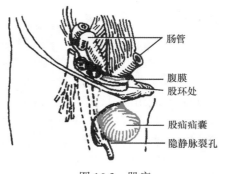

肠管
腹膜
股环处
股疝疝囊
隐静脉裂孔

图 16-3　股疝

考点:最易嵌顿和绞窄的腹外疝

(3)脐疝:腹腔内脏器或组织通过脐环突出者称为脐疝。临床分婴儿型和成人型两种。婴儿脐疝较常见,是由于脐环闭锁不全或脐部瘢痕组织薄弱,加之婴儿经常啼哭,使腹内压增高所致。表现为脐部出现球形肿块,易回纳,极少发生嵌顿。成人脐疝较少见,多见于中年肥胖经产妇,常与多次妊娠、肥胖等腹内压增高、腹壁薄弱等因素有关。成人脐疝因为脐环狭小,容易发生嵌顿和绞窄。

知识拓展

股　管

股管有上下两口、前后内外四缘:上口:股环(股管的内口);下口:卵圆窝;前缘:腹股沟韧带;后缘:耻骨梳韧带;内缘:腔隙韧带(陷窝韧带);外缘:股静脉。

(4)切口疝:腹腔内脏器自腹壁手术切口瘢痕处突出的疝,称为切口疝。最主要的病因是切口感染所致腹壁组织破坏。此外,术后病人如出现明显腹胀、剧烈咳嗽等导致腹内压增高的原因,可引起切口内层的组织部分裂开,使腹壁强度降低。主要表现为在术后数周或数月,在伤口瘢痕处发现柔软肿块,疝块较大者,可伴有腹胀、腹部牵拉感、腹痛等表现。疝块回纳后,可摸到腹壁深处的缺损,因疝环较宽大,很少发生嵌顿。

病人赵先生可能发生了左侧腹股沟斜疝伴嵌顿。原因：①左侧腹股沟出现包块 3 年，可降入阴囊。②2 小时前用力排便后，包块增大不能回纳。③包块呈梨形，有轻度压痛，但无肌紧张及反跳痛。

2. 心理-社会状况　因疝块反复出现而影响病人正常的工作、生活和学习，常感到焦虑不安。并因对疝的病因、治疗及预防复发的措施等认识不足，对手术及预后存在顾虑。

（三）辅助检查

1. 透光试验　腹股沟斜疝阴囊透光试验阴性。若为鞘膜积液，多为透光试验阳性，此方法可与鞘膜积液鉴别。

2. 实验室检查　继发感染时，血常规检查白细胞计数和中性粒细胞比例升高。粪便检查如为血便、隐血试验阳性，可考虑有肠管绞窄。

3. X 线检查　可发现有无肠梗阻表现。

（四）治疗要点与反应

1. 非手术治疗　腹外疝一般应及早施行手术治疗，但 1 岁以内的患儿，可暂不手术，随着生长发育，腹壁肌逐渐增强，腹外疝可望自愈。可暂时压迫疝环，避免疝内容物脱出，如腹股沟斜疝用棉束带包扎压迫（图 16-4）。年老体弱或伴有严重疾病不能耐受手术者，可佩带特制的疝带，防止疝内容物脱出。脐疝患儿在回纳疝块后，用一枚大于脐环、纱布包裹的硬币或小木片压住脐环，再用弹力绷带加以固定；2 岁以后，如脐疝疝环直径仍大于 1.5cm，则需手术治疗。

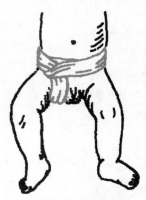

图 16-4　腹股沟斜疝
棉束带包扎压迫

2. 手术治疗　是治疗腹外疝最有效的方法。常用的手术方式有以下几种。

（1）疝囊高位结扎术：单纯在疝囊颈以上高位结扎疝囊，同时切除多余的疝囊，是治疗婴幼儿腹外疝最常用的手术方法。

（2）疝修补术：是治疗腹外疝最常用的手术方式。在疝囊高位结扎的基础上，利用周围健康的组织来加强或修补腹壁的薄弱或缺损。

（3）无张力疝修补术：对疝环周围组织严重缺损，无法做修补术的病人，可应用人工高分子材料，如合成纤维网片、丝绸片等，以缝补腹壁。

（4）经腹腔镜疝修补术：腹腔镜下利用合成纤维网片等材料来修补腹壁缺损或使内环缩小，具有创伤小、痛苦少、手术瘢痕小、恢复快等优点。但对技术设备要求高，临床广泛应用仍受限制。

3. 嵌顿性疝和绞窄性疝的治疗　嵌顿性疝原则上需紧急手术，以防疝内容物绞窄坏死。嵌顿疝在下列情况下可先试行手法复位：①嵌顿时间在 3～4 小时内，局部压痛不明显，无腹膜刺激征者；②年老体弱或伴器质性疾病，估计肠内容物尚未绞窄坏死者。复位手法须轻柔，切忌粗暴；复位后还需严密观察腹部情况，如出现腹膜炎或肠梗阻表现，或手法复位失败，或已发生绞窄性疝者，应紧急手术治疗。

考点：嵌顿性疝和绞窄性疝的治疗原则

目前病人的处理原则是：因病人疝嵌顿的时间仅 2 小时，尚无疝内容物绞窄表现，可先行手法复位，若手法复位失败，应考虑紧急手术治疗。

二、护理诊断与合作性问题

1. 急性疼痛　与疝块嵌顿、绞窄及手术创伤有关。
2. 知识缺乏　缺乏腹外疝的病因、预防疝复发的相关知识。

3. 潜在并发症:术后阴囊血肿、切口感染。

三、护 理 目 标

病人疼痛减轻或消失;病人能说出腹外疝发生的原因及预防腹外疝复发的相关知识;病人未发生并发症,或并发症发生时能得到及时发现和处理。

四、护 理 措 施

(一) 非手术治疗的护理

1. 棉束带压迫治疗的护理　采用棉束带压迫治疗的患儿,棉束带松紧要适度,保持清洁,被排泄物污染后应立即更换。对于脐疝患儿,要经常检查脐环压迫部位是否移位。

2. 疝带压迫治疗的护理　医用疝带压迫治疗有不舒适感,长期佩带易产生厌烦情绪,应劝慰病人,说明坚持使用疝带的意义。同时指导病人正确佩带,防止压迫错位而影响治疗效果。

(二) 手术前护理

1. 一般护理

(1) 卧位与活动:术前一般病人卧位和活动不受限制,但巨大疝病人应卧床休息 2~3 日,回纳疝内容物,使局部组织松弛,减轻充血水肿,有利于手术后切口愈合。

(2) 饮食:多饮水、多吃蔬菜等富含纤维素食物,以保持大便通畅。

2. 病情观察　注意观察腹部症状及体征,如病人出现嵌顿性疝和绞窄性疝的征象,应立即报告医生,并积极配合紧急处理。

3. 配合治疗护理

(1) 避免腹内压增高:术前有咳嗽、便秘、排尿困难等引起腹内压增高因素存在时,除非急诊手术,均应做相应处理,症状控制后方可手术,否则术后易复发。术前病人戒烟 2 周;注意保暖,防止感冒。

(2) 严格备皮:是预防切口感染,避免疝复发的重要措施。术前严格备皮,对会阴、阴囊部皮肤的准备更要仔细,避免损伤皮肤。术日晨再次检查皮肤准备情况,如有皮肤破损或有感染征象,应暂停手术。

(3) 灌肠和排尿:术前晚灌肠,防止术后腹胀和便秘。进手术室前,嘱病人排尽尿液,防止术中误伤膀胱。

(4) 嵌顿性或绞窄性疝准备:病人往往有脱水、酸中毒和全身中毒症状,甚至出现感染性休克,应紧急手术治疗。术前做好禁食、胃肠减压、补液、抗感染,病情严重者必要时需备血等处理。

4. 心理护理　向病人及其家属解释发生腹外疝的病因和诱发因素、手术治疗的必要性和手术方法,以消除病人对手术的顾虑,使其积极配合治疗和护理。

(三) 手术后护理

1. 一般护理

(1) 卧位与活动:术后取平卧位,膝下垫一软枕,膝、髋关节微屈,以降低腹部切口张力,利于切口愈合和减轻切口疼痛。一般术后卧床 3~6 日。无张力疝修补术后,病人可早期离床活动。年老体弱、巨大疝、绞窄性疝、复发性疝病人应延长卧床时间,以防疝复发。卧床期间注意适当的床上活动。

考点:病人术后卧位及卧床的时间

(2) 饮食:一般病人术后 6~12 小时无恶心、呕吐,可进流食,次日可进软食或普食。行肠切除吻合术病人,术后应禁食,待胃肠道功能恢复后方可进流食,再逐步过渡到半流食、普食。

2. 病情观察　注意观察病人生命体征的变化,密切观察切口有无渗血、感染及阴囊有无肿大、血肿的征象,同时观察有无其他并发症(如术中肠管损伤或膀胱损伤)的出现。如有异常应及时报告医生处理。

3. 配合治疗护理

（1）预防阴囊血肿：术后 24 小时内，切口部位用沙袋压迫以减轻渗血。用"丁"字带或阴囊托托起阴囊，防止阴囊血肿。

考点：预防阴囊血肿的措施

（2）预防感染：注意保持敷料清洁、干燥，避免大小便污染，尤其是婴幼儿更应加强护理。发现敷料脱落或污染时，应及时更换，以防切口感染。嵌顿性或绞窄性疝术后，遵医嘱常规应用抗生素。

（3）防止腹内压增高：术后注意保暖，避免感冒咳嗽。如有咳嗽应及时治疗，并嘱病人在咳嗽时用手掌按压伤口，减少腹内压增高对切口愈合的不利影响。保持大小便通畅，如有便秘应及时处理。

4. 心理护理 术后病人伤口疼痛，顾虑手术效果，护士应与病人多沟通，有针对性地做好安慰和解释工作，消除病人及家属的思想负担。

护考链接

病人，男性，60 岁。患左侧腹股沟斜疝 7 年，8 小时前背负重物时疝块突然增大，不能回纳，疝块紧张发硬伴疼痛和压痛。查体：病人全腹有压痛、反跳痛，伴有腹肌紧张。

1. 考虑可能是　A. 易复性疝　B. 难复性疝　C. 滑动性疝　D. 嵌顿性疝　E. 绞窄性疝

2. 病人行斜疝修补术，术后血压平稳，护士为病人安置的适宜卧位是　A. 半卧位　B. 仰卧位，腘窝部垫枕　C. 俯卧位　D. 斜坡卧位　E. 侧卧位

3. 术后预防阴囊血肿的措施是　A. 平卧位，膝下垫软枕　B. 切口沙袋压迫，托起阴囊　C. 咳嗽时用手按压伤口　D. 不宜过早下床活动　E. 预防便秘、尿潴留

点评：①绞窄性疝伴有腹膜刺激征的表现。②术后取仰卧位，腘窝部垫枕，使膝、髋关节微屈，可降低腹股沟切口张力，并减小腹腔内压力，利于切口愈合。③术后切口处用沙袋压迫可减轻渗血，托起阴囊可促进回流，减少渗出，预防阴囊血肿。

（四）健康指导

1. 病人出院后仍需适当休息，逐渐增加活动量，3 个月内避免重体力劳动或提举重物等。

2. 积极预防和治疗引起腹内压增高的因素，如慢性咳嗽、习惯性便秘、排尿困难等，以防疝复发。

3. 定期随访，若有疝复发，应及早治疗。

五、护理评价

病人疼痛是否减轻或消失；病人能否说出腹外疝发生的原因及预防腹外疝复发的相关知识；病人是否发生并发症，或并发症发生时能否得到及时发现和处理。

小结

腹外疝是最常见的腹部外科疾病之一，常见的有腹股沟疝、股疝、脐疝、切口疝等。其病因由于腹壁强度降低、腹内压增高引起。手术治疗是腹外疝最有效的治疗方法。当腹外疝发生嵌顿或绞窄时，常需紧急处理。护理时，术前应强调严格备皮和消除腹内压增高的因素，术后注意不能过早下床活动，预防切口感染及阴囊血肿，及时发现和配合医生处理各种引起腹内压增高的因素，促使病人早日康复。

（隋丽荣）

自 测 题

A₁型题

1. 腹股沟直疝与斜疝最主要的鉴别之处是

　A. 疝块的形状

　B. 发病的年龄

　C. 嵌顿的程度

　D. 回纳疝块压迫内环，增加腹压后疝块是否出现

　E. 包块的位置

2. 腹外疝手术后护理，不正确的是

　A. 仰卧位　　　　　B. 切口置沙袋压迫

　C. 及时处理便秘　　D. 鼓励早期下床活动

E. 控制咳嗽

3. 绞窄性疝与嵌顿性疝的主要区别是
    A. 疝块的大小　　　B. 疝内容物能否回纳
    C. 是否出现肠梗阻　D. 疝块有无压痛
    E. 疝内容物有无血运障碍

4. 疝内容物最常见的是
    A. 升结肠和盲肠　　B. 横结肠与升结肠
    C. 乙状结肠与降结肠　D. 十二指肠及空肠
    E. 小肠与大网膜

A₂型题

5. 病人,男性,7 岁。查体时发现腹部有包块突出,腹外疝的发病基础是
    A. 腹部穿透伤
    B. 继发于腹腔内脏器的损伤
    C. 营养不良
    D. 腹腔压力增加
    E. 腹壁有先天性或后天性薄弱或缺损

6. 病人,男性,17 岁。右侧腹股沟斜疝,嵌顿 8 小时就诊。查体:右下腹包块,有明显压痛,腹肌有明显肌紧张、反跳痛,此时最适宜的处理是
    A. 选用非手术疗法,佩带疝带
    B. 择期手术治疗
    C. 试行手法还纳
    D. 不可还纳,应紧急手术
    E. 严密观察

7. 病人,男性,75 岁。行斜疝修补术,术后早期最适宜的卧位是

    A. 半卧位　　　　　　B. 侧卧位
    C. 斜坡卧位　　　　　D. 仰卧位,膝部垫软枕
    E. 俯卧位

8. 病人,男性,39 岁。右侧腹股沟斜疝嵌顿 3 小时,经手法复位成功。护理观察重点内容是
    A. 疝块有无再次嵌顿　B. 呼吸、脉搏、血压
    C. 腹痛、腹膜刺激征　D. 呕吐、腹胀、发热
    E. 疝块部位红、肿、痛

A₃/A₄型题

(9~11 题共用题干)

病人,男性,65 岁。习惯性便秘多年。近半年来发现,站立时阴囊部位出现肿块,呈梨形;平卧时可还纳。体检发现外环扩大,嘱病人咳嗽指尖有冲击感,平卧回纳肿块后,手指压迫内环处,站立咳嗽,肿块不再出现,拟诊腹外疝,准备手术治疗。

9. 此病人患了
    A. 腹股沟斜疝　　　B. 腹股沟直疝
    C. 股疝　　　　　　D. 脐疝
    E. 切口疝

10. 为避免术后疝的复发,术前准备中最重要的是
    A. 治疗便秘　　　　B. 备皮
    C. 排尿　　　　　　D. 灌肠
    E. 麻醉前用药

11. 为了防止术后出血,切口沙袋压迫的时间是
    A. 2~4 小时　　　　B. 5~6 小时
    C. 7~9 小时　　　　D. 12~24 小时
    E. 36~48 小时

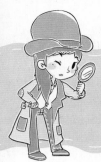

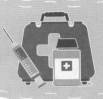

第17章
急性化脓性腹膜炎与腹部损伤
病人的护理

急性腹膜炎具有起病急、病情重、变化快的特点。如护理治疗不当,轻者可引起肠粘连及腹腔脓肿,重者可危及生命。腹腔内脏损伤常直接威胁病人生命,如救护、治疗不当,将会产生严重的后果。

第1节　急性化脓性腹膜炎病人的护理

情境案例 17-1

17岁的中学女生小李,因右下腹疼痛1天,加重2小时急诊入院。1天前,小李无明显原因感右下腹持续性疼痛,伴恶心、呕吐,服药治疗疼痛无缓解。2小时前腹痛加剧,并出现全腹疼痛,拒按,医生诊断为:急性阑尾炎穿孔并发急性腹膜炎。

问题:

1. 什么是急性腹膜炎?其主要表现有哪些?
2. 如需手术治疗,术前应采取哪些护理措施?

一、概　　述

急性腹膜炎是由化脓性细菌感染或受化学、物理等因素刺激而引起的腹膜的急性炎症。根据发病机制、病因及范围等,其可分为原发性腹膜炎和继发性腹膜炎;细菌性(化脓性)腹膜炎和非细菌性腹膜炎;局限性腹膜炎和弥漫性腹膜炎。临床上以急性、继发性、弥漫性、化脓性腹膜炎最为常见。故临床所称的急性腹膜炎多指继发性的急性化脓性腹膜炎。

(一) 病因及分类

1. **原发性腹膜炎**　指腹腔内无原发病灶,细菌经血液循环、淋巴途径或女性生殖道等途径侵入腹腔引起。致病菌多为溶血性链球菌、肺炎双球菌等。临床上较少见,多发生于儿童,尤其是10岁以下的营养不良的女孩常见,常在上呼吸道感染后发病。血细菌培养多能培养出病原菌。原发性腹膜炎感染广泛,一般不需手术治疗。

2. **继发性腹膜炎**　是由腹腔内脏器穿孔、破裂、炎症、腹部损伤或手术污染引起的腹膜炎(图17-1)。继发性腹膜炎临床上较为常见。引起继发性腹膜炎的常见致病菌为大肠埃希菌、厌氧菌、变形杆菌、粪链球菌等,多为混合感染,常见于下列情况。

(1)腹内脏器的穿孔或破裂:最为常见,如急性阑尾炎穿孔,急性胃、十二指肠溃疡穿孔,以及腹部损伤引起腹内空腔脏器破裂等。

(2)腹内脏器感染及扩散:如急性化脓性阑尾炎、急性化脓性胆囊炎、急性胰腺炎、女性生殖系化脓性炎症等感染扩散而引起。

(3)其他:腹腔手术污染,胃肠道、胆道及胰管吻合口渗漏等。

考点:原发性腹膜炎与继发性腹膜炎的区别

(二) 病理生理

腹膜受到细菌性和化学性刺激后,立即引起腹膜充血、水肿,并产生大量渗出;渗出液早期为清晰液体,以稀释和减少腹膜刺激。随着渗出液中白细胞和吞噬细胞的增多及对细菌的吞噬,以及细胞坏

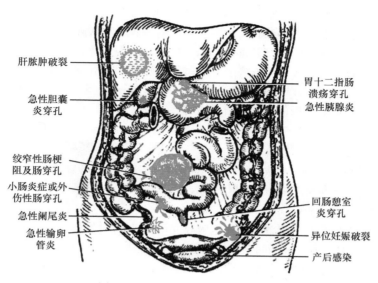

图 17-1　继发性腹膜炎的常见病因

死、纤维蛋白的凝固等,渗出液逐渐变为混浊而成脓液。病变严重者,腹膜严重充血水肿并大量渗出可引起严重的水、电解质代谢紊乱和酸碱平衡失调,同时细菌入侵和毒素吸收易致感染性休克。腹腔内器官浸泡于脓性渗出液体中,可形成麻痹性肠梗阻;肠腔内大量积液,加之高热、呕吐,引起血容量明显减少。同时,肠管因麻痹扩张使膈肌抬高,从而影响心、肺功能,并加重休克,可导致病人死亡。病变轻者,病灶可被大网膜包裹,炎症局限,形成局限性腹膜炎,渗液被吸收,炎症消散而痊愈。若渗出液不能被完全吸收,则形成腹腔脓肿。

二、护 理 评 估

(一) 健康史

询问病人既往有无胃、十二指肠溃疡病或阑尾炎等发作史,有无腹部手术史或外伤史,有无嗜烟、酗酒等不良生活习惯史,发病前有无暴饮暴食、剧烈活动等诱因。对成人还要询问有无肝炎、肝硬化病史,对小儿要了解有无肾病、猩红热或营养不良等引起机体抵抗力低下的病史,对女性病人还应了解有无生殖器感染史等。

(二) 身心状况

因急性腹膜炎多继发于腹腔脏器病变,故一般先有腹腔脏器原发病的表现。

1. 躯体表现

(1) 腹痛:是最主要的症状。腹痛多自原发病变部位开始,随炎症扩散而波及全腹,但仍以原发病灶部位最为显著。腹痛的特点为持续性剧烈的腹痛,病人常难以忍受;在深呼吸、咳嗽或变动体位时能使疼痛加重,故病人常不愿活动,呈蜷曲侧卧体位。

考点:急性腹膜炎的最主要症状

(2) 恶心、呕吐:为较早出现的常见症状。早期为腹膜受到刺激引起反射性恶心、呕吐,呕吐物为胃内容物;发生麻痹性肠梗阻,呕吐物常含有黄绿色胆汁,甚至粪样肠内容物。

(3) 全身感染中毒病状:因腹腔内大量细菌毒素及坏死组织分解产物被吸收,病人可出现高热、脉速、大汗、气促、疲乏、食欲下降等全身感染中毒症状。由于大量体液渗出,可导致病人口渴、尿少、皮肤干燥、眼窝内陷、呼吸加深加快等水、电解质紊乱及代谢性酸中毒的表现;严重者可导致感染性休克。

(4) 腹部体征叙述如下。①视诊:腹胀,腹式呼吸减弱或消失。腹胀加重是病情恶化的重要标

志。②触诊:腹部压痛、反跳痛和肌紧张,三者合称腹膜刺激征,为腹膜炎的标志性体征。压痛和反跳痛始终存在,尤以原发病变部位最为明显;腹肌紧张程度因病因及病人全身情况而异,如胃肠道穿孔时,因化学性刺激,可引起强烈的腹肌紧张,甚至呈"板状腹";但老年体弱及幼儿腹肌紧张不明显,易被忽视。③叩诊:因胃肠胀气,腹部叩诊多呈鼓音;胃肠道穿孔时,肝浊音界可缩小或消失;腹腔内渗液较多时可叩出移动性浊音。④听诊:肠鸣音减弱或消失。⑤直肠指检:急性腹膜炎波及盆腔或并发盆腔脓肿时,直肠前窝饱满,直肠前壁有触痛或波动感。

考点:急性腹膜炎最主要的体征

情境案例 17-1:问题 1 分析

　　急性腹膜炎是由化脓性细菌感染或受化学、物理等因素刺激而引起的腹膜的急性炎症。急性腹膜炎的主要表现:持续性剧烈的腹痛是最主要的症状;腹膜刺激征为腹膜炎的重要体征。

　　(5)急性腹膜炎的并发症

　　1)腹腔脓肿:急性腹膜炎渗出液不能完全吸收并局限于腹腔的某一部位,便形成腹腔脓肿,临床上将其分为膈下脓肿、盆腔脓肿和肠间脓肿三类。①膈下脓肿:位于膈肌之下、横结肠及其系膜以上的间隙。高热、脉速、乏力、食欲缺乏等全身中毒症状重,患侧上腹部持续性钝痛,深呼吸时加重,脓肿刺激膈肌可引起呃逆,检查患侧季肋区叩痛,患侧胸部下方呼吸音减弱或消失。X 线、B 超及膈下诊断性穿刺可确诊。②盆腔脓肿:最常见,全身中毒症状较轻,而局部症状相对明显,主要表现为直肠刺激征或膀胱刺激征,如下腹部坠胀不适、里急后重、大便次数增多、黏液便;尿频、尿急、尿痛甚至排尿困难。直肠指检可触及肛门括约肌松弛,直肠前壁处饱满、有触痛或波动感,B 超及穿刺抽脓可确诊。③肠间脓肿:指脓液积聚在肠管、肠系膜与网膜之间,主要有腹痛或肠梗阻的表现,腹部触诊可触及境界不清的压痛性包块,X 线、B 超检查可确诊。

　　2)粘连性肠梗阻:腹膜炎痊愈后,腹腔内因遗有纤维素粘连,使部分肠管扭曲或受压,形成粘连性肠梗阻。

考点:急性腹膜炎的并发症

　　2.心理-社会状况　急性腹膜炎起病急骤,病情重,病人往往表现为焦虑、烦躁、恐惧。当非手术治疗无效而中转手术或因病情严重而决定急诊手术时,病人及家属为手术及愈后感到担忧。当病人疼痛剧烈,但因诊断未明而不能使用止痛剂时,部分病人及家属可能产生不理解的情绪或言行,甚至有过激的动作。

　　(三)辅助检查

　　1.实验室检查　血常规检查可见白细胞总数及中性粒细胞比例明显升高。但病情危重或机体反应低下的病人,白细胞总数可不升高而仅有中性粒细胞比值升高,甚至有中毒颗粒的出现。血生化检查,可有水、电解质及酸碱平衡紊乱的改变。

　　2.X 线检查　可见大小肠普遍胀气和多个液气平面等麻痹性肠梗阻征象。胃肠道穿孔时可见膈下有游离气体。

　　3.B 超、CT 等影像学检查　可查出腹腔内有不等量的液体及积液部位,亦可应用于腹腔脓肿的诊断及治疗。

　　4.诊断性腹腔穿刺　常用的穿刺部位(图 17-2),选在脐与髂前上棘连线的中、外 1/3 交界处,或经脐水平线与腋前线相交处。对肠梗阻、腹胀明显者穿刺应慎重。根据腹腔穿刺抽得液体的颜色、混浊度、气味、涂片镜检、淀粉酶测定和细菌培养等来判断引起急性腹膜炎的病因。若穿刺液呈黄色浑浊状,无臭味或伴有食物残渣,常提示胃、十二指肠溃疡穿孔;若穿刺液呈有臭味脓液,则有急性阑尾炎穿孔的可能;若穿刺抽出带有臭味的血性脓液,应考虑绞窄性肠梗阻;

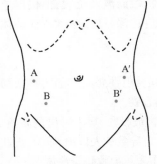

图 17-2　诊断性腹腔穿刺部位

若抽出血性渗出液,且胰淀粉酶含量高,有急性重症胰腺炎的可能;若抽出稀薄无臭味脓液,且涂片检查有链球菌或肺炎双球菌,应考虑为原发性腹膜炎。

考点:诊断性腹腔穿刺的临床意义

5. 诊断性腹腔灌洗　如腹腔内渗液不多,腹腔穿刺不成功,为了明确诊断,可行诊断性腹腔灌洗(图 17-3)。一般在脐下中线处做一小切口,或直接用导管针进行穿刺,将一多孔塑料管插入腹腔内 15~20cm,在塑料管尾端接输液瓶,缓慢滴入 500~1000ml 无菌生理盐水,并变动体位多次,然后把输液瓶转至低于引流出口,利用虹吸作用使腹腔内液体流向输液瓶中。将灌洗出的液体进行肉眼观察及镜检,有助判断病因。

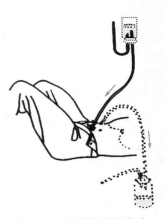

图 17-3　诊断性腹腔灌洗

(四) 治疗要点与反应

1. 非手术治疗　原发性腹膜炎一般采用非手术治疗,其措施有:①禁饮、禁食。②胃肠减压。③静脉补液,纠正水、电解质紊乱及酸碱平衡失调,必要时输血加强支持。④抗感染治疗。⑤对症处理。⑥病情观察。继发性腹膜炎应根据病因及病情发展的不同阶段,采取非手术或手术治疗。

2. 手术治疗　其治疗措施有:①处理原发病灶。②清理腹腔。③适当腹腔引流。

考点:原发性腹膜炎与继发性腹膜炎的治疗原则

三、护理诊断与合作性问题

1. 急性疼痛　与腹膜受炎症刺激有关。
2. 体液不足　与呕吐、禁食、腹膜广泛渗出、发热有关。
3. 体温过高　与腹膜炎或合并其他部位感染有关。
4. 焦虑/恐惧　与对疾病认识不足、担心手术有关。
5. 潜在并发症:感染性休克、腹腔脓肿、粘连性肠梗阻、切口感染等。

四、护理目标

病人疼痛减轻或消失;病人体液不足得到纠正;病人体温恢复正常;病人自诉焦虑情绪减轻或消除;病人未发生并发症,或并发症得到及时发现及处理。

五、护理措施

(一) 非手术治疗的护理及术前护理

1. 一般护理

(1) 体位:病人无休克时宜取半卧位,以减轻腹痛,有利于炎性渗出物向盆腔局限,减轻感染中毒症状,有利于改善呼吸和循环功能。休克病人取平卧位。

(2) 禁饮食与胃肠减压:一般病人入院后即暂禁饮、禁食。对胃肠道穿孔、肠梗阻等病人,应及时胃肠减压,吸出胃肠道内容物和气体,以改善肠壁血液循环,减少肠胃内容物漏入腹腔。

(3) 其他:做好病人的高热护理、口腔护理、皮肤护理及其他生活护理等。

2. 病情监测　①生命体征的观察:定时观察病人的意识、血压、脉搏、呼吸、体温等生命体征的变化,注意有无水、电解质紊乱和酸碱平衡失调及休克的表现。②观察记录病人 24 小时液体出入量。③腹部症状和体征的观察:定时询问腹痛和检查腹部体征,当病情突然加重时,应及时报告医生,并配合医生处理。④注意辅助检查结果提示的相关情况。⑤注意观察有无腹腔脓肿、粘连性肠梗阻等并发症的发生。

3. 治疗配合护理

(1) 静脉输液:建立通畅的静脉输液通道,纠正水、电解质紊乱和酸碱平衡失调,补充营养,必要

时可输血浆、全血或全胃肠外营养等加强支持。

（2）抗感染：遵医嘱使用有效抗生素，注意给药的途径及配伍禁忌等。

（3）疼痛护理：慎用止痛剂。若疼痛剧烈影响病人的情绪和休息时，可采用镇静剂，暗示、松弛疗法或针灸缓解疼痛。对诊断不明确仍需观察或治疗方案未确定者，严禁使用吗啡、哌替啶等镇痛剂，以免掩盖病情，贻误诊断和治疗。

（4）若需手术治疗，应做好术前常规准备工作。禁服泻药、禁灌肠。

考点：急性腹膜炎非手术治疗及术前护理的"四禁"

护理警示

难忘的护理教训

病人，男性，26岁。因突发腹痛1小时入院，入院考虑为急性腹膜炎，原因待查，遂进行观察治疗。深夜病人突感腹痛加剧难忍，值班护士自作主张，将一癌症病人未用完的哌替啶针给其注射，病人腹痛减轻，入睡。第二天，医生查房时发现病人出现感染中毒性休克，腹部体征明显，立即行剖腹探查术，术中见2/3肠管坏死，并给予切除。术后病人出现严重的短肠综合征，给病人带来了极大的痛苦。

4. 心理护理　关心、体贴和安慰病人，增强病人的安全感和对医护人员的信任感。注意观察病人的心理及情绪变化，有针对性地做好解释工作，消除病人的紧张、焦虑或恐惧心理，树立战胜疾病的信心；密切与家属、亲友及工作单位领导沟通，取得各方面支持和配合，使病人能愉快地接受医护治疗。向病人及家属讲解镇痛剂的使用原则，以取得病人及家属的理解和支持。

情境案例 17-1：问题 2 分析

术前采取的护理措施有：禁饮食、胃肠减压、输液、抗感染、立即做好术前常规准备工作（如备皮、药物皮试、术前用药等）及心理护理等。

（二）术后护理

1. 一般护理

（1）了解手术及麻醉情况，了解引起急性腹膜炎的原因、手术方式等。

（2）体位与活动：麻醉作用消除、血压平稳后，取半卧位。在病情允许的情况下，应鼓励病人及早活动，促进肠蠕动，预防肠粘连的发生。

（3）禁饮食、胃肠减压：术后病人继续禁饮食、胃肠减压。2~3日后，待肠蠕动恢复、肛门排气后，可停止胃肠减压，以后根据病情、手术性质逐步恢复饮食。

（4）其他：有发热者做好高热护理；加强口腔、皮肤等生活护理。

2. 病情监测　①观察生命体征。②注意腹部症状、体征变化。③观察手术伤口情况。④观察腹腔引流管引流液的量、色和性质。⑤详细记录24小时液体出入量。⑥及时发现有无术后并发症的发生（腹腔内出血、伤口感染、腹腔脓肿、粘连性肠梗阻）等。

3. 治疗配合护理

（1）用药护理：术后禁食期间，遵医嘱静脉输液和营养支持，必要时输血浆、全血，以补充机体代谢的需要。遵医嘱继续应用有效抗生素控制感染。对术后伤口疼痛病人，遵医嘱适当使用镇痛剂。

（2）腹腔引流护理：①妥善固定引流管。②保持引流管通畅，勿受压、扭曲，每天定时用手挤压引流管以保持引流管的通畅，如用双套管引流时，内套管可接负压吸引。③观察记录引流液的颜色、量和性状。④引流管周围皮肤定时消毒，更换敷料，每日更换无菌引流袋。⑤拔管，一般2~3天后，如病人一般情况好转，腹部症状体征缓解，引流量明显减少、色清时，可考虑拔管。

考点：腹腔引流的护理

（3）伤口护理：预防伤口污染及感染，观察伤口敷料是否清洁、干燥，如有渗血、渗液应及时更换；观察伤口愈合情况，及早发现伤口感染征象。腹胀明显的病人，应加腹带，以防伤口裂开。

考点：急性腹膜炎的护理措施

（三）健康指导

1. 病人适当休息及早期适当活动,防止肠粘连。

2. 指导病人进食高热量、高蛋白、高维生素、易消化食物,避免过冷、过硬、辛辣等饮食,忌烟、酒。

3. 出院后如有腹痛、腹胀、恶心、呕吐等不适,应及时到医院复诊。

六、护 理 评 价

病人疼痛是否减轻或消失;病人体液不足是否得到纠正;病人体温是否恢复正常;病人自诉焦虑情绪是否减轻或消除;病人是否发生并发症,或并发症是否得到及时发现和处理。

第 2 节　腹部损伤病人的护理

情境案例 17-2

　　王先生因左上腹被汽车撞伤 2 小时入院。入院时神志清、面色苍白、出冷汗,诉口渴、腹胀。查体:P 124 次/分,R 25 次/分,BP 80/50mmHg,腹部有轻度压痛及肌紧张,腹部有移动性浊音,肠鸣音减弱,腹腔穿刺抽出不凝固血液3ml。

　　问题:

　　1. 王先生可能发生了什么情况? 如何对他进行护理评估?

　　2. 急救治疗原则有哪些?

　　腹部损伤指由于各种致伤因素作用于腹部,导致腹壁、腹腔内脏器和组织的损伤。腹部损伤无论在战时或和平时都较常见。根据损伤性质的不同其分为以下两类。

　　1. 单纯性腹壁损伤　指损伤仅限于腹壁组织。依据腹壁有无开放性伤口,又分为单纯性闭合性腹壁损伤和单纯性开放性腹壁损伤。

　　2. 腹腔脏器损伤　指已伤及腹腔内脏器的损伤。根据腹膜腔是否通过伤口与外界相通,又分为闭合性腹腔脏器损伤和开放性腹腔脏器损伤。

　　开放性损伤常因锐器、弹片所致,闭合性损伤常因碰撞、冲击、挤压、高处坠落等钝性暴力所致。习惯上所谓的开放性或闭合性腹部损伤指的是腹腔内脏损伤。临床上,闭合性腹腔脏器损伤最多见,且病情严重、复杂,危险性大,死亡率高。

一、护 理 评 估

（一）健康史

　　了解病人受伤的原因、时间、部位、姿势、致伤物的性质及暴力的大小和方向等,以及是否合并其他部位的损伤。注意询问伤后是否接受过治疗,疗效如何。既往有无慢性疾病及有无酗酒、吸烟等不良嗜好。对损伤严重或昏迷病人,应询问陪同或现场目击者。

（二）身心状况

　　1. 躯体表现　对腹部损伤病人必须评估是单纯腹壁伤,还是腹腔脏器伤;腹腔脏器伤应判断是实质性脏器损伤,还是空腔脏器损伤;有无其他合并伤。

　　(1) 单纯腹壁损伤:①局限性疼痛、压痛、肿胀、瘀斑,始终在受伤部位。②全身症状轻,一般情况好,且症状逐渐缓解。③实验室检查、腹腔穿刺、影像学检查等辅助检查无异常发现。

　　(2) 腹内脏器损伤:出现下列情况之一,即应考虑腹内脏器损伤。①早期出现休克。②持续性腹痛进行性加重。③有腹膜刺激征,且呈扩散趋势。④有气腹表现或移动性浊音。⑤有呕血、便血、血尿等。⑥直肠指检、腹腔穿刺或腹腔灌洗等有阳性发现。

　　1) 实质性脏器(脾、肝、肾、胰等)损伤:主要表现为腹腔内出血,病人面色苍白,脉搏加快,血压不稳或下降,甚至休克。出血量多时可有腹胀和移动性浊音。腹痛和腹膜刺激征较轻,但肝、胰破裂时,

胆汁和胰液漏入腹腔,可出现明显的腹痛和腹膜刺激征。腹腔穿刺抽出不凝固血液有确诊意义。

病人王先生发生了脾破裂、失血性休克。护理评估内容包括:①有左上腹部受伤史;②病人面色苍白、出冷汗、口渴、腹胀;③P 124 次/分,R 25 次/分,BP 80/50mmHg,腹部有轻度压痛及肌紧张,腹部有移动性浊音;④腹腔穿刺抽出不凝固血液 3ml。以上符合腹内实质性脏器损伤的表现和检查特征,再结合有左上腹部受伤史,初步考虑脾破裂引起失血性休克。

2)空腔脏器(肠、胃、膀胱等)破裂:主要表现为急性腹膜炎,病人出现持续性剧烈腹痛,伴恶心、呕吐。腹膜刺激征明显,肠鸣音减弱或消失。如胃肠道破裂时,可有气腹表现,肝浊音界缩小或消失,X 线立位透视可见膈下游离气体;腹腔穿刺抽出浑浊液体或食物残渣可确诊。

考点:腹内实质性脏器和空腔脏器损伤的主要表现

3)多发性损伤:评估病人要有整体观念,系统全面地观察病人,注意有无颅脑、胸部、四肢等部位损伤。

知识拓展

多发伤、多处伤与复合伤的区别

多发伤是指两个或两个以上脏器损伤,如胸腹联合伤、肝、脾破裂等;多处伤是指同一脏器多处部位的损伤,如沙弹引起的多处小肠穿孔;复合伤是指两种或两种以上的致伤因素所致的损伤,如原子弹爆炸,由核辐射、冲击波及房屋倒塌等因素所致的损伤。

2. 心理-社会状况 腹部损伤绝大多数为意外事故所致,且往往病情复杂、严重,病人无心理准备,常表现为焦虑、紧张、悲哀,甚至惊恐等。尤其是当腹壁有伤口、出血、内脏脱出的视觉刺激或被告知要紧急手术时,病人上述情绪和心理反应更为强烈,并表现出惊慌、哭泣、无助、生命受到威胁感等。

(三)辅助检查

1. 实验室检查 ①血常规检查:腹内实质性脏器破裂出血时,病人红细胞计数、血红蛋白和血细胞比容等下降;腹内空腔脏器破裂时,白细胞计数及中性粒细胞比例明显升高。②尿常规检查:若有血尿,常提示有泌尿系统损伤。③血、尿淀粉酶检查:数值升高,可能有胰腺损伤。

2. 影像学检查 ①X 线检查:若膈下有游离气体,常提示有胃肠道穿孔。②B 超、CT 检查:主要用于诊断腹内实质性脏器损伤。

3. 腹腔穿刺或腹腔灌洗 腹腔穿刺是判断有无腹内脏器损伤简便而有效的方法,临床上常用。若抽出不凝固血液,多为实质脏器破裂出血;若抽出血液迅速凝固,可能是刺入血管或腹膜后血肿;若抽出胃肠内容物、胆汁、尿液等,提示空腔脏器破裂;对肉眼不能观察出腹腔穿刺液的性质时,应及时送显微镜检查。疑有胰腺损伤时,可测其淀粉酶含量。对腹腔穿刺阴性,但疑有内脏损伤者,应严密观察,必要时可重复腹腔穿刺或进行诊断性腹腔灌洗。

考点:腹腔穿刺的临床意义

4. 腹腔镜检查 是近年来应用于腹部损伤早期诊断和治疗的技术,可直接观察和确定损伤脏器的部位、性质及程度,并能及时治疗。

考点:腹内脏器损伤常用的辅助检查方法

(四)治疗要点与反应

单纯腹壁损伤的治疗原则同一般软组织损伤。对于生命体征等一般情况平稳、不能立即确定有无内脏损伤或已明确是轻微内脏损伤者,可考虑观察治疗,如严密观察病情、禁饮禁食、补液、抗感染、抗休克、对症及做相关的检查等。对已确诊或高度怀疑有腹腔脏器损伤者,或在观察治疗期间病情加重者,应积极做好术前准备,尽早手术探查;对于肝、脾等实质性脏器破裂所致的大出血,应当机立断,边抗休克边手术;对胃肠等空腔脏器破裂,如有休克,一般应先纠正,待休克好转后再手术;对少数合并休克不易纠正时,也可在抗休克的同时进行手术处理。手术方式主要为剖腹探查术,包括手术探

查、止血、修补、切除、清理腹腔和引流等。

因王先生发生的失血性休克属于腹内实质性脏器（脾）破裂所致，应当机立断，边抗休克边做好术前准备，立即手术止血。

二、护理诊断与合作性问题

1. 焦虑/恐惧　与意外创伤、伤口、出血和内脏脱出刺激及担心预后有关。

2. 疼痛　与腹部损伤有关。

3. 组织灌注不足　与损伤致出血、感染渗液有关。

4. 有感染的危险　与腹内脏器破裂或穿孔、腹壁损伤有关。

5. 潜在并发症：急性腹膜炎、失血性休克等。

三、护理目标

病人情绪稳定，焦虑、恐惧减轻或消失；病人疼痛减轻或消失；病人维持有效循环功能，组织灌注恢复正常；病人感染得到及时预防或控制；病人并发症得到有效预防及治疗。

四、护理措施

（一）现场急救

首先处理危及生命的情况，如遇心跳、呼吸骤停者，应立即进行心肺复苏；有窒息者，应保持呼吸道通畅、给氧；大出血者，应及时止血；已发生休克者，应立即行抗休克治疗。对开放性腹部损伤者，应妥善处理伤口，及时止血，做好包扎固定。如有少量肠管脱出，切勿现场回纳腹腔，以免加重腹腔污染，可用清洁敷料覆盖并用清洁的碗、盆等加以保护后再包扎；如有大量肠管脱出，则应及时回纳腹腔，以免肠系膜血运障碍而导致肠管坏死。

考点： 急救措施、肠管脱出的处理

（二）非手术治疗及手术前护理

原则上按急性腹膜炎行非手术治疗及术前护理，但应注意以下几点。

1. 一般护理

（1）绝对卧床休息，不随意搬动病人，在病情许可情况下宜取半卧位。如需做 B 超、CT、X 线等检查，应专人护送。

（2）禁饮食：腹腔内脏器损伤未排除前应禁饮食，有腹胀或怀疑胃肠穿孔者应行胃肠减压。禁食期间及时补充液体，必要时输血。

（3）加强口腔、皮肤及其他生活护理等。

2. 病情监测

（1）生命体征观察，每 15~30 分钟监测脉搏、呼吸、血压各一次。

（2）密切观察病人腹部症状和体征，以判断病情是否恶化。

（3）动态监测红细胞计数、红细胞比积和血红蛋白值的变化。

（4）注意观察有无急性腹膜炎、失血性休克等并发症的迹象。

（5）注意观察有无颅脑、胸部、四肢等合并损伤。

3. 治疗配合护理

（1）诊断未明确前，禁用吗啡、哌替啶等镇痛药；禁服泻药及灌肠。

（2）静脉输液，纠正水、电解质紊乱及酸碱平衡失调，加强营养支持。

（3）遵医嘱应用足量有效抗生素。开放性损伤者，常规注射破伤风抗毒素。

（4）一旦决定手术，应及时做好腹部急症手术的术前准备。

考点： 腹部脏器损伤观察期的护理措施

护考链接

病人,女性,41岁,因腹部被汽车撞伤半小时,自述心慌、胸闷、腹痛、腹胀。查体:神志清,面色苍白,脉搏90次/分,血压90/60mmHg,左上腹压痛,腹部移动性浊音可疑,以腹部闭合性损伤收入院。

1. 病情观察期间不正确的做法是　A. 尽量少搬动病人　B. 绝对卧床休息　C. 禁用泻药　D. 疼痛剧烈时,可用吗啡止痛　E. 随时做好术前准备

2. 判断该伤员有无腹内脏器损伤简便而有效的辅助检查方法是　A. 血常规检查　B. 腹部X线检查　C. 腹部B超检查　D. 腹腔穿刺　E. 腹部CT检查

点评:①病人在病情观察期间不能用吗啡类的镇痛药止痛,以免掩盖病情。②腹腔穿刺是判断有无腹内脏器损伤简便而有效的辅助检查方法。

4. 心理护理　关心、安慰和同情病人,及时掌握其心理状态,有针对性地做好解释工作,多给予鼓励、心理支持,增强病人战胜疾病的信心。介绍辅助检查、手术治疗的目的和必要性,做好各项检查前、手术前后相关知识的指导,消除其焦虑、恐惧感,积极配合各项治疗及护理。

(三)手术后的护理

原则上按急性腹膜炎手术后护理,但应注意以下几点。

1. 一般护理

(1)体位:麻醉解除、血压平稳后,取半卧位,以利于引流和改善呼吸。

(2)禁饮食、胃肠减压:术后应禁饮禁食、胃肠减压,直至胃肠功能恢复,肛门排气。拔除胃肠减压管的当日,可给予少量饮水,以后根据病情给予少量流质,逐步向半流质、软食及普食过渡,注意少量多餐、易消化、富营养、少刺激饮食。

(3)早活动:早期鼓励病人做深呼吸、翻身等床上活动。病情允许后,鼓励病人及早离床活动,以促进肠蠕动恢复,减轻腹胀,防止术后肠粘连。

2. 病情观察

(1)定时监测生命体征。

(2)观察病人腹部症状和体征,及时发现术后并发症,如腹腔出血、腹腔脓肿、肠粘连等。

(3)观察记录各种引液管引流情况,注意引流液的颜色、量和性状。

(4)观察伤口敷料是否干燥,有无渗血、渗液;观察伤口愈合情况,有无伤口感染。

3. 治疗配合护理

(1)腹腔引流管护理:妥善固定引流管;保持引流通畅;保持清洁,每日更换引流袋1次;观察引流液性状、颜色和量;掌握拔管指征,正确拔管。

(2)防治感染:遵医嘱使用有效抗生素。

(3)静脉输液:维持水、电解质和酸碱平衡;加强营养支持,必要时输血浆、全血或全胃肠外营养。

(4)其他护理:①腹胀明显者,应使用腹带,以防腹部伤口裂开。②术后切口剧烈疼痛,遵医嘱可适当应用镇静剂和止痛剂。

考点:腹内脏器损伤术后护理措施

(四)健康指导

1. 加强劳动、交通、生产等安全知识的宣教工作,避免意外损伤的发生。

2. 一旦发生腹部损伤,务必及时到医院就诊。

3. 病人出院后适当休息和活动,加强锻炼,增加营养。若有腹痛、腹胀等不适,应及时到医院复诊。

五、护理评价

病人情绪是否稳定,焦虑或恐惧心理是否减轻或消失;病人疼痛是否减轻或消失;病人有效循环功能是否恢复正常;病人感染是否得到及时有效地预防或控制;病人并发症是否得到有效预防及治疗。

第3节　胃肠减压术护理

胃肠减压术是利用负压吸引的原理,将胃肠道内的内容物吸出,以降低胃肠道内压力的方法。胃肠减压广泛应用于腹部外科,正确地进行胃肠减压的操作和护理,在腹部外科疾病的治疗中,具有重要的临床意义。

一、适应证及目的

1. 胃肠道穿孔或破裂　可减少胃肠内容物漏入腹腔。
2. 肠梗阻　降低胃肠道内压力,改善肠壁的血液循环。
3. 胃肠道手术后　便于吻合口出血的观察;有利于术后吻合口的愈合,防止吻合口瘘发生。
4. 肝、胆、胰等上腹部手术　可减轻术中胃肠胀气,有利于手术操作。
5. 腹腔术后　消除胃肠道胀气,减轻腹胀,有利于肠蠕动恢复。

考点:胃肠减压的适应证及目的

二、胃肠减压装置

胃肠减压的种类很多,有一次性负压吸引器(图17-4)、自控式胃肠减压器、中心负压吸引装置等。临床上以一次性负压吸引器最常用,其装置是由吸引导管和负压吸引器(袋)构成。

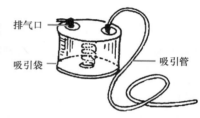

图17-4　一次性负压吸引器

三、护理措施

1. 向病人解释胃肠减压的意义,以取得合作。
2. 检查胃肠减压装置是否通畅,有无漏气等故障。
3. 胃肠减压期间应禁食、禁饮,一般应停止口服药物。如需胃内注药,应注药后夹管并暂停减压1小时;同时注意补液和加强营养。
4. 胃肠减压管应妥善固定,避免移位或脱出;保持胃肠减压通畅,避免受压或扭曲,防止胃肠内容物阻塞,每4小时检查一次,每天用30~40ml生理盐水冲洗胃管,如有阻塞应随时冲洗。
5. 观察并记录引流液的颜色、量、性状,一般胃肠手术后24小时内,胃液多呈暗红色,2~3天后逐渐减少而颜色变淡。如从胃管引流出鲜红色液体,说明病人有出血,应停止胃肠减压,并立即报告医生处理。
6. 引流瓶(袋)及引流接管应每日更换1次。
7. 加强口腔护理,预防口腔感染和呼吸道感染。每日用滴管向插有胃管的鼻孔内滴入少量液状石蜡,以减轻胃管对鼻黏膜的刺激。
8. 拔管

(1)指征:一般术后2~3天,肠蠕动恢复,肠鸣音恢复,肛门排气即可拔管。

(2)方法:先将胃管与吸引装置分离,捏紧胃管尾端,去除固定胶布,用纱布包裹近鼻孔处的胃管,嘱病人在吸气末屏气,先缓慢往外拔出胃管,当胃管头端至咽喉部时,快速拔出胃管,以防止病人误吸。用棉签将病人鼻孔及面部擦净,整理用物,妥善处理胃肠减压装置。

考点:胃肠减压的护理措施

> **小结**
>
> 　　急性腹膜炎和腹部损伤是腹部疾病中最常见的疾病之一,病情复杂危重,且具有多变、突变的特点,如贻误诊治可危及病人的生命。急性腹膜炎主要的表现是全身感染中毒症状和腹膜刺激征。腹内实质脏器损伤以内出血或失血性休克为主,而空腔脏器以腹膜炎表现为主;护理时,应密切观察病情变化,有手术指征时,应及时报告医生中转手术。观察及非手术治疗期间要注意"四禁",即禁食、禁导泻、禁灌肠和禁用镇痛剂。术后注意加强各种引流管的护理,及时发现和配合医生处理各种并发症,促使病人早日康复。

(张　德)

自测题

A₁型题

1. 原发性腹膜炎和继发性腹膜炎的主要区别在于
   - A. 腹痛性质
   - B. 病情严重程度
   - C. 腹肌紧张程度
   - D. 病原菌的种类
   - E. 腹腔是否有原发病灶

2. 急性腹膜炎非手术治疗的护理,下列护理措施错误的是
   - A. 定时监测生命体征及腹部体征的变化
   - B. 禁食、禁饮和胃肠减压
   - C. 输液、输血,纠正水、电解质和酸碱平衡紊乱
   - D. 给予足量有效抗生素控制感染
   - E. 疼痛剧烈者,可给予哌替啶止痛

3. 停止胃肠减压的指征有
   - A. 腹胀加重
   - B. 引流液突然减少
   - C. 肛门排气
   - D. 腹痛减轻
   - E. 胃液引流过多

A₂型题

4. 病人,男性,20岁。2小时前腹部被拳击伤,入院后各项检查尚未完善,诊断不明确,病人的饮食要求是
   - A. 禁饮食
   - B. 可适量饮水
   - C. 可进流质饮食
   - D. 软食
   - E. 普食

5. 病人,女性,40岁。因车祸致上腹部损伤1小时入院,经查体及各种辅助检查未明确诊断,目前该病人正确处理措施是
   - A. 立即手术明确诊断
   - B. 注射止痛剂
   - C. 密切观察生命体征和腹部体征变化
   - D. 多活动,防止肠粘连
   - E. 便秘者,可导泻

6. 病人,女性,37岁。胃大部切除手术后第3天,肠蠕动未恢复,护士查体发现病人腹胀仍非常明显,该护士给予病人最有效的护理措施是
   - A. 增加床上活动
   - B. 胃肠减压
   - C. 腹部热敷
   - D. 肛管排气
   - E. 环形按摩腹部

7. 病人,男性,40岁。急性阑尾炎穿孔伴腹膜炎术后第7天,体温39℃,大便次数增多,混有黏液,伴有里急后重,应考虑并发
   - A. 肠炎
   - B. 膈下脓肿
   - C. 细菌性痢疾
   - D. 盆腔脓肿
   - E. 肠粘连

8. 病人,男性,30岁。开放性腹部损伤,有少量肠管脱出,下列处理错误的是
   - A. 用清洁敷料覆盖腹部伤口
   - B. 立即将脱出的小肠还纳腹腔
   - C. 取平卧位,重点检查
   - D. 应用抗生素
   - E. 做好手术准备

9. 病人,女性,20岁。被汽车撞伤腹部,疑有腹内脏器损伤,下列护理措施错误的是
   - A. 禁饮、禁食
   - B. 输液,应用抗生素
   - C. 禁用吗啡类镇痛药
   - D. 腹胀严重,给予灌肠
   - E. 做好紧急手术准备

10. 病人,男性,40岁。上腹部被汽车撞伤4小时后,面色苍白,四肢冰冷,BP 60/40mmHg,P 140次/分,出现腹膜刺激征及移动性浊音,首先应考虑
    - A. 胃破裂
    - B. 十二指肠破裂
    - C. 肝、脾破裂
    - D. 严重腹壁软组织挫伤
    - E. 膀胱破裂

A₃/A₄型题

(11~13题共用题干)

病人,男性,37岁。有胃、十二指肠溃疡病史多年,3小时前饱餐后突然出现刀割样上腹部疼痛,很快蔓延至全腹,伴恶心、呕吐。已经确诊为胃、十二指肠穿孔并急性腹膜炎,准备急诊手术治疗。

11. 诊断胃、十二指肠穿孔最主要的证据是
    - A. 腹膜刺激征
    - B. 膈下游离气体
    - C. 十二指肠溃疡病病史
    - D. 肝浊音界缩小
    - E. 腹痛剧烈

12. 确诊急性腹膜炎的主要依据是
    - A. 腹膜刺激征
    - B. 全腹疼痛严重
    - C. 体温升高
    - D. 中毒症状严重
    - E. 血象升高

13. 急性腹膜炎发生休克的原因是
    - A. 大量毒素吸收
    - B. 大量体液丢失在腹腔
    - C. 中毒性心肌炎
    - D. 毒素吸收和血容量减少
    - E. 急性呼吸衰竭

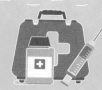
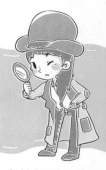

第18章
胃肠疾病病人的护理

胃肠疾病是临床上常见的消化系统疾病,尤以胃和十二指肠溃疡穿孔、大出血、急性阑尾炎及肠梗阻多见。随着人们生活节奏的加快,工作压力的增大,以及饮食、生活方式的改变,目前患胃肠疾病的人越来越多,胃癌和大肠癌的发病率也在大幅增长。通常收入外科治疗的大多为急腹症病人,起病急、病情变化快为其特点,若不及时处理,可危及病人生命。

第1节 胃十二指肠溃疡的外科治疗及护理

情境案例18-1

张先生患胃、十二指肠溃疡近20年,今天晨起早餐后因突感上腹部持续性刀割样剧痛,伴恶心、呕吐,呕吐物为胃内容物,由家人送往急诊科就诊。病人呈急性痛苦面容,腹部平坦,腹式呼吸运动消失,全腹压痛、反跳痛、肌紧张,以右上腹为明显,肝浊音界缩小,无移动性浊音,肠鸣音消失。腹部X线透视显示双侧膈下有大量游离气体。医生拟行急诊手术治疗。病人及家属担心手术的危险性、手术后的康复情况。

问题:

1. 张先生发生了什么状况?
2. 如何对张先生及家属做好术前心理护理?

一、概　述

胃、十二指肠溃疡是指发生于胃、十二指肠的局限性圆形或椭圆形的全层黏膜缺损,又称消化性溃疡,临床上以十二指肠溃疡多见。外科治疗主要适用于溃疡病合并急性穿孔、大出血、瘢痕性幽门梗阻、药物治疗无效及胃溃疡恶变的病人。

(一)病因及发病机制

胃、十二指肠溃疡病因复杂,是多种因素综合作用的结果。其中最为重要的是幽门螺杆菌感染、胃酸分泌过多和胃黏膜屏障作用破坏。

1. 幽门螺杆菌(HP)感染　95%以上的十二指肠溃疡和80%的胃溃疡病人中检出HP感染。HP感染破坏胃黏膜的屏障作用,损坏胃酸分泌调节机制,引起胃酸分泌过多。

2. 胃酸分泌过多　由于胃酸分泌过多,激活了胃蛋白酶,可使胃、十二指肠黏膜发生"自身消化"。十二指肠溃疡病人其基础胃酸分泌和最大胃酸分泌均明显高于正常人。

3. 胃黏膜屏障作用破坏　许多药物如阿司匹林、吲哚美辛、磺胺类、皮质类固醇药及烟、酒、浓茶等因素,均可破坏胃黏膜屏障作用而发生溃疡。

4. 其他因素　包括精神因素、过度脑力劳动、遗传等。

考点:胃、十二指肠溃疡的病因

(二)病理

胃溃疡好发于胃小弯;十二指肠溃疡好发于十二指肠球部。胃、十二指肠溃疡急性穿孔后,胃肠消化液漏入腹腔引起急性化学性腹膜炎,导致剧烈腹痛和大量腹腔渗出液,6~8小时后细菌开始繁殖

并逐渐转变为化脓性腹膜炎。由于细菌毒素的产生、各种消化液的刺激及细胞外液的大量丢失等多种因素影响,病人易出现休克。

二、护理评估

(一) 健康史

大多数病人有胃、十二指肠溃疡病史,发病前常有自觉症状加重等溃疡活动表现的病史。了解有无暴饮暴食、进食刺激性食物、过度疲劳、精神刺激或有无服用对胃肠黏膜有刺激的药物等。

(二) 身心状况

1. 躯体表现

(1) 急性穿孔:多突然发生于夜间空腹或饱食后,主要表现为腹部突发性刀割样剧痛,迅速波及全腹。病人呈痛苦病容,卷曲姿态,面色苍白、出冷汗、血压下降及四肢厥冷等表现。常伴有恶心、呕吐。主要体征为急性腹膜刺激征,表现为全腹均有压痛和反跳痛,但以穿孔处最为明显,腹肌紧张呈板状腹。可有移动性浊音阳性,肝浊音界缩小或消失。病人立位腹部 X 线检查可见膈下有游离气体影;诊断性腹腔穿刺可抽出黄色浑浊的液体或食物残渣。

(2) 急性大出血:躯体表现取决于出血量和出血速度。主要症状为呕血和柏油样便。呕血前常有恶心,便血前突感便意,出血后病人软弱无力、头晕、双眼发黑、心慌甚至出现晕厥或休克。病人血红蛋白、红细胞计数及血细胞比容下降,胃镜检查可以确诊。根据临床表现可评估失血的程度:出血量 50~80ml,可出现柏油样便;突然大量出血即出现呕血、色泽较鲜红的血便;短期内失血超过 400ml 时,病人可出现面色苍白、口渴、脉搏快速有力、血压正常或略偏高的休克代偿征象;短期内失血超过 800ml 时,可出现明显的休克征象。

(3) 瘢痕性幽门梗阻:病人均有长期的溃疡病发作史。突出症状是呕吐,常发生在晚间或下午,呕吐量大,多为不含胆汁、带有酸臭味的宿食。病人上腹部饱胀不适,有不同程度的消瘦及营养不良。上腹膨隆,可见胃型及蠕动波,有振水音。血生化检查呈低氯、低钾性碱中毒;X 线钡餐检查显示:胃高度扩张,胃潴留。

(4) 胃溃疡恶变:多见于年龄较大的慢性胃溃疡病人,主要表现为上腹部疼痛的节律性消失,呈持续性顽固性疼痛、厌食、进行性乏力、消瘦,药物治疗无效。大便隐血试验持续阳性者应考虑胃溃疡恶变的可能,应及早行 X 线钡餐及胃镜检查。

考点:胃、十二指肠溃疡并发症的临床特点

2. 心理-社会状况

当胃、十二指肠溃疡病人发生突发的腹部剧痛、呕血及便血时,病人往往因无充分的心理准备,易出现紧张或焦虑情绪;由于知识的缺乏,对治疗前途缺乏信心,对手术会产生恐惧心理。

(三) 辅助检查

1. 内镜检查 胃镜检查是确诊胃、十二指肠溃疡的首选检查方法,可明确病变部位,并可在直视下取活组织行幽门螺杆菌检测及病理学检查。若溃疡出血可在镜下止血治疗。

2. X 线检查 胃、十二指肠穿孔病人,约 80% 病人的立位腹部 X 线检查可见膈下新月状游离气体影,是诊断溃疡病穿孔的重要依据。

3. 实验室检查 进行血常规、粪常规、尿常规、大便隐血试验、血生化等检查。

4. 诊断性腹腔穿刺 胃、十二指肠穿孔者,抽出液含有胆汁或食物残渣;胃、十二指肠穿孔大出血者,抽出不凝固血液。

情境案例 18-1:问题 1 分析

病人张先生并发了胃、十二指肠溃疡急性穿孔。原因分析:①突感上腹部持续性刀割样剧痛,伴恶心、呕吐,呕吐物为胃内容物;②全腹压痛、肌紧张、反跳痛,以右上腹为明显,肠鸣音消失,肝浊音界缩小;③腹部 X 线透视双侧膈下有大量游离气体影;④既往有十二指肠溃疡病史。以上符合胃、十二指肠穿孔的表现和检查特征。

（四）治疗要点与反应

常用外科手术治疗方法有胃大部切除术和胃迷走神经切断术。

1. 胃大部切除术　适用于治疗胃、十二指肠溃疡。传统的切除范围是：胃远侧 2/3～3/4，包括胃体大部、整个胃窦部、幽门和十二指肠球部（图18-1）。

手术方法可分为两大类：①毕氏 I 式胃大部切除术，即胃大部切除术后，将残留胃与十二指肠进行吻合的方法，多适用于胃溃疡的治疗（图18-2）。②毕氏 II 式胃大部切除术，即胃大部切除术后，将残留胃与上段空肠进行吻合，而将十二指肠残端缝闭的方法，适用于治疗各种胃、十二指肠溃疡及并发症（图18-3）。

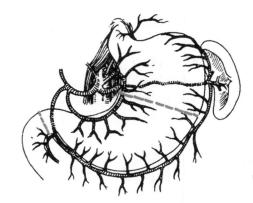 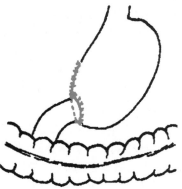

图 18-1　胃大部切除术范围　　　　图 18-2　毕氏 I 式胃大部切除术

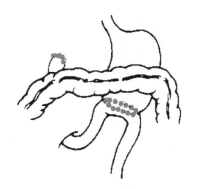 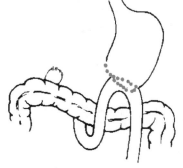

图 18-3　毕氏 II 式胃大部切除术

2. 胃迷走神经切断术　主要用于治疗十二指肠溃疡。手术方式有 3 种：①迷走神经干切断术；②选择性迷走神经切断术；③高选择性迷走神经切断术。

三、护理诊断与合作性问题

1. 急性疼痛　与胃、十二指肠溃疡致其并发症、手术有关。

2. 体液不足　与幽门梗阻、体液丢失等有关。

3. 营养失调：低于机体需要量　与呕吐、消化吸收障碍有关。

4. 焦虑/恐惧　与对手术危险性及预后的担忧有关。

5. 潜在并发症：术后吻合口出血、十二指肠残端破裂、吻合口梗阻、输入段肠梗阻、输出段肠梗阻、倾倒综合征、切口感染等。

四、护理目标

病人疼痛不适减轻或消失;病人体液不足及时得到纠正;病人营养状况改善;病人自述焦虑、恐惧心理明显减轻,情绪稳定,能主动配合医护治疗;病人并发症得到有效预防及治疗。

五、护理措施

(一) 术前护理

1. **择期手术病人** 饮食要少量多餐,给予高蛋白、高热量、高维生素、易消化、无刺激的饮食。拟行迷走神经切断术的病人,术前应做基础胃酸分泌量和最大胃酸分泌量的测定,以鉴定手术疗效。其他同腹部外科手术前一般护理。

2. **急性穿孔病人** 血压平稳者取半卧位,禁食,持续胃肠减压以防止胃肠内容物继续漏入腹腔。输液、应用抗生素以控制感染。严密观察病情变化等。

3. **急性大出血病人** 绝对卧床休息,取平卧位,呕血时头偏向一侧。安慰病人,必要时遵医嘱使用镇静剂。一般应暂禁食,胃溃疡出血时,用冷生理盐水冲洗胃腔,清除血细胞凝集块,至胃液变清,可经胃管注入200ml含8mg去甲肾上腺素的生理盐水,应用止血、制酸等药物,如奥美拉唑或生长抑素奥曲肽等。密切观察生命体征、呕血及便血情况。如经6~8小时治疗,病人症状、体征未见好转或反而加重,应及时通知医生,并迅速做好急症手术的准备。

4. **瘢痕性幽门梗阻病人** 卧床休息,根据梗阻程度给予流质饮食或禁食,以减轻胃潴留。静脉输液,纠正水、电解质及酸碱平衡紊乱,补给营养以改善病人营养状况,必要时可采用全胃肠外营养疗法,提高病人对手术的耐受力。术前3天,遵医嘱每晚用温生理盐水洗胃,以减轻胃黏膜水肿,避免术后愈合不良。

考点: 消化性溃疡常见并发症的术前护理

护考链接

病人,男性,45岁。有溃疡病史10多年。突发上腹部刀割样剧痛4小时,并迅速波及全腹部,伴恶心、呕吐,口服颠茄合剂,腹痛不缓解。查体:T 38℃,P 90次/分,BP 110/70mmHg,病人表情痛苦,全腹均有压痛、反跳痛、肌紧张,以中上腹为甚,肝浊音界缩小,肠鸣音消失。

1. 护理该病人时,应取的体位是　A. 头低足高位　B. 中凹位　C. 平卧头低位　D. 头高足低位　E. 半卧位

2. 该病人非手术治疗与术前护理中,最重要的护理措施是　A. 禁饮、禁食　B. 静脉输液、输血　C. 胃肠减压　D. 使用有效的抗生素　E. 记录出入量

点评: ①该病人脉搏、血压平稳,故可取半卧位,有利于呼吸、减轻腹痛,有利于预防膈下脓肿。②胃肠减压可减少胃肠内容物继续漏入腹腔,有利于腹膜炎的好转或局限。

(二) 术后护理

1. **一般护理**

(1) **体位:** 病人回病房后,根据麻醉方式安置合适体位,待血压平稳后,取半卧位。

(2) **胃肠减压与饮食:** 持续胃肠减压,保持引流通畅,期间禁饮、禁食。一般术后2~3天,病人肠蠕动恢复、肛门排气,可拔除胃肠减压管。拔管当日可给少量饮水;如无特殊不适,第2天给半量流质,每次100~200ml;第3天可给全量流质;第4天,可进半流质;术后10~14天可进软食;术后1个月内,要少食多餐(每日5~6次),避免生、冷、硬、辣及不易消化食物。一般需6~12个月后恢复到正常3餐饮食。

(3) **活动:** 鼓励病人深呼吸,有效咳嗽、排痰,协助病人翻身拍背,防止肺部并发症。若病人情况允许,鼓励病人早期离床活动,促进肠蠕动恢复和预防肠粘连。

2. **病情观察** 密切观察病人神志、血压、脉搏、体温、尿量的变化。注意观察腹部症状和体征变

化。观察切口有无渗血、渗液,敷料是否清洁、干燥。观察各种引流液的颜色、量和性状。详细记录24小时液体的出入量。

3. 配合治疗护理

(1)静脉补液:在胃肠减压及禁食期间,静脉输液维持水、电解质、酸碱及营养代谢平衡,必要时可输入血浆、白蛋白及少量新鲜血以加强支持。

(2)腹腔引流管的护理:妥善固定引流管,每天定时用手挤压引流管以保持引流管的通畅,记录引流液的颜色、量和性状,保持引流管周围皮肤清洁干燥,每日更换无菌引流袋。一般2~3天后,引流量明显减少、色清淡时,可考虑拔管。

(3)其他:遵医嘱使用止血、止痛和抗生素等药物。

4. 术后并发症及护理

(1)吻合口出血:术后24小时内可从胃管中引流出100~300ml暗红色或咖啡色胃液,量逐渐减少而颜色变淡属手术后正常现象。如果胃管每小时引流出鲜红色血在100ml以上,甚至呕血或黑便,持续不止,提示吻合口出血。应配合医生采取禁食、应用止血药等措施,出血多可停止;少数经上述处理后出血仍不止者,应积极准备再次手术止血。

(2)十二指肠残端破裂:多发生于毕氏Ⅱ式手术后3~6天,表现为右上腹突发剧痛、发热、腹膜刺激征及白细胞计数增加,腹腔穿刺可有胆汁样液体。需立即进行手术治疗。由于局部炎症、水肿明显,难以修补缝合,需经十二指肠残端破裂处置管做持续负压吸引,残端周围置腹腔引流管引流。积极纠正水、电解质及酸碱平衡紊乱,全胃肠外营养支持。此外,应用抗生素抗感染,应用抑制胃肠液及胰液分泌药物,用氧化锌软膏保护引流处周围皮肤等措施。

(3)吻合口梗阻:表现为进食后上腹饱胀不适、呕吐,呕吐物不含胆汁。一般经禁食、胃肠减压、补液、抗感染等措施,梗阻多可缓解。若无效,可考虑手术治疗。

(4)输入段梗阻:急性完全性输入段梗阻的典型表现是上腹部突发剧烈腹痛,频繁呕吐,呕吐物量少,不含胆汁,上腹部偏右有压痛及包块,随后出现烦躁不安、脉搏细速和血压下降,可并发胰腺炎。慢性不完全性输入段梗阻,表现为进食后数分钟至30分钟发生呕吐,呕吐物主要为胆汁。

如为急性完全性输入段梗阻者,应积极配合医生紧急手术治疗。如为慢性不完全性输入段梗阻者,多数病人可经非手术治疗而缓解,少数需再次手术。

(5)输出段梗阻:表现为上腹饱胀不适,呕吐含胆汁的食物。如经非手术治疗不能缓解,应立即手术治疗。

(6)倾倒综合征:在进食高渗性食物后10~20分钟发生(特别是进食过甜、过热的流质)。病人出现上腹胀痛不适,心悸、乏力、出汗、头晕、恶心、呕吐甚至虚脱,并伴有肠鸣和腹泻等,平卧几分钟后可缓解。

术后早期指导病人少食多餐,避免进食过甜、过浓、过咸的流质饮食;宜进低糖、高蛋白饮食,进餐时限制饮水喝汤;进餐后平卧10~20分钟。告诉病人一般在1年内多能自愈。若经长期治疗护理未能改善者,应考虑再次手术,将毕氏Ⅱ式改为毕氏Ⅰ式。

考点: 胃、十二指肠溃疡术后并发症的特点及护理要点

(三)心理护理

医护人员要态度和蔼,理解和关心病人。向病人及家属解释手术的必要性,解答病人的疑惑,减轻病人对疾病及手术的顾虑,树立治愈疾病的信心,积极配合各项检查和治疗。

情境案例18-1:问题2分析

①告知病人张先生及家属有关麻醉、手术的知识及术前各项检查的意义;②告知手术后病情康复的过程及需注意的问题;③关心病人,多与病人及家属沟通,合理指导饮食与活动,避免并发症的发生;④安排手术成功案例病人与张先生交流,增强其治疗信心。

（四）健康指导

1. 适当运动,劳逸结合,术后 6 周内不要举起过重的物品。进行轻体力活动,以增强体力。

2. 保持规律生活,避免精神过度紧张。

3. 合理安排饮食,注意饮食规律,多进高蛋白、高热量、易消化、少刺激饮食;应少量多餐,避免辛辣刺激性食物,如避免浓茶、咖啡、辣椒、烟酒、油炸食物等。

4. 手术康复出院后,如出现切口处红肿或疼痛、腹胀、停止排气排便等情况应及时就医。

六、护理评价

病人疼痛是否减轻或消失;病人体液是否已得到纠正;病人营养状况是否改善;病人自述焦虑、恐惧情绪是否稳定,能否主动配合医护治疗;病人并发症是否得到有效预防及治疗。

第 2 节　胃癌病人的护理

情境案例 18-2

　　吴先生今年 50 岁,被确诊为胃癌,收入某医院肿瘤科治疗。最近常出现疼痛等不适,且因家庭经济拮据,病人对治疗及康复失去信心,要求放弃治疗。

　　问题:你作为一名主管护士,该如何应对?

一、概　　述

胃癌是最常见的消化道恶性肿瘤,发病率在男性恶性肿瘤中仅次于肺癌,占第二位,发病年龄以 40~60 岁为多见,男女比例约为 3∶1。

（一）病因

胃癌的发病原因目前尚未完全明了,目前认为与下列因素有关。

1. **饮食和生活习惯**　喜食烟熏、烧烤、腌制食品及食用被真菌污染食物者,胃癌的发病率比正常饮食者要高。这与上述食品中含亚硝酸盐、真菌毒素等致癌物质有关。此外,吸烟者胃癌的发生率也较高。

2. **幽门螺杆菌(HP)感染**　是引发胃癌的主要因素之一。胃癌高发区人群 HP 感染率在 60% 以上。HP 能促使硝酸盐转化为亚硝酸盐及亚硝铵而致癌。

3. **癌前病变**　胃息肉、慢性萎缩性胃炎、胃溃疡等良性病变,在慢性发展过程中可发生恶变。

4. **遗传因素**　胃癌有明显家族易感倾向,有胃癌家族史者,其发病率高于普通人群 2~3 倍。

（二）病理

胃癌好发于胃窦部,其次为胃小弯和贲门。按病期和大体形态,胃癌分为早期胃癌和进展期胃癌。①早期胃癌,指局限于黏膜或黏膜下层的胃癌(不论病灶大小及是否有淋巴转移)。②进展期胃癌,又称中、晚期胃癌,癌组织超出黏膜下层侵入胃壁肌层为中期胃癌;病变达浆膜下层或超出浆膜向外浸润至邻近脏器或有转移者为晚期胃癌。从组织学上看,以腺癌最多见。

胃癌的转移途径有淋巴转移、直接蔓延、血行转移及腹腔种植转移 4 种,其中淋巴转移是最早、最常见的转移方式。

考点:胃癌的好发部位及主要转移途径

二、护理评估

（一）健康史

仔细询问并了解病人的饮食喜好、生活习惯、心理状态和生活工作环境;既往有无胃息肉、慢性萎缩性胃炎、胃溃疡等病史;询问家族中有无胃癌或其他肿瘤病人。

（二）身心状况

1. 躯体表现　胃癌早期症状多不典型,有时出现上腹隐痛不适、嗳气、反酸、食欲减退等类似慢性胃炎或消化性溃疡的症状,易被忽视。进展期以上腹疼痛为最常见症状,病人出现消瘦、乏力、体重减轻、贫血、便血等表现。胃窦部癌可致幽门梗阻而发生呕吐;贲门癌和高位小弯癌可有胸骨后疼痛和进行性吞咽困难;癌肿破溃及侵蚀血管,可致急性胃穿孔或突发上消化道大出血。晚期胃癌病人可出现明显消瘦、贫血、肝大、黄疸、腹水等恶病质表现,以及上腹部肿块、其他转移表现。

考点:胃癌早期与进展期的典型症状

2. 心理-社会状况　病人及家属可表现出对疾病预后及治疗的担忧,部分病人可表现出悲观、绝望的心理。

（三）辅助检查

1. 内镜检查　胃镜检查是诊断胃癌的有效方法,能直接观察病变部位、范围、形态,并可做活组织检查明确诊断。

2. 影像学检查　①X 线钡餐检查,可发现不规则充盈缺损或龛影,气钡双重造影可发现较小的胃癌。②腹部超声检查,用于观察胃的邻近器官受浸润及淋巴转移等情况。③CT 检查,有助于胃癌的诊断及术前临床分期。

3. 实验室检查　粪便隐血试验呈持续阳性。胃游离酸测定显示酸减少或缺乏。血常规检查显示血红蛋白、红细胞计数均有不同程度下降。

考点:确诊胃癌的辅助检查方法

（四）治疗要点与反应

强调早发现、早诊断、早治疗,是提高胃癌治疗效果的关键。手术治疗是首选的治疗方法,同时辅以化疗、放疗、免疫治疗及中医中药治疗等综合治疗。手术根据病程及转移情况,常采用的术式有:根治性手术、姑息性切除术、短路手术等。

三、护理诊断与合作性问题

1. 焦虑/恐惧　与对癌症预后的担忧、对疗效缺乏信心有关。
2. 疼痛　与病灶的刺激和手术创伤有关。
3. 营养失调:低于机体需要量　与食欲缺乏、消化吸收不良及疾病的高消耗性代谢有关。
4. 潜在并发症:出血、感染、吻合口瘘、消化道梗阻、倾倒综合征等。

四、护理目标

病人焦虑或恐惧情绪减轻,情绪稳定;病人疼痛减轻;病人营养状况得到改善和维持;病人并发症得到有效预防及治疗。

五、护理措施

（一）手术前、后护理

原则上同胃大部分切除术护理,放疗与化疗的护理同肿瘤病人的护理。另外要特别注意做好以下两方面。①心理护理:注意观察病人的情绪变化,做好针对性的护理,增强病人对治疗的信心,使其积极配合治疗和护理。②饮食护理:能进食者给予高热量、高蛋白、高维生素、易消化饮食;对不能进食或禁食病人,应以静脉补给足够能量、氨基酸、电解质和维生素,必要时静脉补充血浆或全血,或予全胃肠外营养;化疗病人应多食新鲜绿色蔬菜和水果,多饮水。

情境案例 18-2:问题分析

①关心病人,做好解释安慰工作;②通过成功的案例,帮助病人树立治疗的信心,消除顾虑;③鼓励积极购买城镇或农村医保以减轻病人经济负担;④通过媒体宣传,利用社会力量帮助病人解决或减轻医疗费用问题等。

（二）健康指导

1. 告知患有胃溃疡、胃息肉、萎缩性胃炎等的病人，应定期检查，及早治疗。

2. 对 40 岁以上男性，以往无胃病史而出现胃部症状，或有长期溃疡病史而近来症状不缓解或疼痛节律改变者，厌食及粪便隐血持续阳性者，应提高警惕，及时到医院做相关检查。

3. 定期到医院复诊，继续规范治疗。

考点：胃癌病人的健康指导

六、护 理 评 价

病人焦虑或恐惧情绪是否减轻，情绪是否稳定；病人疼痛是否减轻；病人营养状况是否得到改善和维持；病人并发症是否得到有效预防及治疗。

第 3 节　急性阑尾炎病人的护理

情境案例 18-3

17 岁的中学生小王因腹痛，并转移至右下腹疼痛，伴恶心、呕吐，不思饮食 8 小时来院就诊，门诊医生以"急性阑尾炎"收入外科治疗。病房的周护士为小王测得 T 37.8℃、BP 120/82mmHg，检查发现小王右下腹压痛明显，并有反跳痛、腹肌紧张，余未发现异常。医嘱：抽血检查、B 超检查，立即。常规术前准备，立即。

问题：

1. 小王目前主要的护理诊断有哪些？
2. 你作为护士，应如何对小王实施护理？

急性阑尾炎是指阑尾发生的急性炎症反应，是外科最常见的急腹症之一，多发生于青壮年，以 20~30 岁多见，男性的发病率高于女性。早期确诊、早期手术效果良好。

一、概　　述

（一）病因

1. **阑尾腔梗阻**　是急性阑尾炎最常见的病因。

（1）解剖因素：阑尾管腔狭小细长，开口较小，容易被食物残渣、粪石、寄生虫等阻塞而引起管腔梗阻。

（2）胃肠功能紊乱：肠道炎症性疾病引起炎症性痉挛时，同时致阑尾腔痉挛，而使阑尾腔梗阻、血运障碍而致炎症。

2. **细菌入侵**　因阑尾腔开口于盲肠，腔内存在大量的大肠埃希菌和厌氧菌。当阑尾腔阻塞后，腔内的致病菌繁殖并分泌毒素，损伤黏膜上皮，产生溃疡，细菌穿过溃疡面侵入阑尾肌层而引起感染。

考点：急性阑尾炎最主要的病因

（二）病理

根据急性阑尾炎的病理生理改变及临床过程，急性阑尾炎病理类型分为以下几种。①急性单纯性阑尾炎：病变只局限于黏膜层和黏膜下层。②急性化脓性阑尾炎：病变扩展致阑尾壁各层，并有小脓肿形成。③坏疽性及穿孔性阑尾炎：阑尾腔内积脓，压力不断升高致阑尾壁血循环障碍，容易发生穿孔，穿孔如未被包裹可引起急性弥漫性腹膜炎。④阑尾周围脓肿：急性阑尾化脓、坏疽、穿孔的过程较慢时，大网膜将阑尾包裹并粘连成炎性肿块或阑尾周围脓肿。急性阑尾炎最严重的病理类型是坏疽型。

考点：急性阑尾炎的病理类型

（三）转归

急性阑尾炎的转归主要取决于机体抵抗力,其结局有以下三种情况。①炎症消退:炎症完全消退,不遗留病理改变;或瘢痕愈合,留下阑尾腔狭窄,与周围组织粘连,易复发;或迁延成慢性阑尾炎。②炎症局限:形成阑尾周围脓肿。③炎症扩散:阑尾坏疽穿孔形成弥漫性腹膜炎;炎症扩散到肝门静脉系统,引起肝门静脉炎、肝脓肿;病情恶化可致感染性休克。

知识拓展

阑尾的功能

近年研究认为,阑尾是一淋巴器官,参与B淋巴细胞的产生和成熟,具有一定的免疫功能。阑尾的淋巴组织在出生后即开始出现,12～20岁达高峰,后逐渐减少,60岁后完全消失。因此,成人的阑尾切除,无损于人体的免疫功能。目前,显微外科利用自体阑尾进行移植替代治疗,如输尿管、尿道缺损和狭窄等。

二、护 理 评 估

（一）健康史

了解疾病发生的诱因,有无急慢性肠炎、蛔虫病等;了解既往有无类似发作史,是否经过治疗;成年女性应了解有无停经、月经过期、妊娠等。

（二）身心状况

1. 躯体表现

（1）腹痛:急性阑尾炎的典型症状为转移性右下腹痛。多起于脐周或上腹部,系阑尾炎引起的内脏神经反射所致;发病6～8小时后腹痛转移并固定于右下腹麦氏点,呈持续性,这是阑尾炎症波及浆膜层和壁腹膜、刺激躯体神经所致。70%～80%病人有此典型症状,少数病人开始发病即表现为右下腹痛。若阑尾解剖位置变异,则腹痛部位有相应的改变(图18-4)。若持续剧痛范围扩大,波及全腹部,是阑尾坏疽或穿孔并发急性腹膜炎的表现。

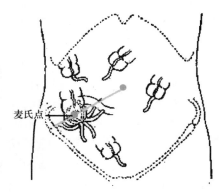

图18-4　阑尾的解剖位置变异

（2）胃肠道症状:早期为反射性恶心、呕吐,部分病人有便秘或腹泻。盆腔阑尾炎者,炎症刺激直肠、膀胱,可出现直肠刺激征、膀胱刺激征。若并发弥漫性腹膜炎,可出现腹胀等麻痹性肠梗阻表现。

（3）全身症状:多数病人早期仅有低热、乏力。炎症加重时,可有全身中毒症状,如寒战、高热、脉速、烦躁不安等。若发生化脓性门静脉炎还可引起黄疸。

考点:急性阑尾炎的表现

2. 特殊类型阑尾炎(表18-1)

表18-1　特殊类型阑尾炎临床特点

种类	临床特点
小儿急性阑尾炎	①病情发展快且重,早期即可出现高热、呕吐等胃肠道症状;②腹痛部位陈述不清,无典型的转移性右下腹痛;③易发生穿孔并发腹膜炎
老年急性阑尾炎	①老年人对疼痛反应迟钝,转移性右下腹痛不明显;②临床表现与病理变化不相符,易延误诊断和治疗;③易发生穿孔及其他并发症
妊娠急性阑尾炎	①妊娠子宫增大,盲肠和阑尾的位置随之改变,压痛部位随之上移;②大网膜也被增大的子宫推向一侧,穿孔后炎症不易局限;③腹腔炎症刺激子宫收缩,易诱发流产或早产

3. 心理-社会状况　急性阑尾炎病人平素多体健,疾病突然发生,疼痛又逐渐加剧,病人及家属常可出现紧张焦虑,急切希望尽早得到有效的治疗,但又对手术存在恐惧心理。

（三）辅助检查

1. 实验室检查　血白细胞计数及中性粒细胞比例升高。

2. 影像学检查　阑尾穿孔致全腹膜炎时,腹部 X 线片可见盲肠扩张和液气平面;B 超检查可发现肿大的阑尾或脓肿。

3. 其他检查　①结肠充气试验:病人仰卧,检查者先用一手压迫病人左下腹结肠区,再用另一手按压其上方,驱使结肠内气体冲击有炎症的阑尾,引起右下腹痛为阳性;②腰大肌试验:病人左侧卧位,左腿屈曲,被动过伸右腿(髋),引起右下腹疼痛为阳性,提示阑尾位于盲肠后位或腰大肌前方;③闭孔内肌试验:病人仰卧,将右髋和右膝关节均屈曲 90°,然后被动内旋,引起右下腹痛为阳性,提示阑尾位置靠近闭孔内肌;④直肠指检:盆腔内位的阑尾炎或阑尾炎症波及盆腔时,可有直肠右前方触痛,若形成盆腔脓肿可触及痛性包块。

考点:急性阑尾炎的辅助检查

（四）治疗要点与反应

绝大多数急性阑尾炎一旦确诊,应早期手术治疗。对诊断未明确、单纯性阑尾炎,可试行抗感染、控制饮食等非手术疗法。对于有局限化倾向的阑尾周围脓肿则不宜手术,应采用抗感染等非手术治疗,待肿块消失后 3 个月,再行手术治疗。

考点:急性阑尾炎、阑尾周围脓肿的治疗要点

三、护理诊断与合作性问题

1. 疼痛　与阑尾炎症、手术创伤有关。
2. 体温过高　与阑尾化脓感染有关。
3. 潜在并发症:急性腹膜炎、术后内出血、切口感染、腹腔脓肿、粘连性肠梗阻、粪瘘等。

情境案例 18-3:问题 1 分析

　　因病人小王有转移性右下腹痛、体温 37.8℃,有恶心、呕吐及压痛、反跳痛、肌紧张等腹膜刺激征表现,故存在下列主要护理诊断:①潜在并发症:急性腹膜炎;②疼痛　与阑尾炎症有关;③体温过高　与阑尾化脓感染有关。

四、护理目标

病人疼痛得到缓解或消失;病人体温恢复正常;病人并发症得到有效预防和处理。

五、护理措施

（一）非手术治疗护理及手术前护理

1. 一般护理

（1）卧位:协助病人采取半卧位或右侧屈曲被动体位,以减轻腹壁张力,有助于缓解疼痛。

（2）饮食:酌情禁食或流质饮食,并做好静脉输液的护理。

（3）止痛:对诊断明确的剧烈疼痛病人,可遵医嘱给予解痉或止痛药,以缓解疼痛。

2. 病情观察　定时测量生命体征,密切观察病情变化。若发现腹痛加重、范围扩大,体温进行性升高,腹部出现肌紧张、反跳痛,提示病情加重,应立即通知医生,并做好术前准备工作。

3. 配合治疗护理

（1）抗感染:遵医嘱使用有效的抗菌药物,常用甲硝唑等静脉滴注。

（2）对症护理:高热者进行物理降温。腹痛病人观察期间禁食、禁用止痛剂,以免掩盖病情;禁用泻药及禁灌肠,以免炎症扩散及阑尾穿孔;便秘者可用开塞露。

（3）术前护理：根据病人情况，做好各项术前护理工作。

（二）术后护理

1. 一般护理

（1）体位：术毕回病房后，先根据麻醉要求安置体位。麻醉解除、血压平稳后，取半卧位。

（2）饮食：术后 1~2 日禁食。待胃肠功能恢复、肛门排气后可给流质饮食，如无不适改为半流质饮食，术后 4~6 日给软食。1 周内忌牛奶、豆制品，以免腹胀。

（3）早期活动：轻症病人手术当日即可下床活动；重症病人应在床上多翻身、活动四肢，待病人病情稳定后，及早下床活动，以促进肠蠕动，避免肠粘连发生。

考点： 急性阑尾炎术后早活动的意义

2. 病情观察　密切监测生命体征等病情变化；观察病人腹部症状及体征变化；观察切口情况及有无其他并发症的表现。发现异常，及时通知医师处理。

3. 配合治疗护理

（1）遵医嘱使用抗生素，并做好静脉输液护理。

（2）做好伤口及引流管护理。保持伤口敷料清洁、干燥，若有污染、浸湿，及时更换。对于腹腔引流的病人，按引流管常规进行护理。

4. 并发症观察及护理

（1）腹腔内出血：常发生在术后 24 小时内，故手术后当天应严密观察脉搏、血压。病人如有面色苍白、脉速、血压下降等休克的表现，或腹腔引流管有血液流出，应立即将病人平卧，静脉快速输液，报告医生并做好手术止血的准备。

（2）切口感染：是术后最常见的并发症。表现为术后 3~5 天体温升高，切口疼痛，局部有红肿、压痛或波动感。应遵医嘱给予抗生素、理疗等治疗，如已化脓应拆线引流，定时换药。

考点： 急性阑尾炎术后最常见的并发症

（3）腹腔脓肿：常发生于术后 5~7 天，表现为体温升高或下降后又上升，并有腹胀、腹部包块、腹膜刺激征及直肠膀胱刺激症状等，应及时和医生取得联系进行处理。

（4）粘连性肠梗阻：阑尾术后肠粘连的机会较多，常引起慢性不完全性肠梗阻，一般先行综合的保守治疗。术后早期活动可减少该并发症的发生。

（5）粪瘘：因阑尾切除术中局部处理不当，术后有粪便从阑尾残端处或盲肠瘘口漏出。临床表现类似阑尾周围脓肿。如瘘管连通伤口，可表现伤口感染及有粪臭分泌物从伤口流出。经非手术治疗后，瘘管多可自行闭合。如经久不愈则考虑手术治疗。

▬▬ 护考链接 ▬▬

病人，男性，25 岁。急性阑尾炎穿孔行阑尾切除术后第 5 天，出现头晕、疲乏，体温 38.2℃，切口疼痛，局部有红肿、压痛。实验室检查：血白细胞 $12×10^9$/L，中性粒细胞 0.86，该病人并发了　A. 伤口出血　B. 肠梗阻　C. 腹腔脓肿　D. 切口感染　E. 粪瘘

点评：根据病人有阑尾炎穿孔手术史，术后第 5 天体温升高及切口疼痛、红肿及实验室检查结果等表现，应考虑并发了切口感染。

（三）心理护理

及时做好解释和安慰工作，讲解手术的必要性、术前准备和术后注意事项的相关知识，减轻病人的焦虑，使病人和家属积极配合治疗及护理。

（四）健康指导

1. 对非手术治疗的病人，应向其解释禁食的目的和重要性，教会病人自我观察腹部症状和体征变化的方法。

2. 指导病人术后饮食的种类及量,鼓励病人循序渐进进行,避免暴饮暴食;适当休息,逐渐增加活动量,3个月内不宜参加重体力劳动或过量活动。

3. 告知病人出院后,如出现腹痛、腹胀等不适,应及时就诊。阑尾周围脓肿未切除阑尾者,出院时告知病人3个月后再行阑尾切除术。

六、护 理 评 价

病人的疼痛是否缓解或消失;病人的体温是否恢复正常;病人的并发症是否得到有效预防和处理。

情境案例18-3:问题2分析

◆入院护理工作过程

迎接病人→送病人到病床,给予半卧位→为病人戴腕带→通知医师→护理评估,初步评估病人神志、生命体征、腹部症状、体征情况,了解辅助检查结果→安慰病人,入院宣教→填写护理评估记录。

◆住院护理工作过程

按医嘱做好术前准备、心理指导→护送病人手术,并与手术室护士交接→术毕回病房,正确安置体位,与手术室人员做好交接并记录→评估病人神志、生命体征、伤口敷料等情况→生命体征平稳后取半卧位→正确执行医嘱、鼓励早期下床活动→加强病情观察,做好伤口、引流管和饮食护理→心理护理、健康教育→填写护理记录单。

◆出院护理工作过程

处理出院医嘱、撤销单据及卡片、整理出院病历、做好出院登记→出院宣教,指导病人合理饮食和活动,告知3个月内不宜参加重体力劳动或过量活动→征求病人意见和建议→通知护工、膳食科→常规清洁床单→填写出院护理记录。

情境案例18-3:护患对话

病人家属:周护士,我儿子的肚子疼得很厉害,是不是病情很严重?

护士:阿姨,不用紧张,您儿子目前病情不算严重,医生诊断为急性阑尾炎,需要手术治疗。

病人家属:哦,做手术有风险吗?术后对身体有影响没有?

护士:手术都有一定的风险,但我们会积极做好各项准备和护理的,麻醉医生、手术医生都是很有经验的医生,请您放心。术后只要配合我们做好各项治疗、注意饮食及活动,一般对身体没什么影响的。

病人:手术会很痛吗?

护士:手术前用了麻醉药,手术是不痛的。术后伤口会有一点痛,但只是1~2天,2~3天后就逐渐减轻了。另外,手术后还可能出现1~2天38℃左右的低热,这都是正常的现象,你不必担心。

病人:哦,我知道了,谢谢您!

……

病人:周护士,我昨天做的手术,现在可以下床了吗?

护士:小王,目前您病情平稳,可以起床活动了,活动可帮助肠蠕动,防止肠粘连。但要小心点,起床时要用手捂住伤口,来,我帮您怎么起床。活动时要慢一点,不要过急。同时,要留意肛门有无排气,如果有排气了就告诉我,因为这样你就可以吃东西了。

病人:周护士,我有肛门排气了。

护士:好啊,您今天可以喝点米汤了,进食后如没有不适,就可以吃粥。但一周内不要喝牛奶、豆浆等容易引起肚子胀的食物。

病人:好的,谢谢您!

……

护士:小王,您恢复得真快,明天可以出院了。您出院后要注意饮食和活动,3个月内不要参加重体力劳动和剧烈活动。如果有什么不适,要及时来医院就诊。

病人:好的,谢谢周护士!您想得真周到!

第4节 肠梗阻病人的护理

情境案例18-4

　　钟先生晚餐后参加篮球运动,突然出现脐周剧烈疼痛,伴恶心、呕吐2小时就诊。查体:腹中部膨隆,腹部不对称,腹式呼吸减弱;全腹压痛,以脐周及下腹明显,伴肌紧张和反跳痛,肠鸣音减弱。腹部X线检查:空回肠位置倒置。

　　问题:

　　1. 病人发生了什么状况?

　　2. 如何对钟先生进行术后的健康指导?

一、概　　述

　　肠梗阻是指肠内容物正常运行和通过发生障碍,是外科常见的急腹症之一。其病因复杂,病情多变,发展迅速;若处理不当或不及时,常危及病人的生命。

(一)病因及分类

　　1. 按肠梗阻发生的基本原因分类

　　(1) 机械性肠梗阻:最常见,指各种机械性因素引起肠腔狭窄或不通,肠内容物通过障碍。主要原因有:①肠腔堵塞,如结石、粪块、寄生虫及异物等(图18-5)。②肠壁病变,如肠肿瘤、肠套叠(图18-6)、先天性肠道闭锁等。③肠管受压,如粘连性肠梗阻(图18-7)、肠扭转(图18-8)、嵌顿性疝、腹腔肿瘤压迫等。

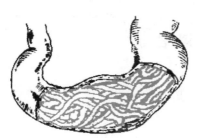

图 18-5 肠蛔虫堵塞

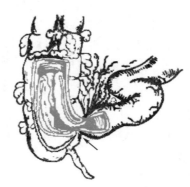

图 18-6 回盲部肠套叠

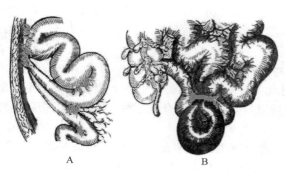

图 18-7 粘连性肠梗阻
A. 粘连牵挂肠管成角;B. 粘连带压迫肠管

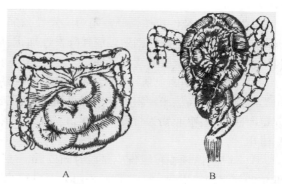

图 18-8 肠扭转
A. 全小肠扭转;B. 乙状结肠扭转

(2) 动力性肠梗阻:是神经反射异常或毒素刺激造成的肠运动紊乱,无器质性肠腔狭窄。可分为:①肠麻痹,较常见,见于急性弥漫性腹膜炎、腹内手术、低钾血症等。②肠痉挛,可见于慢性铅中毒和肠道功能紊乱。

(3) 血运性肠梗阻:肠系膜血管栓塞或血栓形成,使肠管缺血、坏死而发生肠麻痹,虽较少见,但后果严重。

2. 按肠壁有无血运障碍分类

(1) 单纯性肠梗阻:仅有肠内容物通过受阻,而无肠壁血运障碍。

(2) 绞窄性肠梗阻:指肠梗阻伴有肠壁血运障碍,可引起肠坏死、肠穿孔。除血运性肠梗阻外,常见于绞窄性疝、肠扭转、肠套叠等。

此外,肠梗阻还可按梗阻部位分为高位小肠(空肠上段)梗阻、低位小肠(回肠末段)梗阻和结肠梗阻;按梗阻程度分为完全性肠梗阻和不完全性肠梗阻;按发病急缓分为急性肠梗阻和慢性肠梗阻。

考点:肠梗阻的分类

(二)病理生理

肠梗阻发生后,肠管局部和机体全身会出现一系列复杂的病理生理变化。

1. 肠管局部变化　机械性肠梗阻发生后,梗阻以上部位肠腔因大量积液、积气而扩张,为克服梗阻而蠕动增强,产生阵发腹痛和呕吐,梗阻部位越低,时间越长,症状越明显。随着肠腔压力增高,肠管膨胀、肠壁变薄,可引起肠壁血运障碍,肠管变成紫黑色,最终引起肠壁缺血坏死、穿孔。

2. 全身变化　①体液丧失:由于病人不能进食及频繁呕吐和肠腔积液,导致体液丧失,易引起严重失水、电解质紊乱和代谢性酸中毒。②细菌繁殖和毒素吸收:由于梗阻部位以上的肠腔内细菌大量繁殖并产生大量毒素,同时因肠壁血运障碍致肠壁通透性增高,细菌和毒素可以渗透至腹腔引起腹腔内感染,经腹膜吸收引起全身感染中毒症状。③呼吸和循环功能障碍:肠管普遍膨胀可使腹压增高,膈肌上升,影响肺内气体交换,同时阻碍下腔静脉血液回流,而致呼吸和循环功能障碍。上述各种病理生理变化,最终可引起失液性和感染中毒性休克,若治疗不及时,病人可死于多系统器官功能障碍综合征。

二、护 理 评 估

(一)健康史

注意询问有无腹部疾病、腹部手术、外伤史,有无习惯性便秘病史,有无感染、饮食不当、过度劳累及剧烈运动等发病诱因。

(二)身心状况

1. 躯体表现

(1) 症状

1) 腹痛:单纯性机械性肠梗阻为阵发性绞痛,系由梗阻上方的肠管强烈蠕动所致。若腹痛的间歇期不断缩短,呈持续性剧烈腹痛伴阵发性加重,应警惕发生绞窄性肠梗阻的可能。麻痹性肠梗阻,腹痛多不明显,为全腹持续性胀痛。

2) 呕吐:早期为反射性呕吐,呕吐物为胃内容物,进食或饮水均可引起呕吐;以后,呕吐随梗阻部位而有所不同,高位肠梗阻呕吐出现早而频繁,呕吐物为胃液、十二指肠液和胆汁;低位肠梗阻呕吐出现迟而次数少,呕吐物为带臭味粪样物。绞窄性肠梗阻呕吐物呈棕褐色或血性。麻痹性肠梗阻呕吐呈溢出性。

3) 腹胀:出现在梗阻发生一段时间以后,一般较晚,其程度与梗阻部位有关,高位肠梗阻腹胀轻,低位肠梗阻腹胀明显。绞窄性肠梗阻为不对称的局限性腹胀;麻痹性肠梗阻为显著的均匀腹胀。

4) 肛门排气排便停止:是肠梗阻最典型的症状。完全性肠梗阻发生后,病人无肛门排气及排便,但发病早期,尤其是高位肠梗阻,因梗阻以下的肠腔内仍残留气体或粪便,可自行或灌肠后排出,不能

因此否认肠梗阻的存在。不完全性肠梗阻可有多次少量排气、排便。某些绞窄性肠梗阻,如肠套叠、肠系膜血管栓塞或血栓形成可排出血性黏液便。

考点:肠梗阻四大典型的症状

（2）腹部体征

1）视诊:单纯性机械性肠梗阻可见腹部膨隆、肠型或蠕动波;肠扭转时腹胀多不对称;麻痹性肠梗阻为全腹均匀腹胀。

2）触诊:单纯性肠梗阻腹壁软,可有轻度压痛;绞窄性肠梗阻时压痛加重,有腹膜刺激征。有压痛的包块多为绞窄的肠袢。

3）叩诊:绞窄性肠梗阻,因坏死渗出,可有移动性浊音。

4）听诊:机械性肠梗阻时肠鸣音亢进,可闻及气过水声或金属音;麻痹性肠梗阻则肠鸣音减弱或消失。

2. 心理-社会状况　引起肠梗阻的原因多而复杂,突然发病,且病情严重,病人对自己所患疾病的预后顾虑重重,担心加重家庭的经济负担,容易产生心情紧张、焦虑不安、恐惧等心理变化;当病情反复,且出现并发症或被通知手术时,更使病人精神紧张、焦虑或恐惧不安的情绪加重,常表现出沉默寡言、沮丧、哭啼,甚至表现出不合作的态度。

（三）辅助检查

1. 实验室检查　血红细胞、血红蛋白、血细胞比容可因失液所致的血液浓缩而有不同程度的升高;绞窄性肠梗阻时白细胞计数和中性粒细胞比例明显增高;血气分析和血清电解质检查,可有不同程度的水、电解质和酸碱平衡紊乱。

2. X线检查　肠梗阻发生4~6小时后,腹部立位或侧卧位X线检查可见胀气肠袢及多个阶梯状液平面;若为绞窄性肠梗阻,可见孤立、突出、胀大的肠袢;空肠梗阻时,空肠黏膜的环状皱襞可显示"鱼肋骨状"阴影。

临床上常见的肠梗阻,除有以上临床表现外,又各有特征（表18-2）。

表18-2　常见肠梗阻的临床特点

种类	临床特点
粘连性肠梗阻	①多有腹部手术、损伤、腹膜炎病史。②小肠梗阻多见,少数为结肠梗阻。③具有典型机械性肠梗阻表现。④以非手术治疗为主
肠套叠	①小儿肠套叠:80%发生在2岁以内的婴幼儿,与肠功能紊乱有关,以回结肠型(回肠末端套入结肠)最多见。典型表现为阵发性腹痛、果酱样黏液血便、腹部腊肠样肿块;X线钡剂灌肠可见钡剂在结肠受阻,呈"杯口"状或"弹簧"形阴影;早期可用空气或钡剂灌肠复位。②成人肠套叠:因肠息肉、肿瘤、憩室等引起,多表现为不完全性肠梗阻,血便少见。③早期行灌肠复位,无效时手术复位
肠扭转	①小肠扭转:多见于青壮年,常发生于饱餐后剧烈运动时,表现为突然发生的脐周剧烈绞痛,呈持续性伴阵发性加剧;呕吐频繁,腹部不对称,X线检查显示孤立突出胀大的肠袢或空回肠位置倒置。②乙状结肠扭转:多见于有习惯性便秘的老年男性,表现为突发左下腹绞痛伴明显的腹胀,呕吐较轻;X线钡剂灌肠见"鸟嘴"形阴影。③极易绞窄,诊断明确应及时手术治疗
肠堵塞	以蛔虫团或粪块堵塞多见。前者农村儿童多见,有便虫、吐虫史,多为不完全性梗阻,腹部扪及可变形的条索状肿块,B超与X线检查,可显示肠内有蛔虫团;后者多见于老人,常有便秘史,左下腹可扪及块状物。一般以非手术治疗为主

情境案例18-4:问题1分析

病人钟先生发生了小肠扭转所致的肠梗阻。依据:①病人饱餐后剧烈运动发病;②突发脐周剧痛伴恶心、呕吐;③腹中部膨隆,腹部不对称,全腹压痛,肌紧张和反跳痛,肠鸣音减弱;④腹部X线检查显示空回肠位置倒置。以上符合小肠扭转的表现和检查特征。

(四) 治疗要点与反应

肠梗阻的治疗原则是解除梗阻、纠正全身生理紊乱。具体治疗方法要根据肠梗阻类型、程度和病人的全身情况而定。

1. 非手术治疗　主要适用于单纯性粘连性肠梗阻、麻痹性或痉挛性肠梗阻。最重要的措施是胃肠减压,其他有禁饮食、纠正水、电解质、酸碱失衡,抗感染,必要时输血浆或全血。

知识拓展
肠套叠空气灌肠复位与护理

肠套叠行空气灌肠复位者,应在 B 超或 X 线监视下进行,先皮下注射阿托品 0.5mg 以解除肠痉挛,将气囊肛管(Foley 管)插入直肠内并向内注气,保持压力在 60mmHg(8.0kPa),可适当增加到 80mmHg(10.6kPa),直至套叠复位。应注意超过此压力有穿孔危险。如肛门排出大量气体和带有黄色的粪便,腹块消失,安静不再哭闹,即表示复位成功。复位时做好配合,复位后注意观察有无腹膜刺激征及全身情况变化。

2. 手术治疗　适用于绞窄性肠梗阻、肿瘤、先天性肠道畸形及经非手术治疗不能缓解的肠梗阻。常用的手术方式有肠粘连松解术、肠套叠或肠扭转复位术、肠切除吻合术、肠短路吻合术、肠造口或肠外置术等。

知识拓展
腹腔镜手术在肠梗阻中的应用

近年来,腹腔镜手术因其具有创伤小、术后痛苦少、恢复快等优点,已广泛应用于临床。传统开放手术虽然可以消除原粘连,但术后再粘连的发生率高,恢复时间长;而经腹腔行肠粘连松解术,具有创伤小、腹腔暴露机会少、脏腹膜干扰轻等特点,故造成新粘连的概率低,是治疗粘连性肠梗阻的较好新术式。

三、护理诊断与合作性问题

1. 体液不足　与禁食、呕吐、腹腔及肠腔积液、胃肠减压等有关。
2. 疼痛　与肠内容物不能正常运行或通过障碍引起肠蠕动增加有关。
3. 体温过高　与肠腔及腹腔内细菌繁殖、毒素吸收有关。
4. 低效性呼吸型态　与肠梗阻腹胀使膈肌上升及腹痛等有关。
5. 潜在并发症:肠坏死或肠穿孔、腹腔感染、感染中毒性休克等。

四、护理目标

病人的体液平衡得以维持;病人疼痛缓解或消失;病人体温维持正常;病人呼吸平稳,恢复正常;病人并发症得到有效地预防和处理。

五、护理措施

(一) 非手术治疗护理及手术前护理

1. 一般护理

(1) 体位:生命体征平稳者采取低半卧位,以减轻腹部张力,减轻腹胀,改善呼吸和循环功能。血压不稳或休克病人取平卧位,并将头偏向一侧,以防呕吐时误吸。

(2) 饮食护理:早期绝对禁饮禁食、胃肠减压,梗阻解除后 12 小时可进少量流质,48 小时后可试进半流质饮食。1 周内忌牛奶、豆制品、甜食,以免引起肠胀气。

2. 病情观察　严密观察生命体征、腹部症状及体征、辅助检查情况等,详细记录液体出入量,警惕有无绞窄性肠梗阻的迹象;在非手术治疗观察期间,如发现下列情况之一,应考虑有绞窄性肠梗阻的可能,应及时向医师汇报,考虑手术治疗。①起病急,腹痛持续而固定,呕吐早而频繁;②病情进展迅速,感染中毒症状重,休克出现早而难以纠正;③腹膜刺激征明显,体温上升,脉率增快,白细胞升高;④腹胀不对称,腹部触及压痛性包块;⑤移动性浊音或气腹征阳性;⑥有胃肠出血征象,如呕吐物、胃肠减压抽出液、肛门排出物或腹腔穿刺液为血性;⑦腹部 X 线显示孤立、突出、胀大的肠袢,不因时

间而改变位置,或有假肿瘤样阴影。

考点:绞窄性肠梗阻的特点

3. 配合治疗护理

(1)胃肠减压:是治疗肠梗阻的重要措施之一,通过胃肠减压可吸出胃肠道内的积气积液,减轻腹胀、降低肠腔内压力,改善肠壁血液循环,有利于改善局部和全身情况。一般采用较短的单腔胃管,低位小肠梗阻时,可应用较长的带气囊的 M-A 管,此管可进入小肠,甚至接近梗阻部位。留置胃肠减压期间应保持管道通畅、有效,做好口腔护理,减轻病人的不适感。观察引流液的颜色、性状以协助判断梗阻的部位、程度;并记录引流量作为补液的参考,以保证病人的出入液量平衡。

(2)防治感染:遵医嘱应用抗生素防治细菌感染,减少毒素产生。对单纯性肠梗阻时间较长,特别是绞窄性肠梗阻及手术治疗的病人应该及早足量使用。

(3)补液治疗:急性肠梗阻可出现不同程度的体液失衡,应根据脱水的性质和程度、血清电解质浓度和血气分析结果制订补液方案。

(4)对症护理:①解痉止痛。单纯性肠梗阻可肌内注射阿托品以解除胃肠道平滑肌痉挛,减轻疼痛。禁用吗啡、哌替啶等强镇痛药,以免掩盖病情。②呕吐的护理。呕吐时头偏向一侧或坐起,以防呕吐物吸入气管,导致窒息或吸入性肺炎。呕吐后及时清除呕吐物,协助其漱口,保持口腔清洁。观察并记录呕吐物的颜色、性状、量及呕吐的时间、次数等,及时告知医生。

(5)肠套叠空气灌肠和复位护理:做好配合,复位后注意观察有无腹膜刺激征及全身情况变化。

(6)有手术指征者,积极做好各项术前准备。

4. 心理护理　关心病人,密切与病人沟通,鼓励病人说出自己的想法和看法,有针对性地进行解释和安慰,告诉病人及家属,肠梗阻是可以治愈的,消除病人焦虑不安、恐惧及紧张的心理,愉快地接受治疗与护理。

(二)术后护理

原则上同急性腹膜炎术后护理,另应注意以下几点。

1. 继续胃肠减压　在肠功能恢复之前,继续保持有效胃肠减压,注意引流液的颜色和量。

2. 饮食护理　术后禁饮禁食,遵医嘱静脉补液,维持水、电解质及酸碱平衡;加强营养支持,必要时遵医嘱输血浆或全血。待肛门排气后,即可拔除胃管。拔管当日可每隔 1~2 小时饮水 20~30ml;第 2 日可每隔 2 小时饮米汤 50~80ml,每日 6~7 次;第 3 日进流质,每次 100~150ml,以藕粉、蛋汤、肉汤等为宜,每日 6~7 次;第 4 日可增加稀粥;1 周后半流质;2 周后可进软食,忌油炸、生硬、刺激性食物,少量多餐,直至完全恢复。

3. 早期活动　术后应鼓励病人早活动,促进肠蠕动恢复,防止肠粘连。

考点:肠梗阻的护理措施

(三)健康指导

1. 注意适当休息和活动,避免腹部受凉和饭后剧烈活动、劳动,防止发生肠扭转。

2. 给予高热量、高维生素、高蛋白、易消化饮食,避免暴饮暴食及不易消化或刺激性饮食。

3. 出院后注意养成良好的饮食卫生习惯;避免进食不洁饮食,减少肠道寄生虫病。

4. 养成良好的排便习惯。老年及肠功能不全有便秘者,应及时给予缓泻剂,必要时遵医嘱灌肠,以协助其排便。

5. 出院后如出现腹痛、腹胀、呕吐及伤口红、肿、热、痛等不适及时复诊。

情境案例 18-4:问题 2 分析

①术后注意适当休息和活动,避免腹部受凉和饭后剧烈活动、劳动;②多进食高热量、高维生素、高蛋白、易消化饮食,避免暴饮暴食及不易消化、刺激性饮食;③出院后若出现腹痛、腹胀、呕吐及伤口红、肿、热、痛等不适,应及时复诊。

六、护理评价

病人的体液平衡是否得以维持;病人疼痛是否缓解或消失;病人体温是否维持在正常范围;病人呼吸是否平稳、恢复正常;病人并发症是否得到有效的预防和处理。

第5节　大肠癌病人的护理

情境案例 18-5

孙先生是一位刚退休的干部,因大便次数增多2个多月,黏液脓血便半月,伴有腹胀、下腹部阵发性腹痛、乏力、低热,食欲缺乏,消瘦。患病后体重减轻11kg。其平素喜食肉类食物,酷爱煎、炸、烤食物,蔬菜水果进食较少,运动较少。查体:消瘦、贫血貌,精神不振,体重43kg;心、肺未见异常,腹平软,肝脾未触及,腹部压痛及反跳痛。

问题:

1. 孙先生发生了什么状况? 首选的检查方法是什么?
2. 如孙先生需手术治疗,术前最重要的护理措施是什么?

一、概　　述

大肠癌包括结肠癌和直肠癌,是消化道常见的恶性肿瘤之一。大肠癌以直肠癌最多见,其次为乙状结肠癌。近年来发病率呈上升趋势。

（一）病因

确切病因尚不清楚,可能与下列因素有关。

1. **饮食因素和运动**　长期进食高脂肪、高蛋白与低纤维素饮食使肠道中致癌物质产生和吸收增多。缺乏适度的体力活动者也易患大肠癌。

2. **癌前期病变和遗传**　与家族性息肉病、结肠腺瘤、溃疡性结肠炎、结肠血吸虫病肉芽肿等癌前期病变恶变,以及遗传因素等相关。

（二）病理及分型

根据病理形态大肠癌可分为三类。

1. **肿块型**　肿瘤向肠腔内生长,易发生溃疡。恶性程度较低,转移较晚,好发于右半结肠,尤其是回盲部。

2. **浸润型**　肿瘤沿肠壁呈环状浸润,易致肠腔狭窄而发生肠梗阻;转移较早,预后差。好发于左半结肠,特别是乙状结肠。

3. **溃疡型**　肿瘤向肠壁深层生长、向四周浸润,形成溃疡,转移较早,恶性程度高,是结肠癌最常见的类型。

常见组织学类型为腺癌,其次是黏液癌和未分化癌。淋巴转移是大肠癌最常见的转移方式,其他转移途径有直接蔓延、血行转移和种植转移。

二、护理评估

（一）健康史

了解病人的饮食嗜好及生活习惯,既往有无直、结肠慢性疾病史,询问其家族中有无类似的发病者。

（二）身心状况

1. **躯体表现**

(1) 结肠癌:①排便习惯和粪便性状改变,是最早出现的症状。多表现为排便次数增多、腹泻、便

秘,便中带血、脓或黏液。②腹痛,也是早期症状之一,常为定位不确切的腹部隐痛、胀痛或仅感腹部不适,合并肠梗阻时腹痛加重或呈阵发性绞痛。③腹部肿块,癌肿较大时,可触及质硬、固定、形态不规则、表面不光滑的肿块。④肠梗阻,为晚期表现,多表现为慢性低位不完全性肠梗阻。常表现为腹胀、腹痛和便秘。⑤全身表现,因慢性失血、癌肿溃烂或感染、毒素吸收等,病人可出现贫血、消瘦、乏力、低热等,晚期可出现肝大、黄疸、腹水、锁骨上淋巴结肿大及恶病质等。

由于癌肿的病理类型和部位的关系,右半结肠肠腔大,肠内容物稀薄,黏膜吸收力强,因此,右半结肠癌以全身中毒症状为主。左半结肠肠腔较小,肠内容物已成形,癌肿呈环状浸润,极易引起肠腔环状缩窄。因此,左半结肠癌以肠梗阻、便秘、腹泻和便血等症状为主。

考点:结肠癌最早出现的症状

(2)直肠癌:早期症状不明显,易被忽视。①直肠刺激症状:是最早出现的症状,病人有频繁便意、排便习惯改变、便前肛门部下坠感、排便不尽感、里急后重;晚期有下腹痛。②大便性质改变:病人常有便血、黏液血便及脓血便,易误诊为细菌性痢疾或内痔出血。血便是直肠癌最常见的症状。③大便形态改变及肠梗阻表现:当癌肿逐渐增大引起肠腔狭窄时可引起大便变形、变细,排便困难等;严重时可出现腹痛、腹胀、肠鸣音亢进等不完全性肠梗阻表现。④晚期症状:出现贫血、消瘦、肝大、黄疸、腹水等恶病质表现。

2. 心理-社会状况 除了具有恶性肿瘤病人的一般心理反应外,结直肠癌病人可能因排泄问题、特别是由于永久性人工肛门及排便方式的改变,病人会产生"不完全感"或"废人"等失落感,易造成病人自我形象紊乱、自尊受损等,易产生严重的精神抑郁、悲观和绝望等心理反应。

(三)辅助检查

1. 直肠指诊 是直肠癌的首选检查方法。75%以上直肠癌病人可用手指触及质硬、表面不光滑的肿块或环形狭窄,指套上常附有黏液或脓血。

考点:直肠癌首选的检查方法

2. 大便隐血检查 是普查或对高危人群进行初筛的手段。持续阳性者应行进一步检查。

3. 内镜检查 包括直肠镜、乙状结肠镜和结肠镜检查,是诊断大肠癌最有效、最可靠的检查方法,绝大多数大肠癌早期病变可通过内镜检查发现,并可取活组织送病理检查确诊。

4. 影像学检查 有 X 线钡剂灌肠造影,可显示充盈缺损、肠腔狭窄等征象。B 超、CT 等检查可发现转移癌。

5. 癌胚抗原(CEA)测定 对大肠癌的诊断、预后和复发有一定价值。

情境案例 18-5:问题 1 分析

病人孙先生可能发生了直肠癌。原因分析:①排便习惯改变(大便次数增多),大便性质改变(黏液脓血便);②伴有腹胀、下腹痛、乏力、低热、消瘦等表现,体重明显减轻;③平素喜欢进食高蛋白、高脂肪、低纤维素、煎炸食物。以上基本符合直肠癌的表现和特征。

该病人首选的检查方法是直肠指诊。

(四)治疗要点与反应

大肠癌以手术治疗为主,辅以化学治疗或放射治疗、中医药治疗等。手术治疗包括以下几种术式。

(1)结肠癌根治术:根据癌肿部位,选择右半结肠切除术、横结肠切除术、左半结肠切除术、乙状结肠切除术等术式。

(2)直肠癌根治术:根据癌肿与直肠位置的高低,有不同的手术方式。①经腹直肠癌根治术(Dixon 手术,保留肛门根治术)(图 18-9),适用于腹膜返折以上(距肛缘 5cm 以上)的直肠癌,经腹切除乙状结肠下段、大部分直肠和所属淋巴结,行直肠和乙状结肠残端吻合,保留肛门及其功能。②腹会阴联合直肠癌根治术(Miles 手术,不保留肛门的根治术)(图 18-10),适用于腹膜返折以下的直肠

癌,不能保留肛门,于病人左下腹行永久性结肠造口(人工肛门)。

(3)其他:对晚期大肠癌病人,已有远处转移,为处理肠梗阻等症状,可做姑息性切除、短路手术或结肠造口术等。

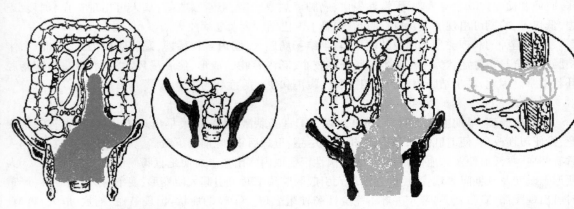

图18-9　经腹直肠癌切除(Dixon)范围　　　　图18-10　腹会阴联合直肠癌根治切除(Miles)范围

三、护理诊断与合作性问题

1. 焦虑/恐惧　与担心预后或害怕手术、结肠造口等影响生活、工作有关。

2. 营养失调:低于机体需要量　与恶性肿瘤高代谢率、围手术期营养摄入量不能满足机体所需有关。

3. 自我形象紊乱　与腹部结肠造口改变排便方式有关。

4. 潜在并发症:术后出血、感染、吻合口瘘、结肠造口狭窄、坏死及造口周围皮炎等。

四、护理目标

病人能够接受疾病的现实,心态平稳地配合医护治疗;病人营养状况能够维持或得到改善;病人能够适应自我形象的改变;病人无并发症发生或病情变化能够得到及时发现和处理。

五、护理措施

(一)术前护理

1. 一般护理　鼓励病人进食高蛋白、高热量、高维生素、易消化的少渣饮食,必要时少量多次输血,以纠正贫血和低蛋白血症,增强手术耐受力。有肠梗阻症状者需禁食、胃肠减压,补液纠正水电解质紊乱。

2. 病情观察　观察生命体征,注意有无缺水、出血等征象;观察病人腹痛、腹胀及排便情况,了解有无肠梗阻征象。

3. 配合治疗护理

(1)肠道准备:是手术前护理的重点。目的是减少术中污染,防止术后切口感染,有利于吻合口愈合。具体措施如下所述。

1)控制饮食:术前2~3日流质饮食,有肠梗阻者禁食、补液。

2)清洁肠道

A. 导泻:术前2~3日口服液状石蜡20~30ml或硫酸镁15~20g,以加速排出肠内容物。

B. 灌肠:术前1日晚及术日晨做清洁灌肠,宜选用细肛管,轻柔插入,禁用高压灌肠,以免癌细胞扩散。

C. 全肠道灌洗:术前12~14小时开始口服37℃左右等渗平衡电解质液(用氯化钠、碳酸氢钠、氯化钾配制),总灌注量约6000ml,灌注时间为3小时左右,产生容量性腹泻,达到清洁肠道的目的;也可

于术前日口服甘露醇导泻,清洁肠道作用较快。

3)应用肠道抑菌药:术前3日开始口服新霉素、甲硝唑等肠道不吸收的抗生素,以抑制肠道细菌;同时补充维生素K,以补充因服用肠道抑菌药后维生素K的合成及吸收障碍。

(2)其他准备:直肠癌病人术前2日每晚用1:5000高锰酸钾溶液坐浴,女病人做阴道冲洗。术日晨留置胃管和导尿管。做好其他常规术前准备。

考点:大肠癌的术前护理重点

情境案例18-5:问题2分析

病人术前最重要的护理措施是充分的肠道准备,包括:①控制饮食;②清洁肠道;③应用肠道抑菌药等。

4. 心理护理　　了解病人的心理状况,尤其是对需做人工肛门者,根据病人的心理承受能力,与家属共同做好安慰和耐心、细致的解释工作,尽量减轻或消除病人恐惧、绝望心理,让病人面对现实,正视疾病和治疗,增强战胜疾病的信心,使病人能更好地配合手术治疗与护理。

(二)术后护理

1. 一般护理

(1)体位与活动:病情平稳后取半卧位,鼓励病人多翻身及早期下床活动。

(2)饮食与营养:禁饮食,持续胃肠减压,静脉补液。待2~3天后,肛门排气或结肠造口开放后,可停止胃肠减压,开始进少量流质饮食,若无腹胀不适,可改为半流质饮食;1周后改为少渣饮食,2周左右可进普食。饮食以高热量、高蛋白、少渣为主。

2. 病情观察　　严密观察意识和生命体征;观察腹部及会阴部切口敷料、伤口情况,注意有无出血、感染等;观察各种引流情况。

3. 配合治疗护理

(1)引流管护理:病人术后置腹腔引流管或骶前引流管,要妥善固定,保持引流管通畅,每天观察并记录引流液的颜色、性状和量,及时更换引流袋。骶前引流应负压吸引,保持引流通畅;引流管一般放置5~7天,引流液量少、色变淡,可考虑拔管。

(2)导尿管护理:术后常规留置导尿管1~2周,保持引流通畅,每天观察尿液情况,并做好详细记录,同时每天冲洗膀胱1次,尿道口护理每天2次,以防泌尿系感染。拔管前先夹管1~2日,每4~6小时或病人有尿意时开放,以训练膀胱功能。

(3)结肠造口(人工肛门)护理:是术后护理重点。①结肠造口开放前,及时更换渗湿的敷料,以防浸渍皮肤。②术后2~3天造口开放后,宜取左侧卧位,并采取措施将造口与腹部切口隔离,及时清理流出的粪液,造口周围皮肤涂氧化锌软膏保护,以防止粪液刺激皮肤导致皮肤发炎、糜烂。③1周后,遵医嘱定时用温盐水经结肠造口灌肠,以促使形成规律的排便习惯。④起床活动时,协助病人佩带肛袋。⑤恢复饮食后,鼓励病人多吃新鲜蔬菜、水果,适当增加活动量,保持大便通畅;若进食后3~4日未排粪便,可用液状石蜡或肥皂水经结肠造口做低压灌肠,插入深度不要超过10cm,防止肠管损伤。

考点:人工肛门的护理要点

(4)术后放疗或化疗:参见第11章"肿瘤病人的护理"。

(三)健康指导

1. 注意休息,参加适量体力活动和社交活动　　逐渐增强体力,保持心情舒畅,但6周内不要提举超过6kg的重物。

2. 饮食指导　　合理安排饮食,应进食产气少、少渣、易消化、营养丰富的饮食;避免生、冷、硬、高脂、辛辣刺激性食物,注意饮食卫生。

3. 指导病人正确使用人工肛门袋(肛袋)　　①选择袋口大小合适的肛袋。②佩带肛袋前,先用中

性肥皂或 0.5% 的氯己定溶液将造口周围皮肤洗净,擦干后涂氧化锌软膏以保护皮肤,将袋囊朝下,袋口敷贴于造口处,然后用弹力腰带将肛袋固定于腰间。③肛袋内粪便或分泌物充满 1/3 以上时,应及时更换清理。④每次更换肛袋时,应注意清洁并保护皮肤,避免用硬手纸用力擦拭,以免损伤肠黏膜及周围皮肤,并注意观察结肠造口色泽、周围皮肤情况。⑤若使用一次性肛袋,应经常更换;对非一次性肛袋,应备有 3~4 个,交替使用,并能及时清洗、消毒、晾干后备用。⑥已建立定时排便习惯或粪便已成形,可不带肛袋,仅于结肠造口覆盖清洁敷料即可。

4. 出院指导　病人出院后应定时扩张造口,每 1~2 周 1 次,持续 2~3 个月;若出现造口狭窄、排便困难,及时就诊;指导病人养成定时排便的习惯。

5. 复诊　病人出院后,每 3~6 个月复查 1 次,以便及时发现复发、转移等情况。根据疗程继续接受化疗或放疗,定期复查血常规。若出现腹痛、切口红肿、结肠造口异常等情况,应及时复诊。

6. 预防教育　大肠癌的癌前期病变,如结直肠息肉、腺瘤、溃疡性结肠炎等要及时治疗或随访;改变不良的饮食习惯,保持大便通畅。

六、护 理 评 价

病人是否能够接受疾病的现实,心态是否平稳地配合医护治疗;病人营养状况是否能够维持或得到改善;病人是否能够适应自我形象的改变;病人有否发生并发症,或病情变化能否得以及时发现和处理。

第 6 节　常见直肠肛管良性疾病病人护理

一、痔

情境案例 18-6

赵先生是一位搬运工,3 年前出现排便时粪便表面带血,反复发作,无疼痛,未做处理。近来除了大便带血外,还有便后肿物脱出,且不能自行回复,需用手推回。病员长期饮酒和喜欢进食辛辣食物。

问题:

1. 病人发生了什么状况?

2. 如何对赵先生进行健康指导,避免此病的复发?

(一) 概述

痔是直肠下段黏膜下或肛管皮肤下静脉丛淤血扩张和迂曲形成的静脉团。痔可发生于任何年龄段,但多见于成年人。

1. 病因

(1) 解剖因素:直肠上静脉丛位于门静脉系的最低位,且无静脉瓣,静脉回流困难;直肠上下静脉丛壁薄,位置表浅,缺乏周围组织支持,易形成静脉扩张。

(2) 腹内压增高:如习惯性便秘、久坐久站、长期排尿困难、腹水、妊娠、盆腔肿瘤等使腹内压增高的因素均影响静脉回流,静脉易于淤血扩张。

(3) 局部炎症和饮食因素:如直肠下段和肛管的慢性感染,使静脉壁纤维化,失去弹性;长期饮酒、喜食辛辣食物等容易导致痔的发生。

(4) 其他:年老体弱、营养不良可使局部组织萎缩无力,静脉易淤血扩张。

2. 分类　痔可分为内痔、外痔、混合痔(图 18-11)。内痔位于齿状线以上,是直肠上静脉丛扩张、迂曲形成的静脉团,表面覆盖直肠黏膜;外痔位于齿状线以下,由直肠下静脉丛扩张、迂曲形成,表面覆盖肛管皮肤;混合痔位于齿状线上、下,是由直肠上、下静脉丛相互吻合、扩张、迂曲所形成,表面覆

盖既有皮肤又有黏膜。

考点:内痔、外痔、混合痔的区别

(二) 护理评估

1. 健康史 了解有无久坐、久站或便秘、排尿困难、妊娠、盆腔肿瘤等引起腹内压增高的因素;了解有无直肠、肛管的慢性感染史;了解有无长期饮酒、喜辛辣食物史等。

2. 身心状况

(1) 躯体表现

1) 内痔:主要表现为排便时无痛性出血和痔核脱出。根据病程,内痔可分三期(表18-3)。

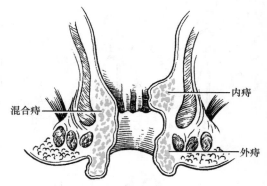

图 18-11 痔的分类

表 18-3 三期内痔的特征

分期	便血	痔核脱出	疼痛
Ⅰ期	排便时出血或便后滴血	无痔核脱出	无
Ⅱ期	排便出血加重,甚至喷射状	便时痔核脱出,便后自行回纳	无
Ⅲ期	出血量常减少	腹内压增高时痔核即脱出,不能自行回缩	继发感染时疼痛,痔核嵌顿于肛外可剧痛

考点:三期内痔的临床特征

2) 外痔:一般外痔在肛缘呈局限性隆起,常无明显症状,有时可有肛门外异物感。如过度用力排便,可使曲张静脉破裂,血液在皮下形成血凝块,称为血栓性外痔,局部出现剧痛,查肛管皮下可见暗紫色肿物,边界清楚,有明显触痛。如并发感染,又称炎性外痔,局部出现红肿热痛,也可形成脓肿。

3) 混合痔:兼有内、外痔的临床特征。

> **情境案例 18-6:问题 1 分析**
>
> 病人赵先生是内痔Ⅲ期。原因分析:①中年男性,反复发作的无痛性便血;②便后有肿物脱出,且不能自行回复,需用手推回;③病人长期饮酒和喜欢进食辛辣食物病史。以上符合内痔Ⅲ期的表现和特征。

(2) 心理-社会状况:痔常引起无痛性便血,病人常有紧张、焦虑及恐惧感;因病程迁延时间长,且反复发作,给病人生活、工作带来痛苦和不适而产生焦虑的心理反应。

(3) 辅助检查

1) 检查体位:① 膝胸位,临床上最常用,病人屈膝跪伏于床上,双肘着床,头部垫枕,臀部抬高,适用于一般病人的短时间检查(图18-12)。② 侧卧位,多取左侧卧位,左下肢微屈,右下肢髋和膝部各屈90°,适用于年老体弱或重症病人(图18-13)。③ 截石位,适用于肛门手术(图18-14)。④ 蹲位,病人下蹲,用力增加腹压,适用于检查内痔脱出或直肠脱垂等(图18-15)。

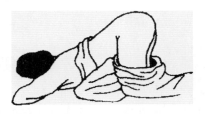

图 18-12 胸膝位

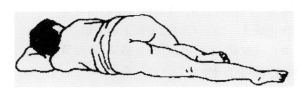

图 18-13 左侧卧位

考点:直肠肛管疾病的检查体位

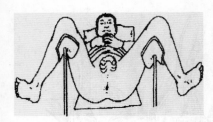

图 18-14　截石位

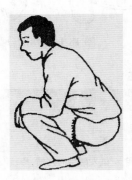

图 18-15　蹲位

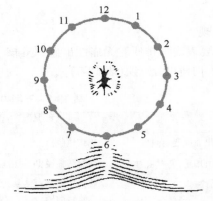

图 18-16　肛门检查的时钟定位法（截石位）

2）配合直肠指诊和内镜检查

A. 准备工作：检查应在检查室进行，或在治疗室内将屏风围起。应向病人家属说明检查的目的和方法，解除疑虑，使病人合作。内镜检查前嘱病人排空大小便，或进行灌肠排便。检查前护士应将内镜接通电源，备无菌手套、液状石蜡、长棉签及卫生纸。另备盛有标本固定液的小瓶，备留送活组织病理检查用。

B. 检查过程：检查时先安置好合适体位，对好光源。不论何种检查均须先做直肠指诊。检查者戴手套，蘸液状石蜡后，先用指腹部轻压肛门，嘱病人深呼吸，放松肛门括约肌，然后将示指缓缓深入肛管和直肠，检查肛管和直肠壁有无肿块、触痛，注意指套有无黏液血迹。必要时行内镜检查。妇女月经期、肛裂、肛门狭窄、肛周急性感染的病人，不做内镜检查。

C. 记录：肛管直肠病变时先写明何种体位，再用时针定位法记录病变的部位。例如，截石位肛门前方正中应记作"截石位12点"，后方正中为"截石位6点"；膝胸位则相反（图18-16）。

3）实验室及其他检查：①血常规，对病史较长的病人了解有无发生贫血；②内镜检查，可确定内痔的部位和数量。

3. 治疗要点与反应

（1）非手术治疗：①注射疗法，适用于Ⅰ~Ⅱ期内痔。注射硬化剂（5%鱼肝油酸钠等）于黏膜下痔血管周围，产生无菌性炎症，使黏膜下组织、静脉丛纤维化，使痔萎缩而愈。②胶圈套扎疗法，适用于各期内痔。利用橡皮圈的弹性套扎痔核，使其缺血、坏死、脱落，达到治疗的目的。痔核较多时，可分次套扎。

（2）手术治疗：①痔单纯切除术，适用于Ⅱ~Ⅲ期内痔和混合痔。②血栓性外痔，采用手术剥除血栓，结扎血管。

（三）护理诊断与合作性问题

1. 疼痛　　与痔核脱出、感染或手术创伤有关。

2. 知识缺乏　　缺乏对痔相关知识的了解。

3. 潜在并发症：术后出血、伤口感染、尿潴留。

（四）护理目标

病人术后疼痛减轻；病人能说出痔的发病原因及预防等相关知识；病人并发症得到有效预防或处理。

（五）护理措施

1. 非手术治疗及术前护理

（1）一般护理

1）饮食：鼓励病人多饮水，多吃蔬菜、水果及含粗纤维食物，以利通便。忌食辛辣刺激性食物、忌烟酒。

2）保持大便通畅：养成每日定时排便的习惯。对年老体弱者要鼓励其进行适当的活动，进食粗纤维食物等以保持排便通畅；对习惯性便秘的病人，每日服适量蜂蜜，多数能自行缓解；对便秘较严重者，可服用液状石蜡等缓泻药物；较长时间未排便者，可用开塞露20ml肛门注入或肥皂水灌肠通便。

考点：保持排便通畅的护理措施

3）适当保健活动：对长久站立或坐位工作的人，应适当参加体育活动。年老体弱者更应适当活动。指导病人进行肛门括约肌舒缩活动，促进盆腔静脉回流。每次肛门收缩时，持续缩紧3秒钟以上，然后放松，连续活动10~15分钟，早晚锻炼，坚持数日便有疗效。

4）保持肛门清洁：每日便后清洗肛门，及时治疗直肠肛管感染性疾病。

5）肛门坐浴：可清洁肛门，改善血液循环，促进炎症吸收，同时还可缓解括约肌痉挛，减轻疼痛。方法：选用高度适宜的坐浴盆，放入温水（40~43℃）或加入1：5000的高锰酸钾溶液，将整个会阴部浸于热水中，每日2~3次，每次20~30分钟。对年老体弱者坐浴结束后给予搀扶，以免跌倒。

考点：肛门坐浴的目的和方法

（2）病情观察：注意观察病人排便及便时出血情况，并做好记录。

（3）术前护理：按外科一般术前常规护理。一般不限制饮食，或术前1日少渣饮食。每晚坐浴，清洁肛门、会阴部。手术前晚或手术日晨进行灌肠。

2. 术后护理

（1）一般护理：①饮食，术后3日进流质或半流质饮食，以后逐步改为普通饮食。②病情许可，鼓励病人早活动，预防便秘。

（2）病情观察：内痔术后伤口出血是常见并发症。有时出血积聚在直肠内可达数百毫升，病人出现神志淡漠、面色苍白、出冷汗、头晕、心慌、脉细速等内出血表现，并伴有肛门下坠感、急迫排便感，或排出大量鲜血和血块，严重者发生失血性休克。故术后应定时测血压、脉搏，观察伤口敷料渗血情况。如有内出血表现，应及时报告医生并做相应处理。同时，应注意观察有无肛门失禁、切口感染、肛门狭窄等并发症。

（3）配合治疗护理

1）止痛：肛管手术后因括约肌痉挛或肛管内敷料填塞过多而引起伤口疼痛加剧。如检查发现肛管内敷料填塞过紧，应予松解。一般术后1~2日内给予止痛剂，并在术后首次排便之前再用一次。也可用温水坐浴、局部热敷、涂敷消炎止痛软膏等，以缓解疼痛。

2）伤口护理：肛门手术后，多数伤口敞开不缝合，每日均需换药。排便后伤口被粪便污染，应先清洗，再用1：5000高锰酸钾溶液或温水坐浴，最后再换药。

3）处理尿潴留：术后病人因麻醉、手术刺激、伤口疼痛、肛管填塞敷料过紧及不习惯床上排尿而引起尿潴留，可采用止痛、下腹部热敷、诱导排尿、暂松解填塞等措施，多能自行排尿。经上述处理后仍不能排尿者应在无菌操作下导尿。

4）排便护理：术后不必限制排便，应保持排便通畅。术后3日未解大便者，应口服液状石蜡或少量番泻叶冲服等以助通便。术后7~10日内一般不灌肠。

3. 心理护理　了解病人的心理反应，讲解痔形成的原因及相关防治知识，消除病人因害羞而拒医的心理状态，及时处理因疾病带来的痛苦和不适，使病人树立战胜疾病的信心，积极配合治疗检查和护理。

4. 健康指导　指导病人多吃水果、蔬菜,少进辛辣食物,戒烟酒。向病人介绍保持肛门清洁卫生的意义及方法,帮助病人培养便后清洗肛门的卫生习惯;养成定时排便的习惯;避免久站或久坐,久坐后应做适当运动;指导和鼓励病人进行肛门肌肉舒缩运动。

情境案例18-6:问题2分析

①指导病人多饮水、多吃新鲜水果、蔬菜,避免进食辛辣刺激性食物,戒烟酒;②注意保持肛门清洁卫生;③养成良好的定时排便的习惯,保持大便通畅;④避免久坐久站,久坐久站后应做适当运动;⑤指导病人进行肛门肌肉舒缩运动等。

(六) 护理评价

病人术后疼痛是否减轻;病人是否能说出痔的发病原因及预防等相关知识;病人并发症是否得到有效预防或处理。

二、肛　裂

情境案例 18-7

42岁的刘女士是单位会计,因排便疼痛2个月入院。病人有习惯性便秘史3年,常需服药后才能顺利排便,近2个月来排便时及便后肛门疼痛,尤以排便后疼痛更为剧烈,常持续半个小时以上,大便表面常带有少量鲜红色血。查体:一般情况好,心、肺、腹未见异常,肛门后正中线上有一长约1.2cm的梭形溃疡裂隙,表现有脓性分泌物。

问题:

1. 病人出现肛门疼痛的原因。
2. 如何帮助刘女士预防此病和防止复发?

肛裂是肛管皮肤全层裂开继发感染后形成的慢性溃疡,常发生在肛管后正中线。长期便秘的病人,因粪便干硬,大便时用力过猛,可撕裂肛管皮肤,继发感染,形成慢性溃疡。因粪便反复摩擦、污染,同时肛门括约肌痉挛造成局部缺血,以致溃疡难以愈合。

考点:肛裂的病因

(一) 临床表现

1. 疼痛　排便时和排便后肛门剧痛,是肛裂的主要症状。排便时疼痛是由于肛管扩张及粪块刺激溃疡面所致;排便后疼痛是由于肛门括约肌痉挛收缩,压迫肛裂溃疡所致。排便后疼痛常更剧烈,可持续数分钟至数小时。

情境案例18-7:问题1分析

病人刘女士发生肛门疼痛的原因:①排便时由于肛管扩张及粪块刺激溃疡面所致;②排便后由于肛门括约肌痉挛收缩,压迫肛裂溃疡所致。

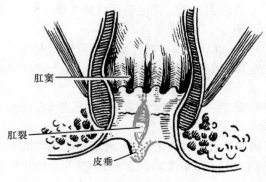

图18-17　肛裂

2. 便秘　既是肛裂的病因,也是肛裂的表现。由于排便剧痛,病人往往惧怕疼痛不敢排便,使原来的便秘加重,粪便更加干硬,排便时及排便后疼痛更剧烈,形成恶性循环。

3. 出血　排便时在粪便表面或手纸上可见少量鲜血。

4. 肛门检查　用手轻轻将肛门分开,可见肛管后正中线部位有梭形裂口(图18-17)。新鲜肛裂色鲜红,边缘皮肤薄而软;慢性肛裂较深且色灰,边缘皮肤较硬。常在溃疡远端可见结缔组织增生形成

的袋状皮垂,称前哨痔。肛裂、前哨痔和肛乳头肥大常同时存在,称为肛裂"三联征"。对肛裂病人一般禁做直肠指诊或肛门镜检,以免引起或加重病人疼痛。

考点:肛裂的临床表现

(二) 治疗及护理要点

对初发病者,可通过调节饮食、口服缓泻药物,养成每日定时排便的习惯,以保持排便通畅。便后坐浴,局部涂抗炎止痛软膏,或在溃疡基底封闭注射等以促进溃疡愈合。对陈旧性肛裂常需要手术切除,术后不缝合。坚持肛门坐浴和换药,促进伤口及早愈合。

情境案例18-7:问题2分析

①指导和鼓励病人多运动,多饮水,多食新鲜蔬菜、水果和粗纤维食物;②养成每日定时排便的习惯,保持大便通畅,有便秘者应及时治疗;③养成良好的卫生习惯,保持肛门清洁;④出院后若发现异常应及时到医院复诊。

三、直肠肛管周围脓肿

直肠肛管周围脓肿是发生于直肠肛管周围软组织间隙的急性化脓性感染。多数继发于肛窦炎,少数可因直肠肛管损伤后感染所致。常见致病菌为大肠埃希菌。按脓肿所在部位分为肛旁皮下脓肿、坐骨肛管间隙脓肿和骨盆直肠间隙脓肿(图18-18)。

考点:引起直肠肛管周围脓肿最常见的原因

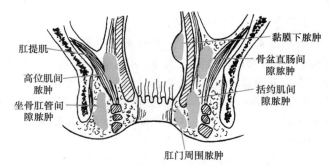

图 18-18　直肠肛管周围脓肿

(一) 临床表现

直肠肛管周围脓肿的临床特点见表18-4。

表 18-4　三种直肠肛管周围脓肿的临床特点

类型	局部症状	全身症状	直肠指诊
肛旁皮下脓肿	肛周持续性疼痛,皮肤红肿、压痛,脓肿形成后有波动感	较轻	一般不做
坐骨肛管间隙脓肿	肛门疼痛,局部红、肿、热、痛,可出现直肠刺激征或排尿困难	明显	肛管内有触痛、隆起、波动感
骨盆直肠间隙脓肿	不甚明显,当炎症波及直肠和膀胱时,可出现直肠刺激征或排尿困难	明显	较深处有局限性隆起、触痛,或有波动感

(二) 治疗及护理要点

发病初期,局部热敷、理疗或温水坐浴,每日2~3次;保持排便通畅;应用抗生素控制感染。一旦脓肿形成应及时切开引流。做好伤口护理,每日排便后用1:5000的高锰酸钾溶液坐浴,再更换敷料。

四、肛　瘘

肛瘘指肛管或直肠远端与肛周皮肤间形成的感染性瘘管。多数因直肠、肛管周围脓肿破溃,或切开引流以后未彻底愈合而形成。肛瘘一般由内口、瘘管、外口组成。外口位于肛周皮肤,内口在肛管或直肠下段。凡瘘管在肛门外括约肌深部以下者为低位肛瘘;在外括约肌深部以上并跨越外括约肌深部者即为高位肛瘘。只有一个瘘管者为单纯性肛瘘;有多个瘘管或瘘口即为复杂性肛

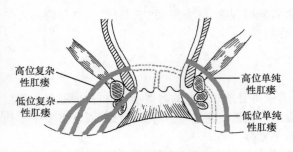

高位复杂性肛瘘
低位复杂性肛瘘
高位单纯性肛瘘
低位单纯性肛瘘

图 18-19　肛瘘分类

瘘（图 18-19）。

（一）临床表现

肛门周围外瘘口不断有少量脓性分泌物排出，可刺激皮肤引起肛周瘙痒不适、湿疹，内裤经常被脓液污染。如外口暂时愈合，由于引流不畅，瘘管内脓液积聚，可引起局部红、肿、热、痛，伴有全身发热、乏力等急性发作的表现。当脓液再次穿破排出后，症状可减轻或消失，反复形成脓肿是肛瘘的特点。肛瘘反复发作蔓延扩散，则形成复杂性肛瘘。高位肛瘘还可有粪便和气体自外口处排出。检查时可见肛周皮肤上有数目不等的呈乳头状隆起的外口，挤压外口可有少许脓性分泌物流出；直肠指检在齿状线附近或其上方可触及索条状的瘘管。

（二）治疗及护理要点

肛瘘通常不能自行愈合，必须采取手术治疗。低位肛瘘一般采用挂线疗法（图 18-20）或手术切除，高位肛瘘以挂线疗法为主，对复杂性肛瘘常需分期处理。挂线疗法一般用探针引导橡皮筋穿过瘘管并拉紧结扎，使被结扎处组织发生血运障碍而坏死，这种方法使瘘管及其周围组织在逐步"切开"的同时，基底创面也逐渐粘连愈合，直至橡皮筋脱落，瘘管愈合。由于肛管直肠环也是边切开边愈合，避免了被一次性切断而引起的肛门失禁。肛瘘病人应保持排便通畅，保持肛门部清洁，并用 1：5000 的高锰酸钾溶液温水坐浴。术后 2~3 天内进半流质少渣饮食，一般不控制排便，但要保持大便通畅；3 日后可口服液状石蜡以软化大便，防止便秘。术后第 2 日开始换药，排便后及换药前均应用 1：5000 高锰酸钾溶液温水坐浴。

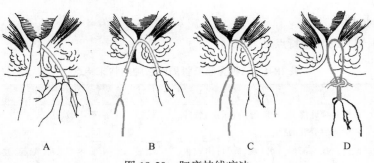

A　　B　　C　　D

图 18-20　肛瘘挂线疗法

小结

胃肠疾病种类较多，但大多都有胃肠道的一般症状，如腹痛、恶心、呕吐、排便异常等。且大多数胃肠疾病如胃、十二指肠溃疡并发穿孔或大出血、急性阑尾炎、肠梗阻等病人常以急腹症入院治疗，病人病情急重、复杂、变化快，必须在短时间内做好术前的准备，并严密观察病情的变化，及时发现和处理各种并发症的发生。护理的重点是做好胃肠减压术护理，加强营养支持和饮食指导，加强心理护理和健康宣教，促进病人身心康复。胃癌是最常见的消化道恶性肿瘤，早期症状不典型。大肠癌早期症状为少量便血或排便习惯的改变，直肠指检是直肠癌的首选检查方法。对直肠癌行 Miles 手术病人，重点要做好结肠造口的护理，并教会病人自我护理。对直肠肛管疾病，应合理指导病人饮食，做好肛门坐浴的护理，术后观察有无出血、感染、肛门失禁等并发症，及时处理伤口疼痛、尿潴留、便秘等不适。

（区美琼　唐少兰　张　德）

自 测 题

A₁型题

1. 胃、十二指肠溃疡穿孔的 X 线检查所见为
   - A. 双侧横膈抬高
   - B. 膈下游离气体
   - C. 胃泡扩张
   - D. 肠管扩张
   - E. 胃内有液平面

2. 胃癌的主要转移方式为
   - A. 直接蔓延
   - B. 血行转移
   - C. 淋巴转移
   - D. 腹腔种植
   - E. 直接至卵巢

3. 急性阑尾炎最主要的病因是
   - A. 阑尾损伤
   - B. 神经反射
   - C. 急性腹膜炎扩散
   - D. 全身感染
   - E. 阑尾腔梗阻

4. 急性阑尾炎最典型的症状是
   - A. 发热
   - B. 转移性右下腹痛
   - C. 食欲减退
   - D. 腹泻
   - E. 恶心、呕吐

5. 急性阑尾炎手术治疗后,预防术后肠粘连最重要的措施是
   - A. 给予半坐卧位
   - B. 补液、抗感染
   - C. 进行深呼吸运动
   - D. 早期下床活动
   - E. 合理增加营养

6. 下列哪项不是肠梗阻病人的临床表现
   - A. 腹痛
   - B. 腹胀
   - C. 呕吐
   - D. 腹泻
   - E. 肛门停止排便排气

7. 非手术治疗肠梗阻最重要的方法是
   - A. 禁食、胃肠减压
   - B. 补液
   - C. 抗感染
   - D. 对症处理
   - E. 纠正酸碱失衡

8. 结肠造口病人出院后可以进食的蔬菜是
   - A. 芹菜
   - B. 韭菜
   - C. 洋葱
   - D. 辣椒
   - E. 菜花

9. 肛裂形成的主要原因是
   - A. 腹泻
   - B. 肠炎
   - C. 便秘
   - D. 痔
   - E. 腹压增加

10. 痔切除术后第1天,应密切观察
    - A. 排便情况
    - B. 排尿情况
    - C. 伤口出血
    - D. 肛门疼痛
    - E. 肠功能恢复情况

A₂型题

11. 病人,男性,38 岁。阑尾穿孔合并腹膜炎手术后第 7 天,体温39℃,伤口无红肿,大便次数增多,混有黏液,伴里急后重。该病人可能并发了
    - A. 肠炎
    - B. 肠粘连
    - C. 盆腔脓肿
    - D. 膈下脓肿
    - E. 细菌性痢疾

12. 病人,男性,38 岁。诊断为"阑尾周围脓肿",病人行阑尾切除的时间应在体温正常
    - A. 1 个月后
    - B. 2 个月后
    - C. 3 个月后
    - D. 4 个月后
    - E. 5 个月后

13. 病人,男性,25 岁。进食后出现上腹阵发性疼痛,并伴有腹胀,恶心、呕吐,肛门停止排便排气。腹软,轻压痛,肠鸣音亢进,可见肠型。最有意义的检查是
    - A. 腹部 CT
    - B. 纤维结肠镜检查
    - C. B 超
    - D. 腹部 X 线片
    - E. 腹部穿刺

14. 患儿,8 个月。阵发性哭闹,进乳后即呕吐,大便呈果酱样黏液便,右侧腹部可触及 1.5cm×3.0cm 腊肠样有压痛肿块,应考虑为
    - A. 肠套叠
    - B. 阑尾炎
    - C. 腹腔肿瘤
    - D. 肠扭转
    - E. 急性肠炎

15. 病人,女性,28 岁。进食后出现上腹阵发性疼痛,并伴有腹胀,恶心、呕吐,呕吐物为胃内容物,肛门停止排便排气。腹软,轻压痛,肠鸣音亢进,可见肠型。下列护理措施错误的是
    - A. 半卧位
    - B. 胃肠减压
    - C. 禁食、禁水
    - D. 吗啡止痛
    - E. 静脉营养支持

16. 病人,女性,42 岁。因降结肠癌行左半结肠切除术,术后严禁的护理措施是
    - A. 留置导尿管,每天 2 次尿道口护理
    - B. 定期挤压引流管,保持通畅
    - C. 麻醉恢复后改为半卧位
    - D. 保持切口周围清洁、干燥
    - E. 术后 5 天未解大便,予灌肠通便

17. 病人,男性,30 岁。肛门周围脓肿手术切开引流后。手术当日,伤口疼痛,夜间不能入睡。值班护士采取的护理措施不正确的是

A. 观察引流颜色、量　　B. 保持引流通畅

C. 伤口内填塞敷料　　D. 涂敷消炎止痛软膏

E. 敷料渗透后,应及时更换

18. 病人,女性,34 岁。肛周伤口反复破溃伴有少量溢液,在此种情况发生前,病人最可能患有

   A. 内痔　　　　　　　B. 外痔

   C. 肛裂　　　　　　　D. 肛瘘

   E. 肛门周围脓肿

19. 病人,男性,27 岁。用力排便后肛门剧烈疼痛,伴少量鲜血。该病人的护理措施中错误的是

   A. 用 1:5000 高锰酸钾温水坐浴

   B. 行直肠指检以明确诊断

   C. 嘱病人多喝水和进粗纤维食物

   D. 可行扩肛疗法

   E. 养成良好的排便习惯

20. 病人,男性,37 岁。反复呕吐 1 个月就诊。既往有溃疡病史 15 年,诉近 1 个月来常于晚上出现呕吐,且呕吐量较大,呕吐物为带有酸臭味宿食,不含胆汁。查体:中度营养不良,脱水貌,消瘦,上腹膨隆,可见胃蠕动波,上腹部可闻及振水声。诊断为瘢痕性幽门梗阻。该病人术前准备护理措施中错误的是

   A. 术前 3 天胃肠减压

   B. 纠正电解质及酸碱失调

   C. 纠正脱水

   D. 纠正贫血、低蛋白

   E. 术前 3 天用温水洗胃

A₃/A₄型题

(21~23 题共用题干)

   病人,男性,20 岁。饭后剧烈运动后突然出现脐周疼痛,呈持续性疼痛、阵发性加剧,并向腰背部放射,伴恶心,呕吐,腹部 X 线显示孤立突出胀大的肠袢。

21. 应考虑发生了

   A. 肠扭转　　　　　　B. 肠套叠

   C. 急性阑尾炎穿孔　　D. 肠肿瘤

   E. 胃十二指肠穿孔

22. 最合适的治疗是

   A. 禁食、胃肠减压　　B. 口服液状石蜡

   C. 低压灌肠　　　　　D. 手术解除肠扭转

   E. 抗休克

23. 若需手术治疗,下列哪项不可能是该病人术后的并发症

   A. 吸入性肺炎　　　　B. 腹腔感染

   C. 肠瘘　　　　　　　D. 肠粘连

   E. 倾倒综合征

(24~26 题共用题干)

   病人,男性,70 岁。习惯性便秘多年,近 2 周来,排便时疼痛伴出血,经检查,肛管皮肤全层裂开,形成溃疡,诊断为肛裂。采用坐浴等非手术治疗。

24. 该病人做直肠肛管检查时最合适的体位是

   A. 蹲位　　　　　　　B. 左侧卧位

   C. 右侧卧位　　　　　D. 膝胸位

   E. 截石位

25. 该病人肛门坐浴的水温应为

   A. 20~26℃　　　　　B. 30~36℃

   C. 40~43℃　　　　　D. 45~50℃

   E. 50~60℃

26. 该病人肛门坐浴的时间一般为

   A. 5~10 分钟　　　　B. 10~15 分钟

   C. 15~20 分钟　　　　D. 20~30 分钟

   E. 30~40 分钟

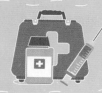

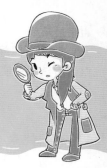

第19章
肝胆胰疾病病人的护理

肝胆胰疾病在我国广大地区是一种常见病、多发病。病人发病急、易出现并发症,需采取紧急处理措施。护理人员应正确认识肝胆胰疾病发生的原因、类型,掌握肝胆胰疾病的表现、诊断、治疗和护理,加强健康指导,预防和减少肝胆胰疾病的发生、发作,避免引起严重的并发症。

第1节 门静脉高压症病人的护理

情境案例 19-1

李女士有乙型肝炎病史20年,反复呕血、黑便2个多月入院治疗。医生诊断为肝硬化、门静脉高压症、胃底-食管静脉曲张破裂出血。经术前充分准备后,拟行分流术。

问题:

1. 什么是分流术?
2. 该病人有哪些主要的护理诊断?

一、概　　述

门静脉高压症指门静脉血流受阻,血流淤滞,导致门静脉系统压力增高,继而出现脾大、脾功能亢进、食管-胃底静脉曲张及破裂出血、腹水等一系列临床表现的病症。门静脉正常压力为13~24cmH₂O（1.27~2.35kPa）。门静脉高压时,压力可增至30~50cmH₂O。

知识拓展

门静脉系与腔静脉系之间的交通支

见图19-1:①胃底-食管下段交通支:临床上最重要,门静脉血流经胃冠状静脉、胃短静脉,通过食管-胃底静脉与奇静脉、半奇静脉的分支吻合,流入上腔静脉。②直肠下段-肛管交通支:门静脉血流经肠系膜下静脉、直肠上静脉与直肠下静脉、肛管静脉吻合,流入下腔静脉。③前腹壁交通支:门静脉的血流经脐旁静脉与腹壁上、下静脉吻合,流入上、下腔静脉。④腹膜后交通支:肠系膜上、下静脉的分支与下腔静脉的分支在腹膜后相互吻合。门静脉系与腔静脉系之间存在的四个交通支,在正常情况下都很细小,血流量很少,当门静脉高压症时,这些交通支才开放。

(一)病因

肝炎后肝硬化或血吸虫病性肝硬化所致的肝内型门静脉高压症,在我国最为常见。此外,肝外门静脉血栓形成、门静脉先天性畸形、肝门区肿瘤压迫等也可造成肝前性门静脉高压症。

(二)病理生理

门静脉高压症形成后,主要有三方面的病理生理改变。

1. 脾肿大和脾功能亢进　脾窦长期充血,使脾内纤维组织增生、脾髓细胞再生、单核-吞噬细胞增生和脾脏破坏血细胞的功能亢进。

2. 门-腔静脉交通支曲张　其中,以胃底-食管下段交通

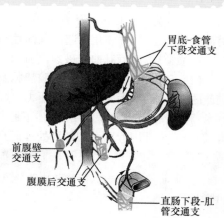

图 19-1　门-腔静脉交通支

胃底-食管下段交通支

前腹壁交通支

腹膜后交通支

直肠下段-肛管交通支

支曲张最重要。

3. 腹水 门静脉系毛细血管滤过压增加,肝硬化使肝内淋巴液回流受阻并从肝表面渗出、肝合成血清蛋白减少使血浆胶体渗透压降低、体内醛固酮和抗利尿激素增加等多种因素促成腹水形成。

考点:门静脉高压症最重要的交通支

二、护理评估

(一) 健康史

询问病人有无病毒性肝炎、肝硬化、血吸虫病及长期饮酒等病史;有无呕血、黑便史及有无腹内压升高等因素。

(二) 身心状况

1. 躯体症状

(1) 脾肿大、脾功能亢进:早期即可有不同程度的脾肿大,伴有脾功能亢进时,表现为贫血、出血倾向,血常规显示全血细胞减少。

(2) 呕血和黑便:食管-胃底曲张静脉破裂大出血,是最危险的并发症,出血量大,一次可达1000～2000ml,表现为呕血和黑便。出血常难以自止,极易引起休克,也易诱发肝性脑病。

(3) 腹水:是肝功能严重受损的表现。病人常伴有腹胀,查体可叩出腹部移动性浊音。

(4) 其他:可有营养不良、黄疸、蜘蛛痣、腹壁静脉曲张及肝功能异常等。

考点:门静脉高压症的躯体表现

2. 心理-社会状况 由于门静脉高压症多为肝硬化所致,病程长,经久不愈,病人多有不同程度的焦虑表现;当合并有上消化道大出血时,病人更加精神紧张、恐惧不安,对手术治疗失去信心,常表现出悲观失望、情绪低落,甚至不配合治疗及护理等。

(三) 辅助检查

1. 实验室检查

(1) 血常规检查:脾功能亢进时,全血细胞计数减少,以白细胞和血小板计数下降最为明显。

(2) 肝功能检查:可见血清白蛋白降低而球蛋白升高,甚至白蛋白与球蛋白比例倒置;凝血酶原时间延长;血清转氨酶和血清胆红素升高等。

2. 影像学检查

(1) 食管吞钡X线检查:可观察到曲张的静脉呈蚯蚓样或串珠状改变。

(2) B超检查:可了解肝脏和脾脏的形态、大小、有无腹水及门静脉扩张情况等。

(四) 治疗要点及反应

门静脉高压症以内科治疗为主。手术治疗适用于食管-胃底静脉曲张破裂出血、严重脾大或伴有明显脾功能亢进、肝硬化引起的顽固性腹水病人。

1. 食管-胃底静脉曲张破裂出血的手术治疗

(1) 分流术:将门静脉系和腔静脉系的主要血管进行吻合,使压力较高的门静脉血液分流到压力较低的腔静脉,从而降低门静脉压力,预防出血。常用分流手术包括:门-腔静脉分流术、脾-肾静脉分流术、脾-腔静脉分流术、肠系膜上-下腔静脉分流术等。分流术使门静脉向肝的血供减少,加重肝损害;部分或全部门静脉血未经肝处理而直接进入体循环,易致肝性脑病。

情境案例 19-1:问题1分析

分流术:将压力较高门静脉血液分流到压力较低的腔静脉内,以降低门静脉压力、防止上消化道出血的方法。

(2) 断流术:是在切除脾的同时,以阻断门-奇静脉间的反常血流来达到止血的目的。常用的手

术方式为贲门周围血管离断术,即切除脾,同时彻底切断、结扎胃冠状静脉和贲门周围的静脉分支,急诊手术常采用。该手术在不影响门静脉向肝供血的情况下,能较好地止血,同时消除脾功能亢进。

2. 脾大、脾功能亢进的手术治疗　脾切除术主要用于消除脾功能亢进,还可以减少 20% 的门静脉血源量。

3. 顽固性腹水的手术治疗　采用腹腔-静脉转流术。对于晚期肝硬化门静脉高压症的病人,肝移植是最理想的治疗方法。

考点:分流术的优、缺点

三、护理诊断与合作性问题

1. 焦虑/恐惧　与长期患病或突然大量呕血、病情危重有关。
2. 知识缺乏　缺乏预防上消化道出血的有关知识。
3. 体液不足　与上消化道大量出血有关。
4. 营养失调:低于机体需要量　与肝功能损害、营养摄入不足、消化吸收障碍有关。
5. 潜在并发症:上消化道大出血、术后出血、肝性脑病、静脉血栓形成。

情境案例 19-1:问题 2 分析

根据李女士有乙型肝炎病史 20 年,反复呕血、黑便 2 个多月等情况,病人的主要护理诊断有:①营养失调:低于机体需要量　与肝功能损害、营养摄入不足、消化吸收障碍有关。②知识缺乏　缺乏疾病治疗与预防保健的有关知识。③体液不足　与上消化道大出血有关。④潜在并发症:上消化道大出血、肝性脑病等。

四、护　理　目　标

病人恐惧心理减轻或缓解;病人能正确描述预防上消化道再出血的有关知识;病人的体液不足得到改善;病人营养状况得到改善;病人并发症得到及时预防及处理。

五、护　理　措　施

(一) 术前护理

1. 一般护理

(1) 注意休息:术前保证充分休息,必要时卧床休息,以减轻肝脏代谢负担,提高病人对手术的耐受能力。

(2) 饮食护理:给予病人低脂、高糖、高维生素饮食,一般应限制蛋白质的摄入量,但肝功能尚好者,可给予富含蛋白质的饮食。

(3) 预防出血:为预防食管-胃底曲张静脉破裂出血,应避免劳累,以及恶心、呕吐、便秘、咳嗽、打喷嚏、负重等引起腹内压升高的因素;避免进食粗糙、干硬、带骨、过热及刺激性饮食;口服药片应研成粉末冲服。术前一般不放置胃管,必要时选用细软的胃管,涂以液状石蜡,以轻柔手法协助病人徐徐吞入。

考点:预防食管-胃底曲张静脉破裂出血的护理要点

2. 病情观察　监测生命体征、肝功能,注意观察病人有无呕血、黑便等出血征象。注意有无水、电解质及酸碱平衡失调。

3. 配合治疗护理

(1) 加强营养及保肝:①营养不良、低蛋白血症者静脉输入支链氨基酸、人体白蛋白或血浆等。②贫血及凝血功能障碍者,可输新鲜血、补充维生素 K。③给予保肝药物和多种维生素,避免使用对肝脏有损害的药物。

(2) 预防感染:遵医嘱术前 2 日使用广谱抗生素。

(3) 分流术前准备:除术前常规准备外,尚需在术前 2~3 天服用肠道不吸收的抗生素及甲硝唑,

以抑制肠道细菌,减少氨的产生,防止术后肝性脑病;术前1日晚清洁灌肠,避免术后肠胀气压迫血管吻合口;脾-肾静脉分流术前要检查明确肾功能是否正常。

(二) 术后护理

1. 一般护理

(1) 卧位与活动:病人术后48小时内取平卧位或15°低半坐卧位,2~3日后改半卧位,避免过多活动,翻身动作应轻柔,保持大小便通畅;一般术后需卧床1周,以防分流术后血管吻合口破裂出血。

(2) 饮食护理:在肠蠕动恢复后,可给流质饮食,逐步过渡到半流质或普食;对分流术后的病人,应限制蛋白质的摄入,以防肝性脑病的发生;忌食粗糙和过热食物;忌烟酒。

考点: 分流术后病人的饮食和活动

2. 病情观察 密切观察病人神志和生命体征的变化;注意观察有无内出血、肝性脑病、静脉血栓形成等术后并发症的发生。

3. 配合治疗护理

(1) 预防感染:术后遵医嘱继续使用有效抗生素,做好口腔的护理;保持皮肤清洁。

(2) 防止脾切除术后静脉血栓形成:术后2周内每日或隔日复查一次血小板计数,若超过$600×10^9/L$,应立即通知医师,给予抗凝治疗,以防止静脉血栓形成,同时注意用抗凝药物前后的凝血时间变化。脾切除术后一般不再使用维生素K及其他止血药。

(3) 腹腔引流管护理:膈下腹腔引流管要保持通畅,必要时负压吸引,观察并记录每天引流液的量及性状。每天应更换引流袋,注意无菌操作。一般术后2~3天,引流量明显减少、色清亮,即可拔管。

(4) 防止肝性脑病的发生:分流术后易诱发肝性脑病,应限制蛋白质的摄入,忌用肥皂水灌肠,减少血氨的产生。遵医嘱测定血氨浓度,若发现病人有行为异常、定向力障碍、嗜睡、谵妄等表现,应立即通知医师。

考点: 术后预防肝性脑病的方法

(5) 保肝治疗:术后继续采取保肝治疗措施。

4. 心理护理 解释手术治疗的必要性,做好耐心细致的解释工作,稳定病人及家属的情绪,以取得配合。

(三) 健康指导

健康指导的主要目的是保护肝功能,防止食管-胃底曲张静脉再次破裂出血。

1. 生活指导 ①避免劳累和过度的活动,保证充分休息。②禁烟、酒,少喝咖啡、浓茶,避免粗糙、干硬、过热、辛辣食物,以免损伤食管和胃黏膜,诱发出血;腹水病人限制水、钠摄入。③注意自我保护,用软牙刷刷牙,避免牙龈出血;防外伤。④保持心情舒畅,避免情绪波动、诱发出血。⑤避免一切引起腹内压增高的因素。

2. 定期复诊 按医嘱服用保肝药物,定期复查肝功能。

考点: 门静脉高压症的健康指导

六、护理评价

病人恐惧心理是否减轻或缓解;病人是否能正确描述预防上消化道再出血的有关知识;病人体液是否维持平衡;病人营养状况是否得到改善;病人并发症是否得到及时发现和处理。

第 2 节　肝脓肿病人的护理

肝脓肿是指肝脏受感染后形成的脓肿,根据病原菌不同分为细菌性肝脓肿和阿米巴肝脓肿。临床上以细菌性肝脓肿较多见。

一、细菌性肝脓肿

细菌性肝脓肿是指由化脓性细菌引起的肝内化脓性感染。引起细菌性肝脓肿最常见的致病菌为大肠埃希菌和金黄色葡萄球菌,其次为链球菌、类杆菌等。多继发于胆道及肠道感染。全身其他部位的感染,也可通过血行而引起。另外,肝脏毗邻部位的感染细菌可经淋巴系统侵入肝。

考点:引起细菌性肝脓肿最主要的途径

护考链接

病人,男性,45 岁,骤起寒战、高热 40℃、大汗,肝区或右上腹痛并伴有厌食、乏力。查体:右季肋区呈饱满状态,右下胸及肝区叩击痛,考虑为"细菌性肝脓肿",其致细菌侵入的主要途径为　A. 肝动脉　B. 门静脉　C. 肝外伤后肝内血肿感染　D. 淋巴系统　E. 胆道系统

点评:胆道系统上与肝相连,下与肠相通,是致细菌侵入肝脏引起感染最常见的途径。

(一)护理评估

1. **健康史**　评估病人是否患有胆道系统疾病;有无其他部位感染及肝脏开放性损伤等。

2. **身心状况**

(1)躯体状况

1)全身感染中毒症状:寒战、高热是最常见的早期症状,体温可达 39～40℃,多为稽留热或弛张热,伴多汗,脉率增快。

2)肝区疼痛:由于肝大、肝包膜急性膨胀和炎性渗出物的局部刺激所致,表现为肝区持续性胀痛或钝痛,有时可伴右肩背部牵涉痛或胸痛。

3)消化道及全身症状:病人常有乏力、食欲减退、恶心、呕吐,少数病人可有腹胀及顽固性呃逆等症状。

4)肝区压痛和肝大:最常见的体征为肝区压痛和肝大,右下胸部和肝区有叩击痛。若脓肿位于肝前下缘比较表浅的部位,可伴有右上腹肌紧张和局部触痛;巨大的肝脓肿可使右季肋呈饱满状态,甚至局限性隆起;局部皮肤呈凹陷性水肿;严重者可出现黄疸。病程较长者,常有贫血、消瘦、恶病质等。

5)并发症:脓肿自行穿破入腹腔可引起腹膜炎;向上穿破可形成膈下脓肿;向胸内破溃时引起脓胸;左肝脓肿可穿破心包,发生心包积液,严重者导致心包填塞。

(2)心理-社会状况:病人因病情突发或病情反复、疼痛及并发症的出现等,易出现紧张、焦虑、悲伤或恐惧心理。

3. **辅助检查**

(1)实验室检查:血常规检查显示白细胞计数、中性粒细胞增高,有核左移现象和中毒颗粒;血清转氨酶升高。

(2)影像学检查:B 超为首选方法,能分辨肝内直径 2cm 的液性病灶,并能明确其部位和大小;X线显示肝阴影增大,右膈肌抬高和活动受限;CT 或 MRI 对诊断肝脓肿有帮助。

(3)诊断性肝穿刺:在 B 超探测引导下,在肝区压痛最明显处穿刺,抽出脓液即可证实;并可行脓液细菌培养和药物敏感试验。

4. **治疗要点及反应**　细菌性肝脓肿是严重感染,应早期诊断,及时治疗。非手术治疗措施包括早期应用足量、有效抗生素控制感染,加强全身支持疗法;脓肿形成后,可在 B 超引导下,穿刺抽脓或置管引流;如疗效不佳应手术切开引流,对引流后长期不愈或并发肝叶严重破坏者施行肝叶切除术。

(二)护理诊断与合作性问题

1. **体温过高**　与肝脓肿及其产生的毒素吸收有关。

2. **疼痛**　与炎症刺激有关。

3. 营养失调:低于机体需要量 与进食减少、感染引起分解代谢增加有关。

4. 潜在并发症:腹膜炎、膈下脓肿、胸腔内感染、休克。

（三）护理目标

病人感染得到控制,体温恢复在正常范围内;病人自述疼痛缓解;病人营养状况得到改善;病人并发症得到预防或及时处理。

（四）护理措施

1. 非手术治疗护理及术前护理措施

（1）一般护理

1）活动与休息:协助病人采取舒适体位,保证休息。

2）病室环境:维持室温于 18~22℃ ,湿度为 50%~60% ,病人衣着适宜,及时更换潮湿的衣裤和床单,防止受凉。

3）加强营养:给予高热量、高蛋白、高维生素饮食,改善全身营养状况;贫血、低蛋白血症者输血和血浆,以纠正贫血和低蛋白血症,增强机体抵抗力。

（2）病情观察:①监测病人生命体征变化,高热病人予物理降温,必要时遵医嘱进行药物降温;②加强对腹部、胸部情况的观察,注意脓肿是否破溃引起腹膜炎、膈下脓肿、胸腔感染、心脏压塞等严重并发症。

（3）配合治疗护理:①病情允许时,增加摄水量,每日至少 2000ml,或静脉补液、补充电解质,纠正体液失衡;②遵医嘱及早使用抗生素,注意药物间隔时间与配伍禁忌,长期使用者,注意观察有无假膜性肠炎及继发双重感染;③遵医嘱应用镇静止痛药物,以减轻疼痛。

2. 术后护理

（1）引流管护理:①取半卧位,有利于呼吸和引流;②妥善固定引流管,防止意外脱落;③保持引流管通畅,每日可用生理盐水或含甲硝唑盐水多次或持续冲洗脓腔;④注意观察出入量及引流液的颜色、性状;⑤及时更换引流瓶,注意无菌操作;⑥当每日脓液引流量少于 10ml 时,可拔出引流管,适时换药,直至脓腔闭合。

（2）肝叶切除护理:①术后绝对卧床休息,定时翻身,动作轻柔,不宜早期下床活动;②密切观察生命体征变化及引流液的颜色、性状、量,警惕注意观察有无腹腔出血、胆汁瘘等并发症;③及时清除呼吸道分泌物,保持气道通畅,早期不宜用力咳嗽,防止肝断面出血。

3. 心理护理　加强与病人及家属之间的沟通交流,介绍疾病的发展过程,消除焦虑情绪,使其积极配合治疗及护理。

4. 健康指导

（1）饮食指导:鼓励病人进食高热量、高蛋白、高维生素食物,多饮水。

（2）规律服药:遵医嘱服药,不得擅自改变剂量或停药。

（3）定期复诊。

（五）护理评价

病人感染是否得到控制;体温是否恢复在正常范围内;病人自述疼痛是否缓解;病人营养状况是否得到改善;病人并发症是否得到预防或及时处理。

二、阿米巴性肝脓肿

阿米巴性肝脓肿是由于阿米巴原虫从肠道病变处经门静脉进入肝脏,使肝细胞坏死,形成脓肿,为肠道阿米巴病最常见的并发症。

（一）临床表现

阿米巴性肝脓肿与细菌性肝脓肿的鉴别见表 19-1。

表 19-1 细菌性肝脓肿与阿米巴性肝脓肿的鉴别

	细菌性肝脓肿	阿米巴性肝脓肿
病史	继发于胆道感染或其他化脓性疾病	继发于阿米巴痢疾后
症状	病情急骤,全身脓毒症症状明显,有寒战、高热	起病较缓慢,病程较长,可有高热或不规则发热、盗汗
体征	肝大不显著,多无局限性隆起	肝大显著,可有局限性隆起
血液检查	白细胞计数及中性粒细胞可明显增加,血培养阳性	白细胞计数可增高,血培养阴性。血清学阿米巴抗体检测阳性
粪便检查	无特殊表现	部分病人可找到阿米巴滋养体
脓液	多为黄白色脓液,涂片和培养可发现细菌	大多为棕褐色脓液,无臭味,镜检可找到阿米巴滋养体
诊断性治疗	抗生素治疗有效	抗阿米巴药物(甲硝唑)治疗有效
脓肿	较小,常为多发性	较大,多为单发,多见于肝右叶

考点:细菌性肝脓肿与阿米巴性肝脓肿的区别

(二) 治疗原则

以非手术治疗为主,必要时在严格无菌原则下手术切开排脓并采用负压式闭式引流。

(三) 护理要点

1. 遵医嘱使用抗阿米巴药物,注意观察药物不良反应。
2. 加强营养支持,鼓励多食富含营养的食物,多饮水。
3. 密切观察病情变化,注意继发细菌感染征象。
4. 做好脓腔引流管的护理。

第 3 节 原发性肝癌病人护理

情境案例 19-2

50 岁的张先生有慢性肝炎病史 10 年。最近因肝区隐痛伴食欲减退、消瘦、乏力 3 个月入院。查体:肝下缘于右肋下 3cm 触及,质地硬,边缘不整齐,可触及大小不等的结节,有压痛。

问题:
1. 张先生可能患有何种疾病?确诊的首选检查方法是什么?
2. 张先生的首要护理诊断是什么?

一、概 述

原发性肝癌是指发生在肝细胞和肝内胆管上皮细胞的癌,是我国常见的恶性肿瘤之一。高发于东南沿海地区,40~50 岁多见,男性多于女性。近年来发病率有增高趋势。

(一) 病因

原发性肝癌的病因尚未明确,可能与下列因素有关。

1. 病毒性肝炎、肝硬化 乙型肝炎是我国肝癌最常见的原因。
2. 真菌及其毒素 以黄曲霉素最为重要,主要来源于霉变的玉米和花生。
3. 其他 饮水污染、亚硝胺、饮酒、遗传等因素与肝癌有一定的关系。

考点:我国肝癌最常见的病因

(二) 病理生理

1. 大体类型 可分三型:结节型、块状型和弥漫型。其中,以结节型多见。
2. 组织学分型 按组织病理学可分为肝细胞型肝癌、胆管细胞型肝癌和混合型肝癌三类。我国

以肝细胞型肝癌最常见,约占 91.5%。

3. 转移途径　①直接蔓延:癌肿直接侵犯邻近组织、脏器,如膈肌、胸腔等。②血行转移:通常先形成肝内播散,然后再出现肝外转移。肝外血行转移部位最多见于肺,其次为骨、脑等。③淋巴转移:主要累及肝门淋巴结,其次为胰周、腹膜后、主动脉旁,晚期至左锁骨上淋巴结。④种植转移:癌细胞脱落可发生腹腔、盆腔的转移。

考点:肝癌的转移途径

二、护理评估

(一) 健康史

了解病人是否居住于肝癌高发区;有无进食霉变的食品,接触亚硝胺类致癌物质;家族中有无肝癌的病人;既往有无肝炎、肝硬化、其他部位肿瘤病史和手术治疗史,有无其他系统的疾病。

(二) 身心状况

1. 躯体表现　早期缺乏特异性表现,晚期可有局部和全身症状。

(1) 肝区疼痛:为最常见和最主要的症状。多呈间歇性或持续性钝痛或刺痛,夜间或劳累后加重,位于肝右叶顶部的癌肿累及横膈时可有右肩背部牵涉痛。当肝癌结节发生坏死、破裂引起大出血时,可发生右上腹剧痛、腹膜刺激征等急腹症表现。

(2) 消化道和全身症状:常表现为食欲减退、腹胀、恶心、呕吐、乏力、消瘦等。早期病人全身症状不明显,易被忽视;晚期体重呈进行性下降,可伴有贫血、出血、水肿等恶病质表现。可有不明原因的持续性低热或不规则发热,抗菌药治疗无效。

(3) 肝大:为中、晚期肝癌的主要临床体征。肝脏呈进行性肿大、质地硬、表面高低不平、有明显结节或肿块。

(4) 其他:可有脾大、腹水、侧支循环曲张等门脉高压表现。晚期病人可出现黄疸、腹水。如发生肝外转移,还可呈现相应部位的临床症状。此外,病人还可出现肝性脑病、上消化道出血、继发感染等并发症。

2. 心理-社会状况　肝癌病人多有慢性肝炎或肝硬化病史,由于长期治疗疗效欠佳,病人易丧失信心,特别是手术可能导致的并发症及疾病的预后,病人更容易产生紧张、焦虑、恐惧甚至绝望等心理反应。

(三) 辅助检查

原发性肝癌的实验室诊断包括定位和定性两种。

1. 定性诊断

(1) 甲胎蛋白(AFP)测定:是诊断原发性肝癌的特异性指标,是目前诊断原发性肝癌最常用、最重要的方法,可用于普查。

(2) 血清酶学:各种血清酶检查对原发性肝癌的诊断缺乏专一性和特异性,只能作为辅助指标。

(3) 肝功能及乙肝抗体系统检查:肝功能异常及乙肝标志阳性常提示有原发性肝癌的疾病基础,结合其他参数,有助于肝癌的定性诊断。

2. 定位检查

(1) B 超:能发现直径为 1~3cm 的病变,可显示肿瘤的部位、大小、形态及肝静脉或门静脉有无栓塞等,诊断正确率可达 90% 以上,是目前肝癌定位检查中首选的一种方法。

(2) CT 和 MRI 检查:能显示肿瘤的位置、大小、数目及其与周围器官和重要血管的关系,可检出直径 1.0cm 左右的小肝癌,可帮助制订手术方案。

(3) 肝动脉造影:可明确病变的部位、大小、数目、分布范围,对直径<2.0cm 的小肿瘤诊断符合率约为 95%。

考点:用于早期诊断肝癌的辅助检查方法

情境案例 19-2:问题 1 分析

①根据该病人既往有慢性肝炎病史 10 年,体检肝大,有压痛、质地硬、边缘不整齐,可触及大小不等的结节,消瘦、乏力等情况,初步诊断为原发性肝癌。②为明确诊断,首选 AFP 测定,AFP 是肝癌特异性指标,有助于诊断早期肝癌。

(四) 治疗要点与反应

早期手术切除是目前治疗肝癌最为有效的方法,是提高生存率的关键。常用术式有肝叶切除、半肝切除、肝三叶切除和局部肝切除等。对不能切除的肝癌,可根据其分期、肝功能代偿情况,选择肝动脉结扎、肝动脉栓塞化疗、冷冻、激光等治疗。肝癌肝移植仅作为补充治疗,其疗效有待于进一步讨论。

考点:目前治疗肝癌最有效的方法

三、护理诊断与合作性问题

1. 悲伤　与担忧麻醉、疾病预后和生存期限等有关。
2. 疼痛　与肿瘤迅速生长导致肝包膜张力增加或手术、放疗、化疗后的不适有关。
3. 营养失调:低于机体需要量　与食欲减退、化疗、放疗导致胃肠道不良反应、肿瘤消耗等有关。
4. 潜在并发症:出血、肝性脑病、膈下脓肿、积液等。

情境案例 19-2:问题 2 分析

根据病人张先生出现消瘦、乏力等症状,当前首要的护理诊断——营养失调:低于机体需要量　与食欲减退、肿瘤消耗等有关。

四、护理目标

病人愿意表达引起悲伤的因素,能正确面对疾病、手术和预后;病人主诉疼痛减轻或缓解;病人能主动进食富含蛋白、能量、维生素等营养均衡的食物或接受营养支持治疗;病人未出现并发症,或出现并发症时能被及时发现和处理。

五、护理措施

(一) 术前护理

(1) 改善营养状况:宜采用高蛋白、高热量、高维生素饮食,少量多餐。合并肝硬化有肝功能损害者,应限制蛋白质的摄入,必要时可遵医嘱给予静脉营养支持、输血等,纠正低蛋白血症,提高手术的耐受能力。

(2) 疼痛护理:评估病人疼痛的时间、部位、性质及程度等,指导病人控制疼痛及分散注意力的方法。遵医嘱按照三级止痛原则给予镇痛药物,注意观察药物的效果及不良反应。

2. 病情观察　密切观察病人腹部情况,若病人腹痛加重,伴有腹膜刺激征,应高度怀疑肿瘤破裂,及时通知医生。

3. 治疗配合护理

(1) 改善肝功能:注意休息、禁酒,采取有效的保肝措施,遵医嘱输入支链氨基酸、保肝药物,避免使用对肝脏有损害的药物,如红霉素、巴比妥类等药物。

(2) 防治感染:术前 2 天使用抗生素预防术后感染,注意药物的配伍禁忌。

(3) 肠道准备:为清除肠道粪便,抑制肠道内细菌,减轻术后腹胀及减少血氨的来源,防止肝性脑病的发生,术前 3 天口服肠道不吸收的抗生素,术前晚清洁灌肠。

(4) 防止出血:了解病人的出凝血时间及凝血酶原时间、血小板计数等,术前 3 天起补充维生素

K_1,以改善凝血功能。避免腹内压骤然升高的因素,如剧烈咳嗽、用力排便等,防止肿瘤破裂出血或上消化道大出血。

(5)维持体液平衡:对伴有腹水者,严格控制水、钠摄入,遵医嘱合理补液,准确记录24小时出入液量,观察并记录体重、腹围变化。

(二)术后护理

1. 体位及活动　病人病情平稳后,可给予半卧位,为防止术后出血,术后一般卧床1周,不鼓励病人早期活动,避免剧烈咳嗽、打喷嚏等。

2. 饮食护理　术后禁食、胃肠减压,待肠蠕动恢复后逐步给予流质、半流质直至正常饮食。病人术后易发生低血糖,应从静脉给予营养支持。术后2周内适量补充血清蛋白和血浆,以提高机体抵抗力。

3. 吸氧　做半肝以上切除的病人,间歇吸氧3~4天,以提高氧的供给,保护肝功能。

4. 预防感染　遵医嘱使用抗生素预防感染。

5. 介入治疗(肝动脉插管化疗)的护理　①术后取平卧位,穿刺处沙袋加压1小时,穿刺侧肢体制动6小时。注意观察穿刺侧肢体皮肤的颜色、温度及足背动脉搏动,注意穿刺点有无出血现象。②导管妥善固定和维护。严格遵守无菌原则,每次注药前消毒导管,注药后用无菌纱布包扎,防止细菌沿导管发生逆行性感染;为防止导管堵塞,注药后用肝素稀释液2~3ml(25U/ml)冲洗导管。③当白细胞计数<4×10⁹/L时,应暂停化疗,并应用升白细胞药物。④介入治疗后嘱病人大量饮水,减轻化疗药物对肾的毒性作用,观察排尿情况。⑤拔管护理,拔管后局部加压15分钟,卧床24小时,防止局部出血。

6. 并发症的防治

(1)出血:术后出血是常见的并发症之一,术后48小时内专人护理,动态观察病人生命体征的变化。妥善固定引流管,避免受压、扭曲和折叠,保持引流通畅,观察引流液色、质、量。一般情况下,手术后当天可从肝旁引流管引流出血性液体100~300ml,若短期内或持续引流较大量的血液,应警惕腹腔内出血。若经输血、输液后病人血压、脉搏仍不稳定时,应做好再次手术的准备。

(2)肝性脑病:病人因肝解毒功能降低及手术创伤,易致肝性脑病。若出现性格行为变化,如欣快感、表情淡漠或扑翼样震颤等肝性脑病前驱症状时,及时通知医生。预防措施:①遵医嘱使用降血氨药物,如谷氨酸钾、谷氨酸钠静脉滴注。②给予富含支链氨基酸的制剂或药物,纠正氨基酸比例失调。③肝昏迷病人限制蛋白质的摄入,减少血氨来源。④便秘者口服乳果糖,促进肠道内氨的排出。⑤禁止肥皂水灌肠。

(3)膈下积液及积脓:膈下积液和积脓是肝切除术后的一种严重并发症。多发生在术后1周左右,若病人体温在正常后再升高或体温持续不降,同时伴有上腹部或右季肋部胀痛、呃逆、脉速、白细胞增多、中性粒细胞增高等表现时,应疑有膈下积液及积脓。若已经形成脓肿,须协助医师在B超定位下行穿刺抽脓或置管引流。

考点:肝癌病人术后的并发症

(三)心理护理

护士应加强与病人及家属的沟通,鼓励病人和家属表达自己的想法和担忧,尊重病人的意见及情感。耐心细致地解释各种治疗、护理的必要性及方法和注意事项,鼓励病人积极参与、配合治疗护理,对晚期病人给予情感支持,使病人能够平静、有尊严地度过生命的最后历程。

(四)健康指导

1. 注意防治肝炎,不吃霉变食物。有肝炎肝硬化病史者和肝癌高发区人群应定期体检,做AFP测定、B超检查,以早期发现,早期诊断。

2. 注意休息、合理营养,在病情允许的情况下适当活动;饮食宜高能量、高蛋白质和富含维生素,若有腹水、水肿,应控制盐的摄入量。

3. 保持大便通畅,防止便秘,可适当应用缓泻剂,预防血氨升高。

4. 自我观察和定期复查,嘱病人及家属注意有无水肿、体重减轻、出血倾向、黄疸和疲乏等症状,必要时及时就诊。定期随访,每 2~3 个月复查 AFP、胸片和 B 超检查。

六、护 理 评 价

病人能否正确面对疾病、手术和预后;病人疼痛是否减轻或缓解;病人营养状况是否改善,体重是否稳定或有增加;病人是否出现并发症,或出现并发症时能否被及时发现和处理。

第 4 节　胆道疾病病人的护理

情境案例 19-3

李女士曾患胆石症 10 多年。最近,因腹痛、寒战、高热和黄疸 2 天,门诊输液治疗无效入院。查体时发现病人反应淡漠,皮肤巩膜黄染,血压 80/50mmHg,剑突下及右上腹有压痛、肌紧张及反跳痛。

问题:

1. 病人可能出现了何种情况?
2. 治疗的最关键措施是什么?

一、概　　述

胆道疾病包括胆石症、胆道感染、胆道蛔虫病及胆道的肿瘤和畸形等,以前两者多见。胆道感染可引起胆石症,胆石症可导致胆道梗阻而诱发感染;胆道蛔虫病又是引起胆道感染和胆石症的重要因素。其中急性梗阻性化脓性胆管炎最为严重,且病死率高。

(一) 胆石症

胆石症是指发生在胆囊和胆管的结石,是胆道系统的常见病、多发病。女性高于男性,胆囊结石的发病率高于胆管结石。

1. **按化学成分分类**　分为胆固醇结石、胆色素结石和混合性结石三种。胆固醇结石是以胆固醇为主要成分,由于饮食、代谢异常可引起胆汁的成分和理化性质发生变化,使胆汁中的胆固醇呈过饱和状态并析出、沉淀、结晶而形成结石。胆色素结石以胆色素为主,其成因与胆道感染、胆道寄生虫、胆汁淤滞等有关。

2. **按结石所在的部位分类**　分为胆囊结石、肝外胆管结石和肝内胆管结石。胆囊结石病人约占全部胆石症的 50% ,多为胆固醇结石或以胆固醇为主的混合性结石。肝外胆管结石大多数是胆色素结石或以胆色素结石为主的混合性结石。

(二) 急性胆囊炎

急性胆囊炎的病理类型分三型。①急性单纯性胆囊炎:病变局限于黏膜层,仅有充血、水肿和渗出;②急性化脓性胆囊炎:炎症扩散到胆囊全层,白细胞弥漫性浸润,黏膜层出现坏死、溃疡,胆汁呈脓性;③急性坏疽性胆囊炎:胆囊内压力持续增高,压迫囊壁致血运障碍,引起胆囊坏死、穿孔和胆汁性腹膜炎。

急性胆囊炎反复发作,使胆囊壁纤维化,结缔组织增生,胆囊萎缩,形成慢性胆囊炎。

(三) 急性梗阻性化脓性胆管炎

急性梗阻性化脓性胆管炎(AOSC)或称急性重症胆管炎,是由于各种原因造成胆管梗阻和狭窄,胆汁淤积,继发感染,胆道压力持续增高,常引起胆源性脓毒症或感染性休克。最常见原因是胆管结石梗阻,其次是胆道蛔虫、胆道狭窄等。

（四）胆道蛔虫病

胆道蛔虫病指肠道蛔虫上行钻入胆道所引起的一系列临床症状,多见于儿童和青少年。蛔虫寄生于小肠中下段,有钻孔的习性,喜碱厌酸。当其寄生环境发生改变时,如胃肠道功能紊乱、饥饿、发热、妊娠、驱虫不当等,蛔虫即可上行钻入胆道。蛔虫钻入时的机械性刺激可引起 Oddi 括约肌痉挛诱发剧烈胆绞痛,并可诱发急性胰腺炎。虫体带入的肠道细菌可引起胆道感染,严重时可引起急性重症胆管炎或肝脓肿等。蛔虫在胆道内死亡后,其残骸和虫卵可成为结石形成的核心。

二、护 理 评 估

（一）健康史

应注意询问年龄、职业、饮食情况;是否出现过腹痛、寒战、高热、黄疸等情况;有无胰腺炎发作史;怀疑胆道蛔虫病者,应注意询问病人的年龄、居住地、生活卫生环境及条件,以及有无呕吐蛔虫及排出蛔虫史等。

（二）身心状况

1. 躯体症状

（1）胆石症

1）胆囊结石:一般呈慢性胆囊炎表现,易误诊为"消化不良或胃病"。在胆囊结石开始形成时,常无明显症状,以后视结石的大小、部位、是否梗阻、有无感染而各异。当结石阻塞胆囊管时可发生剧烈的胆绞痛,继发感染则形成急性胆囊炎,常在进油腻食物后引起症状加重。少数为无症状的静止结石。

2）肝外胆管结石:一般可无症状,但当结石阻塞胆管并继发感染时,可出现典型的临床表现,即腹痛、寒战、高热和黄疸,称为夏柯（Charcot）三联征。①腹痛:发生在剑突下或右上腹部,呈阵发性绞痛,或持续性疼痛阵发性加剧,可向右肩背部放射,伴恶心、呕吐。②寒战、高热:多发生于剧烈腹痛后,体温可高达 39~40℃,呈弛张热。③黄疸:程度取决于梗阻的程度、部位及是否继发感染。若部分梗阻,则黄疸程度轻,且呈波动性;若完全性梗阻,黄疸呈进行性加深;病人可有尿色变黄或茶色、皮肤瘙痒等症状。④体征:皮肤、巩膜黄染,剑突下偏右有深压痛,肝区有叩痛,胆总管下端梗阻时可扪及肿大的胆囊,但腹膜刺激征不明显。

考点: 夏柯三联证及临床意义

3）肝内胆管结石:以左肝外叶多见,症状不典型,可能仅表现为长期反复发作的不规则性发冷发热、肝区隐痛不适、转氨酶不规则升高,临床上常误诊为"慢性肝炎"、"胆囊炎"等。合并肝外胆管结石,其症状则被肝外胆管结石的症状所掩盖;病史长者,可导致胆汁性肝硬化。体检可有肝不对称性肿大、肝区压痛及叩击痛。

（2）胆囊炎

1）急性胆囊炎:常在进食高脂餐饮食或饱餐后发生胆绞痛,表现为右上腹部持续性剧烈绞痛,伴阵发性加剧,疼痛常放射至右肩或右背部,伴恶心、呕吐、发热。急性胆囊炎很少出现黄疸或仅有轻度黄疸。体检早期可有右上腹压痛,墨菲征（Murphy）阳性是急性胆囊炎的重要体征,右上腹有时可扪及肿大胆囊。若胆囊穿孔,则可出现弥漫性腹膜炎的体征。

考点: 急性胆囊炎最重要的体征

2）慢性胆囊炎:临床表现不典型,多数病人有胆绞痛反复史,常合并胆囊结石。病人可出现厌油腻食物、上腹部饱胀不适、嗳气等消化不良的症状。体检时右上腹胆囊区轻度压痛或不适感。

（3）急性梗阻性化脓性胆管炎（AOSC）:又称急性重症胆管炎（ACST）。常有胆石症反复发作或胆道手术史。发病急,病情进展迅速,除具有夏柯三联征外,病人还可出现休克、中枢神经系统抑制的表现,称为雷诺（Reynolds）五联征。①起病初期即出现腹痛、寒战、高热,绝大多数病人可出现不同程

度的黄疸。②神志改变:主要表现为神志淡漠、嗜睡甚至昏迷,合并休克可表现为烦躁不安、谵妄等。③休克表现:呼吸急促、出冷汗、脉搏细速,血压下降,可出现全身发绀或皮下瘀斑。④剑突下及右上腹有腹膜刺激征,可有肝肿大和肝区叩痛,有时可扪及肿大的胆囊。如未及时有效治疗,病情将迅速恶化,发生急性呼吸衰竭和急性肝衰竭,严重者可在短期内死亡。

考点:雷诺五联证及临床意义

情境案例 19-3:问题 1 分析

病人李女士发生了急性梗阻性化脓性胆管炎。原因分析:①病人出现雷诺五联征表现,即在腹痛、寒战、高热和黄疸(夏柯三联征)的基础上,又出现了意识不清、血压下降的表现;②剑突下及右上腹有压痛、肌紧张及反跳痛;③腹式呼吸减弱,全腹压痛、肌紧张和反跳痛,肠鸣音减弱;④既往有胆石症病史 10 多年。以上符合急性梗阻性化脓性胆管炎的病史、表现和特征。

(4)胆道蛔虫病:典型症状为突发剑突下钻顶样剧烈绞痛,伴右肩背部放射痛。发作时病人疼痛难以忍受,面色苍白、坐卧不宁、大汗淋漓、屈曲抱腹、呻吟或哭喊不止,可伴有恶心、呕吐,有时可呕吐出蛔虫。疼痛可突然缓解,间歇期如同常人一样。体征较少或轻微,仅剑突下方有深压痛。具有症状与体征不相符,即症状重而体征较轻的特点。

考点:胆道蛔虫病的典型症状及临床特点

2. 心理-社会状况 胆道疾病与病人的生活方式和生活习惯等密切相关,因其影响病人的生活习惯或生活方式,可能使病人有不适感;症状的反复发作,并发症的出现,常使病人焦虑;当症状明显,或被告知手术时,则易产生恐惧感;胆道结石多次治疗仍反复发作,经济负担加重,可使病人对治疗信心不足,甚至表现出不合作的态度。

3. 辅助检查

(1)实验室检查:三大常规、肝肾功能、血电解质测定、血清淀粉酶测定、血气分析等。

(2)影像学检查:B 超检查是普查和诊断胆道疾病的首选方法。可显示胆管内有结石影,近端扩张。CT、MRI 能了解肝、胆、胰的形态结构及其内部的结石、肿瘤、梗阻、扩张等情况。经皮肝穿刺胆管造影(PTC)、内镜逆行胰胆管造影(ERCP)为有创检查,可酌情选用。

(3)纤维胆道镜检查。

考点:胆道疾病首选辅助检查方法

4. 治疗要点与反应

(1)胆囊结石与胆囊炎:胆囊切除术是最佳的治疗方法。根据病情选择经腹或腹腔镜做胆囊切除术(LC)。但对无症状的胆囊结石,一般无需立即手术切除胆囊,只需观察和随诊。对合并严重心血管疾病不能耐受手术的老年病人,可采取溶石或排石疗法。

(2)胆管结石与胆管炎:肝外胆管结石以手术治疗为主。原则为术中尽可能取尽结石,解除胆道梗阻或狭窄,尽早有效降低胆管内压力,积极控制感染,术后保持引流通畅。常用的手术方法有:胆总管切开取石加"T"管引流术、胆总管空肠 Roux-en-Y 吻合术、Oddi 括约肌成形术、经内镜 Oddi 括约肌切开取石术等。肝内胆管结石治疗为以手术为主的综合治疗。

(3)急性梗阻性化脓性胆管炎:其治疗原则是紧急手术解除胆道梗阻并引流,尽早有效降低胆管内压力,积极控制感染和抢救休克。术前应早期、足量使用有效抗生素控制感染,积极纠正水、电解质、酸碱平衡紊乱,迅速扩充血容量纠正休克。手术多采用胆总管切开减压加"T"管引流术。

情境案例 19-3:问题 2 分析

急性梗阻性化脓性胆管炎病人治疗的关键措施为:在抗休克同时,紧急手术解除胆道梗阻并减压治疗。

(4)胆道蛔虫病:以非手术治疗为主,仅在非手术治疗无效或出现严重并发症时才考虑手术治

疗。非手术治疗包括：①解痉止痛，可遵医嘱注射阿托品、山莨菪碱（654-2）等胆碱能阻滞剂，必要时可应用哌替啶。②利胆驱虫，可口服乌梅汤、食醋、30%硫酸镁或氧气经胃管注入可有驱虫的作用；缓解期可选用驱虫药驱蛔灵、驱虫净或左旋咪唑。③控制感染，驱虫后继续服用消炎利胆药2周，应用足量抗生素防治感染。手术方式通常采用胆总管探查取虫及"T"管引流术。

三、护理诊断与合作性问题

1. 急性疼痛　与结石嵌顿、感染及 Oddi 括约肌痉挛有关。
2. 体温过高　与胆道感染、术后炎症反应等有关。
3. 营养失调：低于机体需要量　与高热、呕吐、感染、禁食有关。
4. 有皮肤完整性受损的危险　与黄疸、皮肤瘙痒有关。
5. 潜在并发症：感染性休克、出血、胆瘘、腹腔感染、急性胰腺炎等。

四、护理目标

病人自述疼痛缓解或得到控制；病人体温恢复正常；病人营养失调得到改善和纠正；病人皮肤黏膜完整无破损；病人并发症得到有效的预防和处理。

五、护理措施

（一）一般护理

1. 体位　病人注意卧床休息，根据病情选择舒适卧位。有腹膜炎但不伴有休克者，宜取半卧位；术后早期取平卧位，血压平稳后取半卧位。

2. 饮食护理　胆道疾病病人对脂肪消化能力差，常伴有肝功能损害，故应给予低脂、高糖、高维生素、易消化饮食。肝功能正常者可给予富含蛋白质的饮食。对病情较重，伴有急性腹痛或有恶心、呕吐者，应禁食、补液，维持水、电解质及酸碱平衡。

3. 降低体温　观察病人体温变化，根据体温情况，采取物理降温和（或）药物降温，并遵医嘱合理使用抗生素。

4. 皮肤护理　黄疸病人常伴有皮肤瘙痒，指导病人不要抓挠，以防抓破，可用炉甘石洗剂止痒、温水擦浴等。

5. 做好术前常规准备　完善术前各种检查，做好备皮、药物皮试、备血等相关的术前准备。

（二）病情观察

严密观察病人的生命体征，尤其是心率和心律变化。胆道感染时，体温升高，呼吸、脉搏增快；如果血压下降，神志改变，说明病情严重；注意观察腹部症状和体征变化，若腹痛进行性加重，且范围扩大，出现压痛、反跳痛、肌紧张等，同时伴有寒战、高热等症状，提示胆囊穿孔或病情加重。注意观察各种引流的情况，若"T"管引流出鲜红的血液，应考虑有胆道出血；若腹腔引流呈黄绿色胆汁，应考虑有胆瘘的可能。注意观察病人黄疸及腹膜刺激征的变化。及时了解各辅助检查的结果，准确记录24小时出入量，为治疗提供依据。术后注意观察病人神志、生命体征、尿量、黄疸、腹部症状和体征。

（三）配合治疗护理

1. 控制感染　遵医嘱应用抗生素，按时给药，注意药物的疗效及不良反应。

2. 疼痛的护理　观察病人疼痛的部位、性质、程度及诱因，对诊断明确病人，可遵医嘱给予解痉止痛或消炎利胆的药物，常用哌替啶50~100mg、阿托品0.5mg肌内注射，禁用吗啡，以免引起 Oddi 括约肌痉挛，加重胆道梗阻。

3. 静脉补液　遵医嘱补液，维持营养、水、电解质及酸碱平衡。

4. "T"管引流护理　胆总管探查或切开取石的病人，术后一般都放置"T"管引流（图19-2）。
（1）目的：①引流胆汁、胆道减压。胆总管切开后，胆道水肿，胆汁排出受阻，胆总管内压力

增高,胆汁外漏可引起胆汁性腹膜炎、膈下脓肿等并发症。②引流残余结石。将胆道内及胆囊内的残余结石,尤其是泥沙样残余结石排出体外。③支撑胆道。避免术后胆总管切口处瘢痕狭窄、管腔粘连、变小等。④经"T"管溶石、造影。术后了解胆道是否通畅,可经"T"管造影。

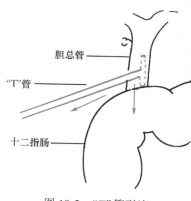

图19-2　"T"管引流

（2）护理方法

1）妥善固定:术后用缝线和胶布将"T"管妥善固定于腹壁皮肤,末端接引流袋或引流瓶,避免将引流管固定在床上,以防病人翻身或活动时脱出。

2）保持引流通畅:平卧位时,引流管的高度不可高于腋中线;站立位时,引流袋可固定于裤带上,位置应低于腹壁引流口,以防胆汁逆流感染。注意观察引流管是否通畅,避免引流管扭曲、折叠、受压、阻塞。定时从引流管的近端向远端挤捏,以保持引流通畅。如有阻塞,应用无菌生理盐水缓慢冲洗,不可用力推注。

3）观察记录引流液的量、颜色和性状:正常成人每日胆汁分泌800~1200ml,呈深绿色或黄棕色,清晰,无沉淀物。术后24小时内胆汁引流量为300~700ml,量过少可能因"T"管阻塞或肝衰竭所致;量过多应考虑胆总管下端不通畅;颜色过淡或过于稀薄,说明肝功能不佳;引流液混浊表示有感染;有泥沙样沉淀物,说明有残余结石。

4）预防感染:严格无菌操作,连接管与引流袋每日更换,引流管周围的皮肤用碘伏或乙醇消毒,管周垫无菌纱布,保持皮肤干燥。

5）观察全身情况:如病人体温下降,大便颜色加深,黄疸消退,说明胆道炎症消退,胆汁能顺利进入肠道;否则表示胆总管下端不通畅。如有发热、腹痛,出现腹膜刺激征,应考虑胆漏所致胆汁性腹膜炎的可能,及时联系医生处理。

6）拔管:"T"管一般放置2周左右,病人如无腹痛、发热,黄疸消退,大便颜色正常,血象正常,胆汁引流量每天减少至200~300ml,引流液呈黄色清亮,无脓液、结石,无沉淀及絮状物,胆管造影或胆道镜检查无异常,可考虑拔管。拔管前须夹管1~2天,夹管后注意观察病人有无腹痛、发热、黄疸等现象,无异常可拔管。拔管后引流口有少量胆汁流出,为暂时现象,可用无菌纱布覆盖,数天后即可愈合。拔管后要继续观察病人体温,有无腹痛、黄疸等异常情况,如有异常应及时报告医生处理。

考点:"T"管引流护理

（四）心理护理

胆道疾病往往发病急骤,疼痛剧烈,严重者可发生休克等情况,病人常常焦虑不安,护士应在术前和术后根据病人具体心理状况,给予解释、安慰、鼓励,解除或尽量缓解病人的心理压力,使其主动配合诊治和护理。

（五）健康指导

1. 养成良好的饮食和休息习惯,避免暴饮暴食,以低脂肪、高碳水化合物、高蛋白、高维生素易消化食物为主,少量多餐、多饮水。

2. 培养良好的卫生习惯,做到餐前、便后洗手,水果等彻底清洗后再食用。有排虫史者及时驱虫,驱虫时宜于清晨空腹或睡前服药。

3. 带"T"管出院的病人,应告知出院后的注意事项,妥善固定引流管,指导其学会自我护理,定期复查,发现异常及时就诊。

4. 向病人说明胆道结石复发率高,若出现腹痛、发热、黄疸等不适及时来院复诊。

六、护理评价

病人疼痛是否得到控制及缓解;病人体温是否恢复正常;病人营养状况是否得到改善;病人皮肤是否完整;病人并发症是否得到预防及控制。

第5节 胰腺疾病病人的护理

一、急性胰腺炎

情境案例 19-4

杨先生中午酒宴后突发持续性剧烈上腹痛伴恶心、呕吐 8 小时被家属送入院。查体:T 38.5℃,BP 90/60mmHg,上腹部明显压痛及反跳痛,肠鸣音消失,血淀粉酶 1000U/L,白细胞计数 $20×10^9/L$。

问题:

1. 该病人可能出现了何种情况?

2. 病人存在哪些主要的护理诊断?

(一)概述

急性胰腺炎是指胰腺分泌的消化酶被异常激活,对自身器官产生消化所引起的急性化学性炎症,是常见的急腹症之一。按病理改变其可分为单纯性(水肿型)胰腺炎和出血坏死性(重症)胰腺炎。前者病情轻,预后好,临床多见;后者病情发展快、并发症多、死亡率高。

1. **病因** 急性胰腺炎的病因比较复杂,一般认为与下列因素密切相关。

(1)胆道疾病:是国内最常见的病因,以胆道结石最为常见。胆总管与主胰管有着共同的通路和开口,是胰腺疾病与胆道疾病相互关联的解剖学基础。

(2)过量饮酒和暴饮暴食:乙醇直接损害胰腺腺泡细胞,间接刺激胰液分泌,引起 Oddi 括约肌痉挛;暴饮暴食常促使胰液分泌增多,当伴有胰管部分梗阻时,则导致胰腺炎的发生。

(3)十二指肠液反流:当十二指肠内压力增高时,十二指肠液可向胰管内逆流,激活胰液中各种酶活性,从而导致急性胰腺炎的发生。

(4)其他:如上腹部损伤或手术可直接或间接损伤胰腺组织;某些特异性感染,如腮腺炎病毒、肝炎病毒、伤寒杆菌等感染,可能累及胰腺;高脂血症、遗传因素、妊娠有关的代谢和内分泌改变等。

考点:引起急性胰腺炎最常见的病因

2. **病理生理** 当胆汁、胰液反流,胰管内压增高,引起胰腺导管破裂、上皮受损,胰液中的大量消化酶被激活引起自身消化作用,导致胰腺发生充血、水肿及急性炎症反应,称为单纯水肿性胰腺炎。若病情进一步发展,胰腺细胞大量被破坏,则可形成出血坏死性胰腺炎。

(二)护理评估

1. **健康史** 评估病人有无胆道疾病、酗酒、暴饮暴食、腹部手术、感染等诱发因素。

2. **身心状况**

(1)躯体表现

1)腹痛:是主要及首发症状,常于饱餐或大量饮酒后突然发作,腹痛剧烈,呈持续性、刀割样。腹痛位于上腹正中或偏左,并放射至两侧腰背部,以左侧为主。

2)腹胀、恶心、呕吐:与腹痛同时存在。早期呕吐剧烈而频繁,呕吐物为胃、十二指肠内容物,呕吐后腹痛不缓解。因肠管受腹膜腔内炎性液体的刺激,发生麻痹或梗阻,腹胀较明显。

3)腹膜炎体征:急性单纯水肿性胰腺炎,中上腹部压痛,常无明显肌紧张。出血坏死性胰腺炎,压痛明显,并有肌紧张和反跳痛,移动性浊音阳性,肠鸣音减弱或消失。

4)皮下出血:发生于严重出血坏死性胰腺炎,病人腰部、季肋部和腹部皮肤出现大片青紫色瘀

斑,称 Grey-Turner 征;脐周皮肤出现的蓝色改变,称 Cullen 征。

5)其他:出血坏死性胰腺炎病人出现休克,早期以低血容量性休克为主,晚期以感染性休克为主。当胆道结石或胰头肿大压迫胆总管时病人可出现黄疸。胰腺坏死感染时,可出现持续高热。重症胰腺炎还可出现急性呼吸衰竭及胰性脑病。

(2)心理-社会状况:由于急性胰腺炎发病突然,进展快、病情重,特别是出血坏死性胰腺炎预后差,病人易产生紧张、焦虑、恐惧及悲观的心理变化。

考点:急性胰腺炎的腹痛特点;出血坏死性胰腺炎的特点

3. 辅助检查

(1)血、尿淀粉酶测定:最为常用。血清淀粉酶在发病 2 小时内升高,24 小时达高峰,持续 4~5 天;尿淀粉酶在发病 24 小时才开始上升,48 小时达高峰,持续 1~2 周。一般认为血、尿淀粉酶升高超过正常上限的 3 倍才具有诊断意义。淀粉酶值越高诊断正确率越高,但其增高程度与疾病严重程度不成正比。

(2)血生化检查:血钙下降,血糖升高,血气分析指标异常等。

(3)影像学检查:腹部 B 超为首选,可显示有无胆道结石及腹水;CT 对急性胰腺炎有诊断价值。

情境案例 19-4:问题 1 分析

病人杨先生酒宴后突发持续性剧烈上腹痛伴恶心、呕吐,上腹部明显压痛及反跳痛,血淀粉酶、白细胞计数明显升高。根据表现及辅助检查,提示病人可能发生了急性胰腺炎。

考点:血、尿淀粉酶测定的临床意义

4. 治疗要点与反应　急性胰腺炎如无继发感染,均应先采取非手术治疗。非手术治疗的原则是减少胰液的分泌,防止感染及 MODS 的发生,采用综合措施,包括:禁食、胃肠减压;纠正休克和水、电解质平衡失调;早期使用抑制胰液分泌或胰酶活性的药物;选用抗菌药物控制感染。急性出血坏死性胰腺炎、胆源性胰腺炎则需手术治疗。

(三)护理诊断与合作性问题

1. 急性疼痛　与胆道梗阻或胰腺及其周围组织炎症有关。
2. 有体液不足的危险　与渗出、呕吐、禁食、发热等有关。
3. 营养失调:低于机体需要量　与呕吐、禁食、胃肠减压和大量消耗有关。
4. 体温过高　与胰腺坏死、继发感染有关。
5. 潜在并发症:MODS、感染、出血、胰瘘或肠瘘等。

情境案例 19-4:问题 2 分析

杨先生有突发持续性剧烈上腹痛伴恶心、呕吐 8 小时,体温 38.5℃,血压 90/60mmHg 等情况,故目前主要护理诊断为:①急性疼痛　与胰腺炎症有关;②有体液不足的危险　与渗出、呕吐、禁食、发热有关;③体温升高　与胰腺炎症有关。

(四)护理目标

病人自述疼痛减轻或消除;病人体液维持平衡;病人营养状况得到改善;病人体温恢复正常;病人并发症得到预防或及时护理。

(五)护理措施

1. 非手术治疗护理和术前护理措施

(1)一般护理

1)饮食护理:禁食、胃肠减压,以减少对胰腺的刺激。

2)卧位:无休克者,取半卧位;休克病人采取休克卧位。

3）维持有效呼吸：保持呼吸道通畅，协助病人翻身、叩背，鼓励病人深呼吸、有效咳嗽、排痰，鼻导管给氧，若病人出现严重呼吸困难、缺氧症状，应给予气管插管或气管切开。

4）营养支持：禁食期间，根据医嘱给予静脉营养支持。急性单纯性胰腺炎病人一般在1周后可进食无脂、低蛋白流质饮食，逐步过渡到低脂饮食；重症胰腺炎病人待血清淀粉酶恢复正常、症状体征消失后，可通过空肠造瘘行肠内营养支持，逐步过渡到全肠内营养及由口进食。

5）发热护理：观察病人体温变化，发热者采取物理降温和（或）药物降温。

（2）病情观察：密切观察病人生命体征、意识状态、腹部症状与体征、皮肤黏膜温度和色泽、尿量等；注意观察病人有无低钾、低钙、休克等表现。

（3）配合治疗护理：①遵医嘱给予抗胰酶药物、减少胃酸分泌的药物、生长抑素类药物、解痉药、止痛药等，禁用吗啡，以免引起 Oddi 括约肌痉挛。注意观察药物的效果与不良反应。②建立两条静脉通路，遵医嘱补充液体及电解质，维持有效循环血量。③遵医嘱合理使用敏感抗生素。

考点：急性胰腺炎禁用吗啡止痛

2. 术后护理

（1）引流管护理：急性重症胰腺炎病人术后多留置多根引流管，包括胃管、腹腔双套管、"T"管、空肠造瘘管、胰引流管、导尿管等。应分清每根导管的名称和部位，贴上标签正确连接固定。

（2）腹腔灌洗引流管护理：①妥善固定，防止脱落。②保持引流通畅，避免管道扭曲、受压、折叠。灌洗液常用生理盐水加抗生素，滴速以20~30滴/分为宜。③观察和记录引流液的量、色和性质。引流液开始为淡红色混浊液体，2~3天后逐渐变清亮。若引流液呈现血性，并有脉率增快和血压下降，应考虑出血；若引流液为混浊、脓性或粪汁样液体，同时伴有发热和腹膜刺激征，应警惕消化道瘘或胰瘘。④保护引流管周围皮肤，用凡士林纱布覆盖或氧化锌软膏涂抹，防止皮肤被胰液腐蚀。⑤拔管，病人体温正常并稳定10天左右，白细胞计数正常，腹腔引流少于5ml/d，引流液的淀粉酶正常，可考虑拔管。

（3）控制感染：根据医嘱应用有效抗生素，加强基础护理，防治感染。

（4）伤口护理：注意观察切口有无渗出，渗出物的颜色、性状、量，有无伴随症状。伤口及时换药，严格遵守无菌操作规程，防止交叉感染。

（5）并发症的观察与护理

1）术后出血：遵医嘱给予止血药，定时监测病人生命体征，观察病人呕吐物、排泄物及引流液的颜色、量、性质等。若因胰腺坏死引起胃肠道糜烂、穿孔、出血等，应立即做好急诊手术的准备。

2）胰瘘、胆瘘或肠瘘：部分急性出血坏死性胰腺炎病人可并发胰瘘、胆瘘或肠瘘，从腹壁渗出或引流出无色透明或胆汁样液体时应疑为胰瘘或胆瘘；若腹部出现明显的腹膜刺激征，且引流出粪汁样或输入的肠内营养样液体时，则要考虑肠瘘。应禁食、补液、胃肠减压，保持腹腔引流的通畅，保护造口周围的皮肤。

护考链接

李先生，68岁，行胰头十二指肠切除术后4小时，病人变换体位后30分钟，腹腔引流管引出200ml鲜红色血性液体。正确的措施为　A. 恢复原卧位　B. 加大负压引流　C. 取半卧位　D. 加快输液、输血速度　E. 夹闭引流管，暂停引流

点评：病人腹腔引流管30分钟内血性液达到200ml，极可能是出现了术后出血，首先应积极扩充血容量，加快输血、输液速度，遵医嘱给予止血药并做好急诊手术止血的准备。

3. 心理护理　病人由于突然发病，病情进展迅速而危重，易产生悲观消极情绪。护士应为病人提供安全舒适的环境，了解病人的内心感受，做好耐心细致的解释工作，配合病人家属，帮助树立战胜疾病的信心。

4. 健康指导

（1）积极治疗胆道疾病,防止诱发胰腺炎。

（2）告知病人饮酒、暴饮暴食与胰腺炎发病的关系。指导病人戒烟、戒酒,并养成良好的饮食卫生习惯,注意休息,适量运动。

（3）加强自我观察,定期随访。

（六）护理评价

病人自述疼痛是否减轻或消除;病人体液是否维持平衡;病人营养状况是否得到改善;病人体温是否恢复正常;病人并发症是否得到预防或及时护理。

二、胰　腺　癌

胰腺癌是消化系统较常见的肿瘤,其发病率有逐年上升的趋势。好发于 40 岁以上的人群,男性多于女性,恶性程度高,预后较差。以胰头癌最为常见,其次为胰腺体、尾部癌。

（一）概述

1. 病因　尚不清楚,可能与吸烟、高蛋白和高脂肪饮食、糖尿病、慢性胰腺炎、遗传因素等有关。

2. 病理生理　胰腺癌的组织类型以导管细胞癌多见,其次为黏液性囊腺癌和腺泡细胞癌等。其转移途径有局部浸润、淋巴转移、血行转移和种植转移。血行转移常转移至肝、肺、骨、脑等处。

（二）护理评估

1. 健康史　注意询问病人家族中有无胰腺肿瘤或其他肿瘤病人;是否长期进食高蛋白、高脂肪饮食;有无吸烟史;有无糖尿病、慢性胰腺炎等疾病。

2. 身心状况

（1）躯体表现

1）腹痛:是最常见的首发症状。初期病人表现为上腹部饱胀不适或上腹痛,并向肩背部放射。而胰体、胰尾部癌出现腹痛往往已属晚期。晚期病人呈持续性腹痛,并出现腰背痛,腹痛剧烈,夜间尤甚,一般止痛药无效,常影响病人睡眠和饮食。

2）黄疸:是胰头癌病人的主要症状,常呈进行性加重,伴有皮肤瘙痒、尿呈红茶色、大便呈陶土色。

3）消化道症状:病人常有食欲缺乏、上腹饱胀、消化不良、便秘或腹泻;部分病人可有恶心、呕吐。晚期癌肿侵及十二指肠可出现上消化道梗阻或消化道出血。

4）消瘦和乏力:病人在短时期内即可出现明显的消瘦和乏力,同时可伴有贫血、低蛋白血症等营养不良症状。

5）其他:胆道梗阻若继发感染,病人则出现反复发热;晚期病人可扪及上腹肿块,质硬、固定,可有腹水或远处转移症状。

（2）心理-社会状况:病人因疼痛影响睡眠和饮食,易产生焦虑、悲观等情绪;绝大多数病人就诊时已处于晚期,且预后差,常表现出各种消极情绪,甚至拒绝接受治疗。

考点 胰头癌最突出的表现

3. 辅助检查

（1）实验室检查:可有血清碱性磷酸酶升高;血清胆红素可呈进行性升高。免疫学检查血清癌胚抗原（CEA）、膜胚抗原（POA）、糖类抗原（CA19-9）增高。其中,CA19-9 是最常用的辅助诊断和随访项目。

（2）影像学检查:①B 超,是胰腺癌普查和诊断的首选方法,可以发现直径 2cm 以上的肿块,还可发现胆囊增大、胆管和胰管扩张等情况。②CT,能清楚显示肿瘤部位及与之毗邻器官的关系,以及腹膜后淋巴转移情况。③磁共振胆胰管成像（MRCP）,能显示胰、胆管梗阻的部位和胰、胆管扩张的程

度。④经内镜逆行胰胆管造影(ERCP),可直接观察十二指肠乳头部及胰管、胆管情况,了解阻塞部位和性质,并可进行活检。

（3）病理学检查:是诊断胰腺癌最可靠的方法。可通过内镜、手术,取活组织进行组织学检查。可收集胰液查找癌细胞,或在 B 超或 CT 指引下,经皮细针穿刺胰腺病变组织,行细胞学检查。

4. 治疗反应及要点　手术治疗为首选。常用手术方式有胰头-十二指肠切除术、胰体尾部切除术、保留幽门的胰头-十二指肠切除术等;晚期病人如已无法行根治性手术,可行姑息性手术,如胆管-空肠吻合术、胃-空肠吻合术,以解除梗阻,保证消化道通畅。此外,辅以放疗、化疗,对延长生存期有一定作用。

考点:胰腺癌首选的治疗方法

（三）护理诊断与合作性问题

1. 焦虑　与担心疾病预后有关。
2. 急性疼痛　与胰胆管梗阻、癌肿侵犯腹膜后神经丛及手术创伤有关。
3. 营养失调:低于机体需要量　与食欲下降、呕吐及癌肿消耗有关。
4. 潜在并发症:出血、感染、胰瘘、胆瘘、切口感染等。

（四）护理目标

病人自述焦虑减轻,能主动配合治疗护理;病人自述疼痛缓解或消失;病人营养状况得到改善;病人无并发症发生,或发生并发症时能及时发现与处理。

（五）护理措施

1. 术前护理

（1）一般护理

1）营养支持:术前给予高蛋白、高热量、高维生素和低脂饮食,必要时采取肠外营养支持,以改善病人营养状况,提高其对手术的耐受能力。

2）对症护理:皮肤瘙痒者,可外用炉甘石洗剂止痒,避免指甲抓伤皮肤。疼痛者遵医嘱给予止痛处理。

3）其他:术前置胃管,并做好其他术前常规护理工作。

（2）病情观察:观察病人精神及营养状况;注意病人有无水、电解质及酸碱平衡失调的情况;监测肝功能、凝血功能、血糖、尿糖和酮体变化。

（3）配合治疗护理

1）控制血糖:部分胰腺癌病人术前合并糖尿病,应遵医嘱使用胰岛素,将血糖控制在 7.2 ~ 8.9mmol/L,尿糖为(-)~(+),无酮症酸中毒时方考虑手术。

2）保肝护理:至少在术前 1 周遵医嘱施行保肝措施,注意补充维生素 K。

3）预防感染:术前 1 天遵医嘱开始使用抗生素。必要时术前 3 天口服抑制肠道细菌抗生素,如新霉素、庆大霉素。术前 1 天清洁灌肠。

2. 术后护理

（1）一般护理

1）体位:术后麻醉消失,血压平稳,取半卧位。

2）营养支持:术后禁饮食、胃肠减压,静脉补液及补充营养。

（2）病情观察:密切观察病人生命体征、意识、腹部症状和体征;详细记录 24 小时出入量,监测肝肾功能、血糖、尿糖和酮体变化;及时发现术后并发症。

（3）引流护理:了解各种引流管的部位和作用,如胃肠减压管、胆道引流管、胰引流管、腹腔引流管等。注意妥善固定,保持引流通畅,观察记录各种引流管每日引流量及引流液的颜色、形状,警惕胆

瘘和胰瘘的发生。正确掌握各种引流管的拔管时机。

（4）预防术后并发症：术后可出现各种并发症，如消化道出血、腹腔内出血、胰瘘、胆瘘、继发性糖尿病、切口感染等，注意观察和护理，如有异常，应及时通知医生处理。

3. 心理护理　胰腺癌病人大多预后较差，常出现悲观情绪，护理人员应针对病人具体情况，做好耐心细致的解释和心理疏导工作，尽量满足病人的需要，帮助病人树立战胜疾病的信心，使病人能配合治疗与护理，促进疾病的康复。

4. 健康指导

（1）饮食宜少量多餐、低脂饮食。

（2）注意休息，适当运动，避免重体力劳动。

（3）遵医嘱定期化疗或放疗。

（4）定期随访，若出现消化不良、腹泻、消瘦、贫血、乏力、发热等表现，应及时到医院复诊。

（六）护理评价

病人情绪是否稳定，能否配合治疗护理；病人主诉疼痛是否减轻或缓解；病人营养需求是否得到改善；病人并发症是否得到预防或及时处理。

小结

本章主要讲述了门静脉高压症、肝脓肿、原发性肝癌、胆道疾病和急性胰腺炎、胰腺癌疾病。门静脉高压症多由肝硬化引起，表现为门-腔静脉交通支开放、脾肿大与脾性功能亢进和腹水，最严重是并发食管-胃底静脉曲张破裂大出血。外科主要采用手术治疗，病人行分流术后要预防出血、肝性脑病、肝功能损害。肝脓肿包括细菌性肝脓肿和阿米巴性肝脓肿，细菌性肝脓肿的细菌来源主要为胆道感染。原发性肝癌最常见的病因是乙型病毒性肝炎，AFP 是目前诊断原发性肝癌最常用的检查方法。

胆道疾病以急性梗阻性化脓性胆管炎最为严重。急性胆囊炎发作时常有胆绞痛，Murphy 征阳性；胆管结石可出现夏柯三联征；急性梗阻性化脓性胆管炎可出现雷诺五联征；胆道蛔虫病表现为突发性剑突下或上腹部钻顶样剧痛。B 超是胆道疾病首选的检查方法。胆管术后要做好"T"管等护理。急性胰腺炎可分为单纯性胰腺炎和出血坏死性胰腺炎，病因以胆道疾病最为常见，临床上以急性腹痛、血与尿淀粉酶增高为特点。胰腺癌是以疼痛、进行性加重的黄疸为主要症状，与其他癌症一样手术治疗是首选治疗方法。

（吴慧琼）

自测题

A_1 型题

1. 原发性肝癌的普查方法是
   A. CT　　　　　　　B. AFP
   C. MRI　　　　　　D. AKP
   E. B 超

2. 在严重肝胆疾病的手术前，最需补充的是
   A. 维生素 B_{12}　　　B. 维生素 C
   C. 维生素 K　　　　D. 维生素 A
   E. 维生素 E

3. 胆石症病人出现胆绞痛时禁用
   A. 阿托品　　　　　B. 硫酸镁
   C. 吗啡　　　　　　D. 654-2
   E. 安定

4. 在我国，急性胰腺炎最常见的病因是

A. 胆石症与胆道疾病　B. 手术与创伤
C. 暴饮暴食　　　　　D. 大量饮酒
E. 胰管堵塞

5. 胰腺癌最常见的首发症状是
   A. 上腹痛及上腹饱胀不适
   B. 黄疸　　　　　　C. 食欲缺乏
   D. 消化不良　　　　E. 乏力、消瘦

A_2 型题

6. 病人，女性，40 岁。因门静脉高压症入院，准备近期手术，对病人护理不宜
   A. 充分休息　　　　B. 避免便秘
   C. 输新鲜血液　　　D. 少量多餐
   E. 手术当日放置胃管

7. 病人，男性，22 岁。既往体健，大量饮酒后突然出现

上腹剧痛,频繁呕吐,面色苍白,疑为急性胰腺炎,病人最适宜的处理为

A. 低脂流食　　　B. 高蛋白饮食

C. 普食　　　　　D. 禁食

E. 低脂饮食

8. 病人,女性,40岁。胆道手术后,"T"管引流2周,拔管前先试行夹管1~2天,应注意观察的内容是

A. 饮食、睡眠　　　B. 腹痛、发热、黄疸

C. 大便的颜色　　　D. 引流口有无渗液

E. 神志、血压和脉搏

9. 患儿,女性,8岁。阵发性剑突下钻顶样痛半天,伴恶心、呕吐,既往有类似发作史,查体:T 37.5℃,剑突下深压痛,无腹肌紧张,拟诊断为

A. 肝内胆管结石　　B. 胆总管结石

C. 胆囊结石　　　　D. 胆道蛔虫病

E. 急性胆管炎

10. 病人,女性,55岁。急性胆管炎非手术治疗期间,出现下列哪项表现,应立即做好急诊手术准备

A. 黄疸进行性加重　B. 血压下降,意识不清

C. 胆囊肿大,有压痛　D. 体温升高,脉速

E. 白细胞计数增高

11. 病人,男性,58岁。因肝癌行肝叶切除术,术后病人的护理错误的是

A. 应专人护理　　　B. 常规吸氧

C. 鼓励早期下床活动　D. 术后取平卧位

E. 术后给予静脉补充营养

12. 病人,男性,38岁。诊断为细菌性肝脓肿,其致病菌侵入的主要途径是

A. 肝动脉　　　　　B. 胆道

C. 门静脉　　　　　D. 开放性肝损伤

E. 肝静脉

13. 病人,女性,36岁。反复发作右上腹疼痛3个月,向右肩背部放射,右上腹轻度压痛,肝不大,未扪及包块,首选检查是

A. 静脉胆道造影　　B. 口服胆囊造影

C. B超　　　　　　D. 胃镜检查

E. 肝功能检查

14. 病人,男性,50岁。右上腹疼痛1天。体温39℃,巩膜黄染,B超示胆总管结石,为警惕发生急性重症胆管炎,病情观察中应特别注意

A. 体温、面色　　　B. 血压、神志

C. 腹部体征　　　　D. 恶心、呕吐

E. 血白细胞计数

A₃/A₄型题

(15~18题共用题干)

病人,女性,46岁。患胆石症多年,5天前因腹痛、寒战、高热和黄疸发作,经门诊抗感染治疗无效入院,今发现病人神志不清,血压80/50mmHg。

15. 该病人应考虑

A. 胆道蛔虫伴感染

B. 急性坏疽性胆囊炎

C. 胆总管结石症

D. 胆囊穿孔腹膜炎

E. 急性梗阻性化脓性胆管炎

16. 若病人行胆道手术,术后"T"管引流,下列哪项不正确

A. 妥善固定"T"管

B. 观察24小时胆汁引流量

C. 必要时可用无菌生理盐水低压冲洗

D. 置管7天拔管

E. 拔管前须试行夹管1~2天

17. 拔除"T"管后应该重点观察有无下列哪项并发症

A. 肠瘘　　　　　　B. 胰瘘

C. 胆瘘　　　　　　D. 胃瘘

E. 腹腔脓肿

18. 该病人术后的健康教育最为重要的是

A. 定期随访　　　　B. 活动量指导

C. 休息时间安排　　D. 饮食指导

E. 注意腹壁切口的愈合

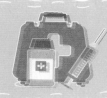
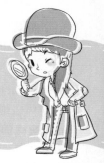

第 20 章
外科急腹症病人的护理

外科急腹症病人是指临床常见以急性腹痛为主要症状就诊的病人。医护人员对急性腹痛的评估与判断对病人能否得到准确的治疗和护理具有重要的意义,错误的判断将对病人造成严重的伤害、甚至死亡。因此,护士应具备对急性腹痛进行有效评估和实施相应护理的基本能力。

情境案例 20-1

洪先生晚宴后突发上腹部剧烈疼痛,并已持续 2 小时,伴恶心,现由家属陪伴送入急诊科求诊,家属强烈要求护士为其"打止痛针"。值班护士接诊后,立即协助病人取半卧位,并与值班医生共同做如下处理。①体格检查:T 38.5℃,P 102 次/分,R 24 次/分,BP 80/50mmHg,上腹部压痛明显,反跳痛(+),肠鸣音消失。②实验室检查:血淀粉酶 480U(Somogyi 法),血白细胞计数 $15×10^9$/L,中性粒细胞比率 0.90。

问题:

1. 如何对病人进行评估?

2. 假如您是该值班护士,应如何应对病人及家属"打止痛针"的诉求?

一、概　述

外科急腹症是以急性腹痛为突出表现,起病急、病情重、进展快、并发症多、病情复杂,需要早期诊断和紧急处理的腹部外科疾病。

(一) 病因

急腹症最常见于消化道和妇产科疾病,也见于泌尿系统甚至心血管系统疾病。常见的疾病有:①炎症性疾病,如急性胆囊炎、急性胰腺炎、急性阑尾炎、急性盆腔炎、消化道穿孔等;②出血性疾病,如肝破裂、脾破裂等;③梗阻性疾病,如肠梗阻、胆结石、胆道蛔虫病、泌尿系统结石等;④缺血性疾病,如肠系膜动脉栓塞、脾栓塞、卵巢囊肿扭转等。

(二) 急性腹痛的分类及特点

1. 内脏痛　受自主神经支配的内脏与脏腹膜对切割、针刺、压迫、烧灼等刺激不敏感,但对牵拉、膨胀、痉挛等张力刺激及缺血、炎症则敏感。内脏疼痛表现为定位不精确、痛觉弥散的特点,病人常伴焦虑、不安、恐惧等情绪或精神反应。

2. 躯体痛　在腹部即为腹壁痛,主要是壁腹膜受腹腔病变(血液、尿液、消化液、炎症等)刺激所致。其特点是疼痛定位准确,常引起反射性腹肌紧张。

3. 牵涉痛(放射痛)　指某个内脏病变产生的痛觉信号被定位于远离该内脏的身体其他部位。如急性胰腺炎在上腹痛的同时伴左肩或腰背部束带状疼痛。

考点:急性腹痛的分类及特点

二、护理评估

(一) 健康史

1. 注意现病史中的诱因　如进食油腻食物后可诱发胆囊炎、胆石症;过度饮食或过量饮酒是急性胰腺炎的诱因;饱餐后剧烈活动时突然腹痛有可能是肠扭转。

2. 询问月经史　如异位妊娠破裂多有停经史;卵巢滤泡或黄体破裂常在两次月经的中期发病。

3. 了解既往史　粘连性肠梗阻多有腹部手术史;消化性溃疡穿孔常有溃疡病史;有胆管结石手术史者,应考虑是否有胆管残余结石或复发结石。

(二) 身心状况

护理评估的重点是腹痛的部位、范围、性质、程度及伴随症状等。

1. 躯体表现

(1) 腹痛的部位及范围:腹痛开始部位或最显著的部位一般就是病变器官的部位,且范围越大提示病情越严重。但某些炎症性、梗阻性疾病的早期,腹痛定位不明确,当炎症波及壁腹膜时,疼痛才转移或反映到病变器官所在的部位,如急性阑尾炎、胆道疾病、急性胰腺炎等引起的牵涉痛。

(2) 腹痛的性质:①阵发性绞痛,由平滑肌痉挛所致,见于空腔脏器梗阻,如机械性肠梗阻、输尿管结石等。②持续性钝痛或隐痛,由腹腔炎性刺激或内脏缺血所致,如胃十二指肠溃疡穿孔、急性胰腺炎、麻痹性肠梗阻等。③持续性腹痛阵发性加剧,当空腔脏器梗阻合并绞窄、感染时发生,如绞窄性肠梗阻等。

(3) 腹痛的程度:炎性病变(如急性阑尾炎)引起的腹痛程度较轻,空腔脏器痉挛或梗阻、脏器嵌顿、扭转、绞窄等引起的腹痛则较重;消化道穿孔时,消化液的化学性刺激所产生的腹痛剧烈,呈刀割样;胆绞痛和肾绞痛常使病人辗转不安。

不同规律的腹痛可出现在同一疾病的不同病程中,并可相互转换。一般情况下,腹痛加剧常提示病情加重,腹痛减轻可能是病情缓解,但有时腹痛减轻却是病情恶化的标志,如阑尾炎坏死穿孔。需要注意的是,老年人和小儿有时病变发展严重,而腹痛表现不明显。

(4) 腹痛伴随症状:①厌食。小儿急性阑尾炎常先有厌食后有腹痛发作。②恶心、呕吐。腹痛开始常因内脏神经末梢受刺激而有较轻的反射性呕吐;腹膜炎导致肠麻痹时,呕吐呈溢出性;幽门梗阻时呕吐大量宿食且不含胆汁;小肠梗阻者呕吐较结肠梗阻者出现早且频繁;呕吐物为粪汁样提示为低位肠梗阻;血性或咖啡色呕吐物常提示发生了肠绞窄。③腹胀。如逐渐加重,应考虑低位肠梗阻或腹膜炎病情恶化而发生了麻痹性肠梗阻。④排便、排气改变。肛门停止排便、排气是肠梗阻的典型症状之一;腹内脏器炎性病变伴大便次数增多或伴里急后重感,考虑盆腔脓肿形成;果酱样血便是小儿肠套叠的最有参考价值的表现之一;如排出柏油样黑便则为上消化道出血的典型表现。⑤其他伴随症状。腹痛后发热,表示有继发感染;出现黄疸可能与肝、胆、胰疾病有关;尿频、尿急、尿痛、血尿、排尿困难应考虑泌尿系统疾病;出现贫血、休克应考虑是否有腹腔内出血或消化道出血。

(5) 腹部体征:①视诊。观察腹部形态及腹式呼吸运动,有无肠型、胃肠蠕动波,有无局限性隆起等。②触诊。如有腹膜刺激征,应了解其部位、范围及程度;压痛部位常是病变器官所在处,弥漫性腹膜炎的压痛和腹肌紧张的显著处也常为原发病灶处;若触及腹部包块,应注意其部位、大小、质地、压痛情况、活动度等,并结合其他症状和检查,以区别炎性包块、肿瘤、肠套叠或肠扭转、尿潴留等。③叩诊。肝浊音界缩小或消失常提示消化道穿孔;移动性浊音阳性提示腹腔内有大量渗液或积血(1000ml以上);鼓音则表示肠管胀气;膈下感染者在季肋区叩痛明显。④听诊。肠鸣音减弱或消失多提示为腹膜炎、肠麻痹或绞窄性肠梗阻晚期;肠鸣音亢进、音调高亢伴气过水声、金属音是机械性肠梗阻的特征。⑤直肠指诊。盲肠后位阑尾炎时,直肠右侧壁有触痛;盆腔积液或积血时,膀胱或子宫直肠凹饱满或有波动感;指套染有血性黏液时应考虑肠绞窄或肠套叠。

考点:急腹症的躯体表现

2. 心理-社会状况　对突发的腹部疼痛,病人无足够的心理准备,表现出极度紧张、焦虑不安;由于知识的缺乏,对疾病的治疗缺乏信心,对手术有恐惧心理;因腹痛影响病人日常生活及工作,易产生急躁情绪。

(三) 辅助检查

1. 腹腔穿刺或腹腔灌洗　根据抽出液的性质(脓性、血性、粪便性)、颜色、浑浊度或涂片显微镜

检查、淀粉酶值测定结果等协助诊断,可对病因及病情程度做出初步评估。对腹腔穿刺无结果的急腹症,可进行腹腔灌洗。疑有盆腔内脓肿、淤血的女性病人,可经阴道后穹隆穿刺检查。

2. 其他检查　白细胞计数检查可提示有无炎症、中毒;红细胞、血红蛋白、血细胞比容的连续观察可判断有无腹腔内出血;尿中大量红细胞提示泌尿系统损伤或结石;血尿淀粉酶升高提示急性胰腺炎。另外,X 线、B 超、CT、MRI、内镜或选择性动脉造影等特殊检查,对进一步明确病变部位和性质具有重要的参考意义。

护考链接

病人,男性,58 岁,行动不便。3 天来反复上腹痛,进餐后发作或加重,伴反酸嗳气。电话咨询社区护士其应进行哪项检查,社区护士的建议是　A. 腹部 X 线　B. B 超　C. CT　D. 胃镜　E. MRI

点评:胃镜检查既能看见胃内病变的外观,还能取样活检,是确诊胃部疾病最主要的辅助检查方法。

(四) 急腹症的鉴别

急腹症是临床常见症状,疾病种类多、病情复杂,护士只有掌握了涉及内科、外科、妇科等多学科的急性腹痛特点,才能做好急腹症病人的接诊、分诊、病情评估、护理等工作。

1. 内科急腹症特点　包括急性胃肠炎、心肌梗死、腹型过敏性紫癜、大叶性肺炎等。腹痛特点如下:①先有发热或呕吐,后有腹痛,腹痛多无固定部位,无明显的反跳痛和腹肌紧张。②常伴有发热、咳嗽、胸闷、气促、心悸、心律失常、呕吐、腹泻等症状。③体格检查、实验室检查、X 线检查、B 超检查和心电图检查等可有助于疾病的评估和诊断。

2. 妇产科急腹症特点　①以下腹部或盆腔内疼痛为主。②常伴有白带增多、阴道流血等。③有月经不调或停经史。④与月经周期相关。育龄妇女月经周期前半期可发生卵巢滤泡破裂出血,后半期可发生黄体破裂出血;月经周期延后且本次血量少时,可能有异位妊娠破裂出血。⑤妇科检查、超声检查等可明确疾病诊断。⑥其他:急性盆腔炎伴发热、白带异常;卵巢囊肿蒂扭转有腹部肿块,并突发剧烈腹痛史。

3. 外科急腹症特点　一般先有腹痛,后出现发热等伴随症状;腹痛或压痛部位较固定,程度重;常伴有腹膜刺激征,甚至休克;可伴有腹部肿块、其他外科特征性或辅助检查表现。不同性质的病变,具有不同的临床特点。

(1) 炎性疾病:一般起病较缓,腹痛由轻至重,定位由模糊到清晰,呈持续性;有固定压痛点,伴反跳痛和腹肌紧张;体温升高,白细胞计数和中性粒细胞数可增高。

(2) 穿孔性病变:腹痛突然发生,呈刀割样持续性剧痛,腹膜刺激征明显,易波及全腹,以病变处最为明显;可有气腹表现,如肝浊音界缩小或消失,X 线检查见膈下游离气体;可有移动性浊音,肠鸣音消失。

(3) 梗阻性病变:发病急,以阵发性腹部绞痛为主要表现;除非已发生肠绞窄、穿孔,一般无腹膜刺激征,X 线可协助诊断。

(4) 出血性病变:多有外伤史,以失血为主要表现,重者常导致失血性休克;腹痛和腹膜刺激征较轻,伴有胆汁、胰液外漏时,腹痛和腹膜刺激征则严重;腹腔穿刺可抽出不凝固血液;血红蛋白和红细胞数进行性下降。

(5) 绞窄性病变:起病急,呈持续性剧痛,阵发性加剧;易出现腹膜刺激征或发生休克;可有黏液血便或腹部局限、固定的浊音区等;根据病史、腹痛部位、化验及其他辅助检查可明确诊断。

考点:急腹症的鉴别

(五) 治疗要点与反应

发病早期病情较轻,或经过治疗腹痛减轻,可考虑先行非手术治疗,主要措施包括:禁饮食、输液、输血、抗感染、胃肠减压及对症处理等。非手术治疗期间,应严密观察病情,一旦病情恶化,立即手术

治疗。

原发病情重、全身情况不良或发生休克、腹膜刺激征明显、有明显的内出血表现、非手术治疗短期内(6～8 小时)未见好转或趋于恶化者,可行手术治疗。常见手术方式为剖腹探查术,视探查情况进行处理。

情境案例 20-1:问题 1 分析

值班护士对该病人进行护理评估,发现了如下有价值的信息:①体温升高、脉搏增快、呼吸稍促、血压下降;②腹部出现压痛与反跳痛,部位位于上腹部;③血常规白细胞数及中性粒细胞比率明显升高;④血淀粉酶明显升高。根据病人晚宴(诱因)后突发腹痛 2 小时的主诉,并综合以上表现,基本可判断病人罹患急性胰腺炎——以外科急腹症为表现的一种疾病。

三、护理诊断与合作性问题

1. 疼痛　与腹腔炎症、穿孔、出血、损伤、梗阻或绞窄等有关。
2. 焦虑/恐惧　与突然发病、剧烈腹痛、紧急手术、担心疾病预后等有关。
3. 体液不足　与限制摄入(禁饮食)、液体丢失过多等有关。
4. 体温过高　与腹部脏器炎症或继发腹腔感染有关。
5. 潜在并发症:休克、腹腔脓肿、出血和口咽部黏膜损伤等。

四、护理目标

病人腹痛缓解或消除;病人焦虑、恐惧情绪减轻或解除;病人体液不足情况得到改善;病人体温恢复正常;病人无发生并发症,或并发症能得到及时预防与处理。

五、护理措施

(一) 一般护理

1. 体位　一般情况良好者或病情允许时,宜取半卧位;有大出血休克体征者给予平卧位或中凹位。
2. 饮食　根据病情及医嘱,做好相应的饮食护理。一般病人入院后都暂禁饮食;对诊断不明或病情较重者必须严格禁饮食。
3. 胃肠减压　根据病情或医嘱决定是否施行胃肠减压。急性肠梗阻、胃肠道穿孔等病人,必须做胃肠减压,并保持有效引流,避免消化液进一步漏入腹腔。
4. 其他护理　加强基础护理及营养支持护理;高热者给予药物或物理降温。

(二) 病情观察

1. 随时观察病人病情的变化,严密观察生命体征,每 15～30 分钟测体温、脉搏、呼吸、血压 1 次,注意有无脱水、酸碱平衡及电解质紊乱或休克表现。
2. 严密观察腹部症状和体征,应注意腹痛的部位、范围、性质、程度和有无牵涉痛。如腹部检查见腹膜刺激征出现或加重,多提示病情恶化。
3. 注意观察有无伴随症状,注意呕吐、腹胀、发热、黄疸及大小便改变,以及呼吸、心血管、生殖等其他系统相关表现。
4. 详细记录液体出入量。
5. 动态观察实验室检查结果,如三大常规(血、尿、便)、血电解质、血气分析、肝肾功能等检查结果,以及 X 线检查、B 超检查、腹腔穿刺、直肠指检等特殊检查结果。
6. 观察有无腹腔脓肿、休克等并发症发生。

病人,男性,54 岁。在门诊候诊时,出现剧烈腹痛,四肢冰凉,呼吸急促。门诊护士应 **A. 安慰病人** B. 测量体温 C. 催促医生 D. 观察病情进展 E. 安排提前就诊

　　点评:剧烈腹痛、四肢冰凉、呼吸急促等表现预示病人已经或即将可能发生疼痛性休克,因此应安排提前就诊,以及时采取抗休克处理。

（三）配合治疗护理

1. 严格执行"四禁"

（1）禁饮食:以免增加消化道负担,或加重病情。

（2）禁止痛药:在诊断不明、病情观察期间禁用吗啡类止痛剂,以免掩盖病情。

（3）禁服泻药:以免引起水电失衡、胃肠道平滑肌痉挛或加重病情。

（4）禁灌肠:以免导致炎症扩散或加重病情等。

2. 输液或输血　立即建立静脉输液通道,必要时输血或血浆等。以防治休克,纠正水、电解质、酸碱平衡紊乱,纠正营养失调。

3. 有效控制感染　遵医嘱合理、正确使用抗菌药物,注意给药浓度、时间、途径及配伍禁忌等。

4. 对症处理

（1）疼痛:对诊断明确的单纯性胆绞痛、肾绞痛等可给予解痉剂和镇痛剂;对诊断不明或治疗方案未确定的急腹症病人应禁用吗啡、哌替啶类麻醉性镇痛药,以免掩盖病情;非手术治疗病人应予安慰及舒适的体位;对已决定手术的病人,可以适当使用镇痛药,以减轻其痛苦。

（2）腹胀:遵医嘱施行胃肠减压,保持有效引流,及时观察与记录引流情况。

（3）高热:遵医嘱行物理降温或药物降温。

5. 手术病人的护理

（1）术前准备:及时做好药物过敏试验、配血、备皮、有关常规实验室检查或器官功能检查等,以备急诊手术。

（2）术后护理:参考相关疾病的术后护理。

（四）心理护理

应充分理解病人焦虑不安的心情,关心、安慰病人,适当地向家属、病人说明可能的病情变化、有关治疗方法及护理措施的意义,以便配合医护工作。

（五）健康指导

1. 指导病人积极控制急腹症的诱因。如避免饱餐后剧烈运动;消化性溃疡病人要避免暴饮暴食,按疗程治疗,合理用药。

2. 指导病人加强营养、促进康复;手术治疗者术后注意早期活动,预防粘连性肠梗阻。

　　外科急腹症病人的护理措施明确提示:对诊断不明或治疗方案未确定的急腹症病人应禁用吗啡、哌替啶类麻醉性镇痛药,以免掩盖病情;非手术治疗病人应予安慰及取舒适的体位;对已决定手术的病人,可以适当使用镇痛药,以减轻其痛苦。因此,在医生做出判断和确定治疗方案前,值班护士宜安慰病人,为其安置可以稍微缓解疼痛的体位(半卧位或平卧位),并向家属做好解释工作。在医生做出急性胰腺炎的判断并确定手术治疗后,值班护士方可遵医嘱给病人使用镇静剂或止痛药物。

考点:急腹症病人的护理措施

六、护理评价

病人腹痛是否缓解或消除;病人焦虑、恐惧感是否减轻或解除;病人体液不足情况是否得到改善;

病人体温是否恢复正常;病人是否发生并发症或并发症是否得到及时预防与处理。

小结

　　外科急腹症是以急性腹痛为突出表现、需要早期诊断和紧急处理的腹部外科疾病,从病因上大体分为炎症性、出血性、梗阻性和缺血性四种类型。急腹症最常见于消化道和妇产科疾病,延误诊治将会给病人带来严重的危害甚至死亡。外科急腹症病人主要护理措施包括病情观察、禁食禁饮、胃肠减压、维持体液平衡、抗感染、抗休克、解痉止痛等方面,完善的护理对于降低外科急腹症的并发症和病死率具有十分重要的意义。

（黄　聪）

自 测 题

A₁型题

1. 外科急腹症的特点是
   A. 有停经和阴道流血史
   B. 卧床休息后腹痛好转
   C. 腹部压痛一般不明显
   D. 腹痛在前,发热、呕吐在后
   E. 以呕吐、心悸为主要症状

2. 外科急腹症病人,在未明确诊断时应严格执行"四禁"。下列哪项不属于"四禁"内容的是
   A. 禁用吗啡类药止痛　　B. 禁饮食
   C. 禁服泻剂　　　　　　D. 禁灌肠
   E. 禁腹部透视

3. 急性胆囊炎表现有右肩背部疼痛,这属于
   A. 内脏性疼痛　　　　　B. 躯体性疼痛
   C. 牵涉性疼痛　　　　　D. 转移性疼痛
   E. 胆绞痛

4. 鉴别腹腔出血性疾病与炎症性疾病可靠的辅助检查方法是
   A. X 线检查　　　　　　B. 腹部 B 超
   C. 血常规检查　　　　　D. 内镜检查
   E. 腹腔穿刺

5. 急腹症护理**不妥**的是
   A. 非手术治疗的急性单纯性阑尾炎病人可进流食
   B. 凡急性坏疽性阑尾炎病人都应禁饮食
   C. 非手术治疗的病情很轻的溃疡病穿孔不必胃肠减压
   D. 凡急性肠梗阻应早期施行胃肠减压
   E. 一般急腹症病人都给抗生素并静脉输液

A₂型题

6. 病人,男性,38 岁。既往有胃溃疡病史 9 年。午餐后突发上腹部剧痛并波及右下腹,检查右侧腹膜刺激征明显。拟诊断为胃溃疡穿孔并发急性腹膜炎。最重要的护理措施是

A. 半卧位　　　　　　　B. 禁食、胃肠减压
C. 输液　　　　　　　　D. 观察血压、脉搏
E. 应用抗生素

7. 病人,男性,40 岁。突发上腹部剧痛,渐波及全腹,冒冷汗。查体:全腹压痛、反跳痛及腹肌紧张,肝浊音界缩小,肠鸣音消失。X 线腹部透视见有膈下游离气体。最可能的诊断是
   A. 急性绞窄性肠梗阻(小肠扭转)
   B. 急性坏疽性阑尾炎(阑尾穿孔)
   C. 溃疡病急性穿孔
   D. 急性坏疽性胆囊炎(胆囊穿孔)
   E. 急性出血坏死性胰腺炎

8. 病人,女性,30 岁。乘车后突然发生右下腹痛,伴恶心,近年来有同样发作史。查体:腹部软,右下腹有深压痛;血常规示白细胞 9.0×10^9/L;尿镜检示红细胞(++)、白细胞 0~6 个/HP,应考虑
   A. 慢性阑尾炎急性发作
   B. 右侧输尿管结石
   C. 右侧输卵管炎
   D. 单纯不完全性肠梗阻
   E. 慢性盆腔炎

A₃/A₄型题

（9、10 题共用题干）

　　病人,男性,32 岁。暴饮暴食后出现腹痛 2 小时,并向腰背部放射,怀疑为急性胰腺炎。

9. 首选的血生化检验项目是
   A. 血清钾、钙测定　　　B. 尿淀粉酶测定
   C. 血清淀粉酶测定　　　D. 血清脂肪酶测定
   E. 血常规检查

10. 该病人的饮食护理要求为
    A. 普食　　B. 软食　　C. 半流食
    D. 流食　　E. 禁食

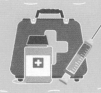
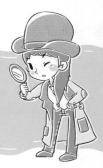

第 21 章
周围血管疾病病人的护理

周围血管疾病种类较多,临床表现各异,具有感觉异常(疼痛、潮热、寒冷、怠倦或麻木)、形态和色泽改变、结构变化和组织破坏等共同的临床特征。其主要病理变化是周围血管狭窄、闭塞、扩张、破裂和静脉关闭不全等。疼痛是周围血管疾病最常见的症状,分间歇性和持续性两种,与运动、体位改变、温度改变和管径狭窄导致动脉供血不足有关;肢体组织色泽、形态异常和局部组织破坏是周围血管疾病最常见的体征,与组织淤血、缺血导致的营养和代谢障碍有关。最常见的周围血管疾病是原发性下肢静脉曲张和血栓闭塞性脉管炎。

第 1 节 原发性下肢静脉曲张病人的护理

情境案例 21-1

李女士是一位教师,因右下肢酸胀沉重,小腿部出现"蚯蚓状"团块入院。值班护士接诊后,立即与值班医生共同做好入院护理。经询问病人得知,病人 6 年前开始出现右下肢酸胀沉重,近 2 年来小腿部"蚯蚓状"团块逐渐增大。体格检查:左下肢正常,右小腿可见明显的静脉曲张团块,内踝处皮肤增厚,有色素沉着。波氏试验(+),曲氏试验(+)。病人询问值班护士:医生叫我采用保守治疗,请问我该怎么做啊?

问题:
1. 病人最有可能出现了什么情况?
2. 病人存在哪些主要护理诊断?
3. 针对病人的询问,作为值班护士,你该如何解答?

一、概 述

原发性下肢静脉曲张又称单纯性下肢静脉曲张,是指因血液回流障碍而引起的下肢浅静脉迂曲和扩张,是最常见的周围血管疾病之一。原发性下肢静脉曲张常发生在大隐静脉,其次是大、小隐静脉同时发生。男女发病比例相近,好发于左下肢,常并发小腿慢性溃疡。

静脉曲张形成的原因主要是下肢静脉瓣膜功能不全、静脉壁薄弱和静脉内压力升高。前两者与遗传因素有关,后者与下肢血液重力有关。长期站立、重体力劳动、妊娠、肥胖、盆腔肿瘤、慢性咳嗽或习惯性便秘等都可使下肢静脉内压力升高,瓣膜过度承压后逐渐松弛而被破坏。

考点:原发性下肢静脉曲张的病因

二、护理评估

(一)健康史

注意询问有无下肢静脉疾病家族史,有无长期站立工作、重体力劳动、妊娠、肥胖、盆腔肿瘤、慢性咳嗽或习惯性便秘等可导致下肢浅静脉压增高的因素。

(二)身心状况

1. 躯体表现 主要表现为下肢浅静脉曲张、蜿蜒扩张、迂曲。

(1)早期:无明显症状。仅在长时间站立或行走后患肢小腿感觉沉重、酸胀、乏力和疼痛。

(2)后期:曲张静脉明显隆起、蜿蜒成团,可出现踝部轻度肿胀和足靴区(小腿下 1/3 至内踝上

方)皮肤营养不良,皮肤色素沉着、湿疹和溃疡形成。

考点：原发性下肢静脉曲张的特征性临床表现

情境案例 21-1：问题 1 分析

病人小腿部"蚯蚓状"团块为迂回扩张的下肢静脉,局部有血液回流障碍导致的营养不良的表现,肢体也有血供不畅缺氧表现,符合原发性下肢静脉曲张的临床特征。

2. 心理-社会状况　本病起病缓慢,对病人的活动能力和下肢外观影响较大,甚至影响正常的工作和生活。

(三) 辅助检查

通过检查了解静脉瓣膜功能及深、浅静脉之间血液回流情况,常用的检查方法是深静脉通畅试验和大隐静脉瓣膜功能试验。

1. 深静脉通畅试验(Perthes 试验、波氏试验)　可判断深静脉是否通畅。检查时,病人站立,大腿上端绑扎止血带以阻断下肢浅静脉,嘱病人用力踢腿 20 次或反复下蹲 3~5 次后,观察静脉曲张程度的变化。若曲张静脉空虚萎陷,表示深静脉通畅;若静脉曲张不减轻,甚至加重,或伴有患肢酸胀不适,表示深静脉不通畅。

2. 大隐静脉瓣膜功能试验　可了解大隐静脉瓣膜的功能。病人平卧,抬高患肢使下肢静脉排空,在大腿上端绑扎止血带,然后让病人站立,立即松开止血带,若曲张静脉自下而上逐渐充盈时间超过 30 秒,表示大隐静脉瓣膜功能正常。若松开止血带后曲张静脉自上而下迅速充盈,表示大隐静脉瓣膜功能不良。若病人站立后不松开止血带,曲张静脉迅速充盈,则表明交通静脉瓣膜功能不良。

另外,也可行下肢静脉造影或超声多普勒扫描进行定性、定位、定量检查,这是目前确诊下肢静脉疾病的最可靠的方法。

考点：下肢静脉曲张的检查方法和意义；下肢深静脉通畅情况和瓣膜功能检查最可靠的方法

(四) 治疗要点与反应

原发性下肢静脉曲张的治疗方法包括非手术治疗和手术治疗。

1. 非手术治疗　适用于静脉曲张较轻而无症状、妊娠期妇女、年老体弱或重要脏器功能不良、不能耐受手术者。

(1) 支持疗法：包括穿弹力袜或用弹力绷带,压迫迂曲、扩张的静脉,防止症状加重;避免久站,休息时抬高患肢等。

(2) 硬化剂注射疗法：适用于治疗术后残留的曲张静脉,或术后局部复发者。方法是将 5% 鱼肝油酸钠硬化剂注入曲张静脉内,局部绷带加压包扎 3~6 周。鼓励行走,但不宜久站。

2. 手术治疗　是治疗下肢静脉曲张的根本方法。适用于深静脉通畅、无手术禁忌证者。最常用的方法是大隐静脉和(或)小隐静脉高位结扎剥脱术。

三、护理诊断与合作性问题

1. 活动无耐力　与下肢静脉回流障碍有关。
2. 皮肤完整性受损　与皮肤营养障碍、慢性溃疡有关。
3. 潜在并发症：深静脉血栓形成、小腿曲张静脉破裂出血等。

情境案例 21-1：问题 2 分析

因病人右下肢酸胀沉重,小腿部出现"蚯蚓状"团块,内踝处皮肤增厚,色素沉着及对护士的提问等,故病人存在的护理诊断有：①活动无耐力　与下肢静脉回流有关。②知识缺乏：缺乏有关治疗与预防保健的知识。③潜在并发症：小腿曲张静脉破裂出血等。

四、护理目标

病人舒适感改善;病人皮肤无破损;病人并发症得到有效预防及治疗。

五、护理措施

(一) 一般护理

1. 非手术治疗的护理　注意休息,经常变换体位;患肢抬高 30°~40°,使患肢位置高于心脏水平,有利于下肢静脉和淋巴回流,减轻患肢水肿;指导病人坚持正确穿戴弹力袜或弹力绷带,延缓病情的发展;硬化疗法病人用弹力绷带从踝部到注射处近侧均匀压迫包扎(大腿部位约需 1 周,小腿部位约需 6 周),并嘱其及时活动患肢。

知识拓展

弹力袜及弹力绷带的使用

①弹力袜选择:病人卧床、腿部肿胀消退之后,测量踝部和小腿的周径及膝下 3cm(短袜)或腹股沟下 13cm(长袜)至足底的长度,根据测量结果选择合适的弹力袜。②弹力袜穿着时间:以清晨起床前穿戴为宜,并排空静脉。③弹力袜穿着方法:先将弹力袜从袜口卷到足趾,把脚尖伸入,然后以拇指为导引逐渐向上展开袜筒,使袜子平整无皱褶。④弹力绷带包扎:从肢体远端开始,逐渐向近端螺旋缠绕。松紧度以能将一个手指伸入为宜,并密切观察肢端皮肤色泽、感觉和肿胀等情况,以判断效果。

2. 术前准备　应认真清洁术野和备皮,范围包括下肢、腹股沟部和会阴部皮肤;术前洗澡和更换清洁的内衣裤;有血栓性浅静脉炎或慢性溃疡者使用抗生素预防感染,局部外敷消炎药,术前每日换药。

3. 术后护理　术后患肢抬高 30°,促进静脉回流,减轻患肢水肿;鼓励病人在手术 24~48 小时后下床行走,避免久坐或久站,防止静脉血栓形成;行大隐静脉高位结扎剥脱术者,患肢应用弹力绷带从足趾至腹股沟加压包扎 1 个月以上。

(二) 病情观察

非手术治疗者应注意观察肢体的皮温改变、局部水肿的消退和肢体的活动情况,及时了解弹力袜或弹力绷带包扎的效果;手术治疗者应注意观察弹力绷带包扎效果,谨防包扎过紧;若患肢末端出现肿胀、疼痛、足背动脉搏动减弱或消失、皮温降低、颜色苍白或发绀等,应及时报告医师处理。

护考链接

病人,女性,63 岁。因右下肢静脉曲张行大隐静脉高位结扎剥脱术。术后护士指导其使用弹力绷带的正确方法是　A. 包扎前应下垂患肢　B. 手术部位的弹力绷带应缠绕得更紧　C. 两圈弹力绷带之间不能重叠　D. 由近心端向远心端包扎　E. 包扎后应能扪及足背动脉搏动

点评:足背动脉搏动代表肢体供血状况,动脉供血不足或缺失,不利于患肢康复甚至导致患肢坏死。

(三) 配合治疗护理

协助医生做好各项检查,以明确诊断。遵医嘱协助病人穿弹力袜或用弹力绷带包扎下肢,并积极配合医生做好并发症的处理。血栓性浅静脉炎病人除抬高患肢、局部热敷、穿弹力袜或弹力绷带外,应给予抗生素;对小腿慢性溃疡者需行抬高患肢、创面湿敷换药、应用抗生素等处理措施;静脉出血时应局部加压包扎止血,必要时可以缝扎止血。

(四) 心理护理

病人因不能正常地工作和生活,缺乏预防或延缓静脉曲张发生、发展的相关知识,易产生焦虑或悲伤情绪。应及时向病人宣教疾病的相关知识并进行心理疏导,消除病人的焦虑和悲伤情绪,积极配合治疗。

(五) 健康教育

教育病人积极配合治疗和护理,让病人了解非手术或手术治疗的方法和意义。嘱咐病人注意保

护患肢,防止碰伤和过度搔抓;维持良好的姿势,避免久站或久坐,定时改变体位。

考点:原发性下肢静脉曲张病人的护理措施

情境案例 21-2:问题 3 分析

病人的治疗方案为非手术治疗。①应嘱病人注意休息,避免久站或久坐,休息或睡眠时患肢抬高 30°~40°,并定时改变体位;②保护患肢,防止碰伤和过度搔抓;③积极配合治疗,坚持正确穿戴弹力袜或弹力绷带,以延缓病情的发展。

六、护理评价

病人舒适感是否改善;病人皮肤是否有破损;病人并发症是否得到有效预防及治疗。

第 2 节 血栓闭塞性脉管炎病人的护理

血栓闭塞性脉管炎简称脉管炎,也称 Buerger 病,是一种以周围血管非化脓性炎症和闭塞为特点的疾病。我国北方较多见,好发于青壮年男性,病变多累及下肢远端中、小动脉和伴行的静脉。

血栓闭塞性脉管炎发病的确切原因不明,认为有内、外因素共同参与。内因主要与性激素、自身免疫功能异常和血液高凝状态等有关;外因主要包括吸烟、慢性损伤、寒冷和潮湿的生活环境等有关,其中吸烟是最重要的因素,病人几乎都有吸烟的习惯。

考点:血栓闭塞性脉管炎的病因

一、护理评估

(一) 健康史

注意询问病人的吸烟史,在湿冷环境下的工作史及外伤、感染史等。

(二) 身心状况

1. 躯体表现 本病起病隐匿、进展缓慢,呈周期性发作。按病程发展程度,临床上可分为三期。

(1) 局部缺血期:此期以血管痉挛为主。患肢局部缺血、缺氧主要表现为肢端发凉、怕冷、麻木感,足部及小腿时有酸痛,典型表现是出现间歇性跛行。间歇性跛行是指病人行走一段距离后患肢出现疼痛或肌肉抽搐,被迫跛行,休息后疼痛缓解,可继续行走。如此反复。部分病人伴有游走性浅静脉炎,表现为浅静脉部位发红、疼痛,出现条索状硬块,1~3 周后自行缓解消失。患肢胫后动脉和足背动脉搏动明显减弱,皮肤温度低于正常。

(2) 营养障碍期:患肢供血不足继续加重,表现为趾甲生长缓慢、增厚变形,皮肤干燥变薄、汗毛脱落和肌萎缩。常出现静息痛,是指患肢处于休息状态时仍疼痛不止,夜间尤甚。病人疼痛剧烈,常彻夜难眠,被迫屈膝抱足。患肢抬高时疼痛加重,下垂时减轻。病人患肢胫后动脉和足背动脉搏动消失。

(3) 组织坏死期:患肢动脉完全闭塞,肢体远端发生缺血性坏死,发生干性坏疽。坏死组织自行脱落,留下经久不愈的溃疡创面,当细菌感染时可转为湿性坏疽,伴全身感染中毒症状。

考点:血栓闭塞性脉管炎各期的典型表现

2. 心理-社会状况 病人有持续而严重的疼痛,影响正常的工作、生活;一般止痛药难以奏效,但病人又担心使用麻醉性镇静剂会有药物成瘾,心情矛盾;截肢后病人工作和生活能力将受到影响,病人可出现悲观、忧虑、暴躁的心理反应,甚至对治疗、生活失去信心。

(三) 辅助检查

1. 一般检查

(1) 测定跛行距离与时间:若跛行距离或时间缩短,则表明血管闭塞的程度加重。

(2) 测定皮肤温度:在 15~25℃ 的室温下,若双侧肢体对应部位皮肤温度相差 2℃ 以上,提示皮温降低,侧肢体动脉血流减少。

（3）肢体抬高试验：病人平卧，患肢抬高45°，3分钟后若出现麻木、疼痛、足部皮肤呈苍白或蜡黄色者为阳性。再让病人坐起，下肢自然下垂于床沿下，若足部皮肤出现潮红或斑片状发绀则提示患肢有严重供血不足。

2. 特殊检查

（1）超声检查：超声多普勒检查可显示患肢动脉波动波形降低；血管三维彩超有助于了解血管狭窄和闭塞的部位、程度。

（2）肢体血流图（如电阻抗血流测定）：了解血管内血流通畅程度、血流量、血管壁状态及神经对血管的调节作用。

（3）动脉造影：造影剂注入股动脉内，X线检查后可以明确动脉阻塞的程度、范围及侧支循环的建立情况。

（四）治疗要点与反应

治疗原则是防止病变进展，改善和促进下肢血液循环。多种方法综合治疗可达到控制病情发展的目的，但戒烟以消除烟碱刺激而引起的血管收缩是治疗的首要措施。

1. 非手术治疗 ①使用扩血管药物：缓解血管痉挛，促进侧支循环形成，改善患肢的血液供应；②应用低分子右旋糖酐：可降低血液黏稠度，防止血栓的形成；③高压氧舱疗法：可增加肢体的组织供氧，可促进溃疡的愈合；④使用吗啡、哌替啶等麻醉性止痛剂，但需注意成瘾性。

2. 手术治疗 采用动脉内膜剥脱术、自体或人工血管搭桥术、大网膜皮下移植术、腰交感神经封闭术和截趾或截肢术等方法。

二、护理诊断与合作性问题

1. 疼痛 与患肢组织灌注不足有关。
2. 焦虑 与疾病影响正常的工作和生活、下肢疼痛难忍、需截肢治疗等有关。
3. 活动无耐力 与肢端远端供血不足有关。
4. 皮肤完整性受损 与组织缺血及营养障碍有关。
5. 潜在并发症：术后切口出血和栓塞。

三、护理目标

病人主诉疼痛减轻，舒适感增加；病人焦虑减轻或消除，情绪稳定；病人舒适感改善；病人皮肤无破损；病人并发症得到有效预防及治疗。

四、护理措施

（一）一般护理

1. 非手术治疗的护理 非手术治疗主要包括戒烟、防潮和保暖、预防损伤、改善下肢血液循环等措施。①戒烟：帮助病人了解吸烟对肢体及生命的威胁，促使其绝对戒烟。②保暖：在寒冷季节外出时应戴手套和围巾，穿毛袜，潮湿时及时烤干；因患肢末梢神经对热敏感性降低，不可直接用热水泡脚，应教病人用水温计或手去试水温，水温合适方可使用，以避免烫伤；若要使用热水袋进行四肢保暖，应将热水袋放于腹部，使血流增加，反射性扩张四肢血管。③运动：指导病人做伯尔格（Buerser）运动，加快血液循环，增加新陈代谢，促进侧支循环的建立。另外，中晚期病人疼痛剧烈，可引起动脉痉挛使病情亦为严重，虽麻醉性止痛剂不能滥用，但也不能过分限制。

2. 手术治疗的护理

（1）术前严格备皮，更换干净内裤。皮肤溃疡创面应积极控制感染，加强伤口的换药。

（2）术后患肢平放，卧床休息，期间病人患肢可做足背伸屈活动，健侧肢体可进行较大范围的活动，以减少血栓形成的机会。

（3）动脉重建术后病人应卧床制动2周。术后若发现伤口红、肿、热、痛等感染征象，应及时使用

抗菌药物。

（二）病情观察

非手术治疗病人主要观察肢体皮温、足背动脉搏动及活动能力的改变。手术治疗病人应严密监测心功能和生命体征,特别注意观察患肢皮肤变化。若患肢出现剧烈疼痛、麻木、苍白、皮肤温度下降、动脉搏动减弱或消失等动脉供血不良现象,应立即报告医生处理。

■■■护考链接■■■

病人,男性,40 岁。行血栓闭塞性脉管炎术后,为了解肢体远端血运情况,护士应观察的体征不包括
A. 双侧足背动脉搏动　B. 皮肤温度　C. 皮肤颜色　D. 皮肤出血　E. 皮肤感觉

点评:皮肤感觉是病人的感受,无法通过观察获得。

（三）配合治疗护理

1. 缓解疼痛　疼痛是病人最痛苦的症状,也是护理过程中的难题。根据病情选择适当的止痛方法。

2. 预防组织损伤和感染　注意保持皮肤清洁干燥,避免搔抓,避免损伤;有溃疡者应卧床休息,减少损伤部位的耗氧量;干性坏疽创面应用 75% 乙醇消毒后用无菌敷料包扎,湿性坏疽应加强局部换药,遵医嘱应用抗菌药物,待感染控制后做截肢（跖、趾）术。

3. 患肢运动　患肢运动练习（Buerger 运动）有助于促进患肢侧支循环建立,增加患肢血供。方法是:平卧位,患肢抬高 45°,维持 2~3 分钟;然后坐起,患肢下垂床边 2~5 分钟,并做足部旋转、伸屈运动 10 次;最后将患肢放平休息 2 分钟。每次重复练习 5 回,每日练习数次。

（四）心理护理

情绪激动会刺激交感神经兴奋,促使血管收缩,故应指导病人尽量放松身心,避免情绪激动。本病病情较重,预后不良,常需截肢治疗,应向病人宣教疾病的相关知识,鼓励病人积极面对,减轻心理负担,配合治疗。

（五）健康指导

1. 向病人宣传吸烟的危害,劝其戒烟。

2. 嘱病人注意防潮、保暖,坚持锻炼患肢。

3. 指导病人进低热量、低糖、低脂肪饮食,多吃富含维生素 B 和维生素 C 的食物,多摄入水分,以降低血液黏滞度。

4. 教育病人定时改变体位,选择合脚的鞋,不要赤脚走路,每天温水洗脚,修剪趾甲时避免损伤皮肤,防止皮肤干燥、龟裂,不穿紧身衣物,不穿胶底鞋并勤换鞋袜。

5. 指导病人出院后应严格按照医嘱使用抗凝剂预防血栓形成。

考点:血栓闭塞性脉管炎病人的护理措施

五、护理评价

病人自述疼痛是否减轻,舒适感是否增加;病人焦虑是否减轻或消除,情绪是否稳定;病人舒适感是否改善;病人皮肤是否有破损;病人并发症是否得到有效预防及治疗。

小结

原发性下肢静脉曲张的主要病因是静脉壁软弱、静脉瓣膜缺陷及浅静脉内压力升高,主要表现为下肢沉重酸胀感,皮下出现曲张浅静脉。主要的护理措施是注意休息和抬高患肢,正确使用弹力袜或弹力绷带。血栓闭塞性脉管炎临床可分为局部缺血期、营养障碍期和组织坏死期,非手术治疗的护理包括止痛、戒烟、防潮、保暖、防损伤和进行肢体运动练习（Buerger 运动）等;手术后病人应尽早活动以防血栓形成。

（黄　聪）

自 测 题

A₁型题

1. 下肢静脉曲张病人最主要的临床表现是
   - A. 肢端坏死
   - B. 下肢酸胀乏力
   - C. 久站足部水肿
   - D. 下肢静脉迂曲、隆起
   - E. 足部皮肤苍白、发冷、肌肉萎缩

2. 下肢静脉曲张病人最容易出现小腿慢性溃疡的部位是
   - A. 足背部
   - B. 足靴区
   - C. 小腿内侧
   - D. 小腿外侧
   - E. 膝盖下方

3. 大隐静脉高位结扎剥脱术后护士应指导病人
   - A. 患肢平放
   - B. 早期下床活动
   - C. 弹力绷带包扎 3 天
   - D. 弹力绷带包扎得越紧越好
   - E. 弹力绷带由近心端向远心端包扎

4. 有利于预防下肢静脉曲张发生的行为是
   - A. 久站或久坐
   - B. 坐时双腿交叉
   - C. 穿紧身内裤
   - D. 减少下肢运动
   - E. 坚持应用弹力袜或弹性绷带

5. 血栓闭塞性脉管炎病因中最重要的外因是
   - A. 吸烟
   - B. 寒冷的生活环境
   - C. 潮湿的生活环境
   - D. 患肢损伤
   - E. 性激素紊乱

6. 血栓闭塞性脉管炎病人局部缺血期的特征性临床表现是
   - A. 静息痛
   - B. 肢体坏疽
   - C. 间歇性跛行
   - D. 足背动脉搏动消失
   - E. 皮肤干燥变薄

A₂型题

7. 病人,男性,58 岁。大隐静脉曲张高位结扎及剥脱术后 4 小时,因站立排尿致小腿伤口突然出血不止,紧急处理方法是
   - A. 用止血带
   - B. 平卧抬高患肢并加压包扎
   - C. 钳夹结扎止血
   - D. 指压止血
   - E. 于站立位包扎

8. 病人,男性,50 岁。久站后左下肢出现酸胀感,小腿内侧可见静脉突起,诊断为下肢静脉曲张。对此病人的护理中**不正确**的是
   - A. 避免久站
   - B. 尽量避免患肢外伤
   - C. 休息时抬高患肢
   - D. 使用弹力袜
   - E. 尽量减少下肢活动

9. 病人,男性,63 岁。患有血栓闭塞性脉管炎。对病人进行护理评估时,应重点评估的最突出的症状是患肢
   - A. 疼痛
   - B. 溃疡
   - C. 肌萎缩
   - D. 指甲增厚变形
   - E. 皮肤干燥变薄

10. 病人,男性,48 岁。患有血栓闭塞性脉管炎。在对病人的治疗护理措施中**不正确**的是
    - A. 戒烟
    - B. 高压氧治疗
    - C. 术前改善营养状况
    - D. 术后患肢抬高 30°
    - E. 扩血管和抗凝治疗

11. 病人,男性,46 岁。患有血栓闭塞性脉管炎。在护理时,为促进病人侧支循环的建立,其措施是
    - A. 严禁吸烟、肢体保暖
    - B. 做伯尔格运动
    - C. 高压氧疗法
    - D. 应用扩血管药物
    - E. 腰交感神经封闭

A₃/A₄型题

(12、13 题共用题干)

病人,男性,38 岁。因血栓闭塞性脉管炎入院,准备接受人工血管搭桥手术治疗。

12. 护士在术前指导病人进行患肢护理时内容正确的是
    - A. 每天坚持跑步锻炼
    - B. 减少每日吸烟数量
    - C. 热水泡脚时用患肢试水温
    - D. 可将热水袋放在腹部为患肢取暖
    - E. 皮肤有溃疡或感染时可自行处理

13. 手术后,护士对病人病情观察的下列内容中,最重要的是患肢
    - A. 有无疼痛
    - B. 有无伤口感染
    - C. 皮肤有无红肿
    - D. 是否能正常活动
    - E. 动脉搏动情况

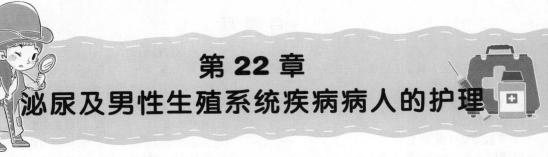

第 22 章
泌尿及男性生殖系统疾病病人的护理

泌尿系统相当于人体内的体液净化器,该系统的各种病变均可直接或间接地改变体内的液体环境,从而造成对人体的各种危害。正确认识泌尿和男性生殖系统疾病的各种异常表现,对于预防和及时发现、处理泌尿与男性生殖系统的常见病、多发病,保证机体健康至关重要。

第 1 节　常见症状及诊疗操作的护理

情境案例 22-1

王先生发生间歇性无痛性肉眼血尿 4 个多月,伴蚯蚓状血块,膀胱镜检查发现膀胱内未见肿瘤,但见右输尿管口喷血;B 超检查发现右肾轻度积水。

问题:

为明确诊断,你认为哪一种检查对王先生最有意义?

一、常见症状

(一) 排尿异常

1. **尿频**　指每日排尿次数增多(超过 10 次)但每次尿量减少。常见泌尿、生殖道炎症等。

2. **尿急**　指一有尿意即急不可耐且不能自制。多见下尿路急性炎症或膀胱容量缩小等。

3. **尿痛**　指排尿时伴有会阴或下腹部疼痛。多由于膀胱颈或三角区受到炎症或理化因素刺激发生膀胱痉挛所致。

4. **排尿困难**　是指排尿费力、排尿时间延长、尿线变细甚至呈点滴状,尿液不能顺畅排出。多由于下尿路梗阻所致。

5. **尿潴留**　指尿液潴留于膀胱而不能自行排出。尿潴留分为急性与慢性两类。急性尿潴留常见于膀胱颈部以下尿路严重梗阻、腹部或会阴部手术后引起,突然不能排尿,使尿液滞留于膀胱内,膀胱过度充盈后逼尿肌发生弹性疲劳,暂时失去逼尿功能。慢性尿潴留常由于膀胱颈部以下尿路不完全性梗阻或神经源性膀胱功能障碍所致,起病缓慢,表现为膀胱充盈、排尿困难,可不引起疼痛或仅感轻微不适。可出现充溢性尿失禁。

6. **尿失禁**　膀胱内尿液不能控制而自行流出称尿失禁。具体可分为以下四种类型。①真性尿失禁:尿液不能随意控制而流出,膀胱空虚无尿,是尿道括约肌功能受损或障碍所致。②充溢性尿失禁:又称假性尿失禁,指膀胱内潴留大量尿液,超过尿道括约肌控制能力时,尿液不断溢出。③压力性尿失禁:尿道括约肌功能减退,当腹压突然增加如咳嗽、喷嚏、大笑、突然起立、抬重物时,尿液不随意地流出。多见于经产妇。④急迫性尿失禁:病人突然感到强烈尿意并迫不及待排出尿液。见于急性膀胱炎、间质性膀胱炎、前列腺摘除术后近期等。精神紧张、焦虑、惊吓亦可引起急迫性尿失禁。

(二) 尿液异常

1. **血尿**　有血液随尿排出。根据尿液含血量的多少可分为镜下血尿和肉眼血尿。

(1) **镜下血尿**:离心后每高倍镜视野红细胞计数超过 3 个称为镜下血尿。常为泌尿系统慢性感染、结石、急性或慢性肾炎所致。

（2）肉眼血尿：肉眼能见到尿中有血色和血块者,称为肉眼血尿。1000ml 尿中含 1ml 血液即呈肉眼血尿。

2. 脓尿　尿液中白细胞和脓细胞增多,离心尿沉渣每高倍视野白细胞超过 3 个以上为脓尿,提示感染。

3. 乳糜尿　尿中含有乳糜或淋巴液,尿呈乳白色,含有脂肪、蛋白质、红白细胞及纤维蛋白原。若红细胞多,尿呈红褐色,称为乳糜血尿,常为丝虫病的后遗症。

4. 晶体尿　在各种因素影响下,尿中有机或无机物质沉淀、结晶,形成晶体尿。常见于尿液中盐类呈过饱和状态时,有时呈石灰水样,静置后有白色沉淀物,经加热或加酸后,尿液变清。多饮水,既可使晶体消失,又可起到预防晶体尿的作用。

（三）尿道分泌物

尿道有分泌物时可自行排出。黄色、黏稠脓性分泌物多系急性淋菌性尿道炎引起。血性分泌物提示尿道癌。

（四）疼痛

疼痛为常见症状。泌尿、男性生殖器官病变引起疼痛,常在该器官所在部位,但也可沿神经放射至其他相应部位。

考点:泌尿系统常见症状

二、诊疗操作及护理

（一）尿液检查

1. 尿常规检查　以新鲜晨尿为宜,盛在清洁容器内。正常尿液淡黄、透明,呈弱酸性、中性或碱性,正常尿比重为 1.010~1.025,尿糖阴性,含极微量蛋白。

2. 尿三杯试验　将病人一次排尿的前段、中段、末段尿分别装在 3 个容器中,通过分析尿液成分,以明确病变部位。①排尿开始出现血尿,后两杯清晰,称初始血尿,提示病变在前尿道。②第 1、第 2 杯尿清晰,第 3 杯尿出现血尿,称终末血尿,提示病变在膀胱颈和三角区或后尿道等。③3 杯皆出现血尿,称全程血尿,则提示病变部位在膀胱或膀胱以上部位。

3. 尿细菌学检查　可以判断细菌的种类。

4. 尿细胞学检查　取新鲜尿沉渣涂片检查,阳性结果提示可能有泌尿系统移行细胞肿瘤,用作肿瘤的筛选手段或肿瘤术后随访。

（二）X 线检查及护理

1. 尿路平片(KUB)　即普通腹部 X 线片,是泌尿系统疾病常用的初检方法。

急症病人一般不做 X 线检查。护理要点:①摄片前 2~3 天禁用不透 X 线的药物,如铋剂、铁剂、钡剂等;②摄片前 1 天少渣饮食并服缓泻剂,如口服复方聚乙二醇电解质排空肠道;③摄片日晨禁食并排空大便。

2. 排泄性尿路造影　又称静脉尿路造影(IVU)。是从静脉注入有机碘造影剂,造影剂经血液循环集中到肾并随尿液排泄,使尿路显影。一般在注药后 5 分钟、15 分钟、30 分钟、45 分钟分别摄片,不但能显示尿路形态,而且还可了解双侧肾功能。妊娠及肝、肾功能严重损害为禁忌证。护理要点:①造影前 1 天口服缓泻剂排空肠道。②造影前禁食禁饮 6~12 小时;并做碘过敏试验,同时准备 0.1% 肾上腺素。③密切观察病人的反应;摄片后鼓励病人多饮水。

3. 逆行肾盂造影(RGP、RP)　经膀胱尿道镜插入输尿管导管,将造影剂或空气经输尿管导管注入肾盂,使肾盂、肾盏及输尿管显影。禁忌证为急性尿路感染及严重尿道狭窄。护理要点:造影前行肠道准备,不强调常规做碘过敏试验。操作中动作轻柔,严格无菌操作,避免损伤。

4. 肾血管造影　主要是经股动脉穿刺插管行选择性肾动脉造影,另外还有静脉造影、数字减影血管造影(DSA)等,常用造影剂为76%泛影葡胺。护理要点:①造影前做碘过敏试验。②造影后穿刺点局部加压包扎,平卧24小时。③造影后注意观察足背动脉搏动、皮肤温度及颜色、感觉和运动情况;鼓励病人多饮水。

情境案例22-1:问题分析

考虑王先生右输尿管口喷血及右肾轻度积水,故选择右肾盂输尿管逆行造影最有检查意义。

(三) B超检查

B超检查广泛应用于泌尿外科疾病的筛选、诊断和介入治疗。B超检查方便、无创伤,不需要造影剂,不影响肾功能。用于检查肾、膀胱、前列腺等。彩色多普勒B超显像可以清楚地显示肾血管灌注情况,可以监测肾移植术后移植肾的血液灌注情况。

(四) 膀胱尿道镜检查的护理

膀胱尿道镜可直接窥查尿道及膀胱内有无病变,通过膀胱镜可取活体组织做病理检查、钳取异物、破碎结石。亦可放置输尿管支架管做内引流或进行输尿管套石术。尿道狭窄、急性膀胱炎或膀胱容量小于50ml者为禁忌证。护理要点:①检查前做好心理护理,消除病人的顾虑。②做好用物和病人准备:检查前准备好器械、膀胱冲洗液及其他用品;嘱病人排空膀胱内尿液,并安置膀胱截石位,协助清洗病人会阴。③检查中协助医生消毒、铺巾,做好配合工作。④检查毕,遵医嘱给药,嘱病人适当多饮水,并注意观察病人排尿情况,发现异常及时报告医生处理。

(五) 膀胱冲洗病人的护理

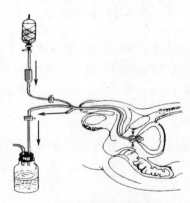

图22-1　密闭式膀胱冲洗

膀胱冲洗是指通过留置尿管或耻骨上膀胱造瘘管,反复将冲洗液注入膀胱后再经导管排出的一种方法。适用于前列腺、膀胱手术后及长期留置导尿的病人。常用的冲洗方法为密闭式膀胱冲洗法(图22-1)。常用冲洗液为生理盐水、3%硼酸溶液等。

1. 操作方法　①病人卧床,将放入病人膀胱内的三腔气囊尿管连接于密闭式冲洗装置,进行持续的膀胱冲洗。冲洗瓶液面距病人骨盆60~100cm。②接好引流袋,引流袋悬吊于床旁(低于膀胱水平以下)。③冲洗前先引流尿液,使膀胱排空。然后夹闭引流管,开放冲洗管,以80~100滴/分的速度流入100~200ml,膀胱手术后每次冲洗液量不应超过50ml。④夹闭冲洗管,开放引流管,使冲洗液流入引流袋内。每次反复冲洗3~4遍。

2. 注意事项　①严格无菌操作,防止感染;②冲洗液温度一般为35~37℃(前列腺术后控制在25~30℃),膀胱内出血时使用4℃左右的冷冲洗液;③保持引流管通畅,若引流不畅,应及时采取挤捏尿管、加快冲洗速度等方法;④前列腺术后病人冲洗速度可根据尿色而定,色深则快、色浅则慢;⑤观察、记录引流液的颜色、性质及量;⑥操作中如发现病人有出血、剧痛、回流量减少等情况,立即停止冲洗,并报医生处理。

第2节　泌尿系统损伤病人的护理

情境案例22-2

　　曹某因右侧腰背部被车撞击后2小时,出现肉眼血尿、自觉右侧腰痛,被人扶持就诊。入院查体:神志清醒,面色苍白,BP 85/60mmHg,P115次/分,R 23次/分,右侧腰部明显肿胀,局部表面皮肤淤血,右侧肾区饱满,可触及明显压痛、叩击痛,腹部尚软,未叩出移动性浊音。

　　问题:

　　1. 为了对曹某进一步明确诊断,应做哪些检查?

　　2. 曹某目前主要护理诊断有哪些?

　　3. 针对曹某的护理诊断拟出相应的护理措施。

　　由于泌尿系统各器官受到周围组织和脏器的良好保护,通常不容易受到损伤。泌尿系统损伤多是复合伤,常伴发胸、腹、腰部或骨盆等严重损伤。泌尿系统损伤包括肾损伤、输尿管损伤、膀胱损伤、尿道损伤。以男性尿道损伤最常见,输尿管损伤较少见。泌尿系统损伤的主要病理表现为出血及尿外渗。

一、肾　损　伤

(一) 概述

　　肾损伤常需注意是否合并有胸腹多脏器的复合伤。

　　1. 病因与分类

　　(1) 开放性损伤:弹片、刀刃等锐器可造成开放性损伤。

　　(2) 闭合性损伤:肾在受到暴力、挤压及较强的间接外力作用下发生损伤。临床上以闭合性肾损伤多见。

　　2. 病理类型　根据损伤的程度不同可分以下4种类型(图22-2):①肾挫伤;②肾部分裂伤;③肾盂裂伤、肾全层碎裂伤;④肾蒂伤。

(二) 护理评估

　　1. 健康史　了解其受伤史和相关因素,如钝器打击、锐器切割、暴力打击、既往史等。

　　2. 身心状况　肾损伤典型的临床表现是休克、血尿、伤侧肾区疼痛、腰腹部肿块、发热。

　　(1) 躯体表现

　　1) 休克:由于创伤和(或)出血导致休克。伴有合并伤尤其腹内实质脏器损伤时更易出现。故治疗期间严密观测生命体征至为重要。

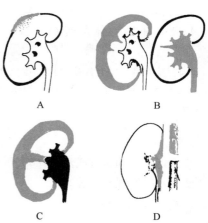

图22-2　肾损伤的类型
A. 肾挫伤;B. 肾部分裂伤;C. 肾全层裂伤;
D. 肾蒂血管撕裂

　　2) 血尿:发生率约为98%,是肾损伤最重要的症状,表现为排尿全过程均为血尿。但是血尿的程度并不一定与创伤严重程度相一致,肾蒂血管断裂、损伤性肾动脉血栓形成、肾盂广泛裂伤、输尿管断裂或被血块阻塞时,血尿不明显甚至无血尿。

　　3) 疼痛:局部软组织挫伤、肾包膜内压增高及血和尿外渗均可引起腰部或上腹部疼痛。血块阻塞输尿管可产生绞痛。外渗的血和尿流入腹腔时引起典型腹膜刺激症状。疼痛部位有肌紧张及压痛。

　　4) 腰腹部肿块:血和尿外渗至肾周围组织,可在上腹部深处扪及肿块。

　　5) 发热:肾损伤后可出现吸收热;尿外渗引起继发感染形成肾周脓肿或化脓性腹膜炎,并有全身

中毒症状。

(2) 心理-社会状况:由于对突发的暴力伤毫无心理准备,或看见颜色较深的肉眼血尿,病人常出现焦虑甚至恐惧不安等情绪。

3. 辅助检查

(1) 实验室检查:尿常规可见尿中有大量红细胞,有活动性出血时,血红蛋白与血细胞比容持续性降低;白细胞增高提示并发感染。

(2) 影像学检查:X 线片常提示肾区阴影增大,提示肾周血肿可能;排泄性尿路造影,可了解肾功能及肾形态、肾损伤的范围和程度;B 超检查可了解肾损伤程度、包膜下和肾周血肿及尿外渗情况。

情境案例 22-2:问题 1 分析

对曹某应该进行以下检查:①尿常规检查;②B 超检查;③排泄性尿路造影。

4. 治疗要点与反应　原则是抢救生命,尽量保留肾脏。

(1) 非手术治疗:轻微肾挫伤经休息即可康复,多数肾挫裂伤经绝对卧床 2~4 周,止血、抗感染药物治疗即可恢复。

考点:肾损伤的护理要点

(2) 手术治疗:严重的肾裂伤、肾蒂损伤及开放性肾损伤要及早行手术探查治疗。

(三) 护理诊断与合作性问题

1. 急性疼痛　与损伤后局部肿胀、尿外渗等有关。

2. 组织灌注量改变　与创伤、肾裂伤引起大出血、尿外渗或腹膜炎有关。

3. 恐惧/焦虑　与外伤打击、害怕手术和担心预后不良有关。

4. 潜在并发症:休克、感染。

情境案例 22-2:问题 2 分析

因曹某有右侧腰背撞伤史,有肉眼血尿和自觉右侧腰痛、BP 85/60mmHg 等情况,故曹某主要的护理诊断有:①组织灌注量不足　与创伤、肾裂伤引起出血有关。②潜在并发症:休克。③急性疼痛　与腰背部被车撞击有关。

(四) 护理目标

病人疼痛得到缓解或消除;病人可维持有效循环血量;病人恐惧与焦虑减轻;病人并发症得到有效预防或及时发现和处理。

(五) 护理措施

1. 非手术治疗护理

(1) 一般护理:肾挫伤病人需绝对卧床休息 2~4 周,待病情稳定、血尿消失 7 天后才可离床活动,以防再度出血。

(2) 病情观察:定时监测生命体征,特别是伤后 24 小时内应每隔 1~2 小时测血压、脉搏和呼吸 1次;定时检查排尿情况,动态观察尿色的变化;定时遵医嘱检查血常规,动态检测血红蛋白和血细胞比容,了解失血程度和趋势;观察腰部肿胀程度及腹部情况,了解肾损伤渗血、渗尿发展趋势及有无腹腔内其他器官损伤。定期观测体温和白细胞计数,以判断有无继发感染。

考点:肾挫伤病人卧床休息及离床活动的时间

情境案例 22-2：问题 3 分析

①抗休克，尽快建立静脉通路：病人血压已经是正常最低值，并出现休克前的症状。②病人绝对卧床休息 2~4 周，做好心理护理并注意病情观察：定时监测生命体征，特别是伤后 24 小时内应每隔 1~2 小时测血压、脉搏和呼吸 1 次；定时检查排尿情况，动态观察尿色的变化。③做好手术的准备。④安慰病人，按医嘱应用止血药、止痛药、抗生素及抗休克药等。

（3）配合治疗护理：迅速建立静脉输液通路，及时有效地采取防治休克的措施；遵医嘱给予止血药、抗生素，必要时使用镇静、止痛药物，但诊断尚未明确的病人不宜用止痛药。

2. 手术治疗的护理

（1）一般护理：肾切除术后 2~3 天卧床休息；为防止术后出血，肾修补或肾部分切除术后须卧床休息 2 周。

（2）病情观察：手术后要密切观察 24~48 小时内的生命体征变化，及时发现术后内出血的发生；注意切口有无渗血、渗尿情况及感染；注意肾周围引流液体的量和性质；注意尿量及性质的变化；监测血、尿常规及肾功能。

（3）配合治疗护理：禁食期间，应通过静脉补液来维持体液平衡，但肾切除术后的病人不要快速输液。使用抗生素防治术后感染。

3. 心理护理　对恐惧不安的病人，给予安慰、体贴和关怀；护士应理解病人焦虑和恐惧的情绪，给予鼓励、支持，让病人说出内心的感受，增强病人对治愈疾病的信心。

4. 健康指导

（1）非手术治疗病人：出院后要保证绝对卧床休息 2~4 周，因肾组织较脆弱，损伤 4 周后肾挫裂伤才趋于愈合，过早活动易使血管内凝血块脱落，绝对卧床是为了防止损伤部位再次出血或继发损伤。长期卧床的病人，应适时改变体位和翻身，预防压疮。

（2）肾挫裂伤病人：大部分肾挫裂伤病人经非手术疗法可痊愈，恢复后 3 个月内不宜参加体力劳动或竞技运动。

（3）手术病人：一侧肾脏切除后，应注意保护对侧肾脏，尽量不服用对肾脏有损害的药物。加强营养，提高身体抵抗力，多饮水，增加尿量，以防泌尿系统感染及结石的形成。

（4）定期到医院复诊：以了解肾功能的情况和及时发现肾功能减退等并发症。

考点：肾手术护理要点

（六）护理评价

病人疼痛是否得到缓解或消除；病人有效循环血量是否得到维持；病人恐惧与焦虑是否减轻；病人并发症是否得到有效预防或及时发现和处理。

二、膀　胱　损　伤

膀胱损伤是指膀胱壁在受到外力的作用下发生膀胱浆膜层、肌层、黏膜层的破裂，引起膀胱腔完整性破坏、出血和尿外渗。膀胱损伤大多发生于膀胱充盈时，受到外力撞击容易受损伤，少数由医源性引起。

根据膀胱损伤的程度，膀胱损伤分为开放性损伤和闭合性损伤，以闭合性损伤为多见。闭合性膀胱损伤有挫伤和裂伤之分，以膀胱破裂最为严重。膀胱破裂有腹膜内型和腹膜外型两种(图 22-3)。

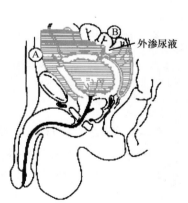

图 22-3　膀胱损伤
A. 腹膜外型；B. 腹膜内型

（一）护理评估

1. **健康史**　了解是否存在引起膀胱损伤的致病因素，如受伤史或医源性因素及既往史等。

2. **身心状况**　典型的临床表现为休克、腹痛、血尿和排尿困难。

（1）躯体表现

1）休克：可因创伤或出血导致休克，尤其在骨盆骨折时，出血量较多常易发生失血性休克。

2）腹痛及腹膜刺激征：腹膜内型膀胱破裂出现下腹部疼痛，常伴有恶心、呕吐、腹胀等。下腹部有较广泛的肌紧张、压痛和移动性浊音。腹膜外型膀胱破裂因尿外渗渗于膀胱周围，发生下腹部疼痛并放射至会阴部，下腹部有肌紧张和压痛。

考点：膀胱腹膜内型和腹膜外型损伤的区别要点

3）血尿和排尿困难：伤后有频繁的排尿感，但无尿排出或仅有少量鲜血排出。

4）尿瘘：贯穿性膀胱损伤时，有体表伤口、直肠或阴道漏尿；闭合性膀胱损伤时，可因尿外渗继发感染后破溃形成尿瘘。

（2）心理-社会状况：参见肾损伤。

3. **辅助检查**

（1）导尿试验：导尿管可以顺利插入膀胱，但不能导出尿液或仅导出少量血性尿液，此时注入无菌生理盐水200ml，停留5分钟后回抽，如抽出量明显少于或多于注入量，则说明膀胱有破裂。

（2）腹腔穿刺：腹膜内膀胱破裂时，尿液流入腹腔，引起腹膜炎，可出现移动性浊音，行腹腔穿刺术有助于诊断。

（3）膀胱造影：是诊断膀胱破裂最可靠的方法。自导尿管注入造影剂，根据造影剂外溢情况，确切地判别有无膀胱破裂及破裂部位。

考点：诊断膀胱破裂最可靠的方法

4. **治疗要点与反应**　严重损伤、出血导致休克者，积极抗休克治疗。膀胱破裂尽早用抗生素预防感染。膀胱挫伤或早期较小的膀胱破裂，膀胱造影时仅有少量尿外渗，留置导尿管持续通畅引流尿液7～10天，破口可自愈。较重的膀胱破裂，必须尽早手术。

护考链接

病人，女性，36岁。墙倒砸伤下腹部，腹痛渐加剧。查体：神志淡漠，BP 85/50mmHg，P 110次/分，腹部压痛、反跳痛，以下腹部明显，移动性浊音阳性，导尿仅流出少量血尿。

1. 此时应首先考虑的是　A. 膀胱破裂并发腹膜炎　B. 尿道损伤　C. 阴道损伤　D. 卵巢损伤　E. 子宫损伤

2. 宜采取的处理方案是　A. 导尿管持续引流　B. 手术探查　C. 止血　D. 膀胱造口　E. 应用抗生素

点评：①病人有下腹部外伤史，出现腹部压痛、反跳痛及移动性浊音阳性等腹部体征，故选A；②病人发生了膀胱破裂并腹膜炎，应配合医生紧急手术，故选B。

（二）护理诊断与合作性问题

1. **恐惧/焦虑**　与外伤打击、害怕手术和担心预后不良有关。

2. **排尿障碍**　与尿路感染、创伤有关。

3. **组织灌流量改变**　与创伤、骨盆骨折损伤血管引起大出血、尿外渗或腹膜炎有关。

4. **潜在并发症：**急性腹膜炎、感染等。

（三）护理目标

病人恐惧与焦虑减轻；病人排尿功能恢复；病人能够维持足够的循环血量；病人并发症得到有效预防及治疗。

（四）护理措施

1. 非手术治疗的护理

（1）一般护理：鼓励病人多饮水，以稀释尿液，增加尿液的排出，防止膀胱内凝血块形成。

（2）病情观察：定时监测生命体征，定时检查排尿情况，动态观察尿色的变化；定时遵医嘱检查血常规，动态检测血红蛋白和血细胞比容，了解失血程度和趋势；观察了解膀胱损伤后渗血、渗尿的发展趋势及有无腹腔内其他器官损伤。

（3）配合治疗护理：及时建立静脉输液通路，补液、输血，迅速恢复血容量；早期使用抗生素防治感染。妥善固定留置的导尿管，保持引流通畅。

2. 手术治疗的护理

（1）有休克者术前积极纠正，并留置尿管导尿，避免尿液继续外渗，做好术前准备。

（2）术后严密观察生命体征和腹部症状，重点做好耻骨上膀胱造瘘管护理。①妥善固定造瘘管和引流袋。②引流管保持通畅，减轻膀胱壁张力，使修补的裂口尽早愈合，如有堵塞，用无菌等渗盐水冲洗。③保护造瘘口周围皮肤，用氧化锌软膏涂擦瘘口周围，及时更换浸湿的敷料。④遵医嘱定时冲洗膀胱，每次注入量为 20～50ml，反复低压冲洗至流出液澄清为止，常用液体为 1：5000 呋喃西林、3% 硼酸等。⑤观察尿液的变化，嘱病人多饮水。⑥造瘘管一般留置 7～14 日。拔管前先夹管，观察能否自行排尿。如排尿困难或切口处漏尿，则需延期拔除。拔管后，造瘘口有少许漏尿为暂时现象，给病人取仰卧位，局部换药，即可自愈。

考点：膀胱造瘘护理要点

3. 心理护理　参见肾损伤。

4. 健康指导

（1）解释各引流管的意义和注意事项，对长期带管者，教会自我护理。

（2）加强营养，提高身体抵抗力，多饮水，增加尿量，以防泌尿系统感染及结石的形成。

（3）部分骨盆骨折合并膀胱破裂病人，可能发生阴茎勃起功能障碍，要指导病人进行心理性勃起训练及采取辅助性治疗。

（五）护理评价

病人恐惧与焦虑是否减轻；病人排尿功能是否恢复；病人是否能够维持足够的循环血量；病人并发症是否得到有效预防及治疗。

三、尿道损伤

尿道损伤多见于青壮年男性，好发于尿道球部和膜部，球部损伤多见于骑跨伤，膜部损伤多见于骨盆挤压伤，极少数病人属医源性损伤。根据病因不同分类：①按尿道损伤是否与体表相通分为开放性损伤和闭合性损伤。开放性损伤因弹片、锐器伤所致，常伴有阴茎、阴囊、会阴部贯通伤；闭合性损伤常因外来暴力所致，多为挫伤或撕裂伤。会阴部跨骑伤时将尿道挤向耻骨联合下方，引起尿道球部损伤。骨盆骨折引起泌生殖膈移位，产生剪力，使膜部尿道撕裂或撕断。经尿道器械操作不当可引起球膜部交界处尿道损伤。②按尿道损伤程度分为尿道挫伤、尿道部分裂伤及尿道断裂。③按尿道损伤部位分为前尿道损伤、后尿道损伤。

（一）护理评估

1. 健康史　了解是否存在引起尿道损伤的致病因素，如会阴部暴力伤、骑跨伤或医源性因素。

2. 身心状况　典型临床表现为尿道出血。尿道挫伤仅有局部水肿和少量出血，尿道部分裂伤和断裂会导致尿道周围血肿及尿外渗。

（1）躯体表现

1）休克：球部尿道损伤一般不伴有休克。膜部尿道损伤因伴有骨盆骨折，出血量较多，约半数伤

员出现休克。

2）尿道流血：前尿道损伤后由尿道外口流出鲜血，与排尿无关。后尿道损伤或尿道完全断裂经尿道外口出血机会少。

3）疼痛：尿道球部损伤，会阴部肿胀、疼痛，排尿时加重。后尿道损伤伴骨盆骨折，下腹部疼痛。

4）排尿障碍：由于疼痛和括约肌痉挛，出现膀胱胀感和尿意，不能排出尿液。接诊时不可强令伤员解尿，以免导致或加重尿外渗。

5）血肿与瘀斑：球部尿道损伤，会阴部肿胀，皮下血肿瘀斑，严重者尿道周围血肿，阴囊、阴茎肿大呈青紫色。

6）尿外渗：球部尿道损伤其血肿和外渗尿的部位均在会阴部，可漫延至阴囊及阴茎或下腹壁，但不向股部延伸（图22-4）。膜部尿道损伤则其范围均在尿生殖膈以上膀胱周围（图22-5）。

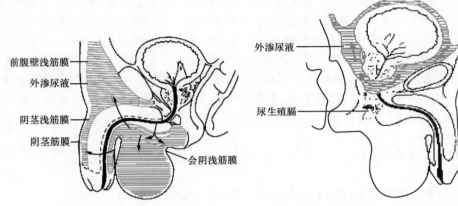

图 22-4　尿道球部损伤的尿外渗　　　　图 22-5　尿道膜部损伤的尿外渗

（2）心理-社会状况：参见肾损伤。

3. 辅助检查

（1）直肠指诊：前列腺向上移位，有浮动感，可将其向上推动，提示后尿道断裂。

（2）诊断性导尿：在严格无菌操作下试插导尿管。如试插成功，提示尿道损伤不重，可保留导尿管作为治疗措施，不要随意拔除；如插入失败，不得再插；忌用金属导尿管，防止加重局部损伤，加重出血或带入感染。

（3）X线检查：疑有骨盆骨折时，应行骨盆正、侧位 X 线检查。尿道造影：低压逆行尿道造影，以确定尿道损伤程度。尿道显影良好且无造影剂外溢者，提示挫伤或部分裂伤；有造影剂外溢者，提示部分破裂；如造影剂未进入近端尿道而大量外溢，提示尿道严重破裂或断裂。

考点：尿道损伤的诊断要点

4. 治疗要点与反应

（1）非手术治疗：损伤严重伴出血休克者，需采取抗休克、防治感染等措施。尿潴留不宜导尿或未能立即手术者，可行耻骨上膀胱穿刺吸出膀胱内尿液；症状较轻、尿道连续性存在而排尿不困难者，无需特殊治疗。尿道损伤致排尿困难或不能排尿的则导尿，并留置导尿管引流 1~2 周。

（2）手术治疗：包括恢复尿道的连续性、引流膀胱内尿液和引流外渗尿液。

（二）护理诊断与合作性问题

1. 恐惧/焦虑　与排尿障碍、担心后期发生尿道狭窄等预后不良有关。

2. 排尿障碍　与尿路感染、创伤、尿瘘或尿道狭窄有关。

3. 潜在并发症：感染、尿瘘等。

（三）护理目标

病人恐惧与焦虑减轻；病人排尿功能恢复；病人并发症得到及时预防和治疗。

（四）护理措施

1. 一般护理　无休克发生，一般取半卧位，鼓励多饮水。

2. 病情观察　生命体征变化，注意术后内出血的发生；伤口情况，应注意其渗血、渗尿，有无感染的发生；定时检查排尿情况，动态观察尿色的变化；定时遵医嘱检查血常规，动态检测血红蛋白和血细胞比容，了解失血程度和趋势；观察损伤后渗血、渗尿发展趋势。

3. 配合治疗护理

（1）适当使用镇静、止痛药物，采取合适体位，以缓解疼痛与不适。

（2）迅速建立静脉输液通路，及时有效地采取防治休克的措施。

（3）配合医生做好排泄性尿路造影等影像学检查前的准备工作。

（4）做好必要的术前常规准备工作，以便随时改为手术治疗。

（5）留置尿管者，定时冲洗膀胱，每日用消毒棉球擦洗尿道外口及尿道外口处的尿管 2 次。尿道修补或吻合术后，导尿管留置 2~3 周；尿道会师术后，导尿管维持牵引 2 周，解除牵引后继续留置 1~2 周。

（6）做好膀胱造瘘管引流的护理：妥善固定，定时挤压，保持通畅；定时清洁，消毒尿道外口，防止逆行感染；遵医嘱 10~12 天后拔管，拔管前先夹管观察自我排尿顺畅情况。

（7）有尿外渗多处切开引流的病人，应观察引流液的量和性状，敷料渗湿或污染应及时更换。

（8）有尿道狭窄时配合医生行尿道扩张术，多饮水。

4. 心理护理　参见肾损伤。

5. 健康指导

（1）解释各引流管的意义和注意事项，对长期带管者，教会自我护理。

（2）加强营养，提高身体抵抗力，多饮水，增加尿量，以防泌尿系统感染及结石的形成。

（3）告知尿道狭窄的病人，出院后仍应坚持定期行尿道扩张术的意义。开始每周 1 次，持续 1 个月后逐渐延长间隔时间。虽然尿道扩张有痛苦，却是防止尿道狭窄、解除排尿困难的有效措施，应积极配合。

（4）继发阴茎勃起功能障碍，要指导病人进行心理性勃起训练及采取辅助性治疗。

（五）护理评价

病人恐惧与焦虑是否减轻；病人排尿功能是否恢复；病人并发症是否得到及时预防和治疗。

第 3 节　泌尿系统结石病人的护理

情境案例 22-3

16 岁的小林，在进行体育运动后突发右下腹剧痛来院急诊，伴恶心、呕吐，既往有"慢性阑尾炎"病史，未做过任何特殊处理。T 36.8℃，P 92 次／分，BP 100/72mmHg，心肺无异常，腹软，右下腹轻度深压痛，其他体检未见异常。

问题：

1. 小林目前的初步诊断是什么？

2. 为明确小林的诊断首先应做哪些辅助检查？

3. 如确诊为右侧输尿管结石，应立即采取的护理措施是什么？

尿路结石又称尿石症，是泌尿外科常见疾病，按结石所在的部位分为上尿路结石（肾结石、输尿管结石）和下尿路结石（膀胱结石、尿道结石）。其发病率有地区性，我国长江以南多见，上尿路结石多

于下尿路结石。

尿路结石的病因极为复杂。有许多因素影响尿路结石的形成:如尿中形成结石晶体的盐类呈饱和状态、抑制晶体形成物质不足和核基质的存在是形成结石的主要因素。上尿路结石和下尿路结石的形成机制、病因、结石成分和流行病学有显著差异。结石成分有草酸钙、磷酸钙和磷酸镁铵、尿酸、胱氨酸等。上尿路结石以草酸钙结石多见,膀胱结石及尿道结石以磷酸镁铵结石多见。

一、肾与输尿管结石

绝大部分泌尿系统结石起源于肾脏。肾结石多发生在青壮年。90%以上的输尿管结石是肾结石随尿流进入输尿管内,狭长的输尿管使结石的通过发生困难,尤其是在输尿管3个狭窄部位处。肾结石引起肾脏主要病理改变有:结石对肾脏的直接损伤;结石引起尿流梗阻;继发感染;结石脱落下移至输尿管、膀胱、尿道,引起相应损害。

(一) 护理评估

1. 健康史　了解既往情况及相关因素:年龄、性别、职业、饮食成分和结构、当地气候、饮水习惯及特殊爱好。有无尿钙增加、营养和维生素缺乏、尿路感染等。

2. 身心状况　典型临床表现为活动后肾区疼痛伴镜下血尿。

(1) 躯体表现

1) 疼痛:较大的结石,在肾盂或肾盏内压迫、摩擦或引起积水,多为患侧腰部钝痛或隐痛,常在活动后加重;较小的结石,在肾盂或输尿管内移动,引起尿路梗阻,平滑肌痉挛而出现肾绞痛,常突然发生,疼痛剧烈,伴有面色苍白、冷汗甚至休克,并可向下腹部、会阴部和大腿内侧放射。

2) 血尿:由于结石导致肾和输尿管的黏膜损伤,常在剧痛后出现镜下血尿或肉眼血尿(常同时出现)。

3) 脓尿:肾和输尿管结石并发感染时尿中出现脓细胞,临床可出现高热、腰痛,有的病人被诊断为肾盂肾炎,做尿路X线检查时才发现结石。

4) 其他:结石梗阻可引起肾积水,检查时能触到肿大的肾脏。结石同时堵塞两侧上尿路或孤立肾时,常发生肾功能不全,甚至无尿,有的病人还可出现贫血、胃肠道症状等。

考点:肾结石主要症状

情境案例22-3:问题1分析

小林初步考虑为输尿管结石。原因为小林有明显的运动后腹痛和血尿的典型表现。

(2) 心理-社会状况:尿石症是一种常见的疾病,复发率高,梗阻可能引起肾衰竭等严重后果。病人对疾病的愈后存在很多心理问题,常出现焦虑,甚至恐惧不安等情绪。

3. 辅助检查

(1) 实验室检查

1) 尿液检查:尿常规检查可有镜下血尿,有时可见较多的白细胞或晶体。必要时测定24小时尿钙、尿磷、尿酸、草酸等。尿细菌培养可助选择抗菌药物。

2) 血液检查:检查肾功能及血钙、磷、肌酐、尿素氮、碱性磷酸酶、尿酸等。

(2) 影像学检查

1) X线检查:①KUB平片,可显示90%以上泌尿系统结石,但结石过小、钙化程度不高或相对纯的尿酸结石常不显示。怀疑有甲状旁腺功能亢进时,应做手、肋骨、脊柱、骨盆和股骨头X线检查。②排泄性尿路造影,可显示结石所致的尿路形态、引起结石的局部因素和肾功能改变。X线下不显影的结石可显示充盈缺损。③逆行肾盂造影,可以了解肾盂、肾盏形态,有无畸形及病理改变,还可见到X线不显影的结石,明确结石位置。

2）B超检查:可用作上尿路结石普查及疑有结石病人的初步筛选,另外对无症状的阴性结石及因结石梗阻引起的肾积水有辅助诊断意义。

3）CT检查:对KUB平片不显影的阴性结石可以确诊。

（3）输尿管肾镜检查:可直接观察到结石,适用于其他方法不能确诊或同时进行治疗时。

情境案例22-3:问题2分析

①X线检查:KUB平片、排泄性尿路造影或逆行肾盂造影。②B超检查。③输尿管肾镜检查。

4. 治疗要点与反应　去除病因。根据结石大小、数目、部位、肾功能和全身情况及有无并发症制订治疗方案。

（1）非手术治疗

1）对于结石直径<0.6cm、光滑、无尿路狭窄和梗阻及感染病人,可应用大量饮水、调节饮食、解痉止痛、中药排石、控制感染、改变体位等排石方法。

2）药物治疗:①调节尿pH,口服枸橼酸钾、碳酸氢钠等碱化尿液可治疗与尿酸和胱氨酸相关的结石。口服氯化铵使尿液酸化有利于防止磷酸钙及磷酸镁铵结石的生长。②调节代谢的药物,别嘌醇可降低血和尿中的尿酸含量,D青霉胺、乙酰半胱氨酸有降低尿胱氨酸含量及溶石作用。③解痉止痛,主要治疗肾绞痛。常用药物有阿托品、哌替啶。④抗感染,选用合适的抗生素控制感染。

3）中医中药:中草药也可解痉、止痛、利水,促使小结石排出。中药有金钱草、石苇、滑石、车前子、鸡内金、木通、瞿麦等。

4）体外冲击波碎石（ESWL）:对于结石直径<2.5cm、结石以下输尿管通畅、肾功能正常、未发生感染的肾和输尿管结石的病人,采用将冲击波聚焦后作用于结石的方法,使结石粉碎,然后随尿液排出。但结石以下部位尿路梗阻,血液病,严重心、肾功能不全,体型过度肥胖定位困难及妊娠妇女等禁用此方法。

（2）手术治疗:对于一些较大的结石、非手术治疗无效或合并梗阻、感染、肾功能不全的病人,应及早手术。

1）腔镜手术:输尿管镜取石或碎石术、经皮肾镜取石或碎石术。

2）开放性手术:适用于结石远端存在梗阻、部分泌尿系统畸形、结石嵌顿紧密、其他治疗失败、肾积水感染严重或病肾无功能等病人。

考点:肾、输尿管结石治疗方法的选择

（二）护理诊断与合作性问题

1. 疼痛　与结石刺激引起的炎症、损伤及平滑肌痉挛有关。

2. 排尿异常　与下尿路结石梗阻有关。

3. 潜在并发症:血尿、感染等。

（三）护理目标

病人自述疼痛减轻,舒适感增强;病人恢复正常的排尿功能;病人未发生并发症或得到及时发现和处理。

（四）护理措施

1. 非手术治疗的护理

（1）促进排石的护理:①鼓励病人多饮水,保持每天尿量在2000ml以上,可减少尿路成石的机会,促进小结石排出,也利于感染的引流。②在病情允许的情况下,适当做一些跳跃或其他体育运动,改变体位,促进输尿管蠕动和结石排出。③遵医嘱使用利尿药、排石中草药和溶石药物等。④观察排石效果,病人每次尿液留于玻璃瓶内,仔细观察结石排出情况,必要时用数层纱布过滤尿液。

（2）肾绞痛发作时,遵医嘱用阿托品和哌替啶等药物肌内注射。也可配合应用局部热敷、针刺等措施。

2. 体外冲击波碎石术的护理

（1）心理护理:向病人介绍碎石方法、效果及配合要求,解除病人顾虑。

（2）术前准备:①术前 3 天禁食肉、蛋及易产气的食物;②术前晚服用缓泻剂或灌肠;③测定出、凝血时间;④术晨禁食、禁饮水。

（3）碎石术后护理

1）一般护理:术后卧床休息 6 小时;鼓励病人多饮水,每天 3000ml 以上,必要时遵医嘱使用排石药物。

2）指导有效运动和体位:指导病人多进行跳跃式运动,叩击腰背,促进排石。指导正确的排石体位:结石位于中肾盏、肾盂、输尿管上段者,碎石后取头高脚低位;结石位于肾下盏者取头低位;肾结石碎石后,一般取健侧卧位,同时叩击患侧肾区,有利于结石排出。

3）观察并记录:初次排尿时间、间隔时间,评估尿路是否梗阻;仔细观察有无碎石排出,一般需 4~6 周才能排完碎石。

4）并发症观察及护理:①血尿,碎石后出现暂时性血尿一般不用处理;②发热,遵医嘱静脉给予抗生素;③疼痛,给予解痉止痛等处理;④"石街"形成,病人有腰痛或不适,报告医生处理。

考点:碎石后病人有效排石的方法

3. 手术治疗后的护理

（1）肾结石行开放性肾手术后,其基本护理原则和措施同肾损伤手术后护理。

（2）内镜碎石术的护理

1）术前护理:除常规准备外,重点指导病人做好体位训练,如俯卧位练习。

2）术后护理

A. 肾盂造瘘管护理:经皮肾镜取石术和开放性肾切开取石术等术后常安置肾盂造瘘管,以引流尿液,促进伤口愈合。应做好肾盂造瘘管的护理,注意保持瘘口周围皮肤清洁干燥;一般不必常规冲洗,如遇引流不畅,则予以无菌、低压冲洗,每次冲洗液量不得超过 50ml;如有出血发生,可用冷的冲洗液冲洗,减少出血和血块形成,防止尿流不畅;一般置管 10 天以上,在考虑拔管前应夹管观察,如无不适,并经造瘘管做肾盂造影,证实尿路通畅后再拔管;拔管后造瘘口加盖无菌敷料,病人取健侧卧位,使手术侧向上,防止漏尿,约 1 周后可愈合。

B. 双"J"管护理:内镜碎石后常于输尿管内放置双"J"管,起到内引流、内支架的作用,还有助于小结石的排出,防止输尿管内"石街"形成。护理:①指导病人尽早取半卧位,多饮水,勤排尿,勿使膀胱过度充盈引起尿液反流;②鼓励病人早期下床活动,但避免活动不当(如剧烈活动、过度弯腰、突然下蹲等)引起双"J"管滑脱或上下移位;③双"J"管一般留置 4~6 周,以 B 超或腹部 X 线检查无结石残留后,膀胱镜下取出双"J"管。

考点:肾盂造瘘管和双"J"管的护理要点

情境案例 22-3:问题 3 分析

①安慰病人,减轻病人紧张情绪。②按医嘱使用解痉、止痛药。③根据治疗措施,做好配合治疗护理,如术前护理等。

4. 心理护理　疼痛及血尿病情反复,应做好心理护理,稳定情绪。

5. 健康指导

（1）尿石症的预防:结石发病率和复发率很高,应加强预防措施的指导。

1）饮食指导:①告知病人出院后要多饮水,使 24 小时的尿量维持在 2000ml 以上;②不宜饮酒,酒会增加尿中草酸含量并引起尿浓缩,高尿酸病人不宜食用动物内脏、菜花和菠菜,少食苋菜、竹笋、豆腐、浓茶;③含钙结石的病人应限制牛奶、奶制品、豆制品等含钙高的食品,提倡食用含纤维素丰富的

食物;④草酸结石的病人应少吃菠菜、红茶等食品;⑤尿酸结石的病人应避免高嘌呤饮食,如少食动物内脏、豆制品等;⑥磷酸盐结石病人宜低钙、低磷饮食,少食蛋黄、牛奶等食物。

知识拓展

含钙结石病人的饮食

　　食物疗法是预防性治疗代谢性结石的重要措施。对含钙的尿路结石病人,以往临床上大多强调低钙饮食,然而摄钙不足也可增加草酸钙结石生成的危险。其原理是钙可与肠道内食物中的草酸结合,形成不溶性草酸钙并随粪便排出体外。但当饮食中钙过低时,肠道游离的草酸将被大量吸收,经尿液排泄时与尿钙结合,反而会导致草酸钙饱和。正常钙量为800mg/d,而我国城乡居民的日摄钙量平均只有405mg。当今认为,导致高钙尿的第一推动力是高蛋白饮食,因而蛋白的摄入量不宜超过1g/(kg·d)。由于尿钠过多也会促使含钙结石的形成,所以氯化钠的食用量应当限制在5g/d以内。

　　资料来源:李乐之,路潜.2013.外科护理学.第5版.北京:人民卫生出版社,595

　　2)药物预防:①草酸盐结石病人口服维生素 B_6 有助于减少尿中草酸含量;口服氧化镁可增加尿中草酸的溶解度。②尿酸结石病人口服别嘌醇和碳酸氢钠,可抑制结石形成。③磷酸盐结石病人口服氯化铵可使尿液酸化,有利于磷酸盐的溶解,有利于防止感染性结石的生长。

　　3)特殊性预防:伴甲状旁腺功能亢进者,必须摘除腺瘤或增生组织。鼓励长期卧床者加强功能锻炼,注意多做床上活动,防止骨脱钙,减少尿钙排出。

　　(2)指导双"J"管病人的自我护理:部分病人碎石后带双"J"管出院,嘱病人适当休息和正确活动,多饮水,不憋尿,定时排尿,以防尿液反流,引起尿路感染。期间若出现排尿疼痛、尿频、血尿时,多为双"J"管膀胱刺激所致,一般多饮水和对症处理后可缓解。嘱病人术后4周回院复查并拔除双"J"管。

　　(3)复诊:告知病人出院后应定期门诊随访,定期 X 线或 B 超检查,了解有无残余结石或结石复发。若出现腰痛、血尿等症状,及时就诊。

考点:预防肾结石的措施

(五)护理评价

　　病人自述疼痛是否减轻,舒适感是否增强;病人是否恢复正常的排尿功能;病人是否发生并发症或是否得到及时发现和处理。

二、膀胱与尿道结石

　　膀胱结石部分在膀胱内原发形成,大多由肾结石掉到膀胱内所致。尿道结石多来源于膀胱结石。

(一)膀胱结石

　　1.病因　原发性膀胱结石多见于男孩,与营养不良和低蛋白饮食有关;继发性膀胱结石常见于良性前列腺增生,膀胱憩室,异物或肾、输尿管结石排入膀胱。

　　2.表现　主要表现是膀胱刺激征和排尿困难;典型表现是排尿突然中断,蹦跳或改变体位后又能继续排尿;表面粗糙的结石,可引起血尿;并发感染时,膀胱刺激征加重并可有脓尿;排尿时疼痛明显,并向会阴部和阴茎头部放射;结石嵌顿于膀胱颈部时可发生急性尿潴留。

考点:膀胱结石典型表现

　　3.治疗原则　主要采取手术治疗。主要手术方法有经尿道输尿管镜(经尿道膀胱镜)碎石或取石术(适用结石<2~3cm者)、耻骨上膀胱切开取石术(传统的开放手术方式)。

(二)尿道结石

　　1.病因　绝大多数来自肾和膀胱,有尿道狭窄、尿道憩室及异物存在时亦可导致尿道结石。多见于男性,多位于前尿道。

　　2.表现　典型表现为排尿困难、点滴状排尿及尿痛,严重者可发生急性尿潴留。前尿道结石沿

尿道可扪及硬结,后尿道结石经直肠指检可扪及。X线和B超检查有助于明确诊断。

3. 治疗原则　前尿道结石可向尿道内注入润滑剂,将结石向尿道远端推挤,直至推挤出体外。不易推挤时,可用细钢丝将结石套出。后尿道结石常用尿道探条将结石推入膀胱,再按膀胱结石处理。

第4节　良性前列腺增生症病人的护理

情境案例22-4

老吴,男,今年79岁,急性尿潴留伴下腹胀痛难忍3小时来院就诊,门诊以"急性尿潴留"收住院。病人自述2年来排尿不畅,夜尿增多,排尿困难进行性加重。3小时前与家人饮烈性酒后,小便不能自解,体检发现膀胱区明显膨隆,T 37.2℃,BP 130/82mmHg,余未见特殊情况。

问题:

1. 吴大爷目前最主要的护理诊断是什么?

2. 你作为护士,应该马上进行什么处理?

3. 若吴大爷住院手术治疗,应如何实施护理?

良性前列腺增生症(BPH)简称前列腺增生,是老年男性的常见病。实际是前列腺细胞增生导致泌尿系统梗阻而出现的一系列临床表现及病理生理改变。男性自35岁以后,前列腺可有不同程度的增生,50岁以后出现临床症状。

病因尚未完全阐明,目前公认老龄和有功能的睾丸是发病的重要因素。体内睾酮、双氢睾酮及雌激素的改变和失衡与前列腺增生有密切的关系。受凉、劳累、情绪变化、辛辣饮食及酗酒等因素易诱发急性尿潴留。

一、护理评估

1. 健康史　了解是否年龄50岁以上,存在引起尿潴留的致病因素,如受凉、劳累、情绪变化、辛辣饮食及酗酒等。

2. 身心状况

(1)躯体表现

1)尿频:病人最早出现的症状为尿频,尤其夜尿次数明显增多。

2)排尿困难:前列腺增生症最典型的症状为进行性排尿困难,是由于增生的前列腺压迫尿道,使尿道延长、弯曲、变窄,尿道阻力增加,出现不同程度排尿困难,表现为排尿时间延长、尿线细而无力、尿滴沥不尽。

3)尿潴留:梗阻达到一定程度时,膀胱出现残余尿,随着残余尿量增加,膀胱肌收缩无力,逐渐出现尿潴留。受凉、劳累、饮酒等原因可诱发急性尿潴留。

4)其他症状:当并发尿路感染时,可有发热、腰痛等症状;合并有肾功能损害时,可出现食欲缺乏、贫血、血压增高等症状;并发膀胱结石时,则出现血尿;长期排尿困难,可并发腹股沟疝、脱肛及内痔等。

考点:前列腺增生症病人的典型表现

(2)心理-社会状况:病人对出现的症状认识不清,往往早期不引起重视,出现夜间尿频,影响休息,甚至出现尿潴留,排尿困难及尿路感染时,病人思想压力增大,感到非常痛苦。

3. 辅助检查

(1)直肠指检:是最简单、最直接有效的方法,可触及增大的前列腺,表面光滑,质地中等,边缘清楚,中间沟变浅或消失,一般无压痛。

考点:前列腺增生症病人最简便的检查方法

(2)B超检查:可显示增生的前列腺的体积大小、形态和内部结构,同时可测量残余尿,如达50ml以上,则提示膀胱逼尿肌已处于失代偿状态。

（3）尿流动力学检查：尿流率测定可判定尿流梗阻的程度，最大尿流率小于 15ml/s 说明排尿不畅，小于 10ml/s 提示梗阻严重。评估最大尿流率时，排尿量必须超过 150ml 才有诊断意义。应用尿动力仪测定压力-流率等可鉴别神经源性膀胱功能障碍、逼尿肌和尿道括约肌功能失调及不稳定性膀胱逼尿肌引起的排尿困难。

（4）膀胱镜检查：可直接观察增大的前列腺，了解膀胱内的各种病变情况。

4. 治疗要点与反应

（1）非手术治疗：未引起尿路梗阻者，一般不需特殊处理；梗阻较轻，症状不明显或不能耐受手术者，可采用药物治疗。必要时可行耻骨上膀胱造瘘。

1）随访观察：无明显前列腺增生症状和无残余尿者需要门诊随访，定期复查，每年至少 1 次。如症状加重，再采用其他处理方法。

2）药物治疗：适用于有较轻临床症状、残余尿<50ml 的病人。包括 α 受体阻滞剂、激素、降低胆固醇药物及植物药疗等。

（2）手术治疗：尿路梗阻严重、残余尿量超过 50ml、药物治疗效果不佳、多次出现急性尿潴留或已并发膀胱结石、肾积水和肾功能损害者，应采用手术治疗。手术方式有经尿道前列腺切除术（TURP）、耻骨上经膀胱前列腺切除术和耻骨后前列腺切除术。

二、护理诊断与合作性问题

1. 排尿障碍　与膀胱出口梗阻、逼尿肌损害、手术刺激等有关。
2. 疼痛　与手术、导管刺激引起的膀胱痉挛有关。
3. 潜在并发症：尿潴留、TUR 综合征、尿频、尿失禁、出血等。

情境案例 22-4：问题 1 分析

因病人吴大爷有排尿不畅，夜尿增多，排尿困难进行性加重，酒后急性尿潴留病史等表现。故主要的护理诊断为：①排尿障碍　与膀胱出口梗阻有关。②潜在并发症：尿潴留、尿失禁等。

三、护 理 目 标

病人恢复正常排尿形态；病人主诉疼痛减轻或消失；病人并发症得到及时发现和处理。

四、护 理 措 施

（一）急症护理

对急性尿潴留的病人，应及时配合医生施行导尿或行耻骨上膀胱造瘘术。尿管或造瘘管保留期间，常规做好相应护理工作。

（二）非手术治疗及手术前护理

1. 一般护理

（1）休息与活动：指导病人适当起床活动或床上活动，练习深呼吸和咳嗽。

（2）饮食护理：嘱病人进食易消化、高营养食物，辅以粗纤维食品以防便秘。忌饮酒及辛辣食物，鼓励病人多饮水。

2. 配合治疗护理

（1）指导轻症病人坚持药物治疗与个人保健相结合；病情严重的病人应遵医嘱配合手术治疗。

（2）遵医嘱适时使用抗生素，以防治感染。

（3）前列腺增生一般为中老年人，常有不同程度的高血压、冠心病、慢性支气管炎、肺气肿等疾病。术前应配合有关功能检查，了解病人全身情况，以便进行充分的手术前准备，提高手术耐受力。

（三）手术后护理

1. 一般护理　术后适当牵引手术中留置的气囊尿管以压迫前列腺窝，达到压迫止血的作用。病

人取平卧位,气囊尿管稍向外牵拉并用胶布固定在病人一侧大腿的内侧,告知病人不能自行松开。也可用无菌纱布在尿道外口扎住稍牵引着的尿管,尿管未见回缩即可。一般牵引压迫时间为 8~10 小时。尿管的外口与膀胱冲洗装置相连。

考点:病人术后留置气囊尿管压迫前列腺窝的目的和时间

2. 病情观察　注意病人意识和生命体征、重要器官功能状况、呼吸及泌尿等系统的感染征象、各引流管的引流情况。

3. 配合治疗护理

(1)做好膀胱冲洗的护理。术后病人一般用生理盐水持续冲洗 3~7 天,防止血凝块堵塞尿管。

(2)做好尿管的护理:一般在手术后 7~10 天拔除尿管。尿管拔除后,注意观察排尿情况,嘱病人多饮水、勤排尿。由于前列腺手术时尿道括约肌功能受到影响或损伤,部分病人术后可出现尿急与滴尿,应指导病人进行肛提肌舒缩运动,一般 2 个月左右可恢复正常排尿习惯。

(3)保持伤口和各引流管的清洁:膀胱冲洗系统的外连接管、引流袋必须每天更换,每天 2 次清洁、消毒尿道外口。遵医嘱早期预防性使用抗生素。

情境案例 22-4:问题 2 分析

对急性尿潴留病人,应及时配合医生施行导尿或行耻骨上膀胱造瘘术。

(4)并发症的预防与护理

1)TUR 综合征:行 TURP 的病人因术中大量的冲洗液被吸收可致血容量急剧增加,出现稀释性低钠血症,病人可在几小时内出现烦躁、恶心、呕吐、抽搐、昏迷,严重者肺水肿、脑水肿、心力衰竭等,称为 TUR 综合征。应加强观察,一旦出现,应遵医嘱给予利尿剂、脱水剂,减慢输液速度,对症处理。

2)尿频、尿失禁:为减轻拔管后出现的尿频或尿失禁现象,一般在术后 2~3 天嘱病人练习收缩腹肌、臀肌及肛门括约肌;也可辅以针灸或理疗等。尿失禁或尿频现象一般在术后 1~2 周内可缓解。

3)出血:加强观察。指导病人在术后 1 周,逐渐离床活动;避免增加腹内压的因素、禁止灌肠或肛管排气,以免造成前列腺窝出血。

(5)预防肺部感染、下肢静脉血栓形成和压疮:术后 1 周内禁止肛管排气或灌肠,以免诱发出血。便秘时可遵医嘱口服缓泻剂。当病情恢复可下床活动时,应加强陪护,防止意外损伤的发生。

4. 心理护理　前列腺增生的病情有时长时间内变化不大,有时改善后又突然加重,病情反复,应做好心理护理,稳定情绪。

5. 健康指导

(1)生活指导:①指导病人出院后多饮水、勤排尿,忌烟酒、辛辣等不良刺激而引起的急性尿潴留。加强营养,避免感冒。②预防出血。活动适度,术后 1~2 个月内避免剧烈活动,如跑步、骑自行车、性生活等,防止继发性出血。

(2)康复指导:①排尿功能训练。若有溢尿现象,指导病人进行肛提肌舒缩活动,以加快正常排尿功能的恢复。②并发症预防及处理。TURP 术后病人若尿线逐渐变细,甚至出现排尿困难,应及时到医院检查和处理。有狭窄者,定期行尿道扩张,效果较满意。附睾炎常在术后 1~4 周发生,故出院后若出现阴囊肿大、疼痛、发热等症状应及时到医院就诊。术后前列腺窝的修复需要 3~6 个月,因此,术后仍可能会有排尿异常现象,应多饮水。③指导永久性膀胱造瘘病人学会造瘘管的家庭护理。

(3)心理和性生活指导:①前列腺经尿道切除术后 1 个月、经膀胱切除术 2 个月后,原则上可恢复性生活。②前列腺切除术后常会出现逆行射精,不影响性交。少数出现阳痿的可先采取心理治疗,查明原因后做针对性治疗。

五、护理评价

病人是否恢复正常排尿形态;病人主诉是否疼痛减轻或消失;病人并发症或是否得到及时发现和处理。

情境案例 22-4：问题 3 分析

◆入院护理工作过程

迎接病人→送病人到病床,给予舒适卧位→为病人戴腕带→通知医师→护理评估,初步评估病人生命体征、腹部症状、体征及排尿情况,了解辅助检查结果→安慰病人→及时执行医嘱→填写护理评估记录。

◆住院护理工作过程

遵医嘱执行术前评估和术前护理措施→护送病人手术,并与手术室护士交接→术毕回病房,安置平卧位,用气囊尿管压迫前列腺窝 8~10 小时,与手术室人员做好交接并记录→评估病人神志、生命体征、伤口敷料、管道等情况→生命体征平稳后取半卧位→正确执行医嘱→加强病情观察,做好膀胱冲洗和尿管的护理→健康教育→填写护理记录单。

◆出院护理工作过程

停止所有医嘱→撤销单据及卡片→整理病历→出院宣教,指导病人合理饮食和活动,注意多喝水、避免辛辣刺激食物,并多做肛提肌舒缩锻炼。告知 2 个月内不宜参加重体力劳动或过量活动→征求病人意见和建议→通知清洁工行床单位终末消毒→填写出院护理记录。

情境案例 22-4：护患对话

病人家属：请问,我老伴(老吴)都 79 岁了,做手术有风险吗? 术后对身体有影响没有?

护士：手术都有一定的风险,但我们会积极做好各项准备和护理的,麻醉师、医生都是很有经验的医生,请您放心。而且 TURP 手术属内镜手术,创伤小、出血少,术后只要配合我们做好各项治疗,注意饮食及活动,对身体没有大的影响。我们这里有很多 80 多岁的老人行手术治疗后都恢复得很好呢。

……

病人：李护士,我 3 天前做的手术,现在感觉还好,可以拔掉尿管下床锻炼了吗?

护士：吴大爷,目前您病情平稳,可以在床上活动,但一般在手术后 7~10 天才能拔除尿管。为了防止前列腺窝出血,尿管里的气囊在前列腺窝那里压迫着起到止血的作用,暂时还是需要维持尿管,忍忍吧。

病人：好的。

……

护士：吴大爷,您恢复得很好,明天可以出院了。出院后要多饮水、勤排尿,忌烟酒、辛辣等不良刺激而引起的急性尿潴留。加强营养,避免感冒。另外要预防出血:活动适度,术后 1~2 个月内避免剧烈活动,如跑步、骑自行车、性生活等,防止继发性出血。

病人：好的,谢谢您! 我现在常常有溢尿现象,很难堪! 有什么好办法吗?

护士：吴大爷,溢尿现象是手术后病人常有的现象,您要进行肛提肌舒缩活动的锻炼,以加快正常排尿功能的恢复。来,让我教会你如何进行肛提肌舒缩活动。另外 TURP 术后有可能发生尿道狭窄。术后若尿线逐渐变细,甚至出血或排不出尿等,应及时到医院就诊。

病人：谢谢李护士! 您想得很周到!

……

第 5 节　泌尿系统肿瘤病人的护理

泌尿系统肿瘤是泌尿外科常见的疾病之一,大多数为恶性。我国最常见的是膀胱癌,其次是肾癌。小儿最常见的是肾母细胞瘤,又称肾胚胎瘤或 Wilms 瘤。泌尿系统肿瘤的病因不明。主要临床特征为间歇性无痛性肉眼血尿,但肾母细胞瘤最常见和最重要的表现是无意中发现的腹部肿块。

一、肾　癌

肾癌亦称肾细胞癌,也称肾腺癌。占原发肾肿瘤的 85%,占成人恶性肿瘤的 3%,发生于肾小管上皮细胞,是最常见的肾脏恶性肿瘤。目前,我国尚无肾细胞癌发病率的流行病学调查结果。发病年龄多见于 50~70 岁,男女发病比例约为 2:1。

肾癌病因不明。吸烟可能是肾癌较危险的因素。目前认为还与环境污染、职业暴露(如石棉、皮革等)、染色体畸形、抑癌基因缺失等有密切关系。

（一）护理评估

1. 健康史　了解病人年龄、性别、职业,有无吸烟史及其他伴随疾病。

2. 身心状况　典型临床表现肾癌三联征(无痛性肉眼血尿、肿块和疼痛),早期无明显症状。

（1）躯体表现

1）血尿:无痛性、间歇性全程肉眼血尿为最常见症状,但此时肿瘤往往已穿入肾盏、肾盂,并非早期症状。

2）肿块:肿瘤较大时可在腹部或腰部发现肿块,质坚硬。

3）疼痛:常为腰部钝痛或隐痛,系肿块增长、充胀肾包膜所致。

4）肾外表现:常见的肾外表现有低热、高血压、红细胞沉降率加快、消瘦、贫血;左肾癌可出现左精索静脉曲张。

考点:肾癌的主要症状

（2）心理-社会状况:病人往往因为恶性肿瘤的确认、较差的预后、沉重的经济负担及治疗引起的毒副反应而产生焦虑,悲观甚至绝望的情绪。

3. 辅助检查

（1）实验室检查:血、尿常规检查可提示贫血、血尿、血沉加快。

（2）影像学检查:①B超检查,简单易行,有些无症状的肾癌,往往在B超体检时被发现。②X线片,可见肾外形增大、不规则,偶有钙化影,造影可见肾盏、肾盂因受肿瘤挤压而有不规则变形、狭窄、拉长或充盈缺损。③CT、MRI,有助于早期诊断和鉴别肾实质内肿瘤的性质、肾囊肿等。

4. 治疗要点与反应　本病治疗要点为尽早实行根治性肾切除术。术前行肾动脉栓塞,可减少出血,使瘤体缩小。

（二）护理诊断与合作性问题

1. 营养失调:低于机体需要量　与长期血尿、癌肿消耗、手术创伤有关。

2. 恐惧/焦虑　与癌症、手术治疗有关。

3. 潜在并发症:出血、感染。

（三）护理目标

病人营养失调得到纠正或改善;病人恐惧与焦虑减轻或消失;病人未发生并发症,若发生时得到及时发现和处理。

（四）护理措施

1. 术前护理

（1）一般护理:进食易消化、营养丰富的食品,改善就餐环境和提供色香味较佳的饮食,以促进病人的食欲。以纠正贫血、改善全身营养状况。多饮水可稀释尿液,以免血块引起尿路堵塞。

（2）病情观察:病程长、体质差、晚期肿瘤出现明显血尿者,应卧床休息,每天观察、记录排尿情况和血尿程度。

2. 术后护理

（1）一般护理:①体位,肾癌根治、腹膜后淋巴清扫的病人,卧床5~7天,避免过早下床活动引起手术部位出血;②饮食:术后待肛门排气后,进富含维生素及营养丰富的饮食。

（2）病情观察:应严密观察生命体征,保证输血、输液通畅。肾癌切除同时行腔静脉取瘤栓术后,需保留导尿并监测24小时尿量、肾功能,防止肾衰竭。

（3）配合治疗护理:①定时测体温及血白细胞变化,观察有无感染发生。保持造瘘口周围皮肤清洁,定时翻身、叩背咳痰,若痰液黏稠给予雾化吸入,适当活动,预防感染发生。②做好引流管护理。肾癌术后伤口引流管若无引流物排出,2~3天可拔除。

3. 心理护理　对预后恐惧者,应耐心做好心理疏导,以消除其恐惧、焦虑、绝望的心理。

4. 健康指导

(1) 加强营养,增强体质。

(2) 加强劳动防护宣传,不吸烟,减少或避免接触致癌性物质和环境。

(3) 及早治疗腺性膀胱炎、尿石症、慢性尿潴留等。

(4) 发现小儿腰腹部肿大或肿块,成年人出现任何情况的血尿,应及时就医。

(5) 定期复查,肾癌近、远期复发率高,如出现血尿、乏力、消瘦、疼痛及腹部包块,应及时就医。

(五) 护理评价

病人营养失调是否得到纠正或改善;病人焦虑与恐惧情绪是否减轻或消失;病人是否发生并发症,或并发症是否得到及时发现和处理。

二、膀 胱 癌

膀胱癌是泌尿系统最常见的肿瘤。高发年龄为 50～70 岁,男女之比为 4:1。在西方国家,其发病率位于前列腺癌之后,居第二位。大多数病人的肿瘤仅局限于膀胱,只有 15%～20% 出现远处转移。

研究发现在染料、橡胶塑料、油漆等工业或生活中长期接触苯胺类化学物质,容易诱发膀胱癌。色氨酸和烟酸代谢异常可引起膀胱癌。吸烟也是膀胱癌重要的致癌因素。其他如膀胱白斑、腺性膀胱炎、尿石等也可能是膀胱癌的诱因。

(一) 护理评估

1. 健康史　了解病人年龄、性别、职业,是否存在引起膀胱癌的致病因素,如从事染料、橡胶塑料、油漆等工业生产或长期接触苯胺类化学物等。

2. 身心状况　临床特点为血尿、膀胱刺激症状、排尿困难和尿潴留。

(1) 躯体表现

1) 血尿:是最常见和最早出现的症状。常表现为无痛性、间歇性全程肉眼血尿;出血量多少不等,严重时有血块,但与肿瘤大小、数目、恶性程度并不一致;出血可自行停止,容易造成"治愈"或"好转"的错觉。

2) 膀胱刺激症状:常因肿瘤瘤体较大或侵入肌层较深所致,肿瘤坏死、溃疡和合并感染时更明显,属晚期症状。

3) 排尿困难和尿潴留:发生于肿瘤较大或堵塞膀胱出口时。

4) 其他:肿瘤浸润输尿管口可引起肾积水。晚期可有腹部肿块、恶病质及肿瘤扩散等表现。

(2) 心理-社会状况:对改变尿流途径产生恐惧、悲伤、焦虑的心理反应。

3. 辅助检查

(1) 实验室检查:尿常规检查可见血尿或脓尿。大量血尿或肿瘤侵犯骨髓可致贫血症。

(2) 膀胱镜检查:是诊断膀胱癌最直接、最重要的方法。能直接观察肿瘤位置、大小、数目、形态、浸润范围等,并可取活组织检查。

考点:膀胱癌病人最重要的检查方法

(3) 尿脱落细胞检查:可找到肿瘤细胞,对高危人群的筛选有较大的意义。也可用于肿瘤治疗的评估。

(4) 影像学检查:B 超检查最简单,在膀胱充盈的情况下可发现膀胱肿瘤的位置、大小等特点;CT、MRI 检查可了解肿瘤浸润深度及局部转移病灶的情况。

4. 治疗要点与反应　本病治疗以手术为主,结合放疗、联合化疗和生物治疗等综合措施。

(1) 手术治疗:手术方式有姑息术、经尿道膀胱肿瘤切除术、膀胱部分切除术、膀胱全切术加尿流

改道,尿流改道根据情况选用输尿管皮肤造口、输尿管乙状结肠吻合术等。

（2）放射治疗:放疗方案和效果尚难定论。

（3）化学治疗:单个化疗药物以顺铂为代表,有效率在30%左右,其他有效药物包括甲氨蝶呤、长春新碱、表柔比星、环磷酰胺、5-氟尿嘧啶、长春碱等,多联合应用。

（4）膀胱灌注化疗:因绝大多数膀胱肿瘤会复发,对保留膀胱的病人,术后应当经导尿管给予膀胱化疗药物灌注,以消灭残余的肿瘤细胞和降低术后复发的可能性。

（二）护理诊断与合作性问题

1. 焦虑/恐惧　与对癌症的恐惧、害怕手术、自理缺陷有关。

2. 自我形象紊乱　与膀胱全切除、尿流改道术后排尿方式改变有关。

3. 潜在并发症:出血、感染、尿瘘。

（三）护理目标

病人自述焦虑与恐惧减轻或消失;病人能接受自我形象改变的现实,主动配合治疗和护理;病人未发生并发症或得到及时发现和处理。

（四）护理措施

1. 术前护理

（1）一般护理:进食易消化、营养丰富的食品,以纠正贫血、改善全身营养状况。多饮水可稀释尿液,以免血块引起尿路堵塞。

（2）病情观察:病程长、体质差、晚期肿瘤出现明显血尿者,应卧床休息,每天观察、记录排尿情况和血尿程度。

（3）治疗配合:行膀胱全切除、肠道代膀胱术的病人,按肠切除术准备。拟做双侧输尿管皮肤造口术的病人,术前彻底清洁腹壁皮肤。

2. 术后护理

（1）一般护理:肛门排气后给予富含维生素及营养丰富的饮食。回肠膀胱术、可控膀胱术后按肠吻合术后饮食护理,禁食期间给予静脉营养支持。多饮水可起到内冲洗的作用。

（2）病情观察:应严密观察生命体征,保证输血、输液通畅。

（3）配合治疗护理

1）膀胱癌全切除术后观察尿液的变化,分别记录双侧肾功能情况。

2）预防感染:定时测体温及血白细胞变化,观察有无感染发生。保持造瘘口周围皮肤清洁,定时翻身、叩背咳痰,若痰液黏稠给予雾化吸入,适当活动,预防感染发生。

3）引流管的护理:①对各种引流管,应贴标签分别记录引流情况,保持引流通畅。回肠代膀胱或可控膀胱因肠黏膜分泌黏液,易堵塞引流管,注意及时挤压将黏液排出,有储尿囊者可用生理盐水每4小时冲洗1次。②拔管时间。输尿管末端皮肤造口术后2周,皮瓣愈合后拔除输尿管引流管;回肠膀胱术后10~12天拔除输尿管引流管和回肠膀胱引流管,改为佩带皮肤接尿器;可控膀胱术后8~10天拔除肾盂输尿管引流管,12~14天拔除储尿囊引流管,12~14天拔除输出道引流管,训练自行导尿。

考点:膀胱癌病人术后引流管护理要点

3. 心理护理　对预后恐惧及不接受尿流改道者,应耐心做好心理疏导,以消除其恐惧、焦虑、绝望的心理。膀胱癌根治术后虽然改变了正常的排尿生理,但目的是避免复发,延长寿命。

4. 健康指导

（1）术后适当锻炼,加强营养,增强体质。

（2）加强劳动防护宣传,不吸烟,减少或避免接触致癌性物质和环境。

（3）自我护理:教会病人自我护理,定时更换尿袋,保持清洁。可控膀胱术后,开始每2~3小时导尿一

次,逐渐延长间隔时间至每3~4小时一次。定期用生理盐水或开水冲洗储尿囊,清除黏液及沉淀物等。

(4)术后半个月可放疗或化疗:告知膀胱内灌注化疗的作用和疗程。保留膀胱术后,病人能憋尿者,行膀胱灌注免疫抑制剂卡介苗或抗癌药,可预防或推迟肿瘤复发。每周灌注1次,共8次,以后每月1次,持续2年。灌注时插尿管排空膀胱,以蒸馏水或生理盐水稀释的药液灌入膀胱后平卧位、俯卧位、左侧卧位、右侧卧位,每15分钟轮换体位1次,共2小时。

考点:膀胱癌病人的化疗护理要点

(5)定期复查:膀胱癌不管采用哪种治疗方法均容易复发,如保留膀胱的各种手术,2年内复发率在半数以上,故应定期到医院复查,尤其是手术后1年内应每3个月做1次膀胱镜检查。

考点:膀胱癌病人定期复检的时间

(五)护理评价

病人自述焦虑与恐惧是否减轻或消失;病人能否接受自我形象改变的现实,是否能主动配合治疗和护理;病人是否发生并发症,或并发症是否得到及时发现和处理。

小结

泌尿及男性生殖系统常见疾病包括发生于肾、输尿管、膀胱和尿道的损伤、感染、结石、肿瘤及前列腺增生症等。掌握泌尿系统常见症状、体征是诊断的重要步骤。护理人员要掌握好泌尿系统损伤、尿石症、前列腺增生症、泌尿系统肿瘤、尿路梗阻等疾病的特点及临床表现。做好膀胱冲洗和各种引流管的护理,操作时必须严格遵守无菌操作。同时观察尿量及尿液的变化,以了解血容量恢复情况或功能有无损伤等。

(李　晖)

自 测 题

A₁ 型题

1. 肉眼血尿是指 1000ml 尿液中含血液
   A. 1ml　　　　　　B. 2ml
   C. 3ml　　　　　　D. 5ml
   E. 10ml

2. 肾损伤非手术治疗的病人需绝对卧床休息
   A. 1~2 周　　　　　B. 2~3 周
   C. 2~4 周　　　　　D. 3~4 周
   E. 3~5 周

3. 肾盂切开取石术后,肾盂造口管护理下列**不妥**的是
   A. 导管低压冲洗,每次 5ml
   B. 导管留置 10 天以上
   C. 拔管前做肾盂造影
   D. 拔管前 1 天应夹管观察
   E. 拔管后向患侧卧位

4. 膀胱镜检查后病人出现血尿和疼痛,下列处理**不妥**的是
   A. 给止痛药　　　　　B. 给镇静、安定药
   C. 嘱少饮水,减少排尿　D. 卧床休息
   E. 用抗生素

5. 前列腺术后 1 周内护理,下列**不妥**的是
   A. 安置两根导尿管

B. 膀胱冲洗液自气囊导尿管注入

C. 冲洗液从耻骨上造口管流出

D. 病人腹胀,可肛管排气

E. 冲洗液中必要时加入止血剂

6. 前列腺手术后,预防前列腺窝出血的最主要措施是
   A. 做好气囊导尿管护理　B. 不做肛管排气
   C. 使用止血剂　　　　　D. 便秘时不灌肠
   E. 常规应用抗生素

7. 下列哪项检查,可分别收集两肾尿液测定分肾功能
   A. 膀胱镜检查　　　　B. X 线片
   C. 静脉肾盂造影　　　D. B 超
   E. 肾动脉造影

8. 下列哪项是输尿管结石的主要症状
   A. 排尿困难　　　　　B. 尿痛、尿频
   C. 无痛性全血尿　　　D. 肾绞痛伴血尿
   E. 尿潴留

A₂ 型题

9. 病人,男性,20 岁。从 3m 高处跌下,骑跨于木杆上,经检查阴茎、会阴和下腹壁青紫肿胀,排尿困难,尿道口滴血,应考虑为
   A. 会阴部挫伤　　　　B. 下腹部挫伤
   C. 前尿道损伤　　　　D. 后尿道损伤

E. 膀胱损伤

10. 病人,男性,71岁。前列腺摘除术后使用气囊导尿管压迫止血。护士进行膀胱冲洗时,**错误**的护理措施是
    A. 密闭式持续膀胱冲洗
    B. 冲洗液用无菌生理盐水
    C. 每次冲洗量 200~300ml
    D. 注入止血药后要夹管 30 分钟
    E. 记录冲洗和排出量

11. 病人,男性,50岁。经常发生肾绞痛、血尿,疑为肾结石,需做静脉肾盂造影。造影前准备下列哪项**不正确**
    A. 常规肠道准备   B. 当天禁止早餐
    C. 鼓励饮水   D. 检查前排尽小便
    E. 需做碘过敏试验

12. 病人,女性,35岁。劝架时右腰部被误击一拳,由家属陪同前来就诊,病人应先进行以下哪项检查
    A. 血常规   B. 尿常规
    C. 大便常规   D. 肝功能
    E. 肾功能

13. 病人,男性,28岁。因左腰被撞伤后左腰疼痛 3 小时入院,病人尿液呈洗肉水样,初步诊断为肾损伤,该病人肾损伤类型最可能的是
    A. 肾挫伤   B. 肾部分裂伤
    C. 肾全层裂伤   D. 肾蒂损伤
    E. 肾挫裂伤

14. 病人,男性,30岁。因行走途中被摩托车撞倒后出现排尿困难而入院,X 线检查提示骨盆多处骨折,排尿困难的最可能的原因是
    A. 后尿道损伤   B. 尿道球部损伤
    C. 腹膜内型膀胱破裂 D. 腹膜外型膀胱破裂
    E. 输尿管损伤

15. 病人,男性,32岁。近两个月来腰部有隐痛,今天上午 7 时突然出现阵发性刀割样疼痛,病人辗转不安,呻吟呼痛,面色苍白,镜下血尿,应考虑为
    A. 肾肿瘤   B. 肾结石、肾绞痛
    C. 阑尾炎   D. 肠扭转
    E. 胆囊炎

16. 病人,女性,35岁。因左肾结石行 ESWL 治疗,1 周后排出 2 枚米粒大小结石,分析证实为磷酸钙结石,下列预防结石再发的措施中,**错误**的是
    A. 控制尿路感染   B. 多饮水
    C. 多运动   D. 酸化尿液
    E. 碱化尿液

17. 病人,女性,28岁。突然发生右下腹疼痛,伴有恶心,无发热。近年来有同样发作史。查体:腹平软,右下腹深压痛,无反跳痛及肌紧张,右肋脊角叩痛,尿镜检红细胞 10~15 个/HP,血白细胞 $9.6×10^9$/L,应考虑为
    A. 急性阑尾炎   B. 右侧肾输尿管结石
    C. 右输卵管炎   D. 膀胱结石
    E. 不完全性肠梗阻

A_3/A_4 型题

(18、19 题共用题干)

病人,男性,27岁。右腰部撞伤 2 小时,局部疼痛、肿胀,有淡红色血尿,诊断为右肾挫伤,采用非手术治疗。

18. 下列哪项能及时反映肾出血情况
    A. 面色、意识   B. 腰部疼痛
    C. 血压、脉搏   D. 肢体温度
    E. 尿量、尿色

19. 该病人的护理,下列**错误**的是
    A. 绝对卧床休息   B. 输液,使用止血药
    C. 按时使用抗生素   D. 血尿消失即可下床活动
    E. 做好术前准备

(20、21 题共用题干)

病人,男性,32岁。近两个月来腰部有隐痛,今天上午 7 时突然出现阵发性刀割样疼痛,病人辗转不安,呻吟呼痛,面色苍白。

20. 除做全面体格检查之外,病人应先进行以下哪项实验室检查
    A. 血常规   B. 尿常规
    C. 大便常规   D. 肝功能
    E. 肾功能

21. 应首选以下哪项影像学检查
    A. B 超   B. 排泄性尿路造影
    C. 逆行肾盂造影   D. CT
    E. MRI

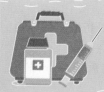

第23章
骨与关节疾病病人的护理

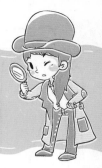

骨与关节疾病是外科常见病,轻则导致不同程度的肢体功能障碍,重则危及生命。骨与关节疾病病人的护理有明显的专科要求,治疗周期长,需要护理人员、病人与家属共同参与,在注意病人本身治疗和护理的同时,还要重视病人肢体功能的康复锻炼,以最大限度地减少并发症,提高生活质量。

第1节 骨折病人的护理

情境案例23-1

李先生是一名建筑工人,因不慎从三楼脚手架上摔下,致右大腿剧烈疼痛,活动障碍急诊入院。入院时查体:T 36.6℃,P 110次/分,R 22次/分,BP 60/40mmHg。病人面色苍白,呻吟不止,右大腿明显肿胀、向内成角畸形,可异常活动,扪及骨擦感。

问题:

1. 该病人怎么了?

2. 可能发生了什么并发症?

3. 在受伤现场应该如何处理病人?

一、概 述

骨折是指各种原因导致骨的完整性和连续性中断。

(一)病因

1. **直接暴力** 暴力直接作用使受伤部位发生骨折,常伴有不同程度的皮肤和软组织损伤(图23-1)。

2. **间接暴力** 暴力通过传导、杠杆、旋转和肌收缩使肢体远处发生骨折(图23-2)。

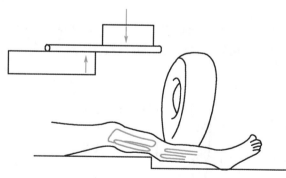

图23-1 直接暴力引起的骨折

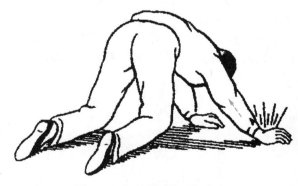

图23-2 间接暴力引起的骨折

3. **积累性劳损** 肢体某一特定部位受到长期、反复、轻微的直接或间接损伤所致骨折,如长距离行军易致第二、第三跖骨骨折,称为疲劳性骨折。

4. **骨骼疾病** 由于骨骼疾病,如骨质疏松、骨髓炎、骨结核和骨肿瘤等导致骨质破坏,在受到轻微外力时即发生骨折,称为病理性骨折。

考点:骨折的病因

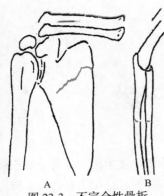

图23-3 不完全性骨折

A. 裂缝骨折；B. 青枝骨折

（二）分类

1. 根据骨折处皮肤、黏膜的完整性分类

（1）开放性骨折：骨折附近的皮肤或黏膜破裂，骨折端与外界相通。如耻骨骨折伴膀胱或尿道破裂。

（2）闭合性骨折：骨折处皮肤或黏膜完整，骨折端与外界不相通。

2. 根据骨折的程度和形态分类

（1）不完全性骨折：骨的完整性和连续性部分中断，如裂缝骨折、青枝骨折（图23-3）。

（2）完全性骨折：骨的完整性和连续性全部中断，如横形骨折、斜形骨折、螺旋形骨折、粉碎性骨折（图23-4）、嵌插骨折（图23-5）、压缩性骨折（图23-6）、凹陷性骨折、骨骺分离。

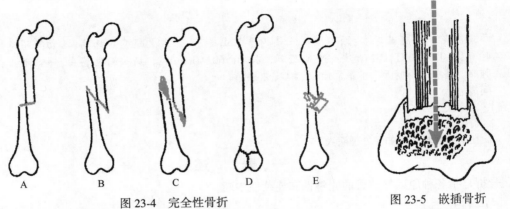

图23-4 完全性骨折

A. 横形骨折；B. 斜形骨折；C. 螺旋形骨折；D. T形骨折；E. 粉碎形骨折

图23-5 嵌插骨折

3. 根据骨折端稳定程度分类

（1）稳定性骨折：骨折端不易移位或复位后不易再发生移位，如裂缝骨折、青枝骨折、横形骨折、压缩骨折、嵌插骨折等。

（2）不稳定性骨折：指骨折端易移位或复位后易再移位，如斜形骨折、螺旋形骨折、粉碎性骨折等。根据骨折的移位情况分为成角移位、侧方移位、缩短移位、分离移位及旋转移位（图23-7）。

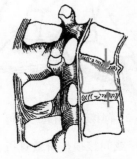

图23-6 压缩性骨折

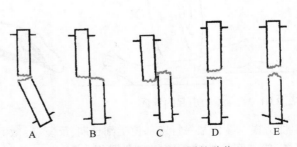

图23-7 骨折端五种不同的移位

A. 成角移位；B. 侧方移位；C. 缩短移位；D. 分离移位；E. 旋转移位

考点: 骨折的分类

（三）骨折的愈合过程及影响骨折愈合的因素

1. 骨折的愈合过程　骨折愈合是一个复杂而连续的过程,从组织学和细胞学的变化,通常将其分为三个阶段,但三者之间不可截然分开,而是相互交织逐渐演进的。

（1）血肿炎症机化期:伤后骨折端及其周围出血形成血肿并凝结成血块,进而血肿机化形成肉芽组织,肉芽组织进一步转化为纤维结缔组织,使骨折端连接起来,称为纤维连接。这一过程在骨折后2~3周完成(图23-8)。

（2）原始骨痂形成期:骨内、外膜增生,新生血管长入,成骨细胞大量增生,合成并分泌骨基

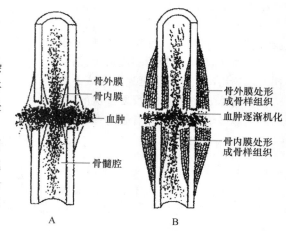

图23-8　骨折愈合过程的血肿炎症机化期
A. 骨折后血肿形成;B. 血肿逐渐机化

质,使骨折端骨样组织逐渐骨化,形成新骨,分别称为内骨痂和外骨痂。此外由于软骨内成骨,形成环状骨痂和髓腔内骨痂,即为连接骨痂,连接骨痂与内、外骨痂相连,形成桥梁骨痂,标志着原始骨痂形成。此时骨折达到临床愈合,一般需4~8周。此时 X 线片上可见骨折处有梭形骨痂阴影,骨折线隐约可见(图23-9)。

（3）骨板形成塑形期:原始骨痂中新生骨小梁逐渐增粗,排列逐渐规则和致密,骨折端的坏死骨经破骨细胞和成骨细胞的侵入,完成死骨清除和新骨的爬行替代过程,原始骨痂被板层骨所替代,使骨折部位形成坚强的骨性连接,这一过程需 8~12 周(图23-10)。

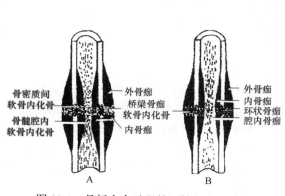

图23-9　骨折愈合过程的原始骨痂形成期
A. 腔内化骨及软骨内化骨逐渐完成;B. 腔内化骨及软骨内化骨完成

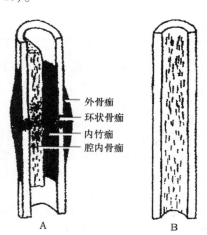

图23-10　骨折愈合过程的骨板形成塑形期
A. 外骨痂、内骨痂、环状骨痂及腔内骨痂形成后的立体剖面示意图;B. 骨痂改造塑形已完成

知识拓展

骨折临床愈合的标准

临床愈合是骨折愈合的重要阶段,表示此时病人可拆除外固定,通过功能锻炼,逐渐恢复患肢功能。其标准是:①局部无压痛及纵向叩击痛;②局部无异常活动;③X 线片显示骨折处有连续性骨痂,骨折线已模糊;④拆除外固定后,如为上肢能平举 1kg 重物持续达 1 分钟;如为下肢不扶持能在平地连续步行 3 分钟,不少于30 步连续;观察 2 周骨折处不变形。

2. 影响骨折愈合的因素

（1）全身因素：①年龄，儿童骨折愈合较快，老年人则所需时间较长。②健康状况，健康状况欠佳，特别是患有慢性消耗性疾病者，如糖尿病、营养不良、恶性肿瘤等，骨折愈合时间明显延长。

（2）局部因素：骨折断端成角大、错位及分离，骨缺损过多，骨折局部的血液供应差，周围软组织损伤严重等均可引起骨折延迟愈合或不愈合。

（3）治疗方法的影响：反复多次的手法复位，清创及手术不当，固定不牢固，过度牵引，过早或不恰当的功能锻炼，都会影响骨折的愈合。

二、护理评估

（一）健康史

了解病人的年龄、既往有无骨骼疾病史，如肿瘤、炎症等。明确外伤经过，受伤的时间、方式、性质、程度、体位和环境等；伤后立即发生的功能障碍及其发展情况；急救处理的经过等。

（二）身心状况

1. 躯体表现

（1）局部表现：局部疼痛、肿胀与瘀斑、肢体功能障碍。

（2）全身表现：发热、休克。

（3）骨折特有体征：①畸形。骨折段移位后，使受伤局部出现缩短、成角或旋转等特殊外形改变。②异常活动。肢体没有关节的部位出现类似关节样活动。③骨擦音或骨擦感。两骨折端相互摩擦时所产生的声音或感觉。

具有以上三个骨折特有体征之一者，即可诊断为骨折。三个骨折特有体征阴性不能排除骨折。评估骨折时，为防止加重骨折周围组织损伤，不能故意反复多次检查以求获得异常活动、骨擦音或骨擦感。

考点：骨折的特有体证

情境案例23-1：问题1分析

病人为右股骨闭合性骨折。原因分析：①有外伤史；②有骨折的特有体征，右大腿畸形、反常活动和骨擦感。

（4）骨折的并发症

1）早期并发症：①休克，主要原因是骨盆骨折、股骨骨折和多发性骨折引起的出血性休克。②感染，开放性骨折，特别是污染较重或伴有较严重的软组织损伤者，若清创不彻底，坏死组织残留或软组织覆盖不佳，可能发生感染，处理不当可致化脓性骨髓炎。③脂肪栓塞综合征，发生于成人，是由于脂肪滴由骨髓腔中释出进入破裂的静脉窦内，引起肺、脑脂肪栓塞。④重要内脏器官、血管、神经损伤，骨断端直接造成的损伤，如肋骨骨折致胸膜、肺组织损伤而出现的气胸、血胸或血气胸；肱骨髁上骨折易损伤肱动脉；脊柱骨折和脱位易伤及脊髓等。⑤骨筋膜室综合征，最多见于前臂掌侧和小腿，常由创伤骨折的血肿和组织水肿使室内容物体积增加或外包扎过紧、局部压迫使骨筋膜室容积减小而导致骨筋膜室内压力增高所致。表现为骨折后肢体剧烈疼痛进行性加重，肿胀麻木，皮肤张力增高，远端动脉减弱或消失，皮肤苍白。

2）晚期并发症：①损伤性骨化，骨折后血肿机化过程中钙盐成骨。②关节僵硬，患肢长时间固定，静脉和淋巴回流不畅，关节周围组织中浆液纤维性渗出和纤维蛋白沉积，发生纤维粘连，并伴有关节囊和周围肌挛缩，导致关节活动障碍。③缺血性骨坏死，骨折使某一骨折段的血液供应被破坏，而发生该骨折段缺血坏死。常见的有腕舟状骨骨折后近侧骨折段缺血坏死，股骨颈骨折后股骨头缺血性坏死。④创伤性关节炎，又称外伤性关节炎、损伤性骨关节炎，是骨折引起关节软骨退化变性、继发的软骨增生和骨化。以关节疼痛、活动功能障碍为主。⑤缺血性肌挛缩，骨折后四肢重要动脉受到损

伤而致肌肉缺血,可表现为典型的爪形手和爪形足畸形(图 23-11)。

考点:骨折的并发症

2. 心理-社会状况　骨折早期的痛苦、行动障碍会使病人出现怨愤、烦躁、焦虑、易怒等心理。骨折中后期,并发症及经济、社会等因素可造成病人心理负担。

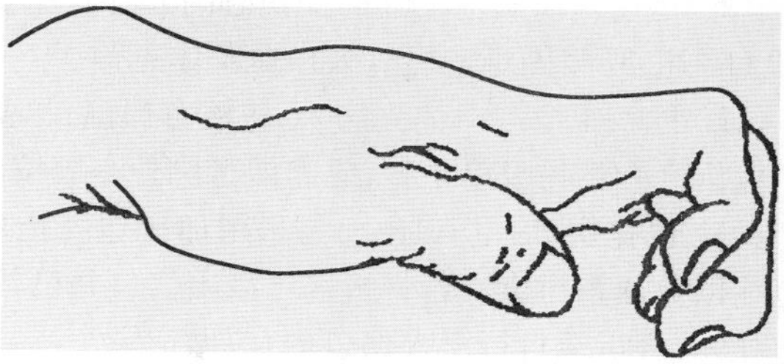

(三) 辅助检查

X 线检查对骨折的诊断和治疗具有重要价值。可了解骨折的部位、类型、治疗和愈合情况。

考点:骨折病人的辅助检查

图 23-11　前臂缺血性肌挛缩后的典型畸形——爪形手

情境案例 23-1:问题 2 分析

病人并发了失血性休克。原因分析:①外伤史;②右股骨骨折;③P 110 次/分,BP 60/40mmHg;④面色苍白。

(四) 治疗要点与反应

骨折的治疗原则是复位、固定和功能锻炼。

1. 复位　复位方法有手法复位、切开复位和牵引复位。完全恢复正常解剖学位置,对位对线良好时,称为解剖复位;虽未达到解剖关系的对合,但骨折愈合后对肢体功能无明显影响的,称为功能复位。

2. 固定　即将骨折维持在复位后的位置,使其在良好的对位情况下达到牢固愈合,是骨折愈合的关键。骨折的固定方法有两类,即外固定和内固定。

知识拓展

骨折的固定方法

外固定主要用于骨折经手法复位后的病人,也有些骨折经切开复位内固定后,需加用外固定者。目前常用外固定方法有小夹板固定、石膏绷带固定、外展架固定、持续牵引和外固定器等;内固定主要用于切开复位后,以接骨板、螺丝钉、髓内钉或带锁髓内钉和加压钢板等,将骨折段于解剖复位的位置予以固定。

3. 功能锻炼　在不影响固定的情况下,尽快、规律、长期地进行肌肉、肌腱、韧带等软组织的舒缩活动,以利于骨折的愈合,防止或减轻并发症的发生。

考点:骨折的治疗原则

三、护理诊断与合作性问题

1. 疼痛　与损伤、固定或牵引不当、感染等因素有关。
2. 有外周神经血管功能障碍的危险　与骨和软组织损伤、外周固定不当有关。
3. 潜在并发症:休克、脂肪栓塞、骨筋膜室综合征、关节僵硬等。

四、护 理 目 标

病人主诉疼痛减轻或缓解;病人肢端维持正常的组织灌注,皮肤温度和颜色正常,末梢动脉搏动有力;病人并发症得到预防或及时发现和处理。

五、护 理 措 施

(一) 现场急救

骨折急救原则是用最为简单而有效的方法,抢救生命、保护患肢、固定骨折、迅速转运。

1. 迅速判断病情　询问受伤时间、原因、受伤部位及伤后情况。注意评估病人的生命体征，注意有无昏迷、呼吸困难、窒息、大出血及休克等。

2. 抢救生命　对休克病人，应注意保温，尽量减少搬动。对合并颅脑损伤处于昏迷者，取仰卧头侧偏位。心跳呼吸停止者，应立即行胸外心脏按压和人工呼吸。

3. 包扎伤口　伤口出血可采用加压包扎止血或止血带止血。伤口用无菌敷料或清洁布类进行包扎以免加重污染。若骨折端已戳出伤口并已污染，而未压迫重要血管、神经，不应将其复位。若在包扎时，骨折端自行滑入伤口内，应做记录。

4. 妥善固定　凡骨折或疑有骨折者，均应就地取材予以妥善固定。对肢体畸形明显或有血管神经受压者，可先行手法牵引后再固定。

5. 迅速转运　经初步处理、妥善固定后，尽快地将病人转运到就近医院进行后续治疗。

考点：骨折病人的现场急救护理

情境案例 23-1：问题 3 分析

现场处理方法是：①评估伤情；②取中凹卧位或平卧位；③右下肢固定；④保暖、止痛；⑤安全转运。

（二）一般护理

1. 卧床护理　病人需卧硬板床，四肢骨折病人应抬高患肢并制动。

2. 饮食护理　给予高蛋白、高热量、高钙、高维生素和粗纤维饮食，增加饮水量，防止泌尿系统结石形成。

（三）病情观察

1. 生命体征　对于创伤严重者应注意观察体温、脉搏、呼吸、血压。

2. 肢体远端末梢循环　骨折固定包扎后，肢体远端末梢循环应视为观察重点。对血液循环不良的肢体，须立即查明原因，对症治疗，并将肢体抬至略高于心脏水平。严禁热敷、按摩、理疗，以免加重组织缺血、损伤。

（四）配合治疗护理

1. 做好骨折外固定病人的护理

2. 预防感染

（1）现场急救时妥善处理并保护伤口，避免二次污染及细菌侵入深层组织，争取时间，早期实施清创术。

（2）伤口疼痛性质的改变常为最早期征象，注意观察伤口有无红肿、波动感。

（3）对伤口污染或感染严重者，应拆除缝线、敞开伤口，并实施引流。

（4）遵医嘱使用有效抗生素积极控制感染。对开放性伤口，常规注射 TAT。

3. 并发症护理

（1）脂肪栓塞综合征的护理：①在骨折的搬运和复位过程中，应操作轻柔、有效制动、抬高患肢，防止局部脂肪滴不断入血。②一经确诊，应及时转入 ICU 监护。置病人于半坐位，以利呼吸。给予高浓度氧气输入，尽早使用呼吸机辅助呼吸，以减轻和抑制肺水肿发生。③在纠正休克的基础上严格控制液体输入量，并适当应用利尿剂消除体内过多的水分和钠盐，以减轻肺间质水肿。④遵医嘱应用肾上腺皮质激素，减轻肺水肿。⑤早期应用抗生素防治感染。⑥除严密监测 PaO_2 和 $PaCO_2$ 外，及时追踪复查血常规、白细胞计数、血小板计数、红细胞沉降率等。

（2）骨筋膜室综合征的护理：①处理骨折时避免粗暴和反复多次的整复，以免加重软组织损伤。②使用各种外固定时，要注意观察，及时调整外固定的松紧度，防止因肢体肿胀而致固定物过紧。③对前臂和小腿骨折病人，要密切注意是否存在骨筋膜室综合征的表现。

考点：骨筋膜室综合证的护理

4. 手术前后护理

（1）术前护理：①皮肤准备，骨科手术由于常需手法牵引复位、改变体位或延长切口等原因，备皮范围较大。如手部手术，范围包括前臂与手部；前臂手术包括肩以下、手指末节以上的皮肤；足部手术包括小腿与足部；小腿或膝部手术包括髋关节以下的整个下肢。备皮方法叙述如下。四肢手术病人，要修剪指（趾）甲，手术前3天，每天用温水清洗备皮范围内的皮肤、甲缝，然后用70%乙醇消毒，并用无菌巾包扎；术前2小时内剃除备皮范围内的毛发。②保护患肢；对脊柱损伤者，搬运时应采用三人平托法，以保持病人身体轴线平直。

（2）术后护理：①体位，四肢手术后，抬高患肢。有石膏外固定者，用枕头、沙袋衬垫。②加强基础护理，保持个人卫生、预防压疮、鼓励病人参加文化活动。③注意伤口有无渗血，观察患肢血液循环。④指导病人按计划进行功能锻炼，以预防长期固定带来的并发症。

（五）心理护理

鼓励病人尽早恢复功能锻炼及康复治疗，使他们树立生活的信心和勇气。对于遗留残疾的病人，既要注意保护他们的自尊心，又要使之敢于面对现实，树立战胜伤残的勇气。

（六）健康指导

1. 向病人及家属讲解有关骨折的知识，以增强战胜疾病的能力和信心。
2. 鼓励病人保持健康良好的心态，以利于骨折的愈合。
3. 指导病人合理利用健侧肢体完成日常活动的方法。
4. 向病人交代清楚出院后有关注意事项、内固定去除时间及来院复诊的指征和时间等。

护考链接

病人，男性，26岁。因从高处坠落致左上肢及双下肢疼痛、肿胀、畸形、功能障碍1小时收入院。

1. 为明确诊断，首先应做哪项辅助检查　A. X线片　B. CT　C. MRI　D. SPECT　E. B超

2. 该病人经X线摄片示：左肱骨髁上骨折、双股骨干骨折，于入院后24小时出现意识改变、烦躁、进行性呼吸困难，眼结膜下、胸部有瘀点，应高度警惕可能并发了　A. 脂肪栓塞综合征　B. 感染　C. 坠积性肺炎　D. 休克　E. 脑出血

点评：①该病人外伤致肢体畸形，怀疑有骨折，首选X线检查。②从病人出现的表现看，是典型的脂肪栓塞综合征的表现。

六、护 理 评 价

病人主诉疼痛是否减轻或缓解；病人肢端是否维持正常的组织灌注，皮肤温度和颜色是否正常，末梢动脉搏动是否有力；病人是否发生并发症，或并发症是否得到预防或及时发现和处理。

第2节　骨科病人的一般护理

一、牵引术的护理

（一）概述

牵引是利用适当的持续牵引力与反牵引力的作用达到骨折复位和维持复位的方法。

1. 牵引的目的和作用

（1）骨折、脱位的复位和维持复位后的稳定。

（2）挛缩畸形肢体的矫正治疗。

（3）解除肌肉痉挛，改善静脉回流，消除肢体肿胀，为骨与关节的手法或手术治疗创造条件。

（4）用于炎症肢体的制动，也便于患肢伤口的观察、冲洗和换药。

考点：牵引的目的和作用

2. 牵引的种类

（1）皮肤牵引：借助胶布贴于伤肢皮肤上或用泡沫塑料布包压于伤肢皮肤上，利用肌肉在骨骼上的附着点，使牵引力传递到骨骼，故又称间接牵引。皮牵引的特点是操作简便，不需穿入骨组织，为无创性；缺点是不能承受过大拉力，重量一般不超过 5kg。皮肤牵引包括：①胶布牵引，多用于四肢牵引。胶布的宽度以患肢最细部位周径的 1/2 为宜（图 23-12）。②海绵带牵引，利用市售泡沫塑料布，包压于伤肢皮肤上，远端也置有扩张板，从中央穿一牵引绳进行牵引。

考点：皮牵引的优、缺点

（2）兜带牵引：利用布带或海绵兜带托住身体突出部位施加牵引力。

1）枕颌带牵引：用枕颌带托住下颌和枕骨粗隆部，向头顶方向牵引，牵引时使枕颌带两上端分开，保持比头稍宽的距离，质量为 3~10kg（图 23-13）。

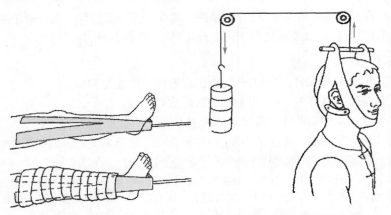

图 23-12　胶布粘贴牵引法　　　　图 23-13　枕颌带牵引法

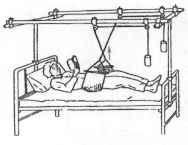

图 23-14　骨盆悬吊牵引

2）骨盆带牵引：用骨盆牵引带包托于骨盆，保证其宽度的 2/3 在髂嵴以上的腰部，两侧各一个牵引带，所牵质量相等，总质量 10kg，床脚抬高 20~25cm，用人体质量作为对抗牵引。

3）骨盆悬吊牵引：在使用骨盆悬吊带通过滑轮及牵引支架进行牵引的同时还可进行两下肢的皮肤或骨牵引（图 23-14）。

（3）骨牵引：把不锈钢针穿入骨骼的坚硬部位，通过牵引钢针直接牵拉骨骼，故又称直接牵引法。骨牵引力量较大，持续时间长，可达到有效调节，但牵引时必须有相应的对抗牵引。骨牵引常用的穿针部位是颅骨骨板、尺骨鹰嘴、胫骨结节、股骨髁上及跟骨等处。

考点：骨牵引的特点

3. 牵引用物

（1）牵引床：一般采用骨科特制的硬板牵引床（图 23-15）。

（2）牵引架：有很多类型，常用的有布朗架、托马斯架和双下肢悬吊牵引架等。

（3）牵引器具：包括牵引绳、滑车、牵引砝码、牵引弓、牵引针和扩张板等。

（二）护理评估

1. 健康史　病人年龄、体重、一般健康状况；有无糖尿病、高血压、心脏病等伴发疾病，以评估病

人对牵引治疗的耐受性。

2. 身心状况

（1）躯体表现

1）局部情况：骨折的部位、程度及牵引的方法、方向、器具、质量和允许的体位等；皮牵引胶布的边缘有无皮肤溃破；骨牵引针处有无分泌物或痂皮等。

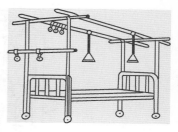

图 23-15　多功能牵引床

2）全身情况：生命体征是否稳定；关节活动度及功能的改变程度；有无牵引治疗的常见并发症，如排尿、排便及肢端感觉、运动或血运异常等。

（2）心理-社会状况：病人对牵引治疗有无充分认识、心理状态、能否积极配合。亲属对牵引治疗的认知和支持程度。

3. 辅助检查　重要脏器功能状态的检查结果。

4. 治疗要点与反应

（1）皮肤牵引：适用于少儿或老年病人；牵引时间不能过久，一般为 2～4 周。

（2）枕颌带牵引：适用于颈椎骨折、脱位，颈椎间盘突出症和神经根型颈椎病等。

（3）骨盆带牵引：适用于腰椎间盘突出症及腰神经根刺激症状者。

（4）骨盆悬吊牵引：适用于骨盆骨折有明显分离移位或骨盆骨折有向上移位和分离移位者。

（5）骨牵引：常用于颈椎骨折、脱位，肢体开放性骨折及肌肉丰富处的骨折等。

考点： 不同的牵引各适用于什么情况

（三）护理诊断与合作性问题

1. 如厕自理缺陷　与骨牵引后肢体活动受限有关。

2. 有外周神经血管功能障碍的危险　与牵引所致局部压迫有关。

3. 有牵引无效的可能　与牵引所致局部压迫有关。

4. 有皮肤完整性受损的危险　与长期卧床及对胶布过敏有关。

5. 潜在并发症：牵引针、弓脱落，牵引针孔感染及关节僵硬等。

（四）护理目标

病人在护士或家属的协助下能解决如厕问题；病人未出现周围神经血管功能障碍的临床表现；病人达到有效牵引治疗；病人皮肤完整；病人未发生并发症或并发症得到有效预防和治疗。

（五）护理措施

1. 一般护理　鼓励多饮水，加强营养，多摄入膳食纤维；在不影响治疗的前提下，鼓励和协助病人变换体位。

2. 病情观察　注意观察病人患肢肢端血液循环情况。

3. 配合治疗护理

（1）保持有效牵引

1）皮牵引时，应注意防止胶布或绷带松散、脱落；颅骨牵引时，注意定期拧紧牵引弓的螺母，防止脱落；牵引时，应保持牵引锤悬空、滑车灵活；适当抬高病人的床头或床尾，小儿双下肢悬吊牵引时臀部必须离开床面，以设置对抗牵引（图 23-16）；牵引绳与患肢长轴平行。

2）牵引治疗期间：病人必须保持正确的位置，躯干伸直，骨盆放正，两者中轴应在同一直线上，牵引方向与近端肢体成直线。告知病人及其亲属，不能擅自改变体位，以达到有效牵引。

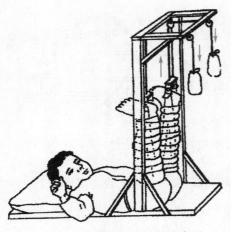

图 23-16　小儿双下肢悬吊皮牵引

3）牵引重量：不可随意增减。重量过小可影响畸形的矫正和骨折的复位；重量过大可因过度牵引造成骨折不愈合。故应根据病情加减，定期测量患肢长度，并与健侧对比，以便及时调整。

4）不随意放松牵引绳，避免被盖压住牵引绳而影响牵引效果。

考点：保持有效牵引的护理要点

（2）并发症的预防和护理

1）皮肤水疱、溃疡和压疮：牵引重量不宜过大；胶布过敏或因粘贴不当出现水疱者应及时处理；胶布边缘溃疡，若面积大，须去除胶布暂停皮牵引，或改为骨牵引；长期卧床者应在骨隆突部位放置棉圈、气垫等，并定时按摩，每日温水擦浴，保持床单位清洁、干燥。

2）血管和神经损伤：骨牵引穿针时，如果进针部位定位不准，进针深浅、方向不合适及过度牵引均可导致相关血管、神经损伤，出现相应的临床征象。如颅骨牵引钻孔太深、钻透颅骨内板时，可损伤血管，甚至形成颅内血肿。故牵引期间应加强观察。

3）牵引针、牵引弓滑落：四肢骨牵引针若仅通过骨前方密质，牵引后可撕脱骨密质；若颅骨牵引钻孔太浅，未钻透颅骨外板，螺母未拧紧可引起颅骨牵引弓脱落。故应每日检查并拧紧颅骨牵引弓螺母，防止其松脱。

4）牵引针孔感染：①保持牵引针孔干燥、清洁。针孔处每日滴 75% 乙醇 2 次，无菌敷料覆盖。针孔处血痂不随意去除，针孔处有分泌物时，应用棉签拭去。②避免牵引针滑动移位。骨牵引针两端套上木塞或胶盖小瓶，以防伤及人或刮破被褥。加强观察，发现牵引针偏移时，局部经消毒后再调整至对称位，或及时通知医生，切不可随手将牵引针推回。③继发感染时：积极引流，严重者，须拔去牵引针，换位牵引。

5）关节僵硬：牵引期间应鼓励和协助病人进行主动活动和被动活动，包括肌肉等长收缩、关节活动和按摩等，以促进血液循环，维持肌肉和关节的正常功能。

6）足下垂：下肢水平牵引时应在膝外侧垫棉垫，防止压迫腓总神经；应用足底托板，将足底垫起，置踝关节于功能位；加强足部的主动活动和被动活动。

7）坠积性肺炎：应鼓励病人利用牵引床上的拉手做抬臀运动；练习深呼吸，用力咳嗽；协助病人定期翻身、拍背，促进痰液排出。

考点：牵引并发症的预防和护理

4. 心理护理　牵引治疗前，护理人员应做好解释工作，详细说明牵引的目的、体位、持续时间及可能出现的不适等。了解病人思想和情绪的波动，及时沟通和疏导，使之积极配合治疗。

5. 健康指导

（1）指导病人维持正确的牵引位置。

（2）保持牵引有效，不随意减少或增加牵引重量，以达到治疗的目的。

（3）积极进行功能锻炼，早期进行肌肉等长收缩，2 周后开始关节活动，逐步增加活动量和范围，循序渐进，以病人不出现疲劳、疼痛为宜。瘫痪肢体的肌肉、关节应进行被动活动，以防肌肉萎缩和关节僵硬。

患儿,男性,2岁。因不慎从床上跌下摔伤致左下肢活动障碍1小时抱送入院,X线片示:左股骨干骨折,拟行皮肤牵引治疗。

　　1. 该患儿牵引后应特别强调的是　A. 生活护理　B. 保持有效牵引　C. 维持有效血循环　D. 预防感染　E. 列入交接班项目并床旁交接

　　2. 为保持有效牵引,应指导患儿家属　A. 患儿哭闹时可随意松开牵引套　B. 保持会阴部清洁　C. 保持患儿臀部离开牵引架垫板　D. 患儿冬季穿包裹紧的厚袜　E. 抬高床尾

　　点评:①凡新做牵引的病人尤其是小儿应列入交接班项目,并床旁交接。②双下肢悬吊牵引不需抬高床尾,但必须保持患儿臀部离开牵引架垫板少许,以免失去对抗牵引力量。

（六）护理评价

病人在护士或家属的协助下能否解决如厕问题;病人是否出现周围神经血管功能障碍的临床表现;病人是否达到有效牵引治疗;病人皮肤是否完整;病人是否发生并发症,或并发症是否得到有效预防和治疗。

二、石膏绷带固定术的护理

（一）概述

石膏绷带是常用的外固定材料之一,适用于骨关节损伤及术后的固定。石膏绷带卷是将熟石膏的粉散布在稀孔纱布绷带上用木板刮匀、卷制而成。熟石膏是天然生石膏经加热脱水而成,当熟石膏遇到水分时,会重新结晶硬化。石膏绷带经温水浸泡后,包在需要固定的肢体上,5～10分钟即可硬结成形。并逐渐干燥坚固,对患肢起有效的固定作用。常用的石膏类型可分为石膏托、石膏夹板、石膏管型、躯干石膏及特殊类型石膏等。

（二）护理措施

1. 一般护理

（1）解释:向病人及家属说明石膏绷带固定的目的和意义,取得病人配合。

（2）体位:石膏固定肢体应处于功能位。

（3）饮食:摄入高热量、高蛋白、易消化的食物,并多饮水,多食蔬菜和水果,防止便秘、泌尿系统感染和结石等。

2. 病情观察　石膏固定期间,密切注意患肢肿胀程度及肢端血液循环情况。

3. 配合治疗护理

（1）操作前的准备和护理:①用物准备,包括各种衬垫及其他必需用品,如绷带、剪刀、支撑木棍等;根据肢体的长度、周径,预定石膏的长宽尺寸及数量。②皮肤准备,用肥皂和清水清洁皮肤,参与工作的人员应穿塑料围裙,洗净拟行固定的肢体,摆好病人体位,以塑料布遮盖其他部分,骨隆突部在包石膏前必须先放置衬垫(图23-17)。

（2）操作中的配合:将备好的石膏绷带卷轻轻平放浸没于盛有35～40℃热水的桶中,待其停止冒气泡后取出并轻轻挤出过多的水分。按所需长度,在木板上来回折叠6～8层为一条。术者右手握石膏绷带卷围着肢体由近侧向远侧迅速向前滚动,每一圈石膏绷带应盖住上一卷石膏绷带的下1/3,左手随即按抚妥帖。注意不可包得太紧或太松,石膏绷带的各层贴合紧密,无空隙且平滑,石膏绷带的厚度上下要一致,层次要均匀,以不断裂为标准;充分暴露不包括在固定范围内的关节、手指、足趾,以便观察肢体血液循环、感觉和运动功能等,同时可做功能锻炼。石膏

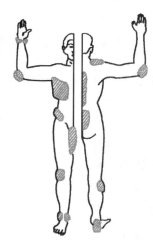

图 23-17　需放置衬垫的部位

干固后在石膏表面用颜色笔注明日期。

考点：石膏绷带包扎技术

（3）操作后护理

1）石膏干固前的护理：①适当支托。用手掌平托石膏固定的肢体，避免牵拉、手指压迫致石膏出现凹陷，压迫局部血管、神经和软组织致使患肢出现缺血性坏死或溃疡。②避免石膏折断、变形。未干透的石膏固定肢体不可直接置于硬板床上，可置于盖有防水布的软枕上；不可在石膏上放置重物。③加速石膏干固。可适当提高室温，或用灯泡烘烤、红外线照射、吹风机吹干等。但烤灯的距离和温度应适宜，以免灼伤。

2）保持石膏清洁：会阴及臀部附近的石膏易受大小便污染，故除保持局部清洁外，该部位石膏开窗大小要适宜，以便于排尿和排便。若石膏外面染有污垢，可用软毛巾蘸肥皂及清水擦洗干净，擦洗时，水不可过多，以免石膏软化。为石膏托固定病人换药时，伤口周围应覆盖厚敷料，并及时清除伤口分泌物；为石膏开窗病人换药时，需用足量纱布填塞石膏窗内四周，防止冲洗液和脓液流入石膏管内。已严重污染的石膏应及时更换。

3）维持患肢血液循环：注意抬高石膏固定的患肢，以利静脉血液和淋巴液回流。寒冷季节更需注意石膏固定部位的保暖，以保障患肢远端的血液循环。

4）并发症的预防及护理：①压疮。包扎石膏前，加好衬垫，尤其骨突起处加较厚棉垫。包扎石膏时严禁指尖按压，要用手掌托扶。协助病人翻身，更换体位。如出现局部持续疼痛，要警惕压疮。嘱病人和家属不可向石膏内塞垫，必要时更换石膏。②失用性骨质疏松和关节僵硬。长期卧床，石膏制动，引起骨质脱钙、疏松。关节固定不动发生关节僵硬。预防办法是加强功能锻炼。③化脓性皮炎。长期石膏固定，皮肤脱屑、出汗和石膏摩擦，都可使皮肤瘙痒、出现水疱，或用异物伸入抓痒，使局部感染。④骨筋膜室综合征。两种原因可引起骨筋膜室综合征，一是骨筋膜内肿胀、出血，压力增高，此种常见于前臂或小腿骨折；另一种是肢体包扎过紧，尤其是石膏包扎。预防方法是石膏包扎不要过紧，密切观察，及时发现，迅速减压。⑤石膏综合征。大型石膏或包扎过紧，病人呼吸费力，进食困难，胸部发憋，腹部膨胀。预防方法是包扎石膏时适当留有余地，食量不要过多，上腹开窗等。

5）功能锻炼：为防止骨质脱钙、肌肉萎缩、关节僵硬，更重要的是恢复功能，要分阶段进行功能锻炼，固定范围外的部位加强锻炼，范围内的肌肉等长收缩，循序渐进，主动锻炼为主。

4. 心理护理　多和病人沟通，向病人解释石膏绷带固定的必要性和注意问题，解除顾虑，让病人安心接受治疗。

5. 健康指导

（1）功能锻炼：指导正确的功能锻炼方法，积极进行主动锻炼。

（2）定期复查：固定期间定期到医院复查，发现异常及时就诊。

（3）拆除石膏后护理：先用油脂涂抹石膏内皮肤，6～8小时后再用肥皂液清洗，每日按摩局部肌肉2～4次，并加强功能锻炼。

考点：石膏绷带包扎后的护理措施

三、功能锻炼

功能锻炼是骨科治疗的重要组成部分，是促进肢体功能恢复、预防并发症的重要保证。康复训练遵循循序渐进、动静结合、主动运动与被动运动相结合的原则。通常骨科功能锻炼分为三个阶段。

1. 早期　伤后1～2周。此期局部肿胀疼痛，主要任务是促进肢体的血液循环，消除肿胀，防止肌萎缩。运动重点是患肢肌肉等长舒缩锻炼，固定范围以外的部位在不影响患肢固定情况下进行锻炼。

2. 中期　伤后2～3周后。此期患肢肿胀疼痛已消退，骨折处已纤维性连接，主要任务是防止肌肉萎缩和关节粘连，运动重点是患肢骨折的远近关节运动。

3. 后期　伤后6～8周后。此期已达骨折的临床愈合，外固定已拆除，主要任务是促使功能全面

恢复,运动以重点关节为主的全身锻炼。此期是功能锻炼的关键阶段,前两期的不足此期给予弥补。

考点: 不同阶段的功能锻炼方法

第3节　常见骨折

情境案例23-2

　　一个68岁的老大娘,因雪天路滑不慎滑倒,导致左下肢活动障碍伴髋部疼痛入院。入院时检查发现:左下肢呈缩短、外旋、屈曲畸形,髋部可有局部压痛及轴向叩击痛,活动时疼痛加剧。

　　问题:

　　1. 该病人可能发生了什么骨折?

　　2. 作为护士,该病人入院后如何护理?

一、肱骨髁上骨折

　　肱骨髁上骨折是指肱骨干与肱骨髁的交界处发生的骨折。多发生于10岁以下儿童,多由间接暴力引起。儿童多有手着地受伤史,应仔细了解受伤时情况:跌倒时肘关节呈半屈或全伸位,手掌着地,造成伸直型肱骨髁上骨折(图23-18);跌倒时肘关节屈曲,肘后着地,造成屈曲型肱骨髁上骨折(23-19)。

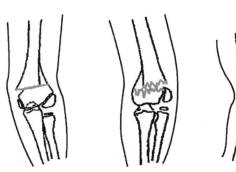
图23-18　伸直型肱骨髁上骨折

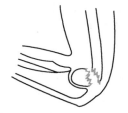
图23-19　屈曲型肱骨髁上骨折

(一)概述

　　1. 临床表现　肘部出现疼痛、肿胀、皮下瘀斑,肘部向后突出并处于半屈位;局部明显压痛,有骨摩擦音及假关节活动,肘前方可打到骨折断端;肘后三角关系正常;若伴有血管神经损伤,则出现相应症状,如桡动脉无搏动、手的感觉功能障碍。

考点: 肱骨髁上骨折的临床表现

　　2. 辅助检查　肘部正、侧位X线片可明确诊断,且可明确骨折的类型。

　　3. 治疗要点

　　(1)手法复位外固定:肘部肿胀轻、桡动脉搏动正常者可行手法复位石膏托固定。

　　(2)持续骨牵引:肘部肿胀严重、已有张力性水疱、受伤时间较长、末梢血供良好者,可行尺骨鹰嘴悬吊牵引。肿胀消退后再行手法复位石膏托固定。

　　(3)手术原则:手法复位失败或伴有血管、神经损伤者可行切开复位、加压螺钉或交叉钢针内固定,必要时行神经、血管探查,松解或修复术。

(二)护理要点

　　1. 上肢制动并抬高,减轻患肢肿胀和疼痛。

　　2. 观察上肢末端血运和神经损伤恢复情况。

　　3. 开放性骨折和手术病人应注意伤口有无红、肿、热、痛、分泌物等。

　　4. 后期进行上肢的功能锻炼。

二、桡骨远端骨折

桡骨远端骨折是指距桡骨远端关节面 3cm 以内的骨折，以中、老年人多见。多为间接暴力引起，跌倒时手部着地，暴力向上传导，发生桡骨远端骨折。根据受伤机制不同，可发生伸直型骨折（Colles 骨折）、屈曲型骨折、关节面骨折伴腕关节脱位。

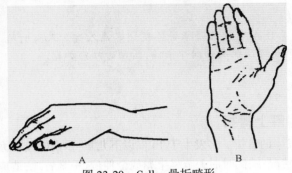

图 23-20　Colles 骨折畸形
A."餐叉"畸形；B."枪刺刀"畸形

（一）概述

1. 临床表现　伸直型骨折最常见，其典型表现为伤侧腕关节局部疼痛、肿胀，侧面看呈"餐叉样"畸形，正面呈"枪刺刀样"畸形（图23-20）；局部压痛明显，腕关节活动障碍。

考点：Colles 骨折的临床表现

2. 辅助检查　包括腕关节在内的正、侧位 X 线片，判断骨折移位的情况。

3. 治疗原则　多采用手法复位，石膏或夹板外固定。

（二）护理要点

1. 患侧前臂抬高，注意观察手指血液循环情况。
2. 门诊病人注意提醒 2 周后回医院复查。
3. 注意功能锻炼。

三、股 骨 骨 折

（一）股骨颈骨折

股骨颈骨折是指由股骨头下至股骨颈基部之间的骨折。多发生在中老年人，与骨质疏松导致的骨质量下降有关。轻微扭转暴力即可发生骨折，多数情况下是在走路滑倒时，间接暴力传导至股骨颈所致。

考点：股骨颈骨折多发生在中老年人

1. 概述

（1）临床表现：伤后感髋部疼痛，下肢活动受限，不能站立和行走，患肢呈缩短、外旋、屈曲畸形，髋部可有局部压痛及轴向叩击痛。

考点：股骨颈骨折的临床表现

情境案例 23-2：问题 1 分析

病人为左股骨颈骨折。原因分析：①老年女性；②有摔倒外伤史；③左下肢呈缩短、外旋、屈曲畸形，髋部可有局部压痛及轴向叩击痛，活动时疼痛加剧。

（2）辅助检查：X 线检查，需同时摄正、侧位片，以明确骨折的部位、类型及移位情况。

（3）治疗原则：①非手术治疗，可穿"丁"字鞋、下肢皮牵引，卧床 6~8 周。②手术治疗。

2. 护理要点

（1）做好卧床病人的护理，防止并发症。

（2）防止畸形愈合，保持肢体中立位，防止内旋、外旋、足下垂，必要时穿"丁"字鞋。

（3）后期注意功能锻炼。

（二）股骨干骨折

股骨干骨折是指股骨小转子以下、股骨髁以上部位的骨折，多见于青壮年。多由强大的直接暴力或间接暴力所致。直接暴力可引起股骨横断或粉碎性骨折，间接暴力可引起股骨的斜形骨折或螺旋

形骨折。

1. 概述

（1）临床表现：受伤后出现大腿疼痛、肿胀、皮下瘀斑，局部出现成角、缩短、旋转等畸形（图 23-21），髋及膝关节不能活动，因出血较多可伴有休克。股骨下 1/3 骨折后远端向后移位，可损伤腘动脉、腘静脉、腓神经和腓总神经。

考点：股骨下 1/3 骨折可损伤哪些血管、神经

（2）辅助检查：X 线检查可明确骨折的部位、类型及移位情况。

（3）治疗原则：根据骨折情况采用非手术治疗或手术治疗。

2. 护理要点

（1）防治休克，及时予以止痛、扩容等处理。

（2）做好外固定病人的护理。

（3）手术病人做好手术前、后的护理。

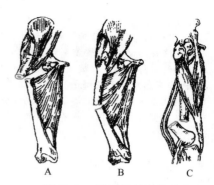

图 23-21　股骨干骨折的移位
A. 上 1/3 骨折；B. 中 1/3 骨折；C. 下 1/3 骨折

情境案例 23-2：问题 2 分析

◆**入院护理工作过程**

迎接病人→送病人到病床，给予舒适体位→为病人戴腕带→通知医师、膳食科→测量并记录生命体征→初步评估病人神志及大腿部症状、体征情况，了解辅助检查结果→安慰病人→办理入院手续→按医嘱给药，做好牵引治疗准备→填写护理评估单及护理表格→入院宣教。

◆**住院护理工作过程**

向病人做好牵引的心理护理→陪同病人配合医生牵引术操作→评估病人和牵引设施状态→指导病人进行正确功能锻炼→正确执行医嘱→加强病情观察，做好牵引术、皮肤护理→心理护理、健康教育→填写护理记录单。

◆**出院护理工作过程**

处理出院医嘱→撤销单据及卡片、整理出院病历、做好出院登记→出院宣教、指导，指导病人合理饮食和活动，告知功能锻炼方法→征求病人意见和建议，协助做好出院带药、交代用药及药物不良反应等→通知清洁工→常规清洁消毒床单位→填写出院护理记录。

情境案例 23-2：护患对话

病人家属：护士，我母亲这是伤到哪里了？

护士：先生，您母亲因跌倒导致发生了股骨颈骨折。

病人家属：哦，那能把骨头接上吗？

护士：还好，您母亲的骨折属于稳定型，就是不会轻易错位的那种类型。医生都是很有经验的医生，加上您母亲身体还很健康，只要配合我们做好各项治疗，一般是可以康复的。不过您母亲毕竟年龄大了，所以治疗时间可能会长些。

病人：护士，那我的骨折你们准备怎么治啊？会不会遭罪啊？

护士：您这种情况，医生准备做皮牵引，不算手术，没有多大痛苦，但只是开始几天您可能会感到不适应，主要是您的大腿不能随便活动了，而且可能会有点疼痛、肿胀或者是刺痒啥的，但都不是太难受的。还有就是卧床时间会比较长，需要 6~8 周呢，所以需要您和您的家属积极配合我们的治疗。

病人：哦，只要能治好就行啊，这段时间就多麻烦护士您了！

……

情境案例 23-2：护患对话

病人：我现在大腿没啥不舒服的感觉了，我可以活动一下吗？总躺着，身子都僵死了！

护士：阿姨，您可别急，这病可怕随意活动了，比如说吧，你如果侧躺着，就可能让您的断骨错位的。不过您可以每天这样活动：身体哪都别动，用力的绷紧您的大腿（护士示范），对的，就这样。接下来您再勾勾脚趾头，好，再勾勾脚。对极了，阿姨，你做得很好！

病人：护士，这下感觉身子轻松点了，还可以做别的啥活动啊？

护士：目前您就先这样活动吧，俗话说伤筋动骨 100 天呢，所以阿姨您不要过急。不过等到第 8 周的时候您就可以在床上起坐的，但注意不能盘腿啊，大约三个月后您就可以拄拐下地了。

病人：这样啊，那就听你的，谢谢您啊！小姑娘。

……

护士：阿姨，您康复得不错，明天出院了。出院后要注意合理饮食和适当活动，6 个月内不要让大腿过于负重。出院后药要按时服用，如果有什么不适，记得要及时回医院就诊。

病人：好的，谢谢您！您想得真周到。

……

四、骨盆骨折

在躯干骨折中，骨盆骨折的发生率仅次于脊柱骨折，常合并大量出血及盆腔器官损伤。骨盆骨折多由直接暴力挤压骨盆所致，多伴有并发症和多发伤。老年人最常见的原因是摔倒，年轻人骨盆骨折主要是由交通事故和高处坠落引起。

（一）护理评估

1. 躯体表现

（1）症状：疼痛广泛，活动下肢或坐位时加重，合并有大出血及内脏损伤者出现休克表现。

（2）体征：除局部压痛、肿胀、下肢旋转、短缩畸形外，病人尚可出现以下体征。①骨盆分离试验及挤压试验阳性。②下肢长度不对称：胸骨剑突至两髂前上棘之间的距离、脐孔至两侧内踝的距离不一致。③会阴部瘀斑：是耻骨与坐骨骨折的特有体征。④血尿、尿潴留及便血：骨盆骨折合并尿道、膀胱和直肠损伤时，可出现血尿、尿潴留及便血。

2. 心理-社会状况　病人往往由于担心是否能完全恢复、有无后遗症发生，家庭生活和工作是否会受到影响等而产生焦虑、不安、恐惧等不良心理反应。

3. 辅助检查　X 线和 CT 检查可显示骨折类型及骨折块的移位情况。

4. 治疗要点与反应　首先处理休克和各种危及生命的并发症，再处理骨折处的负重。

（1）非手术治疗：①卧床休息，骨盆边缘撕脱骨折、骶尾骨骨折应根据损伤程度卧硬板床 3～4 周，以保持骨盆的稳定；②牵引，单纯性耻骨联合分离可用骨盆兜带悬吊牵引。

（2）手术治疗：骨盆环双处骨折伴骨盆变形者、合并有内脏损伤者，应行手术复位内固定，同时处理内脏器官。

（二）护理诊断与合作性问题

1. 组织灌注不足　与骨盆骨折、出血有关。

2. 潜在并发症：出血性休克、膀胱损伤、尿道损伤、直肠损伤或神经损伤等。

（三）护理要点

1. 急救处理　主要是对休克及各种危及生命的并发症进行处理。密切观察神志、生命体征和尿量变化，尽早静脉开放补液或输血。

2. 扩充血容量，及时止血和处理腹腔内脏器损伤。

3. 做好病人皮肤护理，保持大小便通畅。

4. 体位与活动　原则是避免骨折处受压。帮助病人变换体位，骨折愈合后才能患侧卧位。允许

下床活动后,应使用助行器或拐杖,以减轻骨盆骨折处的负重。

第4节　脊椎骨折及脊髓损伤病人的护理

情境案例 23-3

　　张先生2小时前不慎从高空坠落后导致背部疼痛,不能活动。来医院后检查发现:T$_{10}$棘突处有明显压痛和叩击痛,脊椎活动受限,有后突畸形。

　　问题:

　　1. 张先生可能发生了什么损伤?

　　2. 张先生目前主要的护理诊断有哪些?

　　3. 如何进行现场急救和搬运?

一、脊椎骨折

　　脊椎骨折绝大多数由间接暴力引起,少数因直接暴力所致。如自高处坠落,头、肩或足、臀部着地,地面对身体的阻挡,使身体猛烈屈曲,所产生的垂直分力可导致椎体压缩性骨折;水平分力较大时则可同时发生脊椎脱位。脊椎骨折的伤情比较严重,以胸、腰椎骨折多见。颈椎骨折常伴有脱位、脊髓损伤,易致残或危及生命。

(一)护理评估

　　1. 健康史　了解病人的年龄、受伤经过,包括暴力大小、方向、作用部位、受伤当时病人姿势及处理经过。

　　2. 身心状况

　　(1)躯体表现

　　1)局部表现:受伤局部疼痛、肿胀、畸形、棘突间隙加宽及局部明显触痛、压痛和叩击痛,脊椎活动受限。胸、腰段骨折时,有后突畸形,如形成腹膜后血肿,可刺激腹腔神经节,使肠蠕动减慢,出现腹痛、腹胀,甚至出现肠麻痹症状。

　　2)合并脊髓损伤:可伴有四肢感觉、运动、肌张力、腱反射及括约肌功能异常。

　　(2)心理-社会状况:椎骨骨折后,尤其是合并有脊髓损伤病人因担心致残常出现极度紧张和恐惧,此外可因长期卧床而产生悲观情绪。

　　3. 辅助检查

　　(1)X线:可显示椎体损伤情况,如压缩、粉碎及移位;椎间孔变小,关节突骨折或交锁;棘突间隙增宽及附件骨折等。

　　(2)CT、MRI:可清楚地显示小关节的骨折及椎管内受压情况。MRI可显示脊髓受损情况。

情境案例 23-3:问题 1 分析

　　病人张先生可能为胸椎 T$_{10}$ 椎骨压缩性骨折,原因分析:①高空坠落病史;②局部疼痛、背部脊椎活动受限;③T$_{10}$棘突压痛和叩击痛,脊椎活动受限,有后突畸形。

　　4. 治疗要点与反应

　　(1)伴有严重并发伤,如颅脑、胸腹腔器官损伤或休克时,应优先抢救生命。

　　(2)脊椎骨折后,根据不同的骨折部位采取牵引、手术切开椎管减压、植骨、椎弓根钉内固定。

　　(3)胸、腰椎骨折处理:①椎体压缩不到1/5或年老体弱者,仰卧于硬板床上,骨折部垫厚枕,使脊椎过伸,3天后开始锻炼腰背肌,第3个月可下地稍许活动,3个月后逐渐增加下地活动时间。②椎体压缩超过1/5的青少年和中年人,可采用两桌法或双踝悬吊法复位,复位后包过伸位石膏背心,固定3个月。

　　(4)颈椎骨折压缩或脱位轻者可用枕颌带悬吊牵引复位,有明显压缩脱位者采用持续颅骨牵引

复位。

考点： 脊椎骨折的治疗原则

（二）护理诊断与合作性问题

1. 躯体移动障碍　与疼痛及神经损伤有关。
2. 疼痛　与脊椎骨折、软组织损伤及手术有关。
3. 知识缺乏　缺乏有关功能锻炼的知识。
4. 有失用综合征的危险　与脊椎骨折长期卧床有关。
5. 潜在并发症：脊髓损伤、肺部感染、泌尿系统感染、下肢静脉血栓形成。

> **情境案例23-3：问题2分析**
>
> 因张先生发生了胸椎 T_{10} 椎骨压缩性骨折，主要的护理诊断有：①躯体移动障碍　与疼痛及神经损伤有关。②疼痛　与脊椎骨折、软组织损伤有关；③潜在并发症：脊髓损伤、截瘫。

（三）护理目标

病人最大限度恢复肢体功能，生活自理能力逐渐恢复；病人疼痛减轻或缓解；病人及家属了解有关功能锻炼的知识；病人未发生失用综合征表现；病人并发症得到预防或早期发现和及时处理。

（四）护理措施

1. **急救护理**

（1）脊椎骨折伴有休克的病人不宜立即搬动，应就地抢救，待休克纠正后再搬动。

（2）搬运工具最好选用硬板担架或木板。搬动中必须保持脊柱伸直位。先将病人两上肢贴于躯干两侧，两下肢伸直并拢，担架放病人一侧，三人一起沿纵轴方向使病人躯干及四肢成一整体滚动，把病人移至担架，或平托病人至担架（图23-22）。禁止一人背送或一人抬头、一人抬足的方法，这样可导致躯干扭曲，加重脊椎骨折和脊髓损伤的程度。

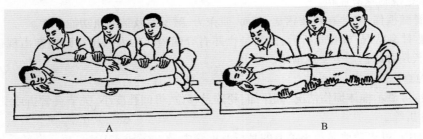

图 23-22　脊椎骨折病人正确的搬动法
A. 滚动法；B. 平托法

（3）对疑有颈椎损伤的病人，搬运时需有一人固定头部，沿纵轴向上略加牵引，使头、颈随躯干一起缓慢搬动。移至木板上后，头部应用沙袋或衣物加以固定。切记勿扭曲或旋转病人的头颈，以免加重神经损伤引起呼吸肌麻痹而死亡。

考点： 脊椎骨折的急救与搬运

> **情境案例23-3：问题3分析**
>
> 因考虑病人张先生为胸椎骨折，所以急救和搬运时注意以下几点：①现场评估病人的情况，不得随意搬动病人；②时刻保持病人脊柱中立位，采用三人滚动法或平托法移动病人；③如有条件采用专用担架固定搬运。

2. **一般护理**　给予高蛋白、高能量、富含维生素的易消化的食物。

3. **病情观察**　注意观察生命体征、肢体活动及躯体麻痹平面的变化。

4. 配合治疗护理

（1）指导或协助病人床上翻身：① 对能自行翻身的病人，指导和协助病人每 2 小时翻身 1 次，注意保护骨隆突处，勤擦洗、按摩受压部位，注意翻身时必须使肩部和骨盆一起翻，不可扭曲脊柱。②对不能自行翻身的病人，护士要协助完成。具体方法为一手托肩，一手托臀，双手向上、向外用力，将病人由仰卧位变为侧卧位，或由侧卧位变为仰卧位。

（2）手术前后的护理

1）术前护理：行颈椎前路手术者，术前需指导协助病人行气管推移训练，以适应术中牵拉气管、食管的操作。

2）术后护理：①颈椎手术后的病人搬动时，应保护颈部，防止旋转及屈伸，减少搬动对内固定的影响；翻身时要保持头颅、躯干在同一平面上，如要侧卧位，一般侧卧 30°～40°即可。腰椎术后的病人翻身时，应保持肩、髋在同一平面上。②颈椎手术后，颈部保持中立位，平卧 2 小时以压迫止血。腰椎术后的病人，需平卧 8 小时以压迫止血。③警惕窒息。出现声音嘶哑、呼吸表浅，提示有喉头水肿的可能；出现呼吸困难、口唇发绀及鼻翼扇动，伴颈部肿胀，提示血肿压迫气管；不伴颈部肿胀的呼吸困难，多系喉头水肿所致。④手术后可出现血肿压迫或水肿反应而致肢体感觉、运动及括约肌功能障碍。当出现瘫痪平面上升、肢体麻木、肌力减退或不能活动时，应立即报告医师处理。

3）正确指导和督促病人早期进行功能锻炼。根据病人的具体情况选择仰卧位锻炼法或俯卧位锻炼法。

5. 心理护理　给予心理安慰，消除病人紧张、恐惧情绪，使其配合治疗及护理。对有悲观抑郁情绪的病人做好心理疏导，使其面对现实。

6. 健康指导　继续功能锻炼，第 1 个月主要在床上进行四肢活动和腰背肌锻炼，2～3 个月后逐渐下床进行步行及适度的活动；定期复查，了解内固定有无移位及骨折愈合情况。

（五）护理评价

病人是否最大限度地恢复肢体功能，生活自理能力是否逐渐恢复；病人疼痛是否减轻或缓解；病人及家属是否了解有关功能锻炼的知识；病人是否有失用综合征表现；病人并发症是否得到预防或早期发现和及时处理。

二、脊髓损伤

脊髓损伤是脊椎骨折、脱位的最严重的并发症，由椎体的移位或碎骨片突出于椎管内导致脊髓或马尾神经损伤，引起瘫痪。胸腰段损伤使下肢的感觉与运动产生障碍，称为截瘫；而颈段脊髓损伤后，双上肢也有神经功能障碍，为四肢瘫痪，简称"四瘫"。脊髓损伤可分为脊髓震荡、脊髓挫伤与出血、脊髓断裂、脊髓受压和马尾神经损伤五类。

知识拓展

脊髓休克

各种较重的脊髓损伤后均可立即发生损伤平面以下迟缓性瘫痪，这是失去高级中枢控制的一种病理生理现象，称之为脊髓休克。2～4 周后这一现象可根据脊髓损伤实质性损害程度的不同而发生损伤平面以下不同程度的痉挛性瘫痪。

（一）护理评估

1. 健康史　了解病人受伤的时间，暴力的性质、方向、大小、作用部位，受伤的体位，抢救措施，搬运方法及所用工具等。

2. 身心状况

（1）躯体表现

1）脊髓损伤：在脊髓休克期间表现为受伤平面以下出现弛缓性瘫痪，运动、反射及括约肌功能丧失，有感觉丧失平面及大小便不能控制。2～4 周后逐渐演变成痉挛性瘫痪，表现为肌张力增高，腱反

射亢进,并出现病理性椎体征。①颈段脊髓损伤:表现为"四瘫",上颈椎损伤四肢瘫痪均为痉挛性瘫痪;下颈椎损伤四肢瘫痪上肢表现为弛缓性瘫痪,下肢表现为痉挛性瘫痪。C_4 以上颈髓损伤,膈肌和呼吸肌全部瘫痪,病人可出现呼吸困难而危及生命;此外,颈段脊髓损伤后可出现自主神经系统功能紊乱,受伤平面以下皮肤不能出汗,对气温的变化丧失调节和适应能力,常易产生高热。②胸段脊髓损伤:表现为截瘫。③脊髓半切征:损伤平面以下同侧肢体的运动及深感觉消失,对侧肢体痛觉和温觉消失。

2) 脊髓圆锥损伤:第 1 腰椎骨折可发生脊髓圆锥损伤,表现为会阴部皮肤鞍状感觉缺失,括约肌功能丧失致大小便不能控制和性功能障碍,两下肢的感觉和运动仍正常。

3) 马尾神经损伤:表现为损伤平面以下弛缓性瘫痪,有感觉运动功能障碍及括约肌功能丧失,肌张力降低,腱反射消失,没有病理性锥体束征。

4) 脊髓损伤后各种功能丧失的程度可以用截瘫指数来表示。"0"代表功能完全正常或接近正常;"1"代表功能部分丧失;"2"代表功能完全丧失或接近完全丧失。一般记录肢体自主运动、感觉及两便的功能情况,相加后即为该病人的截瘫指数。截瘫指数最大为 6,最小为 0。

考点:脊髓损伤躯体表现、截瘫指数的计算

(2) 心理-社会状况:脊髓损伤病人由于发生肢体功能障碍或瘫痪,丧失生活工作能力,给病人及家属造成心理和生活上的沉重负担。病人常表现为绝望、焦虑、恐惧或愤怒等心理反应。

3. 辅助检查

(1) X 线:脊椎骨折或脱位的部位。

(2) 造影:由颅骨底部的 $C_1 \sim C_2$ 侧边穿刺,注入显影剂,当显影剂下流,经过骨折或脱位处,摄影检查显影剂的流动是否有阻断的现象。

(3) CT、MRI 可清楚地显示脊髓受损情况。

4. 治疗要点与反应

(1) 固定:一般先采用颌枕带牵引或持续颅骨牵引,防止损伤部位的移位而产生脊髓的再损伤。

(2) 减轻脊髓水肿和继发性损害:可使用糖皮质激素、脱水剂及高压氧治疗等。

(3) 手术治疗:手术的目的是解除对脊髓的压迫和恢复脊椎的稳定性,目前无法使损伤的脊髓恢复功能。

考点:脊髓损伤的治疗

(二) 护理诊断与合作性问题

1. 低效性呼吸型态　与呼吸肌神经损伤及活动受限有关。

2. 体温调节无效　与自主神经功能紊乱有关。

3. 潜在并发症:便秘、尿潴留、压疮、肺部感染、泌尿系统感染等。

(三) 护理目标

病人能维持良好的通气状态;病人体温恢复正常;病人并发症得到预防或早期发现和及时处理。

(四) 护理措施

1. 一般护理

(1) 做好生活护理:预防尿潴留、便秘及压疮等。

(2) 维持正常体温:颈髓损伤病人丧失了对环境温度变化的调节和适应能力,常发生高热或低温,体温可达 40℃ 以上或 35℃ 以下。①对高热病人,使用物理方法降温,如乙醇或温水擦浴、冰袋冷敷、冰袋灌肠等;同时调节环境温度,降低室温,通风散热等。②对低温病人应注意保暖,如加盖毛毯,关闭门窗,升高室温。

2. 病情观察　注意病人的生命体征,尤其是呼吸的变化。

3. 配合治疗护理

（1）维持有效的通气功能

1）维持有效的呼吸：脊髓损伤后 48 小时内因脊髓水肿可造成呼吸抑制。无自主呼吸或呼吸微弱的病人，应立即行气管插管或气管切开，用呼吸机维持呼吸。

2）吸氧：持续或间断给氧，及时调整给氧浓度、量和维持时间。

3）减轻脊髓水肿：应用地塞米松等激素治疗脊髓水肿。

4）保持呼吸道畅通：预防坠积性肺炎及肺不张。

5）深呼吸锻炼：防止呼吸活动受限引起的肺部并发症。

6）做好气管插管或切开术后的护理。

（2）功能锻炼

1）截瘫肢体被动活动：髋关节练习伸直、外展活动，防止发生屈曲、内收、内旋畸形。膝关节练习伸屈活动，防止膝关节强直。踝关节练习背屈活动，防止发生足下垂，影响行走功能。以上功能锻炼应每日 3~4 次，每次 15~20 分钟。

2）肌肉按摩：促进血液循环，有利于功能恢复。

3）健肢主动运动：可用哑铃或拉弹簧锻炼上肢和胸背部肌肉。

4）病情允许时在床上练习坐起，逐渐过渡到借用辅助工具下地站立、行走。指导病人独立完成翻身，穿脱衣裤，自己放便器大小便等。

4. 心理护理　逐步向病人解释病情，使其面对现实，配合治疗和护理。同时要鼓励病人家属及朋友多关心及照顾病人，使病人树立生活的信心。

5. 健康指导

（1）指导病人、家属及亲友注意病人的安全。

（2）鼓励病人继续按计划进行功能锻炼。

（3）指导病人培养自理生活的能力。

（4）告知病人需定期返院检查及进行康复理疗的意义。

（五）护理评价

病人是否能维持良好的通气状态；病人体温是否恢复正常；病人并发症是否得到预防或早期发现和及时处理。

第 5 节　关节脱位病人的护理

情境案例 23-4

刚毕业的大学生丁某，曾于 2 年前因打篮球时跌倒导致左肩关节脱位，当时立即给予手法复位，未做其他处理，病人几天后恢复患肢功能。但 2 年来，病人曾因剧烈活动后 3 次发生左肩关节脱位。

问题：

1. 丁某属于哪一种类型的关节脱位？

2. 肩关节脱位时有哪些特征性表现？

一、概　　述

组成关节的骨面间失去正常的对合关系称关节半脱位，俗称脱臼。以肩关节和肘关节脱位最为常见，髋关节次之，膝、腕关节脱位少见。

（一）病因与分类

1. 按发生的原因可分为

（1）创伤性脱位：外来暴力作用导致的脱位。

（2）先天性脱位：外界因素或内在原因影响胚胎期发育而导致关节先天发育不良，出生后即出现脱位，而且逐渐加重，如先天性髋关节脱位。

（3）病理性脱位：关节结构发生病变，骨端遭受病变破坏，而引起脱位。如关节结核、类风湿关节炎等引起的脱位。

（4）习惯性脱位：创伤性关节脱位后造成关节囊、韧带松弛或在骨附着处被撕脱，使关节存在不稳定因素，轻微外力可导致再脱位，反复发生，称为习惯性脱位。多见于肩关节。

2. 按脱位后时间可分为

（1）新鲜脱位：脱位时间少于3周。

（2）陈旧性脱位：脱位时间超过3周，一般闭合复位困难，常需切开复位。

3. 按脱位后关节腔是否与外界相通可分为　闭合性脱位和开放性脱位。

考点：关节脱位的病因与分类

情境案例23-4：问题1分析

丁某为肩关节习惯性脱位。原因：①该病人2年前有肩关节脱位病史；②2年前脱位处理不当，未能完全愈合；③2年来剧烈活动均导致肩关节反复脱位。

（二）病理生理

创伤性关节脱位除构成关节的骨端有移位外，同时伴有关节囊不同程度撕裂，关节腔内外有积血。3周左右血肿机化，形成肉芽组织，继而成为纤维组织，形成关节周围粘连。关节脱位的同时可以伴有关节附近的韧带、肌肉和肌腱的损伤，又可伴有撕脱性骨折及血管、神经损伤。

二、护理评估

（一）健康史

了解病人受伤的经过，有无关节和骨端的肿瘤及炎症等病变，有无反复脱位等病史。

（二）身心状况

1. 躯体表现

（1）一般症状：关节疼痛、肿胀、淤血、瘀斑、局部压痛及关节功能障碍。

（2）特有体征

1）畸形：脱位关节处有明显畸形，如关节变粗大、患肢缩短或变长。

2）弹性固定：脱位关节周围肌肉痉挛，关节囊与韧带牵拉，使肢体固定在异常位置，被动运动时感到有弹性阻力。

3）关节盂空虚：脱位后可在体表摸到关节所在部位有空虚感。

考点：关节脱位的特有体征

情境案例23-4：问题2分析

肩关节脱位时特征性表现：①畸形；②弹性固定；③关节盂空虚。

2. 心理-社会状况　病人往往由于担心是否能完全恢复，有无后遗症发生；担心家庭生活和工作是否会受到影响等而产生焦虑、不安、恐惧等不良心理反应。

（三）辅助检查

X线检查可确定脱位的方向、程度、有无合并骨折等。

（四）治疗要点与反应

1. 复位　包括手法复位和切开复位，以手法复位为主。切开复位指征包括：有关节内骨折、经手

法复位失败者、有软组织嵌入、手法难以复位者、陈旧性脱位手法复位失败者。

2. 固定　复位后将关节固定于稳定位置2~3周,使损伤的关节囊、韧带、肌肉等软组织得以修复。

3. 功能锻炼　有计划、有目的地进行关节周围肌肉的伸缩活动和患肢其他关节的主、被动活动。

考点:关节脱位治疗原则

三、护理诊断与合作性问题

1. 疼痛　与局部损伤及神经受压有关。

2. 躯体移动障碍　与关节损伤及伤肢固定有关。

3. 有皮肤完整性受损的危险　与外固定压迫局部皮肤有关。

4. 潜在并发症:血管、神经损伤等。

四、护 理 目 标

病人疼痛缓解;病人关节活动能力和舒适度得到改善;病人皮肤完整,无损伤;病人无并发症发生或得到及时发现与治疗。

五、护 理 措 施

(一) 一般护理

肩、肘关节脱位复位术后,取功能位石膏固定并稍抬高,以利于静脉回流,减轻肿胀。髋关节复位术后,石膏固定于外展位稍抬高,防止髋关节屈曲、内收和旋转。

(二) 病情观察

观察患肢的血液循环状况和神经功能状况。

(三) 配合治疗护理

1. 减轻疼痛和肿胀

(1) 早期局部冷敷,减轻损伤部位的出血和水肿。24小时后热敷,促进血肿、水肿的吸收。

(2) 改善血液循环,促进渗出液的吸收。常用的方法有超声波疗法、电疗法、激光疗法、蜡疗等。

(3) 采用中药烫洗,活血化瘀,减轻肿胀。

2. 协助医师尽早复位　做好复位前的身体及心理准备,向病人说明复位的目的和方法,以取得病人的合作。

3. 维持有效的固定

(1) 向病人及家属说明复位后固定的目的、方法和重要意义及注意事项。

(2) 维持固定的姿势和时间

1) 肩关节脱位:单纯脱位,复位后用三角巾悬吊上肢,肘关节屈曲90°,腋窝处垫棉垫。一般固定3周。关节囊破损明显或仍有肩关节半脱位的,应将患侧手置于对侧肩部,肘部贴靠胸壁,腋下垫棉垫,用绷带将患肢固定在胸壁,并托住肘部。

2) 肘关节脱位:复位后,用长臂石膏托或超过关节的夹板固定肘关节于屈肘90°位,再用三角巾悬吊胸前2~3周。

3) 髋关节脱位:复位后,患肢皮肤牵引或穿丁字鞋2~3周。

4. 指导功能锻炼

(1) 向病人及家属讲述功能锻炼的重要性和必要性,消除病人关节复位就是治疗结束的错误认识。

(2) 在固定期间,应进行固定关节周围肌肉的舒缩运动和其他未固定关节的主动活动。

(3) 功能锻炼时,应注意以主动锻炼为主,切忌被动强力拉伸关节,以防加重关节损伤。

(四) 心理护理

对病人耐心做好解释工作,以减轻紧张心理。合理安排病人周围环境,以利于减少由于活动受限

带来的心理问题。鼓励病人参与一些家庭及社会活动。

（五）健康指导

1. 向病人及家属宣教有关疾病治疗、护理和康复的知识，预防习惯性关节脱位发生。

2. 教会病人有关外固定护理及功能锻炼的方法。

六、护理评价

病人疼痛是否缓解；病人关节活动能力和舒适度是否得到改善；病人皮肤是否完整，是否无损伤；病人有无并发症发生或是否得到及时发现与治疗。

第 6 节 常见关节脱位

一、肩关节脱位

肩关节脱位多由间接暴力引起，多发生于身体侧位倒地或向后跌倒时。分为前脱位、后脱位、下脱位、盂上脱位等，以前脱位最多见。

1. 临床表现 病人疼痛、肿胀、功能障碍。不敢活动肩关节，以健手托住患侧前臂，头部倾斜，患肩三角肌塌陷；肩部失去正常轮廓成方肩畸形（图 23-23），关节盂空虚，关节盂外可触及肱骨头；搭肩实验（Dugas 征）阳性，表现为患侧手掌搭于健侧肩部时，肘部不能紧贴胸壁。

考点：肩关节脱位的临床表现

2. 辅助检查 X 线可明确脱位的类型及有无合并骨折。

3. 治疗要点

（1）复位：以手法复位为主，目前大多采用 Hippocrates 法，或称手牵足蹬法（图 23-24）。

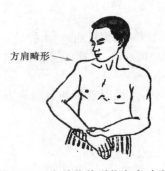
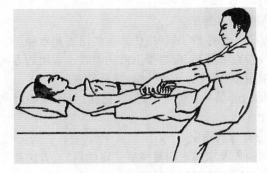

方肩畸形

图 23-23 肩关节前脱位方肩畸形　　　　图 23-24 肩关节前脱位 Hippocrates 法复位

（2）固定：单纯肩关节脱位复位后用三角巾悬吊上肢，肘关节屈曲 90°，固定于胸前 3 周。

（3）功能锻炼：固定期间需活动腕部和手指，解除固定后，鼓励病人主动向肩关节各个方向活动，锻炼需循序渐进。配合理疗，效果更好。

二、肘关节脱位

肘关节脱位大多由间接暴力引起，多为病人跌倒时上臂伸直手掌着地所致。可分为后脱位、外侧方脱位、内侧方脱位和前脱位，以后脱位最为常见。

1. 临床表现 患处肿胀、疼痛，功能障碍。病人以健手托住患侧前臂，肘关节处于半伸直位，被动运动时不能伸直肘部。肘后空虚感，可摸到凹陷处，肘后三角失去正常关系。

考点：肘关节脱位的临床表现

2. 辅助检查 X 线可了解脱位情况及有无合并骨折。

3. 治疗要点

（1）复位：大多数采用手法复位，对于手法复位失败的可采用切开复位。

（2）固定：复位后用长臂石膏托固定肘关节于屈曲 90°位，再用三角巾悬吊胸前 2~3 周。

（3）功能锻炼：固定期间可做肱二头肌收缩活动及伸指握拳等练习，同时在外固定保护下做肩、腕关节的活动。外固定去除后，练习肘关节的屈、伸及前臂旋转活动。

第 7 节　急性血源性骨髓炎病人的护理

情境案例 23-5

　　一名 7 岁的小男孩，因寒战、高热伴右下肢疼痛、不愿活动 3 天入院。入院后查体：T 39.3℃，右下肢呈半屈曲状，胫骨上段处压痛，周围肌痉挛，因疼痛抗拒做主动与被动运动，局部皮温增高。血常规检查：白细胞计数 $18×10^9/L$，中性粒细胞比率 0.89，X 线检查未见异常。2 周前曾患化脓性扁桃体炎，经治疗后已经好转。

　　问题：

　　1. 该患儿可能患了什么病？

　　2. 如何防止发生病理性骨折？

　　急性血源性骨髓炎是指身体其他部位的化脓性病灶中的细菌经血液循环播散至骨骼而引起的化脓性细菌感染。可致骨坏死、深部脓肿形成、窦道形成等病理变化（图 23-25）。最常见的致病菌是金黄色葡萄球菌，其次为乙型溶血性链球菌。儿童长骨干骺端为好发部位。

考点：急性血源性骨髓炎的常见致病菌、好发人群及部位

一、护理评估

（一）健康史

　　了解病人有无其他部位的化脓性感染病灶，如疖、痈、扁桃体炎、中耳炎等；有无感冒等全身抵抗力下降史。

（二）身心状况

1. 躯体表现

（1）症状：起病急骤，全身不适，有寒战、高热，体温可达 39℃ 以上。患肢有持续、进行性加重的疼痛。儿童可表现为烦躁不安、呕吐与惊厥，重者可发生昏迷及感染性休克。

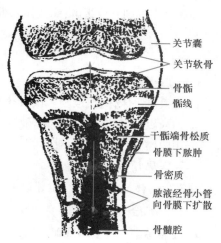

关节囊
关节软骨
骨骺
骺线
干骺端骨松质
骨膜下脓肿
骨密质
脓液经骨小管向骨膜下扩散
骨髓腔

图 23-25　急性血源性骨髓炎的扩散途径

（2）体征：局部皮肤温度增高、发红、肿胀，干骺处有局限性深压痛。3~4 天后若肿胀、疼痛加剧，提示该处形成骨膜下脓肿。当脓肿穿破骨膜、形成软组织深部脓肿时，疼痛反而减轻，但局部红、肿、热、压痛更为明显。当脓肿穿破皮肤时，体温可逐渐下降，但局部可经久不愈而形成窦道。1~2 周后，有发生病理性骨折的可能。

2. 心理-社会状况　由于起病急，病情发展快，病人及家属存在着不同程度的焦虑、恐惧心理。

（三）辅助检查

1. 实验室检查　血白细胞计数和中性粒细胞比例增高；红细胞沉降率加快；血细菌培养为阳性。

2. 局部分层穿刺　做涂片检查、细菌培养及药物敏感试验有助于明确诊断和选择用药。

3. 影像学检查　早期 X 线片无特殊表现。发病 2 周后，可见干骺区散在性虫蚀样骨破坏，并向髓腔扩散，骨密质变薄，可有死骨形成；CT 检查可较早发现骨膜下脓肿。

考点：急性血源性骨髓炎的辅助检查

　　该病人诊断为右小腿（胫骨）急性血源性骨髓炎。原因分析：①2 周前曾患化脓性扁桃体炎；②右小腿疼痛，活动受限；③胫骨上段处压痛，周围肌痉挛；④T 39.3℃，局部皮温增高；⑤白细胞计数 18×10^9/L，中性粒细胞比率 0.89。

（四）治疗要点与反应

　　1. 非手术治疗　早期、联合、大剂量应用有效抗生素。体温下降后再连续应用至少 3 周，以巩固疗效；患肢制动；支持疗法。

　　2. 手术治疗　局部钻孔引流或开窗减压，伤口闭式灌洗引流，清除死骨、炎性肉芽组织。

考点：急性血源性骨髓炎的治疗

二、护理诊断与合作性问题

　　1. 疼痛　与炎性刺激及骨髓腔内压力增高有关。

　　2. 体温过高　与急性感染有关。

　　3. 潜在并发症：病理性骨折、脓毒症、肢体畸形。

三、护 理 目 标

　　病人疼痛得到有效缓解；病人体温维持在正常范围；病人未发生并发症或并发症得到及时预防和治疗。

四、护 理 措 施

（一）一般护理

　　1. 病人应卧床休息，鼓励多饮水，给予高蛋白、高维生素、高糖饮食。

　　2. 抬高患肢以利静脉血回流，减轻肿胀或疼痛。

　　3. 预防压疮，有窦道形成时，加强局部皮肤的护理。

（二）病情观察

　　观察生命体征的变化；注意邻近关节有无红、肿、热、痛或积液出现；观察伤口引流情况。

（三）配合治疗护理

　　1. 控制感染　抗生素现配现用，按计划滴入，一般在体温、白细胞计数正常后继续用药 2~3 周。

　　2. 疼痛护理

　　（1）限制患肢活动，必要时适当固定；防止炎症扩散；防止患肢畸形；防止发生病理性骨折。

　　（2）搬动患肢时保护好患肢，以防继发损伤。

　　3. 闭式冲洗引流的护理　每日 24 小时连续滴入含有抗生素的溶液 1500~2000ml；持续到体温正常，引出液清亮，或连续 3 次细菌培养结果阴性，即可拔管。

　　预防发生病理性骨折的措施：①积极用抗生素治疗至体温正常后 2 周；②患肢制动；③病人活动时注意患肢保护，动作轻柔。

（四）心理护理

　　护士应亲切和蔼地对待病人，动作轻柔，及时安慰和稳定病人及家属情绪。

（五）健康指导

　　1. 向病人和家属告知急性血源性骨髓炎治疗不彻底或机体抵抗力低下时，易转为慢性骨髓炎，因此必须坚持使用抗生素至体温正常后 2 周。

2. 保持患肢功能位,防止过早负重而致病理性骨折。

3. 改善卫生条件,加强营养,增强机体抵抗力。

4. 若伤口愈合后又出现红、肿、热、痛、流脓等,提示转为慢性,需及时复诊。

五、护 理 评 价

病人疼痛是否得到有效缓解;病人体温是否维持在正常范围;病人是否发生并发症或并发症是否得到及时预防和治疗。

第8节 骨关节结核病人的护理

情境案例 23-6

王女士因腰部疼痛伴低热、盗汗 3 个月入院。查体:消瘦,贫血面容,在站立与行走时,用双手托住腰部,头及躯干向后倾,拾物试验阳性。腰椎正位 X 线片显示左侧腰大肌阴影模糊,椎体的上缘见骨质破坏,椎间隙变窄。红细胞沉降率 50mm/L。

问题:

1. 王女士可能患了什么病?

2. 如何对王女士进行健康指导?

骨关节结核属于继发性结核病,约 90% 的病人继发于肺结核,好发于青少年及儿童。可发生于任何骨与关节,以脊柱最多,约占 50%,其次是膝、髋、肘等关节。

考点: 骨关节结核的病因及好发部位

一、护 理 评 估

(一) 健康史

了解病人有无肺结核或其他部位结核病史;有无与结核病人密切接触史;有无营养不良或机体抵抗力低下等情况。

(二) 身心状况

1. 躯体表现

(1) 疼痛:早期病变部位即有轻度疼痛,于活动后加剧。在儿童的髋关节和膝关节结核常有"夜啼",原因是患儿在夜间熟睡时,肌肉自然放松,关节失去控制,若稍有肢体活动,放松的关节即发生剧痛,患儿突然惊醒而哭喊。

(2) 全身症状:一般不很明显,多有低热、盗汗、乏力、食欲减退、消瘦、贫血等慢性结核中毒症状,病变活动期表现较明显。

(3) 功能障碍:由于病变关节疼痛和周围肌肉的保护性痉挛,使关节活动受限。脊柱结核拾物试验阳性;髋关节结核托马斯征阳性、"4"字试验阳性;膝关节早期浮髌试验阳性,晚期呈梭形(俗称鹤膝),处于屈曲位。

(4) 寒性脓肿和窦道:全关节结核时,在病灶部位积聚了多量脓液,结核性肉芽组织、死骨和干酪样坏死物,由于缺乏红、热等急性炎症反应,称为"寒性脓肿"或"冷脓肿"。寒性脓肿破溃后形成经久不愈的窦道,常易并发混合性感染。

考点: 骨关节结核的躯体表现

2. 心理-社会状况 骨与关节结核病程长,加之病人体质虚弱、生活自理能力下降甚至丧失,容易产生悲观厌世的情绪。

(三) 辅助检查

1. 实验室检查 红细胞沉降率在活动期明显增快;血红蛋白减少等贫血表现、白细胞计数增高;

穿刺液结核杆菌培养阳性率可达 70%。

2. 影像学检查　X 线、CT、MRI 有助于诊断。

该病人初步诊断为腰椎结核。原因:①存在全身中毒症状,如低热、盗汗;②腰部疼痛,功能障碍;③X 线片显示左侧腰大肌阴影模糊,椎体的上缘见骨质破坏,椎间隙变窄,红细胞沉降率 50mm/L。以上符合腰椎结核的表现和检查指征。

(四) 治疗要点与反应

1. 加强支持治疗,提高机体免疫力。

2. 局部制动或适当休息。

3. 合理、有效、联合应用抗结核药物。

4. 手术治疗　切开排脓,病灶清除术;关节融合术;截骨术;关节成形术。

二、护理诊断与合作性问题

1. 营养失调:低于机体需要量　与结核病慢性消耗有关。

2. 疼痛　与局部病灶有关。

3. 躯体移动障碍　与结核、固定、手术或截瘫有关。

4. 知识缺乏　缺乏结核病治疗与康复治疗的相关知识。

三、护 理 目 标

病人营养状况改善;病人疼痛缓解;病人患肢功能得到最大程度的保留与恢复;病人了解结核病治疗与康复治疗的相关知识。

四、护 理 措 施

(一) 非手术治疗病人的护理

1. 一般护理

(1) 注意卧床休息,保持肢体于功能位,防止关节畸形。脊柱结核病人需卧硬板床休息,对病变处于静止期、脊柱仍不够稳定的病人,可用颈托、腰围或石膏背心保护。

(2) 给予高蛋白、高热量、富含维生素、易消化的饮食,改善营养状况。

(3) 适当限制活动,常采用石膏托或石膏管型及皮肤牵引做患肢制动,有利于缓解疼痛,阻止感染扩散蔓延,预防病理性脱位或骨折。

2. 病情观察

(1) 观察生命体征,特别是体温的变化。

(2) 注意观察局部脓液的变化及局部疼痛、肿胀的变化,以观察疗效。

(3) 注意观察肌肉萎缩、关节强直、病理性骨折等并发症。

3. 配合治疗护理　督促病人按时服药,定期复查肝、肾功能,注意观察抗结核药物的毒性作用。

(二) 手术治疗病人的护理

1. 术前护理　除一般常规准备外,抗结核治疗至少 2~4 周,以改善全身症状,避免手术后病变复发或扩散。

2. 术后护理

(1) 一般护理:①体位。颈椎结核术后,需用颈托或沙袋固定颈部,以防颈部扭曲致内置物松动与断裂。而腰椎结核前路术后,需用沙袋压迫伤口,以防止病灶处渗血及无效腔形成。②饮食。给予高蛋白、高热量、高维生素、易消化吸收的食物。

(2) 病情观察:监测生命体征,注意肢端血液循环状况。

（3）配合治疗护理：①继续按疗程使用抗结核药物。②脊柱结核术后脊柱不稳定或做脊柱融合术后，必须局部制动，避免继发损伤及植骨块脱落等。③关节结核，行滑膜切除术的病人，术后多采用皮肤牵引，注意保证牵引有效；关节融合术后，多用石膏固定，注意石膏固定的护理。④鼓励病人适当主动活动病变以外的关节，防止关节僵直。

（三）心理护理

骨与关节结核病程长，体能消耗大，生活自理能力下降，用药可长达2年左右，易产生焦虑。护士应根据病人的心理表现做好耐心解释工作，给予安慰和鼓励，让病人树立战胜疾病的信心。

（四）健康指导

1. 积极有效地治疗结核原发病灶是预防骨与关节结核的最主要措施。

2. 介绍骨与关节结核的治疗原则及方法，以使病人配合有效的治疗。

3. 告诉病人一定坚持用药，并讲明应用结核药物的剂量、用法及保存方法，尤应注意药物的毒性作用。

4. 告知如有病情变化，应及时复诊。

> **情境案例23-6：问题2分析**
>
> 王女士患的是腰椎结核，因此应指导：①积极有效地治疗结核原发病灶；②向病人介绍骨与关节结核的治疗原则及方法；③告诉病人一定要坚持用药；④注意药物的毒性作用；⑤及时复诊。

五、护 理 评 价

病人营养状况是否改善；病人疼痛是否缓解；病人患肢功能是否得到最大程度的保留与恢复；病人是否获得结核病治疗及康复治疗的相关知识。

第9节　颈肩痛和腰腿痛病人的护理

颈肩痛和腰腿痛是临床常见的一组症状，其病因复杂，以慢性损伤和退行性变引起者居多。颈肩痛是指颈、肩、肩胛等处疼痛，有时伴有上肢或颈脊髓损伤，较经典的是颈椎病。腰腿痛是指发生在下腰、腰骶、骶髂和臀部等处的疼痛，可伴有一侧或双侧下肢疼痛及马尾神经受压症状；较具代表性的是椎间盘突出症。

一、颈 椎 病

颈椎病指颈椎间盘退行性变及其继发性椎间关节退行性变所致脊髓、神经、椎动脉损害而表现的相应症状和体征。最常见的原因是颈椎间盘退行性变，颈椎先天性椎管狭窄也可引起，急、慢性损伤为颈椎病的主要诱因。发病年龄多在中年以上，好发部位依次为颈5~6、颈4~5、颈6~7。

考点：颈椎病的好发部位

（一）护理评估

1. 健康史　了解是否有颈椎慢性劳损或外伤病史；发作及治疗情况；病程长短等。

2. 身心状况

（1）躯体表现

1）神经根型颈椎病：此型最常见，占50%~60%，为颈丛神经根受累所致。表现为颈部活动时疼痛加重并向上肢放射；患肢感觉、运动异常；头部歪向患侧、患侧肩部上耸；上肢牵拉试验及压头试验阳性。

2）脊髓型颈椎病：占10%~15%，为脊髓受累所致。早期表现为四肢乏力、行走、持物不稳；随病情加重发生自上而下的运动神经源性瘫痪；可二便失禁。

3）交感神经型颈椎病：为交感神经链受累所致。表现为两方面，①兴奋性症状：头痛、头晕、头部活动时加重，可伴有恶心、呕吐等消化道反应；眼后部感到胀痛，视力下降，瞳孔扩大或缩小；耳鸣，听

力减退,发音障碍;心率加快,心律不齐,血压升高,有时感心前区疼痛不适;头颈及四肢异常出汗等。②抑制性症状:头晕、眼花、流泪、鼻塞、心率过缓、血压下降、胃肠胀气等。

4)椎动脉型颈椎病:由于病变组织压迫椎动脉所致。主要表现为椎动脉供血不足的症状:①眩晕,是本型的主要症状,表现为旋转性或摇晃性,有时发生猝倒。②视觉改变,可发生突发性弱视、复视、失明,短期内可恢复。

（2）心理-社会状况:颈椎病易造成生理上的痛苦,影响工作、生活。手术风险大,病人及家属担心预后,恐惧手术。

考点:颈椎病的分型和表现

3. 辅助检查

（1）X线检查:正、侧位显示颈椎生理前凸变小或消失;椎间隙变窄,骨质增生,钩椎关节增生。

（2）CT或MRI检查:可见椎间盘突出、椎管及神经管狭窄、脊神经受压、脊髓受压。

（3）椎动脉造影:可显示椎动脉局部受压、梗阻、血流不畅等迹象。

4. 治疗要点与反应

（1）非手术疗法:包括颈椎牵引;推拿按摩;理疗、药物、自我保健等方法。适用于神经根型、颈椎交感神经型颈椎病、椎动脉型颈椎病。

（2）手术治疗:包括椎间盘摘除、扩大椎管、切除椎板等手术疗法。适用于脊髓型颈椎病和非手术疗法无效的病人。

考点:颈椎病牵引疗法

（二）护理诊断与合作性问题

1. 焦虑/恐惧　与影响学习、工作、生活或担心手术预后有关。

2. 疼痛　与神经根受刺激或压迫、椎基底动脉供血不足有关。

3. 躯体移动障碍　与神经根受压、牵引或手术有关。

4. 知识缺乏　缺乏疾病防治知识和手术后康复知识。

5. 潜在并发症:术后呼吸困难、失用性肌萎缩、呼吸和泌尿系统感染等。

（三）护理目标

病人情绪稳定、焦虑程度减轻;病人疼痛减轻或缓解;病人最大限度恢复肢体功能;病人能了解有关预防、保健和术后的康复知识;病人并发症得到预防或早期发现和及时处理。

（四）护理措施

1. 非手术治疗的护理

（1）一般护理:①注意休息,避免劳累,颈部适当制动。②纠正不良的工作体位和睡眠姿势,避免长时间头颈部固定在一种位置状态下工作,定时活动颈部。睡眠时选用合适的枕头,要求平卧时颈椎不前屈,侧卧时枕头高度以肩部的高度为宜,以保持颈肌处于松弛状态。

（2）配合治疗护理:颌枕带牵引可采用间断牵引或持续牵引。间断牵引时,每日数次,每次0.5～1小时,质量2～6kg;持续牵引时,一般取卧位牵引,每日牵引6～8小时,2周为一疗程。

2. 手术治疗的护理

（1）术前护理:做好术前常规准备。对决定行前路手术的病人进行气管推移训练。颈椎后路手术者,术前应俯卧位练习,以适应术中体位。备好合适的颈围或颈托。

（2）术后护理

1）一般护理:①卧位与活动,根据手术方式决定卧床时限。颈椎内固定术只要固定牢固、稳定,术后第2天采取半卧位并逐渐下床活动;上颈椎单纯植骨融合术则卧石膏床3个月;下颈椎前路减压植骨术必须卧床,且尽可能减少颈部活动。②颈部制动,术后颈部两侧置沙袋或佩戴颈围制动,但颈

围松紧要适宜,过松不能固定,过紧则致呼吸不畅,还可形成压疮;翻身时,也不能扭曲颈部。

2）病情观察:①密切观察呼吸状态和伤口出血情况:呼吸困难是前路手术后最危急的并发症,多发生在术后 1~3 天内。当病人出现呼吸困难、呈张口状、应答迟缓、发绀等症状时,应立刻通知医生,做好气管切开术和手术处理准备。②观察肢体感觉、运动功能:每小时 1 次观察四肢感觉、运动。当出现肢体麻木、肌力减弱时,应立即报告医师处理,必要时行手术探查。

3）配合治疗护理:①防治喉头水肿,术后 2~3 天常规进行雾化吸入,鼓励病人深呼吸和有效地咳嗽。②鼓励早期进行四肢功能锻炼,防止肌肉萎缩和静脉血栓形成。③手术后头颈胸石膏固定者,按石膏固定病人常规护理。截瘫病人则按截瘫病人常规护理。

4）心理护理:由于术后恢复期较长,要耐心指导病人调整好心理状态,增强耐心和信心。

（3）健康指导

1）养成良好的坐、站、行及工作姿势,睡眠调整枕高,平时转头动作要轻而慢。

2）坚持四肢肌肉锻炼,一年内避免负重劳动、便秘、受凉及颈部的过度活动。

3）定期到医院复诊,继续规范治疗。

（五）护理评价

病人情绪是否稳定、焦虑程度是否减轻;病人疼痛是否减轻或缓解;病人是否最大限度恢复肢体功能;病人是否能了解有关预防、保健和术后的康复知识;病人并发症是否得到预防或是否能早期发现和及时处理。

二、肩关节周围炎

肩关节周围炎是肩关节囊、滑囊、肌腱及肩周肌的慢性损伤性炎症,简称肩周炎,俗称冻结肩。多发生于 50 岁左右人群,女性多于男性。

（一）护理评估

1. 健康史　了解中老年人有无软组织退行性变化及对外承受力减弱的病史,此外有无急、慢性损伤或上肢外伤、手术或其他原因长期固定肩关节等病史。

2. 躯体表现

（1）早期:肩部疼痛,逐渐加重,可放射至颈部和上臂中部,以夜间明显。

（2）后期:肩关节僵硬,逐渐发展至各个方向均不能活动。

（3）体格检查:肩关节活动受限,以外展、外旋和后伸受限最明显。三角肌有轻度萎缩,斜方肌痉挛。

3. 辅助检查　X 线检查、肩关节造影有一定意义。

4. 治疗要点与反应　以非手术治疗为主,包括肩部制动、局部热敷、理疗、针灸、推拿等,适度采用止痛措施。

（二）护理要点

1. 坚持肩关节功能锻炼　早期被动做肩关节牵拉训练,后期坚持按计划自我锻炼,常用的方法包括爬墙外展、爬墙上举、弯腰垂臂旋转及滑车带臂上举等。

2. 日常生活能力训练指导　病人进行日常生活能力训练,如穿衣、梳头、洗脸等。

三、腰椎间盘突出症

腰椎间盘突出症指腰椎间盘变性、纤维环破裂和髓核组织突出,刺激、压迫马尾神经根或马尾神经而引起的一种综合征。其是腰腿痛最常见的原因之一,多发生于腰 4~5、腰 5~骶 1 椎间盘。20~50 岁为多发年龄,男性多于女性。

考点:腰椎间盘突出的好发部位

（一）护理评估

1. 健康史　询问是否有腰椎慢性劳损或外伤病史;病程长短;发作及治疗情况。

2. 身心状况

（1）躯体状况

1）腰痛：是最常见的症状，也是最早期的症状。常表现为腰部急性剧痛或慢性隐痛，病人在弯腰、咳嗽、排便等用力时均可使疼痛加剧。

2）坐骨神经痛：绝大多数病人表现为从下腰部向臀部、大腿后方、小腿外侧直到足部的放射痛。

3）马尾神经受压表现：出现大小便障碍，鞍区感觉异常。

4）可出现腰椎侧突，腰部活动受限，病变部位压痛及骶棘肌痉挛，下肢感觉、反射异常，肌力下降。

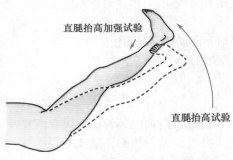

直腿抬高加强试验

直腿抬高试验

图 23-26　直腿抬高试验及加强试验

5）直腿抬高试验及加强试验阳性（图 23-26）：病人取平卧位，膝伸直，被动直腿抬高患侧下肢 20°～40°时即发生坐骨神经痛，称为直腿抬高试验阳性。在直腿抬高试验阳性的基础上，缓慢降低患肢高度到疼痛缓解，再将踝关节被动背屈，如又出现坐骨神经痛，则为加强试验阳性。绝大多数腰椎间盘突出症此两项试验为阳性。

（2）心理-社会状况：长时间的腰腿疼痛、下肢感觉异常往往给病人带来很大的痛苦，影响病人正常生活与工作。

3. 辅助检查

（1）X 线检查：可显示椎体边缘增生及椎间隙变窄等退行性变，但不能直接反映椎间盘突出。

（2）CT 和 MRI：可显示椎管形态、椎间盘突出的大小和方向等，MRI 还能显示脊髓、髓核、马尾神经、脊神经根的情况。

考点：腰椎间盘突出的诊断

4. 治疗要点与反应

（1）非手术疗法：适用于大部分病人和 X 线检查无椎管狭窄者，方法有绝对卧床休息，持续牵引、理疗、按摩和推拿，皮质激素硬膜外注射髓核化学溶解法等。

（2）手术疗法：适用于非手术治疗无效或马尾神经受压者，方法有髓核摘除术。

（二）护理诊断与合作性问题

1. 疼痛　与椎间盘突出、肌肉痉挛、不舒适的体位有关。

2. 躯体移动障碍　与疼痛、牵引或手术有关。

3. 潜在并发症：血管或神经根损伤、神经根粘连、椎间盘感染等。

（三）护理目标

病人疼痛得到有效缓解；病人能够使用适当的辅助器具增加活动范围；病人无并发症发生或得到及时发现与治疗。

（四）护理措施

1. 非手术治疗的护理

（1）一般护理：①饮食，给予高热量、高蛋白、丰富维生素与果胶及粗纤维食物，多饮水，以解马尾神经受压出现的便秘。②卧床休息，初次发作时，绝对卧硬板床休息 4 周，以减轻椎间盘的负荷。症状缓解后带围腰下床活动，3 个月内不做弯腰持物活动。③基础护理，保持呼吸道、二便通畅；注意皮肤护理。

（2）病情观察：注意观察病人疼痛的程度、范围等，卧床病人还需观察有无压疮。

（3）配合治疗护理

1）减轻疼痛：①绝对卧硬板床休息。②遵医嘱适当给予镇痛剂等药物。③适度理疗、推拿和按摩。④教会病人坐、立、行时的正确姿势。

2）持续骨盆牵引的护理：行骨盆牵引，牵引重量为 7~15kg，抬高床尾 15~30cm，持续 2 周。但妊娠女性、高血压、心脏病病人禁用骨盆牵引治疗。

（4）心理护理：了解病人的心理状况，将病人病情缓解情况及时告知本人，以增强病人信心，减少顾虑及担忧。

2. 手术治疗的护理

（1）一般护理：术后硬板床上平卧，以压迫伤口，利于止血，减轻患处负荷，持续 2 周左右。

（2）配合治疗护理：①观察伤口情况，有无渗血、渗液；②做好引流管护理，一般 24 小时拔管。

（3）指导病人功能锻炼：术后 1 天开始协助病人做直腿抬高运动，每次活动 2~3 分钟，每天活动 3~5 次，预防神经根粘连。7~10 天开始帮助病人锻炼腰背肌，以防止肌肉萎缩，增强脊柱稳定性。下床活动：坐起前，先抬起床头，再将病人两腿放到床边，使其上身竖直，行走时有人在旁。

3. 健康指导

（1）督促病人使用硬床垫或木板床，防止加重椎间盘的突出。有脊髓受压的病人，佩戴围腰 3~6 个月，直至神经压迫解除，并适当活动腰部。

（2）教会病人及家属平时坐、卧、立、行和劳动时采取正确的姿势，以减少急慢性损伤发生的机会。

（3）加强腰背肌功能锻炼，以增加脊柱的稳定性。

（五）护理评价

病人疼痛是否得到有效缓解；病人是否能够使用适当的辅助器具增加活动范围；病人是否发生并发症或是否得到及时发现与治疗。

四、腰椎管狭窄症

腰椎管狭窄症指腰椎管因某种因素产生骨性或纤维性结构异常，发生一处或多处管腔狭窄，致马尾神经或神经根受压所引起的一种综合征。多见于 40 岁以上人群。

（一）护理评估

1. 健康史　病因：①先天性因素，如先天性骨发育不良致椎管狭窄；②后天性因素，常见于椎管退行性变。

2. 躯体表现

（1）神经源性马尾间歇性跛行：病人在行走数百米或更短的距离后，出现下肢疼痛、麻木和无力，需蹲下、弯腰或休息数分钟后方可继续行走，但行走后又出现上述症状。

（2）腰腿痛：可有腰背痛、腰骶部痛和下肢痛。

（3）马尾神经受压症状：表现为双侧大小腿、足跟后侧及会阴部感觉迟钝，大小便功能障碍。

（4）体格检查：腰部后伸受限及下腰椎棘突旁有压痛，可有感觉、运动和反射改变。

3. 辅助检查　①X 线检查：可显示椎体、椎间关节和椎板的退行性变，亦可测量腰椎管的矢径和横径。②CT 检查：可显示中央椎管和侧隐窝狭窄、黄韧带肥厚和椎间盘突出。③椎管造影：有较高的诊断价值，但有一定的不良反应。

4. 治疗要点与反应

（1）非手术治疗：基本同腰椎间盘突出症，多数病人能缓解症状。

（2）手术治疗：适用于症状较重、经非手术治疗无效者，神经功能障碍明显及混合性椎管狭窄的病人，方法包括半椎板切除、上关节突、椎板切除、神经根管扩大和神经根粘连松解术等。

（二）护理要点

1. 减轻疼痛　保持正确的体位，减少活动。活动时可带腰围。必要时遵医嘱给予镇痛药。

2. 指导功能锻炼　指导病人进行日常生活自理能力和功能训练，以提高生活自理能力。

第 10 节　骨肿瘤病人的护理

骨肿瘤是指发生于骨组织(骨、软骨和骨膜)及附属组织(血管、脂肪、纤维等)的肿瘤。其病因不明,发生率占全部肿瘤的 2%～3%,男性高于女性。按来源其可分为原发性与继发性,来自于骨组织及其附属结构者称为原发性;来自于其他组织的恶性肿瘤称为继发生。按组织学其可分为良性与恶性,以良性肿瘤多见。在恶性肿瘤中最常见的是骨肉瘤。

一、护理评估

(一) 健康史

评估年龄、性别、发育、营养状况;了解生活与工作环境;有无家族史。

(二) 身心状况

1. 躯体状况

(1) 骨软骨瘤:常见的良性骨肿瘤,多见于青少年,且随人体发育而增大,随骨骺线闭合而生长停止。多见于干骺端,如股骨下端、胫骨和肱骨上端。多发的恶变机会大于单发。骨软骨瘤本身无特殊症状,常为无意间发现骨性肿块而就诊,当压迫周围组织和表面的滑囊引起炎症反应时可引起疼痛或影响肢体功能;X 线检查显示干骺端的骨性突起物,有完整的骨皮质和骨松质,成蒂状或无蒂,软骨帽可呈不规则钙化。

(2) 骨巨细胞瘤:较常见的原发性骨肿瘤,属于潜在恶性或低度恶性肿瘤。发病人群多在 20～40 岁。好发部位为股骨远端和胫骨近端。主要表现为局部疼痛和肿胀,可触及乒乓球质感的包块;X 线表现为骨端溶骨性病变而无骨膜反应,呈"肥皂泡样"改变,易发病理性骨折。

(3) 骨肉瘤:最常见的原发性恶性骨肿瘤,生长迅速,预后差。10～20 岁青少年多见,好发于长管状骨干骺端、股骨远端、胫骨和肱骨近端。主要表现为疼痛和局部肿胀。早期多为间歇性疼痛,随病变加重而呈持续剧烈性疼痛,夜间为甚。局部可见肿块,易出现病理性骨折和关节功能障碍;X 线下表现为成骨性、溶骨性或混合性骨质破坏。当骨肿瘤侵袭骨组织时可掀起骨膜,在骨膜下形成三角状新生骨,称为 Cod-

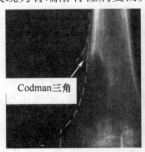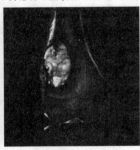

Codman三角

图 23-27　Codman 三角

man 三角(图 23-27)。肿瘤骨及反应骨也可沿新生的血管呈放射状沉积,形成"日光射线"现象。

2. 心理-社会状况　病人受病痛折磨、肢体缺如、经济等因素作用,常表现为焦虑、恐惧、绝望等心理反应。

3. 辅助检查　①影像学检查:X 线检查具有初步诊断意义,CT、MRI、ECT 可检查骨盆、脊柱等部位的肿瘤;②生化检查:溶骨性肿瘤,血钙浓度增高;成骨性肿瘤,血中碱性磷酸酶明显升高;③病理学检查:主要是活组织检查,具有确诊和决定术式的意义。

考点:骨肉瘤的 X 线表现

4. 治疗要点与反应　多采用以手术为主,辅助放疗、化疗、中医中药、免疫治疗的综合方法,旨在挽救生命,最大限度保留肢体功能。截肢、关节离断是最常用的手术方法。

考点:骨肉瘤的治疗方法

(三) 护理诊断与合作性问题

1. 焦虑　与肢体功能障碍和对预后担忧有关。

2. 疼痛　与肿瘤浸润和压迫神经有关。

3. 潜在并发症:病理性骨折、关节脱位。

（四）护理目标

病人自述焦虑缓解,情绪稳定;病人自述疼痛减轻或消失;病人无并发症发生或发生并发症时得到及时预防与处理。

（五）护理措施

1. 一般护理

1）体位与休息:术后 24～48 小时应抬高并制动患肢,预防肿胀。下肢截肢者,每 3～4 小时俯卧 20～30 分钟,并将残肢以枕头支托,压迫向下,仰卧位时,不可抬高患肢,以免造成膝关节的屈曲挛缩。

2）饮食:合理供给高蛋白、高热量、高维生素、高纤维饮食,必要时进行静脉补充营养。

3）皮肤护理:卧床病人及时翻身、拍背,局部按摩,保护皮肤,防止压疮发生。加强放疗病人的皮肤护理,防止发生糜烂和溃疡。

4）病情观察:非手术及手术前,注意局部有无病理性骨折和肺、脑转移表现;手术后密切观察远端肢体有无肿胀,感觉有无障碍,运动反射有无异常等;截肢后注意有无髋、膝关节挛缩,有无患肢痛。

2. 配合治疗护理

1）协助检查:耐心向病人及家属解释检查的目的、意义、检查过程、注意事项,减轻病人及家属的焦虑心理。

2）缓解疼痛:采取舒适的体位;分散病人的注意力;压迫引起者,解除压迫;必要时使用镇痛剂。

3. 心理护理　给予安慰和心理支持,消除恐惧和焦虑,正视肢体的缺如、放化疗等副作用,保持乐观的人生。

4. 健康指导　根据病人的情况制订功能锻炼计划,出院后继续坚持放疗和化疗,定期门诊检查,防止复发。

（六）护理评价

病人焦虑是否缓解,情绪是否稳定;病人疼痛是否减轻或消失;病人有无并发症发生或发生并发症时是否得到及时预防与处理。

小结

骨与关节疾病易造成病人肢体畸形、功能障碍,甚至危及生命。在治疗、护理此类病人的时候,应遵循首先抢救生命,其次保全肢体,最后考虑肢体功能恢复的原则。骨折治疗的原则是复位、固定和功能锻炼;感染性病变,主要采取治疗原发病灶、对症处理;腰腿痛与颈肩痛治疗的重点是消除病因,对症处理。骨与关节疾病护理的重点是积极配合治疗、密切观察病情、加强营养支持,教会病人正确的功能锻炼方法、了解预防保健知识。

（魏雪峰）

自 测 题

A₁型题

1. 不稳定骨折是指

　A. 青枝骨折

　B. 压缩性骨折

　C. 嵌插骨折

　D. 骨折端易移位或复位后易再移位

　E. 骨折端不易移位或复位后不再发生移位

2. 下述哪项**不是**骨折的早期并发症

　A. 缺血性肌挛缩　　　B. 脂肪栓塞综合征

　C. 内脏器官损伤　　　D. 血管神经损伤

　E. 骨筋膜室综合征

3. 张某过马路时被车撞伤,怀疑有骨折,现场急救时下述哪项措施是**不妥**的

　A. 凡有骨折或疑有骨折的病人应予以临时固定

　B. 对可疑脊柱骨折者采用背驮、抱持等方法运送

　C. 对可疑脊柱骨折者,保持脊柱中立位,平稳置于

脊柱固定架或硬板上抬送

　　D. 外露骨折现场不能将其送回伤口内

　　E. 疑有颈椎骨折或脱位时,专人保护头部

4. 牵引的适应证下列**除外**的是

　　A. 骨折、脱位的整复和维持复位

　　B. 挛缩畸形的纠正

　　C. 炎症肢体的制动

　　D. 为骨与关节的治疗创造条件

　　E. 肌腱断裂或损伤

A₂型题

5. 病人,男性,75 岁。股骨颈骨折病人,既往体弱多病,拟行持续牵引治疗,宜选择的牵引方法是

　　A. 骨牵引　　　　　　B. 皮牵引

　　C. 兜带牵引　　　　　D. 骨盆牵引

　　E. 跟骨牵引

6. 病人,男性,34 岁。右胫骨骨折行石膏管型固定后 5 小时,诉石膏型内非骨折部位疼痛难忍,不正确的护理措施是

　　A. 抬高患肢　　　　　B. 继续观察病情变化

　　C. 鼓励病人功能锻炼　D. 在疼痛部位石膏开窗

　　E. 向石膏型内填棉花

7. 病人,男性,34 岁。右胫骨骨折行石膏管型固定,石膏完全干固需要的时间是

　　A. 5~10 分钟　　　　B. 10~20 分钟

　　C. 20~30 分钟　　　　D. 12~24 小时

　　E. 24~72 小时

8. 病人,男性,34 岁。右胫骨闭合性骨折行石膏管型固定,病人功能锻炼的关键时期是

　　A. 骨折早期　　　　　B. 骨折中期

　　C. 骨折晚期　　　　　D. 血肿机化期

　　E. 原始骨痂形成期

9. 病人,女性,63 岁。因左桡骨远端伸直型骨折已行手法复位石膏夹板外固定术,在骨折后 1~2 周内,功能锻炼的方式主要是

　　A. 骨折上下关节活动

　　B. 患肢肌肉主动舒缩活动

　　C. 全身活动

　　D. 肘关节活动

　　E. 腕关节活动

10. 病人,男性,24 岁。右小腿腓骨上端骨折,这种情况下容易损伤的神经是

　　A. 坐骨神经　　　　　B. 闭孔神经

　　C. 腓总神经　　　　　D. 股神经

　　E. 胫神经

11. 病人,女性,69 岁。因雪天路滑而摔倒,导致右桡

骨远端伸直型骨折,下列描述**不妥**的是

　　A. 又名 Colles 骨折

　　B. 常见于骨质疏松的中老年人

　　C. 不提倡早期锻炼

　　D. 以手法复位外固定治疗为主

　　E. 伤后局部可出现典型畸形姿势

12. 病人,男性,52 岁。高处跌落,致右股骨干下 1/3 段骨折,这种骨折易导致

　　A. 股动脉损伤　　　　B. 股神经损伤

　　C. 坐骨神经损伤　　　D. 股静脉损伤

　　E. 腘动脉、腘静脉、胫神经及腓总神经损伤

13. 病人,女性,71 岁。因股骨颈骨折接受牵引治疗,该病人最常见的并发症是

　　A. 缺血性骨坏死　　　B. 关节僵硬

　　C. 骨化性肌炎　　　　D. 缺血性肌挛缩

　　E. 创伤性关节炎

14. 病人,男性,31 岁。是一名建筑工人,施工时不慎自高处跌落导致脊柱骨折,病人最可能发生骨折的部位是

　　A. 颈椎　　　　　　　B. 胸椎

　　C. 腰椎　　　　　　　D. 骶尾段

　　E. 胸腰段(T₁₀~L₂)

15. 病人,男性,20 岁。因打球造成左肩关节脱位,几经治疗未完全好转而入院治疗,初步诊断为陈旧性关节脱位,关节脱位的特有体征是

　　A. 疼痛　　　　　　　B. 肿胀

　　C. 压痛　　　　　　　D. 弹性固定

　　E. 关节功能障碍

16. 病人,男性,10 岁。因突起寒战、高热 39℃ 伴右下肢疼痛 3 天入院。该患儿一周前有咳嗽、咽痛等症状,未予重视。评估:患儿右下肢呈半屈曲状,胫骨上段处压痛,周围肌痉挛,因疼痛抗拒做主动与被动运动,局部皮温增高。初步诊断为急性血源性骨髓炎,该病的好发部位是

　　A. 松质骨　　　　　　B. 密质骨

　　C. 扁骨　　　　　　　D. 短骨

　　E. 长骨的干骺端

17. 病人,女性,16 岁。怀疑左股骨骨肉瘤,确诊依据是

　　A. 临床表现　　　　　B. 血管造影

　　C. X 线片　　　　　　D. CT 检查

　　E. 活组织检查

A₃/A₄型题

(18、19 题共用题干)

病人,男性,65 岁。行走时不慎滑倒,左臀部着地

后左髋部疼痛,不能站立、行走。查体:左髋部有压痛,左下肢短缩、外旋、屈曲畸形。

18. 该病人最可能的诊断是
　　A. 左股骨颈骨折　　B. 左股骨干骨折
　　C. 左胫、腓骨骨折　　D. 骨盆骨折
　　E. 尾骨骨折

19. 最有诊断意义的表现是
　　A. 左髋部疼痛　　B. 局部肿胀
　　C. 局部压痛　　D. 不能行走
　　E. 患侧肢体短缩、外旋、屈曲畸形

(20、21 题共用题干)
　　病人,男性,36 岁。因车祸致颈部疼痛、活动受限且伴有四肢不能活动,诊断为颈椎爆破型骨折伴四瘫。评估:四肢感觉及两便功能均丧失。

20. 该病人截瘫指数为
　　A. 2　　B. 3
　　C. 4　　D. 5
　　E. 6

21. 该病人可能出现最严重的并发症是
　　A. 压疮

B. 呼吸衰竭与呼吸道感染
C. 体温失调
D. 泌尿生殖道感染和结石
E. 营养失调

(22、23 题共用题干)
　　病人,女性,48 岁。因跌倒时左上臂伸直,手掌着地后肘关节肿、痛、不能活动 2 小时而入院。评估:病人以右手托住左前臂,肘关节处于半伸直位,被动运动时伸不直肘部,肘后空虚感,可摸到凹陷处,肘部失去正常三点关系。

22. 该病人可能的诊断是
　　A. 左肱骨髁上骨折　　B. 左肘关节脱位
　　C. 左肩关节脱位　　D. 左腕关节脱位
　　E. 左前臂双骨折

23. 该病人在治疗上应强调
　　A. 及早复位
　　B. 长石膏托固定
　　C. 解除固定后及早活动
　　D. 中药浸泡,理疗和体疗等辅助治疗
　　E. 忌请他人强力拉扳

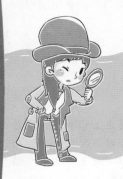

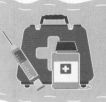

实训指导

实训 1　外科体液代谢失衡病人的护理

【实训目的】

1. 熟悉静脉输液常用各种液体的性质和用途。

2. 学会对体液疗法病人进行护理评估,能拟出主要的护理诊断与合作性问题,并制订相应的护理措施。

【实训内容】

1. 静脉输液常用各种液体的性质和用途。

2. 体液代谢失衡病人的护理。

【实训课时】　1 学时

【病案设计】

病人,女性,16 岁。3 天前开始发热,T 39℃。起病半天,即开始吐泻,每日呕吐 3～5 次,为胃内容物,非喷射性,大便 5～6 次/天,为黄色稀水便,无黏液及脓血,无特殊臭味,偶有轻咳。发病后食欲差,2 天来尿少,10 小时来无尿,曾用新霉素治疗好转。

查体:T 38.3℃,P 90 次/分,R 24 次/分,BP 100/70mmHg,体重 50kg。急症病容,面色发灰,精神委靡,烦躁,全身皮肤无黄染,未见皮疹,皮肤弹性差,眼窝明显凹陷。肢端凉,皮肤略发花,呼吸深、急促,口唇樱桃红。其他检查无异常。

初步诊断:①急性肠炎;②重度等渗性脱水;③代谢性酸中毒。

讨论问题:

1. 请根据以上表现拟出 3 个主要的护理诊断/问题。

2. 找出首优问题,并针对首优问题提出至少 4 条护理措施。

3. 病人应补充何种液体,补液的原则如何?

【实训评价】

1. 评价主体　学生自评、小组评价、教师评价。

2. 评价内容　学生对病例的评估能力、分析能力、解决问题的能力;学生的学习能力、工作态度、合作精神、沟通能力等。关注学生认知、技能、情感、综合实践能力等要素。

3. 评价方式　学生在小组讨论、角色扮演中的表现,案例分析报告,综合评价学生的职业能力。

(米可热依·哈斯木)

实训 2　外科休克病人的护理

【实训目的】　学会对外科休克病人进行护理评估,提出主要的护理诊断及合作性问题,并制订相应的急救及护理措施。

【实训内容】　外科休克病人的护理。

【实训课时】　2 学时。

【病案设计】

情境一

病人,男性,40岁,司机。因车祸伤5小时急诊入院治疗。病人表情极度痛苦、情绪紧张、烦躁、面色苍白、肢体冰凉,自诉全腹剧烈疼痛。

体查:T 38.3℃,P 136次/分,R 32次/分,BP 75/53mmHg,CVP 0.4kPa,1小时尿量7ml。全腹明显压痛、反跳痛、腹肌紧张,以左上腹为甚。

实验室检查:血白细胞计数$25×10^9$/L。腹腔穿刺抽出食物残渣和气体,腹部X线检查显示膈下游离气体。

情境二

病人,女性,33岁。因脾破裂导致失血性休克,急诊入院行脾切除术。术后送回病房时发现病人烦躁不安,面色苍白,R 26次/分,P 120次/分,BP 90/70mmHg。

请列出3个护理问题,并指出首优问题,针对首优问题列出至少4条护理措施。

【实训评价】

1. 课前预习、分组准备。

2. 分组讨论、展示成果。

3. 组内其他同学修正。

4. 其他小组反馈矫正。

5. 教师反馈及综合评价。

(黄湄景)

实训3　心肺复苏术

【实训目的】

1. 熟练掌握心肺复苏术的操作。

2. 树立时间就是生命的理念,关爱病人,珍惜生命。

【实训内容】　心肺复苏术。

【实训准备】　心肺复苏模拟人、诊察床(硬板床)、治疗车、治疗盘、人工呼吸膜、纱布(用于清除口腔异物)、弯盘、抢救记录卡(单)、笔、血压计、听诊器、手电筒、脚踏垫、洗手液。

【实训课时】　2学时。

【实训方法】

1. 集中讲解心肺复苏术的目的及注意事项,演示心肺复苏术。

2. 学生分组练习,教师巡视指导。

3. 学生回示,师生共同总结、评价。

【操作流程】

1. 判断与呼救

(1) 判断意识:拍打、轻摇病人肩部并大声呼唤病人。

(2) 判断呼吸。

(3) 触摸大动脉搏动。

(4) 紧急呼救:确认病人意识丧失,立即呼救。

2. 安置体位

(1) 将病人安置于硬板床或地板上,取去枕仰卧位。

(2) 头、颈、躯干在同一轴线上,双手放在两侧,身体无扭曲。

3. 心脏按压

（1）抢救者立于病人右侧,解开衣领、腰带,暴露病人胸腹部。

（2）按压部位:胸骨中下 1/3 交界处。

（3）按压方法:两手掌根部重叠,手指翘起不接触胸壁,上半身前倾,两臂伸直,垂直向下用力。

（4）按压幅度:胸骨下陷≥5cm。

（5）按压频率:≥100 次／分,连续按压 30 次。

4. 开放气道

（1）检查口腔,清除口腔异物;取出活动义齿。

（2）判断颈部有无损伤,根据不同情况采取合适方法开放气道。

5. 人工呼吸

（1）捏住病人鼻孔,深吸一口气,口对口用力吹气,直至病人胸廓抬起,吹气毕,观察胸廓情况。连续 2 次。

（2）按压与人工呼吸之比为 30：2,连续 5 个循环,判断复苏效果。

6. 整理记录

（1）整理用物。

（2）六步洗手。

（3）记录。

【实训评价】

1. 观察、考核学生操作。

2. 学生自评、小组成员评分。

3. 教师批改实训报告。

（隋丽荣）

实训 4　病人手术区皮肤准备

【实训目的】

1. 初步具备进行病人手术区皮肤准备的操作能力。

2. 备皮过程中具备有效沟通的能力和关爱病人的态度。

【实训内容】　病人手术区皮肤准备。

【实训准备】

1. 物品准备　一次性备皮包、棉签、乙醚、皂液（洗发水或沐浴露）、手电筒、温水、盆、毛巾、一次性治疗巾、塑料薄膜手套或一次性乳胶手套、指甲剪、清洁衣裤、模拟人或学生扮演的病人。

2. 环境准备　在实训室（备屏风）或模拟卫生处置室（有围帘）进行。

3. 学生准备　按护士着装要求规范着装,戴口罩、帽子、手套。

【实训课时】　1 学时。

【实训方法】

1. 集中讲解备皮的目的及操作要点,演示备皮操作。

2. 学生分组练习操作,教师巡视指导。

3. 学生演示,师生共同总结、评价。

【操作流程】

1. 核对解释　将用物携至床旁,核对病人信息（学生扮演病人配合）后洗手,戴口罩,戴手套（会阴区、有皮肤疾病时）,暴露备皮区域、注意保护病人隐私,注意保暖避免着凉。

2. 铺巾排物　铺好一次性治疗巾,打开一次性备皮包,摆放好所需用物。

3. 剃毛　用一次性镊子夹持皂液棉球,均匀涂抹在手术野皮肤表面,停留10秒钟后,取备皮刀,一手绷紧皮肤,一手持刀,剃去毛发。

4. 检查　逆光(或手电照射)检查剃毛是否有遗漏。

5. 清洗　用病人的毛巾蘸皂液(洗发水或沐浴露)清洗备皮区皮肤,直到无皂液遗留。

6. 特殊部位的处理　腹部手术用棉签蘸乙醚清洁脐孔;四肢手术先用温水浸泡手、足,清洗后修剪指(趾)甲、胼胝。

7. 更衣　更换清洁衣裤。

8. 整理　操作结束垃圾分类,一次性剃毛刀放入利器盒,其他放入医疗垃圾袋,病人盆、毛巾清洗干净后放在指定位置,撤去屏风或拉开围帘,洗手,治疗车归还原位。

9. 健康指导。

【实训评价】

1. 仪容仪表(10分)　符合护士着装要求,操作前洗手、戴口罩,根据评估选择手套。

2. 用物准备(15分)　根据备皮范围和皮肤评估结果(如毛发浓密、皮肤污垢多)正确准备用物,无遗漏。

3. 操作步骤(70分)　按照操作流程有序进行,注意尊重、关爱病人,能够进行有效沟通。操作中动作娴熟、剃毛无遗漏、皮肤无损伤、清洁彻底、不浪费用物,注意为病人保暖、保护隐私。对病情较重病人,注意观察病人意识状态和生命体征变化,如有异常情况及时停止备皮,并通知医生,协助救护。操作用物、垃圾分类处理符合要求。

4. 回答问题(5分)　能够正确回答病人和教师的提问。

5. 评价方法　病人评价、学生自评、教师和其他学生评价,教师批改实训报告。

(周　茜)

实训5　常用手术器械物品的使用

【实训目的】

1. 能够识别和正确使用常用手术器械、敷料、手术用布类。

2. 操作中爱护器械,注意安全,防损伤。

【实训准备】

1. 环境准备　手术室(或模拟手术室)的器械准备室、敷料准备室完成实训内容。

2. 物品准备　常用手术器械、缝合针、敷料、手术用布类等。

3. 人员准备　学生按5~6人进行分组。

【实训课时】　1学时。

【实训方法与过程】

1. 教师集中在示教室内展示和讲解或观看视频,学习手术常用器械、缝合针、敷料、布类的名称、用途和正确使用方法。

2. 学生分组练习,认识和正确使用手术常用器械、缝合针、敷料、布类。

3. 教师抽查学生学习情况,可采用提问法、组间竞赛法或任务检测法等。

(1)提问法:随机按名单抽取学生,按教师的提问完成器械、物品辨认和使用方法展示,是一种传统的考核方法。

(2)组间竞赛:将器械用物分成4组,按照竞赛要求完成任务,最先完成任务组为胜。方法参考:每组完成任务的学生先抽签,在计时员说开始才可以打开并按抽取的号码完成对应的任务,如1号是"按器械上的号码在辨认单上写出常用器械名称";2号是"按器械单找出特殊器械并按顺序放

置";3号是"完成穿针引线(针和线型号、数量要一致),安装刀片";4号是"按照辨认单上的敷料、布类名称有序排放"。

(3) 任务检测法:学生5~6人为一组,按照上面的任务内容采取自由选择、合作完成,最先完成的一组胜。

【实训评价】

1. 仪容仪表(10分) 更换洗手衣裤,符合手术室着装要求。

2. 用物准备(15分) 按照实训内容准备用物,齐全、功能良好。

3. 操作步骤(70分) 按照实训考核要求正确完成操作。

4. 回答问题(5分) 能够正确回答教师的提问。

5. 评价方法 学生自评、教师和其他学生评价,教师批改实训报告。

(周　茜)

实训6　手术人员的无菌准备

【实训目的】

1. 能够正确地进行手术室更衣、外科刷手术、穿脱手术衣、穿脱无菌手套等手术人员无菌准备操作。

2. 操作中具有严格的无菌观念和严谨的工作作风。

【实训内容】

1. 更衣,戴口罩、帽子。

2. 外科刷手术。

3. 穿对开式、全遮盖式手术衣。

4. 戴无菌手套,无接触式戴手套法。

5. 连台更换手术衣、手套法。

【实训准备】

1. 环境准备 示教室、外科实训室或模拟手术室(设计有更衣室、刷手间、手术间)。

2. 物品准备 洗手衣裤、手术室专用鞋(拖鞋)、一次性口罩、帽子、手刷、医用洗手液(或自制软皂液)、手消毒剂(0.5%碘伏、灭菌王等)、对开式手术衣、全遮盖式手术衣、一次性无菌手套(6.5号、7号、7.5号、8号)。

3. 人员准备 教师更换手术室专用的洗手衣裤,戴口罩帽子;学生着护士服;注意师生手臂皮肤均无破损或感染,如有则暂停操作。

【实训课时】 2学时。

【实训方法与过程】

1. 观看教学视频 先在示教室内集中观看操作视频,熟悉操作步骤;教师介绍练习流程、分组要求和考核方法。

2. 更衣 教师先介绍具体更衣要求,然后将学生分组(根据更衣室大小),分批进入更衣室按要求更换洗手衣裤、专用鞋、戴口罩、帽子。

3. 外科刷手术 教师先讲解刷手步骤及注意事项,然后演示。学生分组(根据刷手用设备的数量),进行刷手操作练习。

4. 穿对开式手术衣,戴无菌手套 教师和实训指导教师(或1名学生)完成对开式手术衣的穿法和戴无菌手套操作演示;教师边演示边讲解操作要领和注意事项,然后学生每2人一组开始练习。

5. 穿全遮盖式手术衣,无接触式戴手套 教师先介绍全遮盖式手术衣和对开式手术衣的设计区别、正确打开方法,然后和实训指导教师(或1名学生)完成全遮盖式手术衣的穿法和无接触式戴手套

操作演示;教师边演示边讲解操作要领和注意事项,然后学生每2人一组开始练习。

6. 连台更换手术衣、手套法　教师和实训指导教师(或1名学生)演示更换手术衣、手套法,边演示边讲解操作要领和注意事项,然后学生每2人一组开始练习。

7. 演示　教师完整演示刷手、穿手术衣、戴手套、脱手术衣和手套的操作流程,并小结。

【实训评价】

1. 仪容仪表(10分)　更换洗手衣裤,符合手术室着装要求。

2. 用物准备(15分)　按照实训内容准备用物,齐全、功能良好。

3. 操作步骤(70分)　按照实训考核要求正确完成操作。

4. 回答问题(5分)　能够正确回答教师的提问。

5. 评价方法　学生自评、教师和其他学生评价。操作考核可以记单项操作分值,也可以记综合操作得分。

(周　茜)

实训7　手术体位的安置

【实训目的】

1. 能够正确地根据体位安置原则安置常用手术体位。

2. 安置体位过程中具有团结、协作精神和关爱病人的态度。

【实训内容】

常用手术体位如水平仰卧位、垂头仰卧位、上肢外展仰卧位、侧卧位、肾手术侧卧位(折刀位)、俯卧位、膀胱截石位、坐位的摆放方法。

【实训准备】

1. 环境准备　在外科实训室或模拟手术间内完成,环境要求宽敞、明亮。

2. 物品准备　多功能手术床、拖臂板(双层、单层)、托腿架、中单数条、约束带数条、头圈、沙袋(大、小)、体位垫(10cm/15cm/20cm/30cm)数个。

【实训课时】　1学时。

【实训方法与过程】

1. 示教或观看教学视频　教师在示教室或模拟手术室内先介绍手术体位摆放的用物及手术床的正确使用,然后演示每种体位摆放的操作流程,病人由学生扮演(或使用模拟人);先观看教学视频,然后每种体位摆放由3名学生配合完成,在操作过程中教师就操作步骤和要点注意点评指正,学习体位摆放。

2. 分组练习　学生3人为一组,1人扮演病人,2人合作完成体位摆放。

3. 小结　教师就学生在学习中需要注意的内容和练习中存在的问题进行总结提醒注意和更正。

【实训评价】

1. 仪容仪表(10分)　更换洗手衣裤,符合手术室着装要求。

2. 用物准备(15分)　按照实训内容准备用物,齐全、功能良好。

3. 操作步骤(70分)　按照实训考核要求正确完成操作;同时询问、检查扮演病人的学生,体位安置是否安全、舒适、稳固、符合手术要求。

4. 回答问题(5分)　能够正确回答教师的提问。

5. 评价方法　学生自评、教师和其他学生评价。操作考核可以记单项(每种手术体位)操作分值,也可以记综合操作得分。

(周　茜)

实训8　无菌器械台管理和手术配合

【实训目的】

1. 初步学会建立手术器械台、正确摆放器械及配合手术的能力。

2. 操作过程中具有严格的无菌观念和严谨的工作作风。

【实训内容】

1. 手术器械台的建立和器械的摆放。

2. 器械护士的术中配合(手术区皮肤消毒、手术区铺单、物品的传递、管理)。

【实训准备】

1. 环境准备　在外科实训室或模拟手术间内完成,环境要求宽敞、明亮。

2. 物品准备　多功能手术床、模拟人1具(可消毒)、扇形或方形器械台各1个、手术托盘1套、麻醉架1个、手术用物清点记录单、笔、无菌持物钳(罐)包、皮肤消毒剂(0.5%碘伏或2.5%～3.5%碘酒、75%乙醇等)、手术器械包(内有腹部手术使用的基本器械)、敷料包(内有切口巾4条、中单3～4条、剖腹单1条或双层大单2～3条、布巾钳4把)。

3. 人员准备　完成操作学生需要按照器械护士要求规范刷手、穿手术衣、戴无菌手套;学生甲要按照巡回护士要求更换洗手衣裤,佩戴口罩、帽子;学生乙按医生助手要求外科刷手(手术区皮肤消毒、铺单结束后穿手术衣,完成器械传递、手术配合工作)。

【实训课时】　1学时。

【实训方法与过程】

1. 示教或观看教学视频　教师在示教室或模拟手术室内先介绍本次练习的内容(或手术名称),然后演示每项操作流程,病人(或使用模拟人)、医生、巡回护士由学生扮演;或先观看教学视频,然后分步骤与合作学生配合完成,在操作过程中教师就操作步骤和要点进行点评指正,学习操作。

2. 分组练习　学生3～4人为一组,学生甲扮演病人(或使用模拟人),学生乙扮演器械护士,学生丙扮演巡回护士,学生丁扮演医生,按顺序完成铺无菌桌、整理器械台、协助医生为病人消毒手术区皮肤、铺巾、术中配合和器械台的管理。

(1) 铺无菌桌:器械护士6步洗手后,按照手术名称,准备敷料包、器械包、手术衣包及各类术中用缝合针、线、纱布和一次性无菌物品;按照打开无菌包步骤,依据建立无菌区原则建立无菌区,依次将各类无菌包、物品保留内包布(内包装),按无菌原则置于建立的无菌区内。

(2) 整理清点器械:器械护士外科刷手后穿手术衣、戴无菌手套,擦拭手套上滑石粉后整理器械台,按照物品使用的先后顺序,分区放置;与巡回护士共同检查、清点台上所用器械、敷料、针、线及其他用物,注意唱点、清点2遍,与器械卡数目核对无误后,由巡回护士记录在"手术物品清点记录单"上。

(3) 消毒手术区皮肤:器械护士将准备好的皮肤消毒用物(根据病人的年龄、手术部位选择消毒剂)递给医生,由医生完成皮肤消毒。

(4) 手术区铺巾:手术区皮肤消毒结束,器械护士传递切口巾,按照铺巾原则,先铺设第一层,用布巾钳固定;医生再次消毒手臂,穿手术衣、戴无菌手套后与器械护士再次铺其他层次手术单。

(5) 术中配合:和医生分别演练同侧、对侧传递常用手术器械。

(6) 器械台管理:遵循无菌桌使用注意事项。待手术结束,再次检查、清点台上所用器械、缝针、物品数量,并与术前记录核对无误后由巡回护士记录并签名确认(器械护士待手术完全结束后自己补签)。

3. 小结　教师就学生在学习中需要注意的内容和练习中存在的问题进行总结提醒注意和更正。

【实训评价】

1. 仪容仪表(10分)　按照自己扮演角色规范着装。

2. 用物准备(15分)　按照实训内容准备用物,齐全、功能良好。

3. 操作步骤(70分)　按照实训考核要求正确完成操作;操作中严格执行无菌原则,训练强化无菌观念。

4. 回答问题(5分)　能够正确回答教师的提问。

5. 评价方法　学生自评、教师和其他学生评价。操作考核可以记单项(每种手术体位)操作分值,也可以记综合操作得分。

（周　茜）

实训 9　外科感染病人的护理

【实训目的】

1. 了解外科感染性疾病的表现。

2. 学会对外科感染病人进行护理评估、提出护理诊断和制订护理措施。

【实训内容】　外科感染病人的护理。

【实训课时】　1 学时。

【实训方法】

1. 事先去医院外科病房选好典型病例,与其家属沟通得到许可。

2. 将学生分组,每组 5~10 人,由不同老师分别带领去观察病人、查看病历。

3. 在带教老师指导下,依据护理程序对病人进行观察、沟通及必要的体检,记录评估要点,进一步熟悉护理过程及具体方法。了解护理环境,感受无菌观念。针对护理评估的结果,进行资料整理、分析,提出护理诊断及合作性问题,拟定护理计划。

【实训评价】

1. 每个学生书写一份见习报告。

2. 教师批改见习报告。

（吴慧琼）

实训 10　清创术与换药

【实训目的】

1. 熟悉常用换药用品名称、用途。

2. 熟悉换药用品的管理与换药原则。

3. 掌握清创术的基本步骤和方法。

4. 学会一般换药的操作技术。

【实训内容】　清创术与换药。

【实训准备】　工作服、帽、口罩,清创和换药的人体模型,常用换药设备(贮槽、弯盘、换药碗、有盖方盘、有盖搪瓷杯、换药台、换药车、药品柜、托盘架、立式聚光灯、污物桶等)、器械类、药品类、辅料类等。

【实训课时】　2 学时。

【实训方法】

1. 集中讲解清创术与换药的目的及注意事项。

2. 教师示教清创术与换药的方法和步骤。

3. 学生分组练习操作,教师巡视指导。

【操作流程】

1. 清创术

（1）护士穿戴好工作衣、帽、口罩、手套，备好清创的所有用物。

（2）将病人接到换药室或携用物至床旁，拉好床帘。

（3）解释清创的目的，用无菌纱布覆盖伤口，剃除伤口周围的毛发，清除污物。

（4）用消毒软毛刷蘸软皂液自内向外刷洗创口周围皮肤，然后用无菌生理盐水冲洗2遍。

（5）去掉覆盖伤口的纱布，以生理盐水冲洗伤口，用消毒镊子或小纱布球轻轻除去伤口内的污物、血凝块和异物，用双氧水消毒伤口，用生理盐水冲洗干净。

（6）施行麻醉，用碘伏消毒皮肤，术者更换无菌手套，铺无菌巾。

（7）对浅层伤口，可将伤口周围不整齐的创缘切除0.2~0.5cm，彻底止血，消除血凝块和异物，切除失活组织和明显挫伤的创缘组织（包括皮肤和皮下组织等），并随时用无菌盐水冲洗。

（8）对深层伤口，应彻底切除失活的筋膜和肌肉，但不应将有活力的肌肉切除，以免切除过多影响功能。术中注意严格止血。

（9）清创后再次用生理盐水清洗伤口。根据损伤部位和伤情决定缝合方式。清创后的伤口内还应酌情放置各种引流物。

（10）伤口缝合后，覆盖并固定无菌纱布，保持敷料清洁干燥。

（11）整理用物进行处理，洗手后记录。

2. 换药

（1）护士穿戴好工作衣、帽、口罩、手套，备好换药的所有用物。

（2）将病人接到换药室或携用物至床旁，拉好床帘。

（3）解释换药的目的，铺好治疗巾，暴露伤口部位。

（4）去除敷料固定物，用手揭去外层辅料，将污面向上置于弯盘内或丢至污桶内。

（5）沿伤口纵轴方向用镊子揭去内层敷料。如有分泌物干结黏着，可用盐水湿润后再揭下。

（6）左手持镊自换药碗中取酒精棉球，递至右手镊子，两把镊子不可碰触。

（7）右手镊子持酒精棉球由内向外消毒伤口周围皮肤两次，用盐水棉球拭去伤口内的分泌物。

（8）根据伤口情况，敷以药物纱布或适当安放引流物，再加盖无菌纱布。

（9）用胶布或绷带固定敷料。

（10）整理用物进行处理，洗手后记录。

【实训评价】

1. 观察学生的操作。

2. 学生自评、小组成员评分。

3. 教师批改实训报告。

（刘爱芸）

实训11　颅脑损伤病人的护理

【实训目的】

1. 学会对常见颅脑疾病病人进行护理评估，提出主要的护理诊断及合作性问题，并制订相应的护理措施。

2. 学会观察并分析意识、瞳孔、生命体征变化的临床意义。熟悉脑脊液漏的护理方法。

【实训内容】

1. 颅底骨折、脑脊液漏病人的护理。

2. 脑损伤、颅内高压病人的护理。

【实训课时】 1 学时。

【病案设计】

情境一

李女士,56 岁,因头部外伤 2 小时入院。查体:血压 140/88mmHg,脉搏 68 次/分,呼吸 16 次/分。神志清楚,眼眶青紫,球结膜下有瘀斑,双侧瞳孔对称,直径 3.5mm,鼻腔有血性液体流出,四肢活动无异常。

请根据以上表现,说出该病人可能的病变部位,提出首优护理诊断,并列出护理措施。

情境二

赵先生,45 岁,因车祸撞及头部 2 小时入院。同伴述说病人伤后不省人事,持续 1 小时后清醒,来院途中躁动,呕吐数次,而后又不省人事。查体:血压 155/90mmHg,脉搏 56 次/分,呼吸 12 次/分。呼唤无反应,刺激无睁眼,右瞳孔散大,对光反射消失,左瞳孔 2.5mm,左侧肢体无活动,右侧肢体刺痛时有屈曲动作。

根据病人病史及表现,请思考:病人可能发生了什么情况?病情发展到何种程度?其意识、瞳孔、肢体功能的变化有何临床意义?请提出当前护理诊断和合作性问题,并拟定护理措施。

【实训评价】

1. 评价主体 学生自评、小组评价、教师评价。

2. 评价内容 学生对病例的评估能力、分析能力、解决问题的能力;学生的学习能力、工作态度、合作精神、沟通能力等。关注学生认知、技能、情感、综合实践能力等要素。

3. 评价方式 学生在小组讨论、角色扮演中的表现,案例分析报告,综合评价学生的职业能力。

(杨建芬)

实训 12 乳房疾病病人的护理

【实训目的】 学会对乳房疾病病人进行护理评估,提出主要的护理问题,并制订相应的护理措施。

【实训内容】 乳房疾病病人的护理。

【实训课时】 1 学时。

【病案设计】

情境一

病人,女性,26 岁,产后 20 天,右乳房肿大伴疼痛 10 天,在外院经抗感染和对症治疗无明显好转。体格检查:体温 39.6℃,右乳房外上象限可扪及硬块,触痛,有波动感,右腋窝可触及肿大淋巴结,诊断为"右乳房脓肿"入院。

请根据以上表现:①提出护理问题 3 个;②指出首优问题,并针对首优问题列出至少 4 条护理措施;③给予健康指导。

情境二

病人,女性,45 岁,因"发现右侧乳头破溃两周"入院。体格检查:体温 36.2℃,脉搏 72 次/分,呼吸 18 次/分,血压 120/80mmHg;神智清醒,生命体征平稳,心肺无明显异常,双乳对称,右乳外上象限可扪及大约 3cm×3cm 的质硬肿块,边界不清,表面不光滑,活动尚可,压痛(-),右侧乳头表面可见皮肤溃破,少量血渗液,乳头无溢液,橘皮征(-),左乳未扪及明显异常,双侧腋下未扪及明显淋巴结。实验室检查:细针穿刺细胞学检查发现有癌细胞。以"右乳腺癌"收入院。

请根据以上表现:①提出护理问题 3 个;②指出首优问题,并针对首优问题列出至少 4 条护理措

施;③给予功能锻炼指导和乳房自查指导。

【实训评价】

1. 课堂小组讨论。

2. 课中小组反馈,并接受其他同学和老师的修正意见。

3. 老师根据小组讨论情况,进行综合评价。

（刘雪萍）

实训 13　胸膜腔闭式引流病人的护理

【实训目的】

1. 能正确连接胸腔闭式引流装置和拔管。

2. 能保持胸腔闭式引流装置的密闭、无菌和引流通畅。

3. 能对引流状况进行正确观察、判断和记录。

4. 培养认真负责的工作态度和关心、体贴病人的护理情感。

【实训内容】　胸膜腔闭式引流的护理。

【实训准备】　清洁盘、胸腔闭式引流包、单瓶水封式系统、双瓶水封式系统、无菌生理盐水、止血钳、油纱布等。

【实训课时】　1 学时。

【实训方法】

1. 技能实训

（1）集中讲解胸膜腔闭式引流的目的及其护理要点,演示更换胸膜腔闭式引流的操作方法。

（2）学生分组练习,教师巡视指导。

（3）学生角色扮演,师生共同总结、评价。

2. 临床见习:穿插在学生临床见习时进行。

【操作流程】

1. 胸膜腔闭式引流技能训练

（1）更换胸膜腔闭式引流瓶

1）护士穿戴好工作衣、帽、口罩、手套,备好清洁、消毒、替换用品。

2）核对病人并解释胸膜腔闭式引流的目的、重要性和配合方法。

3）协助病人取舒适卧位,一次性中单垫于腰背部下面。必要时使用屏风遮挡。

4）消毒、接管:①连接单瓶水封式系统。在广口瓶内盛无菌生理盐水 500ml,将长、短玻璃管分别插入水封瓶橡胶瓶塞上的两个孔内。长管的下端插至水平面下 3~4cm,短管下口在水平面以上。用双重钳闭引流管,分离玻璃接管并消毒,接通后即见长玻璃管内水柱上升,高出水平面 8~10cm,并随呼吸上下波动;确认密封无误后,松开双钳继续引流。②连接双瓶水封式系统。将空引流瓶介于病人和水封瓶之间,引流瓶的橡皮塞上插入两根短管,一根管子与病人胸腔引流管连接,另一根管子用一短橡皮管连到水封瓶的长管上。其他同单瓶水封式系统。

（2）拔管:协助病人坐在床边缘或躺向健侧,嘱病人深吸气后屏气迅速拔管,并立即用凡士林纱布覆盖,再盖上纱布后用胶布固定。

（3）注意事项:引流管周围用油纱布包盖严密;搬动病人或更换引流瓶时,需用双重钳闭引流管;引流管连接处脱落或引流瓶损坏,应立即双钳夹闭胸壁引流导管;定时挤压引流管,防止阻塞、扭曲、受压;引流瓶应低于胸壁引流口平面 60~100cm;保持胸壁引流口处敷料清洁干燥,若渗湿应及时更换;严格无菌操作。

（4）健康指导

1）向病人解释管道密闭的重要性,翻身时避免牵拉引流管,防止脱出。

2）要防止引流管扭曲、受压,保持引流通畅。引流瓶不能高于胸壁引流口平面,防止引流液倒流引起感染。同时注意避免搬动引流瓶。

3）告知病人拔管后,如有呼吸困难,或发现引流管口皮肤有渗液、漏气等情况要及时告知医生护士。

2. 临床见习　根据见习分组,由带教教师带领学生到病房观察胸腔闭式引流。

（1）观察长玻璃管中的水柱波动:一般情况下水柱随呼吸上下波动 4~6cm;波动过高,可能肺不张;若无波动,则表示引流管不畅或肺已完全扩张;若病人出现胸闷气促、气管向健侧移位等肺受压的症状,疑为引流管被血块堵塞。

（2）观察引流液体的量、性质和颜色,并准确记录。

【实训评价】

1. 观察学生操作。实训操作步骤、细节符合密闭、无菌等要求;礼仪、态度和语言符合护士职业规范;小组成员互帮互助。

2. 学生自评、小组成员互评。

3. 教师批改实训报告。

（马海龙）

实训 14　胃肠减压术护理和腹腔引流护理

【实训目的】

1. 了解胃肠减压种类、装置和原理;腹腔引流护理的原理和方法。

2. 掌握胃肠减压术、腹腔引流的护理操作及护理措施。

3. 在操作过程中表现出认真、仔细、规范和关爱病人的工作态度。

【实训内容】

1. 胃肠减压病人的护理。

2. 腹腔引流病人的护理。

【实训准备】　①VCD、视频、教学图片、置有胃肠减压和腹腔引流的外科病人或模拟人。②碘酊、乙醇、棉签、胶布、无菌乳胶引流管、纱布、止血钳、一次性无菌引流袋等。③一次性胃肠减压器、液状石蜡、棉签、胶布、纱布等。

【实训课时】　1 学时。

【实训方法】　本次实训可安排在实训室或普通外科病房进行。可采用在模拟人身上进行模拟操作的方法,并配合 VCD、视频、教学图片等辅助方法完成。也可安排到普通外科病房进行护理见习。

1. 观看视频或 VCD　观看胃肠减压和腹腔引流病人的护理操作及护理措施。

2. 技能实训

（1）教师在模拟人身上演示胃肠减压和腹腔引流的护理操作及护理措施。

（2）学生分组(每 5~8 人一组)进行练习。

（3）每组指派 1 名同学进行演练展示,并进行小组间交流。

（4）教师最后总结、评价,指出存在的不足并给予矫正,提出改进措施。

3. 临床护理见习　在带教老师的指导下,进行胃肠减压的护理操作及腹腔引流袋的更换等,并总结其护理措施。

【操作流程】

1. 胃肠减压术技能训练

（1）更换一次性胃肠减压器

1）护士穿戴好工作衣、帽、口罩、手套,备好清洁、消毒、替换用品。

2）核对病人,并解释胃肠减压的目的、重要性和配合方法。

3）协助病人取坐位或斜坡位,使其感觉舒适,病人颌下铺垫巾,必要时使用屏风遮挡。

4）更换一次性胃肠减压器:用止血钳先夹闭胃管,打开一次性胃肠减压器排气口,使胃肠减压器内负压消失,分离胃管与胃肠减压器上吸引管并消毒,然后接上一次性胃肠减压器,打开其排气口,排出空气并产生负压,关闭胃肠减压器排气口,最后松开止血钳,可见有胃液进入胃肠减压器。

（2）拔管:先将胃管与吸引装置分离,捏紧胃管尾端,去除固定胃管的胶布,用纱布包裹近鼻孔处的胃管,嘱病人在吸气末屏气,先缓慢往外拔出胃管,当胃管头端至咽喉部时,快速拔出胃管,以防止病人误吸。用棉签将病人鼻孔及面部擦净,整理用物,妥善处理胃肠减压装置。

（3）健康指导:①向病人解释胃肠减压的目的及重要性,翻身时避免牵拉引流管,防止脱出;②防止引流管扭曲、受压,保持引流通畅,同时注意保持持续负压引流;③告知病人拔管后,如有特殊的不适,应及时告知医生护士。

2. 腹腔引流技能训练

（1）更换一次性腹腔引流袋

1）护士穿戴好工作衣、帽、口罩、手套,备好清洁、消毒、替换用品。

2）核对病人,并解释腹腔引流的目的、重要性和配合方法。

3）协助病人取舒适卧位,一次性中单垫于腰背部下面,必要时使用屏风遮挡。

4）更换一次性腹腔引流袋:用止血钳先夹闭腹腔引流管,分离腹腔引流管与一次性腹腔引流袋并消毒,然后接上一次性腹腔引流袋,并固定于床边,且低于腹腔。

（2）拔管:协助病人取半卧位,先将固定腹腔引流管的缝线拆除,然后用镊子夹着腹腔引流管迅速往外拔出,再盖上纱布后用胶布固定。

（3）健康指导:①向病人解释腹腔引流的目的及重要性,防止引流管脱出。②要防止引流管扭曲、受压、堵塞,保持引流通畅。③告知病人拔管后,如有特殊的不适,应及时告知医生护士。

3. 临床护理见习　在带教老师的指导下,进行胃肠减压的护理操作及腹腔引流袋的更换等,并总结其护理措施。

【实训评价】

1. 参与学生操作练习及临床护理见习过程,并对学生操作过程进行评价。

2. 学生自评、小组成员互评。

3. 做实训自测练习题。

4. 批改实训报告或临床护理见习报告。

（张　德）

实训 15　结肠造口病人的护理

【实训目的】

1. 掌握结肠造口的护理操作方法及步骤。

2. 能正确进行造口袋的更换。

3. 保持造口周围皮肤的清洁。

4. 不怕脏,不怕臭,护理操作认真仔细,能全心全意为结肠造口的病人服务。

【实训内容】　结肠造口病人的护理。

【实训准备】　工作衣、帽、口罩、治疗车、手套、人工肛门袋 1 套(一件式或两件式)、凡士林或生

理盐水纱布、生理盐水、氧化锌软膏、肥皂液或氯己定、剪刀、造口测量尺、弯盘、纱布、皮肤保护膜、棉签、卫生纸、胶袋、结肠造口模型等。

【实训课时】 2学时。

【实训方法】

1. 教师讲解实训目的及要求。

2. 先观看结肠造口病人护理的教学录像,然后教师演示讲解结肠造口病人的护理操作过程及更换造口袋操作。

3. 学生分组练习操作,教师巡视指导。

4. 学生回示,师生共同总结、评价。

【操作流程】

1. 更换造口袋

（1）护士穿戴好工作衣、帽、口罩、手套,备好清洁、消毒、替换用品。

（2）协助病人取舒适卧位,必要时使用屏风遮挡。

（3）核对、解释,向病人解释保护造瘘口的重要性。

（4）一次性中单垫于腰臀下,并用弯盘接造瘘口。

（5）去除污染的造口袋。

（6）查看造瘘口有无并发症并处理。

（7）根据造口大小和形状选择合适造口袋贴放于造口处。

2. 健康指导

（1）向病人解释利用造口袋进行造口管理的重要性,强调病人学会操作的必要性。

（2）向病人介绍造口特点,以减轻其恐惧感,引导其尽快接受造口的现实而主动参与造口自我管理。

【实训评价】

1. 观察学生操作。

2. 学生自评、小组成员评分。

3. 教师批改实训报告。

（张 德）

实训16　肝胆胰疾病病人的护理

【实训目的】

1. 学会对肝胆胰疾病病人进行护理评估,根据护理评估,能提出主要的护理诊断和合作性问题,并制订出相应的护理计划。

2. 学会"T"管引流的护理。

3. 护理过程中表现出对病人关心、爱护的态度。

【实训内容】 肝胆胰疾病病人的护理。

【实训准备】

1. 用物准备　腹部手术模型或模拟人、"T"管、一次性引流袋、一次性手套、消毒剂、棉签、无菌纱布、胶布、弯盘、血管钳、治疗车等。

2. 案例资源（见第19章案例）。

3. VCD、视频教学资源或临床肝胆胰疾病病人。

【实训课时】 2学时。

【实训方法】 本次实训可安排在实训室,也可到医院肝胆外科病房进行。采用病例讨论的方法,并配合视频等教学辅助资料。

1. 观看录像或视频 "T"管引流的护理。

2. 病例讨论 ①教师展示典型病例,提出讨论问题。②学生分组(每组6~8人)讨论教师提出的问题。③小组发言汇报本组讨论结果。④教师总结评价。

3. 技能训练 教师讲解并演示"T"管护理的操作要点,学生分组练习操作,教师巡视指导。

【实训评价】

1. 听取学生病例讨论及结果汇报,观察学生护理操作,学生间互评和教师讲评。

2. 教师批改实训报告。

（吴慧琼）

实训 17　密闭式膀胱冲洗病人的护理

【实训目的】

1. 掌握密闭式膀胱冲洗的目的及护理要点。

2. 能熟练地进行密闭式膀胱冲洗操作。

3. 进行操作时严格遵守无菌原则,关心体贴病人。

【实训内容】 密闭式膀胱冲洗病人的护理。

【实训准备】

1. 治疗盘 导尿包1个,三腔单囊导尿管1个,无菌手套1副,尿袋1个,10ml注射器1副,"Y"形三叉接头1个,一次性输液器1副,消毒用0.5%碘伏。

2. 冲洗液 生理盐水或0.02%呋喃西林溶液500~1000ml。

3. 输液架1个。

【实训课时】 2学时。

【实训方法】

1. 集中讲解密闭式膀胱冲洗的目的及护理要点,演示密闭式膀胱冲洗操作。

2. 学生分组练习操作,教师巡视指导。

3. 学生回示,师生共同总结、评价。

【操作流程】

1. 插入尿管后,向气囊内注入10ml无菌生理盐水或空气即可固定尿管。

2. 将引流尿袋与尿管相连,并将尿袋吊于床沿下。

3. 将冲洗液瓶口用0.5%活力碘棉签消毒,插上一次性输液器并排气。

4. 将"Y"形三叉接头分别接上尿管、冲洗管和引流袋。将三腔尿管较细的一腔接灌入的无菌溶液,较粗的一腔接尿袋,有利于膀胱内的黏液或手术后组织残渣流出。冲洗液瓶应挂在膀胱平面上方100cm处,尿袋或引流瓶置于距膀胱平面下方20~40cm处。

5. 先开放引流管,排空膀胱。

6. 持续膀胱冲洗时,应同时打开冲洗管和引流管,冲洗的速度由调节器控制在80~120滴/分,每15~30分钟快速冲洗半分钟。

7. 膀胱间断冲洗时要关闭引流管,完全开放冲洗管,使冲洗液呈线性灌注。当病人感觉膀胱胀痛时,关闭冲洗管活塞停止冲洗,使灌洗液在体内保留20~30分钟后再开放引流管,放出膀胱内的冲洗液。

8. 记录冲洗量、引出量,引出液的性质、颜色,病人的反应及处理经过。

9. 健康指导　①给病人讲解膀胱冲洗对预防泌尿系统感染的重要作用,告之冲洗过程中可能出现的不适,取得病人的配合。②指导病人保持会阴部清洁,每天用温水擦洗两次。③如是预防感染进行的膀胱冲洗,应尽量保持冲洗液在体内停留 30 分钟,以达到局部抗菌的作用和准确冲洗的效果。

【实训评价】

1. 观察学生操作。

2. 学生自评、小组成员评分。

3. 教师批改实训报告。

（李　晖）

实训 18　骨折病人的一般护理

【实训目的】

1. 能主动配合医生进行石膏固定、小夹板固定、皮牵引、骨牵引操作。

2. 能正确搬动病人;独立观察和协助医生处理石膏、小夹板固定及各种牵引的并发症。

【实训内容】　骨折病人的一般护理技术。

【实训准备】

1. 搬动病人　担架或推车、干净床单和被套、扫床用品、滑石粉。

2. 固定　小夹板固定准备小夹板、捆扎带、纯棉毛巾、棉花垫;石膏固定准备卷轴石膏、卷轴绷带、脱脂棉、一盆温水、石膏剪、石膏刀、平整的木板。

3. 牵引准备　①皮牵引准备,如保安刀、滑石粉、10cm 宽的胶布、卷轴绷带、扩张板、牵引绳、牵引架、滑轮、牵引重量、安息香酊酸;各种牵引带。②骨牵引准备,如消毒管、无菌棉签、无菌牵引包(手术刀、骨圆针、骨锤、骨科钻、无菌敷料、布巾、手术手套、颅骨牵引架)、牵引架、牵引绳、牵引质量、带盖的青霉素瓶。

【实训课时】　2 学时。

【实训方法与过程】

1. 技能实训

(1) 骨折病人搬运:训练不同骨折病人的正确搬动方法。老师先示教,后将学生分成 3~5 人一组,轮流 1 人扮演病人,其余同学进行搬运操作,在操作过程中老师给予指导,最后抽出一组表演,让同学指出不正确的操作,带教老师加以纠正。搬动病人的主要流程为:①向病人做好解释工作;②上肢骨折者,先做小夹板固定,一人双手扶住患肢,先让病人坐起,站立行走到推车旁,上车平卧;③下肢骨折者,先做暂时固定,一人扶住患侧下肢,其余人扶肩、臀,平抬病人,放于推车或床上;④脊柱骨折者,一人搬动,保持头与躯干一致滚动到担架或硬板上;多人搬动,3~4 人平抬病人,保持头与躯干一致,平于担架硬板或床上。主要注意事项:①搬动时,动作应轻柔、稳准、用力得当。②脊柱骨折搬动时,避免扭曲、折叠、坐起、站立行走。③用力应与病人用力同步。

(2) 外固定的配合:选择学生模拟病人,教师示范石膏固定、小夹板固定、皮牵引过程,指明护士配合要点。

2. 临床见习　可分组到病房见习,骨牵引必须到病房见习。

3. 多媒体演示　组织学习观看石膏固定、小夹板固定、皮牵引、骨牵引等操作视频资料。

【实训评价】　加强实践过程评价,依据技能实训操作的规范性和熟练程度组织小组成员互评,再结合护生自评、实践报告教师评价完成综合评价。

（魏雪峰）

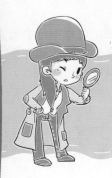

参 考 文 献

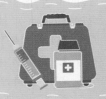

曹伟新,李乐之.2006.外科护理学.第4版.北京:人民卫生出版社

陈宁,余剑波,王国林.2010.常用手术器械图谱.北京:人民卫生出版社

高国丽.2013.外科护理学.北京:中国协和医科大学出版社

何锟,林坚.2014.外科护理学.北京:军事医学科学出版

李军政,杨玉南.2010.外科护理学.北京:科学出版社

李俊华.2013.外科护理.北京:中国中医药出版社

李乐之,路潜.2012.外科护理学.第5版.北京:人民卫生出版社

路潜,王兴华.2008.外科护理学学习指导.第2版.北京:北京大学出版社

全国卫生专业技术资格考试指导.2014.护理学.北京:人民卫生出版社

唐少兰,赖青.2011.外科护理.第2版.北京:科学出版社

魏革,刘苏君.2014.手术室护理学.第3版.北京:人民军医出版社

吴在德,吴肇汉.2008.外科学.第7版.北京:人民军医出版社

熊云新,叶国英.2014.外科护理学.第3版.北京:人民卫生出版社

严鹏霄,王玉升.2009.外科护理学.第2版.北京:人民卫生出版社

杨玉南,杨建芬.2014.外科护理学笔记.北京:科学出版社

张爱芳,陈魁元.2012.外科护理学.第2版.西安:第四军医大学出版社

赵小义.2011.外科护理学.西安:第四军医大学出版社

赵小义.2011.外科护理学.西安:第四军医大学出版社

Lynda Juall Carpenito-Moyet.2012.护理诊断手册.第11版.西安:世界图书出版公司

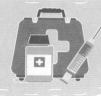

外科护理教学大纲(参考)

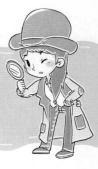

一、课程性质和任务

《外科护理》是中等卫生职业教育护理专业的一门专业核心课程。本课程主要内容包括外科护理总论,普通外科护理,颅脑、胸部、泌尿、骨关节等系统疾病的护理,以及常用的外科护理操作技术(包括手术室护理技术),是针对外科疾病向病人进行身心整体护理的科学。

本课程的主要任务是按照卫生事业及现代护理科学发展的需求,培养学生在整体护理观念的指导下,运用所掌握的必备的护理基本知识和护理实践技能,更好地为护理对象服务。

二、课程目标

通过本课程的学习,学生能够达到下列要求。

(一)职业素养目标

1. 具有良好的人文精神,珍视生命,关爱病人,减轻痛苦,维护健康。
2. 具有良好的职业法律观念,医护伦理道德和医疗安全意识。
3. 具有较好的护患交流和医护团队合作能力。
4. 尊重病人的信仰,理解其人文背景及文化价值观。
5. 具有从事护理工作的健康体质、健全人格,良好的心理素质和社会适应能力。
6. 具有严格的无菌技术观念和自觉爱护器械、仪器设备的观念。

(二)专业知识和技能目标

1. 具有护理专业相关的基础医学知识和技能。
2. 具有外科护理基本理论知识,规范的外科护理操作能力。
3. 具有以护理对象为中心,解决外科常见护理问题和安全给药的能力。
4. 具有对护理对象进行健康评估、分析和解决外科常见护理问题的能力。
5. 具有对护理对象进行病情变化、心理反应和药物疗效的观察能力。
6. 具有初步进行健康教育的能力。
7. 具有病室和病人管理的基本能力。

三、教学时间分配

章	教学内容	学时			章	教学内容	学时		
		理论	实践	合计			理论	实践	合计
1	绪论	1		1	8	外科病人营养支持的护理	2		2
2	体液代谢失衡病人的护理	5	1	6	9	外科感染病人的护理	4	1	5
3	外科休克病人的护理	2	2	4	10	损伤病人的护理	4	2	6
4	麻醉病人的护理	4		4	11	肿瘤病人的护理	2		2
5	多器官功能障碍综合征病人的护理	4		4	12	颅脑疾病病人的护理	6	1	7
					13	颈部疾病病人的护理	4		4
6	心肺脑复苏病人的护理	2	2	4	14	乳房疾病病人的护理	4		4
7	外科围手术期病人的护理	6	6	12	15	胸部疾病病人的护理	6	1	7

章	教学内容	学时			章	教学内容	学时		
		理论	实践	合计			理论	实践	合计
16	腹外疝病人的护理	2		2	21	周围血管疾病病人的护理	2		2
17	急性化脓性腹膜炎与腹部损伤病人的护理	3	1	4	22	泌尿及男性生殖系统疾病病人的护理	7	2	9
18	胃肠疾病病人的护理	10	2	12	23	骨与关节疾病病人的护理	10	2	12
19	肝胆胰疾病病人的护理	6	2	8		机动	2		2
20	外科急腹症病人的护理	2		2		合计	100	26	126

四、教学内容和要求

单元	教学内容	教学要求	教学活动参考	参考学时		单元	教学内容	教学要求	教学活动参考	参考学时	
				理论	实践					理论	实践
第1章 绪论	1. 外科护理的范畴与发展	了解	理论讲授	1			3. 护理目标	了解			
	2. 外科护士的素质要求	了解	讨论教学				4. 护理措施	掌握			
	3. 学习外科护理的方法	了解					5. 护理评价	了解			
							二、高钾血症				
	第1节 正常体液平衡		理论讲授	5	1		1. 护理评估	掌握			
	1. 护理评估	掌握	情境教学				2. 护理诊断与合作性问题	熟悉			
	2. 护理诊断与合作性问题	熟悉	案例教学				3. 护理目标	了解			
	3. 护理目标	了解	角色扮演				4. 护理措施	掌握			
	4. 护理措施	掌握	启发教学				5. 护理评价	了解			
	5. 护理评价	了解	演示教学			第2章 体液代谢失衡病人的护理	第4节 酸碱代谢失衡病人的护理				
	第2节 水和钠代谢失衡病人的护理		教学录像				一、代谢性酸中毒				
第2章 体液代谢失衡病人的护理	1. 护理评估	掌握	讨论教学				1. 护理评估	掌握			
	2. 护理诊断与合作性问题	熟悉					2. 护理诊断与合作性问题	熟悉			
	3. 护理目标	了解					3. 护理目标	了解			
	4. 护理措施	掌握					4. 护理措施	掌握			
	5. 护理评价	了解					5. 护理评价	了解			
	第3节 钾代谢失衡病人的护理						二、代谢性碱中毒				
	一、低钾血症						1. 护理评估	掌握			
	1. 护理评估	掌握					2. 护理诊断与合作性问题	熟悉			
	2. 护理诊断与合作性问题	熟悉					3. 护理目标	了解			
							4. 护理措施	掌握			
							5. 护理评价	了解			
							三、呼吸性酸中毒				

单元	教学内容	教学要求	教学活动参考	参考学时 理论	参考学时 实践
第2章 体液代谢失衡病人的护理	1. 病因分类	了解			
	2. 临床表现	熟悉			
	3. 护理要点	掌握			
	四、呼吸性碱中毒				
	1. 病因分类	了解			
	2. 临床表现	熟悉			
	3. 护理要点	掌握			
	实训1　外科体液代谢失衡病人的护理	学会			
第3章 外科休克病人的护理	一、概述		理论讲授	2	2
	1. 病因与分类	熟悉	情境教学		
	2. 病理生理	熟悉	案例教学		
	二、外科休克病人的护理		角色扮演		
	1. 护理评估	掌握	启发教学		
	2. 护理诊断与合作性问题	熟悉	教学录像		
	3. 护理目标	了解	讨论教学		
	4. 护理措施	掌握			
	5. 护理评价	了解			
	实训2　外科休克病人的护理	学会			
第4章 麻醉病人的护理	第1节　概述		理论讲授	4	
	1. 全身麻醉	了解	案例教学		
	2. 椎管内麻醉	了解	情境教学		
	3. 局部麻醉	了解	启发教学		
	第2节　麻醉病人的护理		讨论教学		
	一、麻醉前护理		教学录像		
	1. 护理评估	掌握			
	2. 护理诊断与合作性问题	熟悉			
	3. 护理目标	了解			
	4. 护理措施	掌握			
	5. 护理评价	了解			
	二、麻醉后护理	掌握			
	1. 全身麻醉病人的护理	掌握			
	2. 椎管内麻醉病人的护理	掌握			
	3. 局部麻醉病人的护理	掌握			

单元	教学内容	教学要求	教学活动参考	参考学时 理论	参考学时 实践
	第1节　概述		理论讲授	4	
	1. 病因	了解	案例教学		
	2. 临床表现	掌握	情境教学		
	3. 预防与治疗	掌握	启发教学		
	第2节　急性呼吸窘迫综合征病人的护理		讨论教学 教学录像		
	1. 概述	了解			
	2. 护理评估	掌握			
第5章 多器官功能障碍综合征病人的护理	3. 护理诊断与合作性问题	熟悉			
	4. 护理目标	了解			
	5. 护理措施	掌握			
	6. 护理评价	了解			
	第3节　急性肾衰竭病人的护理				
	1. 概述	了解			
	2. 护理评估	掌握			
	3. 护理诊断与合作性问题	熟悉			
	4. 护理目标	了解			
	5. 护理措施	掌握			
	6. 护理评价	了解			
第6章 心肺脑复苏病人的护理	第1节　概述		理论讲授	2	2
	1. 心跳、呼吸骤停的原因	了解	情境教学		
	2. 心跳、呼吸骤停的类型	了解	项目教学		
	3. 心跳、呼吸骤停的临床表现及诊断	掌握	演示教学		
	第2节　心肺脑复苏		角色扮演		
	1. 基础生命支持（BLS）	掌握	启发教学		
	2. 进一步生命支持（ALS）	掌握	讨论教学		
	3. 持续生命支持（PLS）	掌握	教学录像		
	第3节　心肺脑复苏病人的护理				

单元	教学内容	教学要求	教学活动参考	理论	实践	单元	教学内容	教学要求	教学活动参考	理论	实践
第6章 心肺脑复苏病人的护理	1. 护理评估	掌握				第7章 外科围手术期病人的护理	实训6 手术人员无菌准备	学会			
	2. 护理诊断与合作性问题	熟悉					实训7 手术体位的安置	学会			
	3. 护理目标	了解					实训8 无菌器械台管理和手术配合	学会			
	4. 护理措施	掌握					第1节 概述		理论讲授	2	
	5. 护理评价	了解				第8章 外科病人营养支持的护理	1. 外科病人的代谢特点和营养需求	了解	情境教学		
	实训3 心肺复苏术	学会					2. 营养支持的途径	了解	案例教学		
第7章 外科围手术期病人的护理	第1节 手术前病人的护理		理论讲授	6	6		第2节 外科病人营养支持的护理		启发教学 讨论教学		
	1. 概述	了解	情境教学				1. 护理评估	掌握			
	2. 护理评估	掌握	项目教学				2. 护理诊断与合作性问题	熟悉			
	3. 护理诊断与合作性问题	熟悉	演示教学				3. 护理目标	了解			
	4. 护理目标	了解	案例教学				4. 护理措施	掌握			
	5. 护理措施	掌握	角色扮演				5. 护理评价	了解			
	6. 护理评价	了解	启发教学				第1节 概述		理论讲授	4	1
	第2节 手术室护理工作		讨论教学			第9章 外科感染病人的护理	一、外科感染的特点	了解	情境教学		
	1. 手术室的设置与管理	了解	教学录像				二、外科感染的分类	了解	演示教学		
	2. 手术室物品的准备	熟悉					三、外科感染常见致病菌及脓液特点	了解	案例教学		
	3. 手术人员的准备	掌握					四、外科感染的转归	了解	启发教学		
	4. 手术病人的准备	掌握					第2节 浅部软组织化脓性感染病人的护理		讨论教学 教学录像		
	5. 手术室无菌操作技术	掌握					1. 概述	了解			
	第3节 手术后病人的护理						2. 护理评估	掌握			
	1. 护理评估	掌握					3. 护理诊断与合作性问题	熟悉			
	2. 护理诊断与合作性问题	熟悉					4. 护理目标	了解			
	3. 护理目标	了解					5. 护理措施	掌握			
	4. 护理措施	掌握					6. 护理评价	了解			
	5. 护理评价	了解					第3节 全身化脓性感染病人的护理				
	实训4 病人手术区皮肤准备	学会					1. 概述	了解			
	实训5 常用手术器械、物品的使用	学会					2. 护理评估	掌握			

单元	教学内容	教学要求	教学活动参考	理论	实践	单元	教学内容	教学要求	教学活动参考	理论	实践
	3. 护理诊断与合作性问题	熟悉				第11章 肿瘤病人的护理	1. 概述	了解	理论讲授	2	2
	4. 护理目标	了解					2. 护理评估	掌握	情境教学		
	5. 护理措施	掌握					3. 护理诊断与合作性问题	熟悉	案例教学		
	6. 护理评价	了解					4. 护理目标	了解	启发教学		
第9章 外科感染病人的护理	第4节 特异性感染病人的护理						5. 护理措施	掌握	教学录像		
	1. 概述	了解					6. 护理评价	了解	讨论教学		
	2. 护理评估	掌握				第12章 颅脑疾病病人的护理	第1节 颅内压增高病人的护理		理论讲授	6	1
	3. 护理诊断与合作性问题	熟悉					1. 概述	了解	项目教学		
	4. 护理目标	了解					2. 护理评估	掌握	演示教学		
	5. 护理措施	掌握					3. 护理诊断与合作性问题	熟悉	情境教学		
	6. 护理评价	了解					4. 护理目标	了解	案例教学		
	实训9 外科感染病人的护理	初步学会					5. 护理措施	掌握	角色扮演		
第10章 损伤病人的护理	第1节 创伤病人的护理		理论讲授	4	2		6. 护理评价	了解	启发教学		
	1. 概述	了解	项目教学				第2节 头皮损伤病人的护理		讨论教学		
	2. 护理评估	掌握	演示教学				1. 护理评估	掌握	教学录像		
	3. 护理诊断与合作性问题	熟悉	情境教学				2. 护理诊断与合作性问题	熟悉			
	4. 护理目标	了解	案例教学				3. 护理目标	了解			
	5. 护理措施	掌握	角色扮演				4. 护理措施	掌握			
	6. 护理评价	了解	启发教学				5. 护理评价	了解			
	第2节 烧伤病人的护理		讨论教学				第3节 颅骨骨折的护理				
	1. 概述	了解	教学录像				1. 概述	了解			
	2. 护理评估	掌握					2. 护理评估	掌握			
	3. 护理诊断与合作性问题	熟悉					3. 护理诊断与合作性问题	熟悉			
	4. 护理目标	了解					4. 护理目标	了解			
	5. 护理措施	掌握					5. 护理措施	掌握			
	6. 护理评价	了解					6. 护理评价	了解			
	第3节 毒蛇咬伤病人的护理						第4节 脑损伤病人的护理				
	1. 概述	了解									
	2. 护理要点	掌握					1. 概述	了解			
	第4节 伤口护理						2. 护理评估	掌握			
	1. 清创术	掌握									
	2. 换药	掌握									
	实训10 清创术与换药	学会									

续表

单元	教学内容	教学要求	教学活动参考	参考学时 理论	参考学时 实践	单元	教学内容	教学要求	教学活动参考	参考学时 理论	参考学时 实践
第12章 颅脑疾病病人的护理	3. 护理诊断与合作性问题	熟悉				第14章 乳房疾病病人的护理	第1节 急性乳腺炎病人的护理		理论讲授	4	1
	4. 护理目标	了解					1. 概述	了解	项目教学		
	5. 护理措施	掌握					2. 护理评估	掌握	演示教学		
	6. 护理评价	了解					3. 护理诊断与合作性问题	熟悉	案例教学		
	第5节 颅内肿瘤病人的护理						4. 护理目标	了解	情境教学		
	1. 概述	了解					5. 护理措施	掌握	角色扮演		
	2. 护理评估	掌握					6. 护理评价	了解	启发教学		
	3. 护理诊断与合作性问题	熟悉					第2节 乳腺癌病人的护理		讨论教学		
	4. 护理目标	了解					1. 概述	了解	教学录像		
	5. 护理措施	掌握					2. 护理评估	掌握			
	6. 护理评价	了解					3. 护理诊断与合作性问题	熟悉			
	实训11 颅脑损伤病人的护理	学会					4. 护理目标	了解			
第13章 颈部疾病病人的护理	第1节 甲状腺功能亢进症病人的护理		理论讲授 项目教学	4			5. 护理措施	掌握			
	1. 概述	了解	演示教学				6. 护理评价	了解			
	2. 护理评估	掌握	案例教学				第3节 其他常见乳房良性肿块病人的护理				
	3. 护理诊断与合作性问题	熟悉	情境教学				一、乳房囊性增生病				
	4. 护理目标	了解	启发教学				1. 概述	了解			
	5. 护理措施	掌握	讨论教学				2. 护理要点	掌握			
	6. 护理评价	了解	教学录像				二、乳房纤维腺瘤				
	第2节 甲状腺肿瘤病人的护理						1. 概述	了解			
	1. 概述	了解					2. 护理要点	掌握			
	2. 护理评估	掌握					三、乳管内乳头状瘤				
	3. 护理诊断与合作性问题	熟悉					1. 概述	了解			
	4. 护理目标	了解					2. 护理要点	掌握			
	5. 护理措施	掌握					**实训12 乳房疾病病人的护理、乳房自我检查**	学会			
	6. 护理评价	了解				第15章 胸部疾病病人的护理	第1节 胸部损伤病人的护理		理论讲授	6	1
							1. 概述	了解	项目教学		
							2. 护理评估	掌握	演示教学		
							3. 护理诊断与合作性问题	熟悉	案例教学		

单元	教学内容	教学要求	教学活动参考	参考学时理论	实践	单元	教学内容	教学要求	教学活动参考	参考学时理论	实践
	4. 护理目标	了解	情境教学				第1节 概述		理论讲授	2	
	5. 护理措施	掌握	角色扮演				1. 病因	了解	演示教学		
	6. 护理评价	了解	启发教学讨论教学				2. 病理解剖	了解	案例教学		
	第2节 脓胸病人的护理		教学录像				3. 病理类型	了解	情境教学		
	1. 概述	了解				第16章腹外疝病人的护理	第2节 常见腹外疝病人的护理		启发教学		
	2. 护理评估	掌握					1. 护理评估	掌握	教学录像		
	3. 护理诊断与合作性问题	熟悉					2. 护理诊断与合作性问题	熟悉	讨论教学		
	4. 护理目标	了解					3. 护理目标	了解			
	5. 护理措施	掌握					4. 护理措施	掌握			
	6. 护理评价	了解					5. 护理评价	了解			
	第3节 胸部肿瘤病人护理						第1节 急性化脓性腹膜炎病人的护理		理论讲授项目教学	3	1
	一、肺癌病人护理						1. 概述	了解	演示教学		
	1. 概述	了解					2. 护理评估	掌握	案例教学		
第15章胸部疾病病人的护理	3. 护理诊断与合作性问题	熟悉					3. 护理诊断与合作性问题	熟悉	情境教学		
	4. 护理目标	了解					4. 护理目标	了解	角色扮演		
	5. 护理措施	掌握					5. 护理措施	掌握	启发教学		
	6. 护理评价	了解					6. 护理评价	了解	讨论教学		
	二、食管癌病人护理						第2节 腹部损伤病人的护理		教学录像		
	1. 概述	了解					1. 概述	了解			
	2. 护理评估	掌握				第17章急性化脓性腹膜炎与腹部损伤病人的护理	2. 护理评估	掌握			
	3. 护理诊断与合作性问题	熟悉					3. 护理诊断与合作性问题	熟悉			
	4. 护理目标	了解					4. 护理目标	了解			
	5. 护理措施	掌握					5. 护理措施	掌握			
	6. 护理评价	了解					6. 护理评价	了解			
	第4节 胸腔闭式引流的护理						第3节 胃肠减压术护理	了解			
	1. 目的	了解					1. 目的与原理	熟悉			
	2. 适应证	了解					2. 种类与适应证	掌握			
	3. 置管位置和管径要求	熟悉					3. 护理措施	学会			
	4. 闭式引流装置	熟悉					实训14 胃肠减压术护理、腹腔引流护理				
	5. 护理措施	掌握									
	实训13 胸膜腔闭式引流病人的护理	学会									

单元	教学内容	教学要求	教学活动参考	参考学时 理论	参考学时 实践	单元	教学内容	教学要求	教学活动参考	参考学时 理论	参考学时 实践
	第1节 胃十二指肠溃疡的外科治疗及护理		理论讲授 项目教学	10	2		第5节 大肠癌病人的护理				
	1. 概述	了解	演示教学				1. 概述	了解			
	2. 护理评估	掌握	案例教学				2. 护理评估	掌握			
	3. 护理诊断与合作性问题	熟悉	情境教学				3. 护理诊断与合作性问题	熟悉			
	4. 护理目标	了解	角色扮演				4. 护理目标	了解			
	5. 护理措施	掌握	启发教学				5. 护理措施	掌握			
	6. 护理评价	了解	讨论教学				6. 护理评价	了解			
	第2节 胃癌病人的护理		教学录像				第6节 常见直肠肛管良性疾病病人的护理				
	1. 概述	了解					一、痔				
	2. 护理评估	掌握					1. 概述	了解			
	3. 护理诊断与合作性问题	熟悉				第18章 胃肠疾病病人的护理	2. 护理评估	掌握			
	4. 护理目标	了解					3. 护理诊断与合作性问题	熟悉			
	5. 护理措施	掌握					4. 护理目标	了解			
第18章 胃肠疾病病人的护理	6. 护理评价	了解					5. 护理措施	掌握			
	第3节 急性阑尾炎病人的护理						6. 护理评价	了解			
	1. 概述	了解					二、肛裂				
	2. 护理评估	掌握					1. 临床表现	熟悉			
	3. 护理诊断与合作性问题	熟悉					2. 治疗与护理要点	掌握			
	4. 护理目标	了解					三、直肠肛管脓肿				
	5. 护理措施	掌握					1. 临床表现	熟悉			
	6. 护理评价	了解					2. 治疗与护理要点	掌握			
	第4节 肠梗阻病人的护理						四、肛瘘				
	1. 概述	了解					1. 临床表现	熟悉			
	2. 护理评估	掌握					2. 治疗与护理要点	掌握			
	3. 护理诊断与合作性问题	熟悉					实训15 结肠造口病人的护理	学会			
	4. 护理目标	了解					第1节 门静脉高压症病人护理		理论讲授	6	2
	5. 护理措施	掌握				第19章 肝胆胰疾病病人的护理	1. 概述	了解	项目教学		
							2. 护理评估	掌握	情境教学		
							3. 护理诊断与合作性问题	熟悉	演示教学		
	6. 护理评价	了解					4. 护理目标	了解	案例教学		

单元	教学内容	教学要求	教学活动参考	参考学时		单元	教学内容	教学要求	教学活动参考	参考学时	
				理论	实践					理论	实践
	5. 护理措施	掌握	角色扮演				1. 概述	了解			
	6. 护理评价	了解	启发教学				2. 护理评估	掌握			
	第2节 肝脓肿病人护理		讨论教学				3. 护理诊断与合作性问题	熟悉			
	一、细菌性肝脓肿		教学录像				4. 护理目标	了解			
	1. 概述	了解					5. 护理措施	掌握			
	2. 护理评估	掌握				第19章肝胆胰疾病病人的护理	6. 护理评价	了解			
	3. 护理诊断与合作性问题	熟悉					二、胰腺癌				
	4. 护理目标	了解					1. 概述	了解			
	5. 护理措施	掌握					2. 护理评估	掌握			
	6. 护理评价	了解					3. 护理诊断与合作性问题	熟悉			
	二、阿米巴性肝脓肿						4. 护理目标	了解			
	1. 临床表现	熟悉					5. 护理措施	掌握			
	2. 治疗原则	熟悉					6. 护理评价	了解			
	3. 护理要点	掌握					**实训16 肝胆胰疾病病人的护理**	学会			
第19章肝胆胰疾病病人的护理	第3节 原发性肝癌病人的护理					第20章外科急腹症病人的护理	1. 概述	了解	理论讲授	2	
	1. 概述	了解					2. 护理评估	掌握	案例教学		
	2. 护理评估	掌握					3. 护理诊断与合作性问题	熟悉	情境教学		
	3. 护理诊断与合作性问题	熟悉					4. 护理目标	了解	启发教学		
	4. 护理目标	了解					5. 护理措施	掌握	讨论教学		
	5. 护理措施	掌握					6. 护理评价	了解			
	6. 护理评价	了解				第21章周围血管疾病病人的护理	第1节 原发性下肢静脉曲张病人的护理		理论讲授项目教学	2	
	第4节 胆道疾病病人护理						1. 护理评估	掌握	演示教学		
	1. 概述	了解					2. 护理诊断与合作性问题	熟悉	案例教学		
	2. 护理评估	掌握					3. 护理目标	了解	情境教学		
	3. 护理诊断与合作性问题	熟悉					4. 护理措施	掌握	启发教学		
	4. 护理目标	了解					5. 护理评价	了解	讨论教学		
	5. 护理措施	掌握					第2节 血栓闭塞性脉管炎病人的护理				
	6. 护理评价	了解					1. 护理评估	掌握	教学录像		
	第5节 胰腺疾病病人的护理						2. 护理诊断与合作性问题	熟悉			
	一、胰腺炎										

续表

单元	教学内容	教学要求	教学活动参考	参考学时	
				理论	实践
第21章 周围血管疾病病人的护理	3. 护理目标	了解			
	4. 护理措施	掌握			
	5. 护理评价	了解			
第22章 泌尿及男性生殖系统疾病病人的护理	第1节 常见症状及诊疗操作的护		理论讲授	7	2
	一、常见症状	熟悉	项目教学		
	二、诊疗操作及护理	熟悉	演示教学		
	第2节 泌尿系统损伤病人的护理		案例教学		
	一、肾损伤		情境教学		
	1. 概述	了解	角色扮演		
	2. 护理评估	掌握	启发教学		
	3. 护理诊断与合作性问题	熟悉	讨论教学		
	4. 护理目标	了解	教学录像		
	5. 护理措施	掌握			
	6. 护理评价	了解			
	二、膀胱损伤				
	1. 护理评估	掌握			
	2. 护理诊断与合作性问题	熟悉			
	3. 护理目标	了解			
	4. 护理措施	掌握			
	5. 护理评价	了解			
	三、尿道损伤				
	1. 护理评估	掌握			
	2. 护理诊断与合作性问题	熟悉			
	3. 护理目标	了解			
	4. 护理措施	掌握			
	5. 护理评价	了解			
	第3节 泌尿系统结石病人的护理				
	一、肾与输尿管结石				
	1. 护理评估	掌握			

单元	教学内容	教学要求	教学活动参考	参考学时	
				理论	实践
第22章 泌尿及男性生殖系统疾病病人的护理	2. 护理诊断与合作性问题	熟悉			
	3. 护理目标	了解			
	4. 护理措施	掌握			
	5. 护理评价	了解			
	二、膀胱与尿道结石				
	1. 病因	熟悉			
	2. 表现	掌握			
	3. 治疗原则	熟悉			
	第4节 良性前列腺增生症病人的护理				
	1. 护理评估	掌握			
	2. 护理诊断与合作性问题	熟悉			
	3. 护理目标	了解			
	4. 护理措施	掌握			
	5. 护理评价	了解			
	第5节 泌尿系统肿瘤病人的护理				
	一、肾癌				
	1. 护理评估	掌握			
	2. 护理诊断与合作性问题	熟悉			
	3. 护理目标	了解			
	4. 护理措施	掌握			
	5. 护理评价	了解			
	二、膀胱癌				
	1. 护理评估	掌握			
	2. 护理诊断与合作性问题	熟悉			
	3. 护理目标	了解			
	4. 护理措施	掌握			
	5. 护理评价	了解			
	实训17 密闭式膀胱冲洗病人的护理	学会			

单元	教学内容	教学要求	教学活动参考	参考学时 理论	参考学时 实践	单元	教学内容	教学要求	教学活动参考	参考学时 理论	参考学时 实践
第23章 骨与关节疾病病人的护理	第1节 骨折病人的护理		理论讲授	10	2	第23章 骨与关节疾病病人的护理	四、骨盆骨折				
	1. 概述	了解	项目教学				1. 护理评估	掌握			
	2. 护理评估	掌握	演示教学				2. 护理诊断与合作性问题	熟悉			
	3. 护理诊断与合作性问题	熟悉	案例教学				3. 护理目标	了解			
	4. 护理目标	了解	情境教学				4. 护理措施	掌握			
	5. 护理措施	掌握	启发教学				5. 护理评价	了解			
	6. 护理评价	了解	角色扮演				第4节 脊椎骨折及脊髓损伤病人的护理				
	第2节 骨科病人的一般护理		讨论教学				一、脊髓损伤				
	一、牵引术的护理		教学录像				1. 护理评估	掌握			
	1. 概述	了解					2. 护理诊断与合作性问题	熟悉			
	2. 护理评估	掌握					3. 护理目标	了解			
	3. 护理诊断与合作性问题	熟悉					4. 护理措施	掌握			
	4. 护理目标	了解					5. 护理评价	了解			
	5. 护理措施	掌握					二、脊椎骨折				
	6. 护理评价	了解					1. 护理评估	掌握			
	二、石膏绷带固定术的护理						2. 护理诊断与合作性问题	熟悉			
	1. 概述	了解					3. 护理目标	了解			
	2. 护理措施	掌握					4. 护理措施	掌握			
	第3节 常见骨折						5. 护理评价	了解			
	一、肱骨髁上骨折						第5节 关节脱位病人的护理				
	1. 护理评估	掌握					1. 概述	了解			
	2. 护理要点	掌握					2. 护理评估	掌握			
	二、桡骨远端骨折						3. 护理诊断与合作性问题	熟悉			
	1. 护理评估	掌握					4. 护理目标	了解			
	2. 护理要点	掌握					5. 护理措施	掌握			
	三、股骨骨折						6. 护理评价	了解			
	（一）股骨颈骨折						第6节 常见关节脱位				
	1. 护理评估	掌握					一、肩关节脱位				
	2. 护理要点	掌握					1. 临床表现	掌握			
	（二）股骨干骨折										
	1. 护理评估	掌握									
	2. 护理要点	掌握									

单元	教学内容	教学要求	教学活动参考	参考学时 理论	参考学时 实践	单元	教学内容	教学要求	教学活动参考	参考学时 理论	参考学时 实践
	2. 辅助检查	了解					3. 护理目标	了解			
	3. 治疗要点	熟悉					4. 护理措施	掌握			
	二、肘关节脱位						5. 护理评价	了解			
	1. 临床表现	掌握					二、肩关节周围炎				
	2. 辅助检查	了解					1. 护理评估	掌握			
	3. 治疗要点	熟悉					2. 护理要点	掌握			
	第7节 急性血源性骨髓炎病人的护理						三、腰椎间盘突出症				
	1. 护理评估	掌握					1. 护理评估	掌握			
	2. 护理诊断与合作性问题	熟悉					2. 护理诊断与合作性问题	熟悉			
	3. 护理目标	了解					3. 护理目标	了解			
第23章 骨与关节疾病病人的护理	4. 护理措施	掌握				第23章 骨与关节疾病病人的护理	4. 护理措施	掌握			
	5. 护理评价	了解					5. 护理评价	了解			
	第8节 骨关节结核病人的护理						四、腰椎管狭窄症				
	1. 护理评估	掌握					1. 护理评估	熟悉			
	2. 护理诊断与合作性问题	熟悉					2. 护理要点	掌握			
	3. 护理目标	了解					第10节 骨肿瘤病人护理				
	4. 护理措施	掌握					1. 护理评估	掌握			
	6. 护理评价	了解					2. 护理诊断与合作性问题	熟悉			
	第9节 颈肩痛和腰腿痛病人的护理						3. 护理目标	了解			
	一、颈椎病						4. 护理措施	掌握			
	1. 护理评估	掌握					5. 护理评价	了解			
	2. 护理诊断与合作性问题	熟悉					**实训18 骨折病人的一般护理**	初步学会			
							机动			2	

五、大纲编写说明

（一）教学安排

本教学大纲主要供中等卫生职业教育护理专业教学使用。在第3、4学期开设，总时数为126学时，其中理论教学100学时，实践教学26学时，机动学时2学时，学分为7学分。

（二）教学要求

1. 本课程对知识部分教学目标分为了解、熟悉、掌握三个层次。了解：指对基本知识、基本理论能有一定的认识，能够记忆所学的知识要点。熟悉：指能够领会概念、原理的基本含义，解释护理现象。掌握：指对基本知识、基本理论有较深刻的认识，并能综合、灵活地运用所学的知识解决实际

问题。

2. 本课程重点突出以岗位胜任力为导向的教学理念,在技能目标方面分为初步学会和学会2个层次。

初步学会:指在教师的指导下能初步按照护理程序要求实施整体护理,正确完成所涉及的外科护理技术操作。学会:指能独立、正确地按照护理程序的工作方法解决相应的护理实际问题,规范地完成所涉及的外科护理技术操作。

（三）教学建议

1. 本课程根据执业护士岗位的工作任务、职业能力要求,贴近护理岗位情境,强化理论实践一体化,突出做中学、学中做的职业教育特色,根据培养目标、教学内容和学生的学习特点以及执业资格考试要求,提倡情境教学、案例教学、任务教学、角色扮演、项目教学等方法,利用校内外实训基地,将学生的自主学习、合作学习、探究学习和教师引导教学等教学组织形式有机结合。

2. 在教学过程中,可通过测验、观察记录、技能考核和理论考试等多种形式对学生的职业素养、专业知识和技能进行综合考评。教学评价应体现评价主体、评价方式、评价过程的多元化,即教师的评价、学生互评与自我评价相结合,职业技能鉴定与学业考核相结合,校内评价与校外评价相结合,过程性评价与结果性评价相结合,注意吸纳家长、用人单位参与教学评价,重视毕业生跟踪评价。评价内容不仅关注学生知识的理解和技能的掌握,更要关注专业知识在临床实践中的运用与解决实际问题的能力水平,重视职业素养的养成。

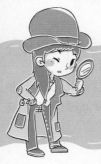

自测题参考答案

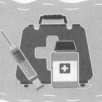

第2章　体液代谢失衡病人的护理
1~5　EADED　6~10　EBCBD
11~15　CABBC

第3章　外科休克病人的护理
1~5　CBACB　6~9　DAAB

第4章　麻醉病人的护理
1~5　EEDCD　6~10　CBCEC
11~15　ECBED　16~17　ED

第5章　多器官功能障碍综合征病人的护理
1~5　DABEA　6~10　BEECD

第6章　心肺脑复苏病人的护理
1~5　CDCCD　6~10　ACBAB
11~12　DE

第7章　外科围手术期病人的护理
1~5　BDCDA　6~10　ADECB
11~15　ECACB　16~17　DA

第8章　外科病人营养支持的护理
1~5　CDCEA　6~10　EDCED

第9章　外科感染病人的护理
1~5　DBEAB　6~10　BBDBD　11.A

第10章　损伤病人的护理
1~5　CEDDE　6~10　ADCAD
11~15　DBBCB

第11章　肿瘤病人的护理
1~5　ADEBD　6~9　CEDC

第12章　颅脑疾病病人的护理
1~5　CECAC　6~10　BEEBB
11~12　AD

第13章　颈部疾病病人的护理
1~5　ACEAD　6~10　ADBBD

11~15　EBDEC　16~17　AD

第14章　乳房疾病病人的护理
1~5　AADBD　6~10　CEEBC

第15章　胸部疾病病人的护理
1~5　DDEAB　6~10　CAEAC
11~12　CB

第16章　腹外疝病人护理
1~5　DDEEE　6~10　DDCAA　11.D

第17章　急性化脓性腹膜炎与腹部损伤病人的护理
1~5　EECAC　6~10　BDBDC
11~13　BAD

第18章　胃肠疾病病人的护理
1~5　BCEBD　6~10　DAECC
11~15　CCDAD　16~20　ECEBE
21~25　ADEBC　26.D

第19章　肝胆胰疾病病人的护理
1~5　BCCAA　6~10　EDBDB
11~15　CBCBE　16~18　DCD

第20章　外科急腹症病人的护理
1~5　DECEC　6~10　BCBCE

第21章　周围血管疾病病人的护理
1~5　DBBEA　6~10　CBEAD
11~13　BDE

第22章　泌尿及男性生殖系统疾病病人的护理
1~5　ACECD　6~10　AADCC
11~15　CBAAB　16~20　EBEDB　21.A

第23章　骨与关节疾病病人的护理
1~5　DABEB　6~10　EECBC
11~15　CEAED　16~20　ECAEE　21-23　BBC

346